Die

Irrenfürsorge in Europa

Eine vergleichende Studie

von

Dr. K. Pándy
Primararzt der Staatsirrenanstalt Lipótmező in Budapest.

Deutsche Ausgabe
durchgesehen
von

Dr. H. Engelken jun.
ord. Arzt der Landes-Heil- und Pflegeanstalt Rittergut Alt-Scherbitz.

Mit 50 Abbildungen im Text.

Berlin
Druck und Verlag von Georg Reimer
1908.

Herrn Geheimrat Dr. Albrecht Paetz

dem Leiter der Musteranstalt

Alt-Scherbitz

als Zeichen besonderer Hochachtung

gewidmet vom

Verfasser.

Vorwort.

Seit dem Erscheinen des standard work von *Tucker: „Lunacy in Many Lands* Sydney 1887“ und der vorzüglichen Studie von *Letchworth. „The Insane in Foreign Countries* II. Ed. New York & London 1889“ ist meines Wissens kein Buch erschienen, das diese für das menschliche und soziale Leben höchst wichtige Angelegenheit in größerem Umfange behandelt hätte.

Ich selbst hatte schon Jahre vorher Gelegenheit gehabt, in den meisten Ländern Europas Irrenanstalten zu besichtigen, als mir im Jahre 1903 die ehrenvolle Aufgabe zuteil wurde, mit Unterstützung des Comitates Békés eine Studienreise im nördlichen und westlichen Europa zu unternehmen. — Die Ergebnisse dieser Studienreise, ergänzt durch meine früheren Erfahrungen und möglichst umfangreiche literarische Studien, wurden in meinem im Jahre 1905 in ungarischer Sprache erschienenen Buche niedergelegt. — Dieses Buch soll jetzt einem weiteren Leserkreise zugänglich gemacht werden — um dadurch das schwere Schicksal der Geisteskranken auch in anderen Ländern zu erleichtern und die langsamen Fortschritte des Irrenwesens befördern zu helfen.

Ich bin bei der Ausgabe dieses Werkes vielen Kollegen zu Dank verpflichtet, welche mich auf meinen Studienreisen freundlichst durch ihren Rat unterstützten. Besonders wertvoll war mir die Überlassung von Klischees und Bildern durch die Herren *Dr. J. Rutherford* und *Easterbrook* in *Dumfries*, Geheimrat *A. Paetz* in *Alt-Scherbitz*, *Adam Marie* in *Paris*, *Hamilton C. Marr* in *Woodilee*, *J. T. W. Rowe* in *New York* und *Clifford Smith* in *London*. — Allen diesen Herren spreche ich meinen ergebensten Dank aus.

Es möge das Buch wohlwollende und in Anbetracht der Schwierigkeiten des Unternehmens nachsichtige Beurteiler finden.

Budapest, den 17. September 1907.

Dr. K. Pándy.

Zur Revision der deutschen Übersetzung.

Ursprünglich sollte meine Aufgabe nur in einer sprachlichen Revision des Textes bestehen. Im Verlaufe der Arbeit stellte sich aber heraus, daß es für die Zwecke des Buches förderlich sein könnte, wenn ich die Ausführungen des Verfassers teils ergänzte, teils meiner etwa abweichenden Meinung Ausdruck gäbe. Ohne mich mit allem übrigen identifizieren zu wollen, habe ich das mit Genehmigung des Verfassers in einer Reihe von Parenthesen und Fußnoten getan, die durch Hinzufügen des Buchstabens E kenntlich gemacht sind.

Da ich selbst des Ungarischen nicht mächtig bin, konnte ich nicht den Originaltext von neuem frei übersetzen, sondern mußte mich mit dem Versuch begnügen, vor allem den Sinn der mir in die Hand gegebenen deutschen Übersetzung möglichst klar zum Ausdruck zu bringen. Da ich hierbei natürlich den Originaltext soweit irgend angängig zu schonen hatte, sind im sprachlichen Ausdruck noch manche Härten und Gezwungenheiten stehen geblieben, die ich gütigst zu entschuldigen bitte.

Alt-Scherbitz, im Juli 1908.

Engelken.

Inhalt.

Dänemark.

Nach der Volkszählung vom Jahre 1880 kamen in Dänemark auf die Bevölkerung von 1 980 259 Köpfen rund 3288 Irrsinnige (*Tucker*[1]); rechnet man hierzu noch die Idioten, die doch gewiß dazuzuzählen sind, so erhöht sich diese Zahl auf 5890, und es entfällt auf rund 337 Einwohner je ein Geisteskranker. Doch muß hierbei berücksichtigt werden, daß selbst bei größter Sorgfalt nicht alle Kranken gezählt werden können, und deshalb obige Zahl sicherlich hinter der Wirklichkeit zurückbleibt. Nach den Angaben von *Dedichen* kam im Jahre 1899 ein Geisteskranker auf 6,5 qkm[2]). Naturgemäß verschieben sich diese Verhältnisse bei einem Vergleiche zwischen den Großstädten und den Dörfern.

Welches Verhältnis gegenwärtig bei einer Zunahme der Bevölkerung um 400 000 Seelen besteht, konnte ich nicht in Erfahrung bringen. Nimmt man aber laut obiger Berechnung ein Verhältnis von 1 : 337 und somit ein Plus von 1186 Geisteskranken als Grundlage an, so standen hiervon am 1. Januar 1899 etwa 5500, also 77,7 %, in ärztlicher Behandlung. Für diesen Zweck hatte Dänemark 13 Heil- und Pflegeanstalten mit 34 Ärzten und demnach einen Anstaltsarzt für 161,7 Kranke. Da jedoch bedeutend weniger Betten zur Verfügung standen, so konnten auch dementsprechend weniger Kranke Anstaltspflege finden. Es waren nämlich im Jahre 1896 in den städtischen Anstalten nur 2060 Plätze vorhanden; rechnet man noch dazu die 1109 Betten des St. Hans-Hospitals in Roskilde, 25 Betten in der Abteilung VI des Kommune-Hospitals

---

[1]) Lunacy in many Lands. Sidney 1887.

[2]) Die Heil- und Pflegeanstalten für Psychisch-Kranke in den skandinavischen Ländern. Berlin 1901. — Im Jahre 1900 hatte Dänemark 2 400 000 Einwohner auf einer Fläche von 38 340 qkm.

von Kopenhagen, weiterhin die 441 Betten der mit den sieben kommunalen Krankenhäusern in Verbindung stehenden Anstalten, so hätte man alles in allem 3662 Plätze zur Verfügung. Vergleichen wir nun diese Zahl mit der der oben berechneten 7076 Kranken, so finden wir, daß hiervon nur 51,3 % Anstaltspflege finden können. Wie ungenügend dies ist, beweisen am besten die Anstaltsberichte, welche voll von Klagen über diesen Platzmangel sind. So mußten im Jahre 1905[1]) von der Anstalt in *Vordinborg* 148, von *Middelfahrt* 139, und von *Aarhus* 106 Kranke abgewiesen werden.

Was diese Anstalten anbelangt, ist es vor allem lehrreich zu wissen, *daß nur 441, also nur 6,21 % der Kranken in solchen Anstalten untergebracht sind, welche nicht ausschließlich zur Pflege der Geisteskranken dienen* (*Dedichen*).

Ich will hier — nach *Dedichen* — die interessante Tatsache erwähnen, daß die ersten Spuren über die staatliche Regelung des Irrenwesens in Dänemark aus der Mitte des dreizehnten Jahrhunderts stammen. Und zwar hatte zu dieser Zeit König Erik (Kong Eriks Sjaellandske Lov) ein Gesetz geschaffen, nach welchem die Geisteskranken unter Kuratel gestellt und eingesperrt werden konnten. Laut *Kirchhoff*[2]) wurden im Jahre 1632 auf Befehl des Königs *Christian IV.* vor den Toren Kopenhagens 30 „*Daarekisten* = Torenkisten“ aufgestellt. Im selben Jahre erschien auch die erste Verordnung, betreffend die Errichtung von Anstalten zur Aufnahme von Kranksinnigen. Schließlich wurde im Jahre 1709 verordnet, daß sämtliche Spitäler ein bis zwei Zimmer einzurichten haben, daß die Geisteskranken daraus nicht leicht entweichen können (!)

Es ist wohl selbstredend daß eine derartige Auffassung, durch solche Anstalten die Geistesgestörten — zugunsten der Geistesgesunden — ohne viel Unkosten „zu beseitigen“[3]), heute in Dänemark bereits ein überwundener Standpunkt ist.

Aus der Stiftung eines Franzosen, *Claude Rosset*, wurde im Jahre 1766 bei *Kopenhagen* die erste Anstalt für Geistes-

---

[1]) Beretninger om St. Hans Hospital og Statens Sindssyge anstalter i 1901—1905. Beretning om St. Hans Hospital for sindssyge i 1898.

[2]) Grundriß der Geschichte der deutschen Irrenpflege, 1890.

[3]) *Dedichen.*

kranke erbaut, jedoch durch die Bomben der Engländer im Jahre 1817 zerstört.

Zu Anfang des neunzehnten Jahrhunderts hatte Dänemark nur eine solche Anstalt, welche wirklich als „Irrenanstalt" bezeichnet werden konnte, und zwar das St. *Hans-Hospital* (1808) zu *Bistrupgaard*. Jedoch hatten die Ärzte selbst da noch einen beschränkten Wirkungskreis (genau wie heute noch in Belgien oder in den Anstalten der geistlichen Orden in anderen Ländern) und der „Inspektor" entschied über die Anwendung der Zwangsjacken. Im Jahre 1852 wurde die zweite Anstalt zu *Aarhus*, und im Jahre 1857 eine dritte zu *Vordingborg* eröffnet.

Um der Überfüllung der Anstalten abzuhelfen, wurde im Jahre 1877 das Zuchthaus[1]) zu *Viborg* in eine Anstalt für unheilbare Kranke umgewandelt.

Wie wenig auf diese Weise Abhilfe geschaffen werden konnte, beweist der Umstand, daß man heute bereits für die heilbaren Kranken ein „Kurhaus" daselbst zu bauen beabsichtigt. Im Jahre 1888 wurde die neueste staatliche Anstalt in *Middelfart* für 700 Kranke eröffnet, welche gleich nach *St. Hans Roskilde* die größte Anstalt Dänemarks ist. Zur Einführung der kolonialen Pflege der Irren hatte *Jensen* bereits im

---

[1]) Die Verhältnisse der Provinz werden wohl noch schlechter gewesen sein, denn *Dallhoff* schreibt: „Ein paar hundert der unglücklichen Geisteskranken aus verschiedenen Orten befanden sich unter mehr oder minder anhaltender Bewachung, in vielen Fällen von Leuten des Ortes, der Reihenfolge nach, zwei bis vier zugleich, bei Tag und Nacht, Leuten, die hierin natürlich eine lästige Bürde sahen. Einsperrung in ungeheizten Räumen — da der „Tolle" angeblich von der Kälte nichts fühle! — bei fast völligem Mangel an Reinlichkeit und unter den härtesten Zwangsmitteln, Schlägen und Ketten — das war das Gewöhnliche. Eine besondere Art des Verwahrens bildeten die Plankenverschläge, eine Art Käfige, ohne viel Umstände aus etwa zwölf Brettern angefertigt, in einer Ecke des Stalles oder sonst irgendwo aufgeschlagen, ohne daß danach gefragt wurde, ob der Eingesperrte Luft, Licht, Wärme bekomme, wo das Essen ihm durch eine Ritze oder Klappe hineingeschoben wurde, von wo der Unrat nicht allzu oft fortgeschafft wurde! Von diesen Bretterverschlägen fand man 1840 nicht weniger als 128 (!), die entweder noch in Gebrauch waren oder doch vor kurzem noch gebraucht worden waren." (*Kirchhoff.*)

Diese hier angedeutete „kommunale" Verpflegung der Irren besteht heute noch in den Dörfern von Finnland und Schweden.

Jahre 1863 einen Antrag gestellt, jedoch ohne einen Erfolg (*Dedichen*).

Ich will noch bemerken, daß in Dänemark sämtliche Irrenanstalten, an deren Spitze eine Kommission — zusammengesetzt aus einem leitenden Arzt als Präsidenten und zwei Mitgliedern, einem Beamten und einer Privatperson — steht, dem *Justizminister* unterstellt sind. Nach *Tucker* werden die Anstalten durch die staatliche Sanitätsabteilung geprüft und kontrolliert, doch hörte ich persönlich in *Roskilde*, daß eine solche Kontrolle nicht existiert, was übrigens auch *Letchworth*[1]) bestätigt, der zugleich erwähnt, daß die dänische Irrenpflege durch keinerlei Gesetz reguliert ist.

Laut *Tucker* besitzt Dänemark nur eine einzige *Privatheilanstalt*, und zwar in *Jütland* für 12 Kranke. Jedem steht das Recht zu, ohne staatliche Kontrolle solche Anstalten zu eröffnen oder zu leiten; diese Anstalten werden jährlich nur einmal vom Kreisphysikus kontrolliert. Auch fehlt es an staatlichen Anstalten für die *Idioten*, jedoch bekommen zwei Privatanstalten staatliche Subvention, was zwar eine bequeme Fürsorge, jedoch von zweifelhaftem Werte ist.

Zur Aufnahme in die Anstalt genügt das Zeugnis eines einzigen zur Praxis zugelassenen Arztes. Kriminalfälle sind zusammen mit den übrigen Kranken untergebracht, ein Verfahren, welches allerdings in den meisten Fällen wohl das beste genannt werden muß.

Persönlich hatte ich unter den dänischen Anstalten nur die größte, das *St. Hans-Hospital*, zu besichtigen Gelegenheit; dieses Institut beherbergt Kranke beinahe ausschließlich aus *Kopenhagen*.

Roskilde ist ein Städtchen mit etwa 6000 Einwohnern (von *Kopenhagen* aus mit dem Schnellzuge in einer halben Stunde erreichbar). Die Anstalt liegt auf einem Areal von etwa 90 *Acre*[2]) zwei Meilen von der Station entfernt, auf der einen Seite vom Roskilde-Fjord, auf der andern von Wiesen und Ackerland begrenzt. Der Boden wird teilweise von den Kranken bebaut, zum großen Teile jedoch verpachtet.

---

[1]) The Insane in foreign Countries. II. Ed. New York and London 1889.

[2]) 1 Acre = 0,40 ha.

Der stellvertretende Direktor, *Dr. Mayer*, hatte die Liebenswürdigkeit, mich zuerst durch seine Abteilung, nachher auch durch die ganze Anstalt zu begleiten und auf meine Fragen Auskunft zu erteilen.

Die Hauptgebäude — zwei und drei Stockwerke hoch, zwischen 1846 bis 1894 im Korridorsystem erbaut[1]) — sind von pflanzen- und schattenreichen Gärten umgeben. Ständige Erweiterungen und Neubauten sind um so mehr erforderlich, als prinzipiell alle Kranken aus *Kopenhagen* aufgenommen werden, was zu berechtigten, sich jährlich wiederholenden Klagen über die unausbleibliche Überfüllung führt. Laut Berechnung des Direktors *Rohmell* vom Jahre 1902 hätte die Anstalt seit dreißig Jahren jährlich um 20 Betten erweitert oder aber dementsprechend alle dreißig Jahre eine neue Anstalt für je 600 Kranke eröffnet werden müssen. (Diese Verhältnisse können durchaus nicht als ungünstig betrachtet werden.)

Auffallend ist in der Anstalt, daß die Kranken in den einzelnen Zimmern nicht, wie bei uns gewöhnlich, in großer Anzahl untergebracht sind. Ich beobachtete höchstens 12 bis 16 Kranke in einem Zimmer. In den oberen Räumlichkeiten sind die Schlafsäle, unten die Tagesräume und Werkstätten.

Für die Neuaufgenommenen resp. die Heilbaren ist das neuerbaute und für sich gelegene „*Kurhaus*" bestimmt. Für die sogenannten Unheilbaren sind besondere Gebäude (je eines für die Männer und die Frauen) vorhanden; nur ausnahmsweise werden einzelne Kranke von hier nach dem Kurhause zurückgebracht. Anscheinend sind überall Holztreppen vorhanden; die Türklinken bestehen aus runden Griffen; die Fensterscheiben sind zwischen Eisengittern angebracht (auf Drahtnetze gegossenes Glas oder aber durch solche geschützt). Alle Fenster sind mit Jalousien versehen, die ich in den meisten Räumlichkeiten ganz oder teilweise geschlossen fand, wodurch dann letztere dunkel werden und schlecht gelüftet werden können. Zur ungenügenden Lüftung trägt zweifellos auch bei, daß die Wände bis zur Decke hinauf mit Ölfarbe gestrichen sind; die unausbleibliche Folge davon sind die häufigen Todesfälle an

---

[1]) Bei der Gründung der Anstalt wurde auch die oben erwähnte Stiftung *Claude Rossets* vom Jahre 1766, im Betrage von 30 000 Talern, verwandt.

Lungenschwindsucht (16 Tuberkulöse auf 124 Todesfälle). In einzelnen Räumen sind auch die Fußböden mit Ölfarbe gestrichen, wodurch diese ein abgetretenes, schmutziges Aussehen erhalten und von den übrigens rein gescheuerten Fußböden stark abstechen. Sämtliche Abteilungen haben billig und einfach, jedoch gemütlich eingerichtete Räume für den Tagesaufenthalt, die Speisezimmer sind überall in das Kellergeschoß verlegt. In einem Speisesaale sind die Tische längs der Wände angebracht, so daß man sie nur von einer Seite aus benützen kann; eine gewiß sehr unpraktische Einrichtung. Im ganzen sah ich wenig Bilder und Vorhänge, dafür andererseits mehrfach offene Bücherschränke zur freien Verfügung der Kranken. Die Räume der höheren Zahlungsklassen waren sämtlich reich ausgestattet, und ich sah trotz des Sommers auch in den Innenräumen viel Blumen.

Die Betten sind — wie anscheinend in sämtlichen skandinavischen Anstalten — wahrscheinlich aus Gründen der Raumersparnis wie Schiffsbetten nur 60 bis 70 cm breit und daher unbequem; die unter jedem Bette befindlichen irdenen Nachtgeschirre sind ohne Henkel, da diese leicht abgebrochen würden. Sehr praktisch fand ich, daß die Kranken zum Aufbewahren ihrer Kleider eine für sie jederzeit leicht erreichbare Garderobe besitzen.

Die Anstalt besitzt Wasserklosetts und Torfstreuapparate, welche jedoch nicht funktionierten; die Tonnen werden täglich ausgeleert, daher ist in der Anstalt kein schlechter Geruch bemerkbar. Die Heizung geschieht durch Öfen.

Mehrere Kranke sah ich ganz überflüssigerweise in Zellen untergebracht; so lag z. B. ein unruhiger, alles zerreißender Paralytiker auf bloßem Stroh. In einzelnen Zellen waren, nach altem System, die Fenster klein und hoch oben angebracht.

Die Gärten für die frei umhergehenden Kranken sind mit großer Sorgfalt gepflegt und mit schönen Bäumen bepflanzt. Einzelne Wege sind betoniert und überdacht, so daß die Kranken auch bei schlechtem Wetter spazieren gehen können. Leider sind einzelne Gärten viel zu klein und durch hohe Mauern der Luft und Aussicht beraubt.

Das Meer gestattet regelmäßigen Gebrauch von Seebädern; es sind aber auch schöne Wannen- und Dampfbäder vorhanden.

Sehr schön und rein ist die Küche. Es gibt auch besondere kleinere Küchen für besser zahlende Patienten, getrennt für die Männer und für die Frauen. Sehr praktisch ist die weiße Majolika-Verkleidung der Küchendecken.

Was die Beschäftigung der Kranken anlangt, so berichtet *Letchworth*, daß in einem Jahre 11 000 Paar Strümpfe mehr verfertigt würden, als der Bedarf der Anstalt es erforderte. Es ist eine Weberei nebst anderen Werkstätten vorhanden; einzelne Kranken haben unbeschränkte Bewegungsfreiheit auf dem Terrain der Anstalt; die dazu geeigneten Kranken können größere Ausflüge machen. Die Anstalt besitzt eine große Fachbibliothek für die Ärzte, nebst einem Laboratorium für mikroskopische Arbeiten. Die meisten Leichen — 100 unter 124 — werden seziert, über den Befund wird in den Jahresberichten referiert. Einen organisierten Unterricht für das Pflegepersonal gibt es nicht.

Ausgediente Soldaten werden bevorzugt; der Wechsel vollzieht sich gewöhnlich halbjährlich. Auf einen Wärter kommen elf Kranke; außerdem besteht ein *besonderer Nachtdienst.* Im Jahre 1887 hatten die männlichen Wärter 240 bis 288 und die Wärterinnen 156 bis 216 sk. Kr.[1]) Jahresgehalt; letztere gingen zum großen Teile aus dem Stande der Dienstmädchen hervor. Vier Wärter nebst Familien — jedoch nur solche, die nicht mehr als drei Kinder besitzen — wohnen in der Anstalt, ihre Frauen müssen beim Reinmachen helfen (*Dr. Claus* 1884). — (Dasselbe System besteht auch in *Mauer-Oehling*, jedoch mit der Einschränkung, daß dort nur kinderlose Wärter in der Anstalt wohnen dürfen, was ich für ein unmenschliches und unmoralisches Vorgehen halte. Nonnen werden nicht verwandt, ebensowenig Wärterinnen auf der Männerabteilung. Interessant ist es, daß die schmutzigen Wäschestücke nicht gezählt, sondern dem Gewichte nach abgeliefert werden. Die Speiseordnung ist die folgende:

Früh morgens 6½ Uhr:	Tee mit Butterbrot,
8½ „	Bier (ein leichtes Getränk mit minimalem Alkoholgehalt) und Butterbrot.

[1]) 1 skandinavische Krone = 1 M. 12½ Pfg. 1 skandinavische Krone = 100 Öre (Ø).

Mittags	12 Uhr:	Zwei Gänge.
Nachmittags	3½ „	Imbiß.
Abends	6½ „	Thee mit Butterbrod.

Zum Budget der Anstalten will ich erwähnen, daß der Direktor ein Gehalt von 5500 bis 7000 sk. Kr. bezieht (alle vier Jahre eine Erhöhung von 300 Kr.), wovon jedoch für Wohnung, Heizung und Beleuchtung $^{1}/_{5}$ in Abzug gebracht wird; der Oberarzt bezieht 3600 bis 4800 Kr. Gehalt. Im Jahre 1900 waren sieben Ärzte, darunter auch ein weiblicher als Assistentin, in der Anstalt.

Im Jahre 1898 wurden für einen Pflegetag folgende Sätze berechnet:

	Öre
Versicherung	0,966
Bücher und Zeitungen	0,219
Beerdigungen	0,059
Beleuchtung	1,789
Heizung	10,471
Verpflegung (inklusive der Luxusklasse)	60,355
Gottesdienst	0,003
Pferde und Fuhren	1,673
Imstandehaltung der Gebäude	8,760
Inventar und Bekleidung	21,199
Kanzleibedarf und Porto	0,387
Ärzte und Wärter	12,594
Geistlicher und administrative Beamte	10,114
Betrieb und Reparatur der Maschinen	0,735
Medikamente und Instrumente [1]	1,296
Reinigung	0,817
Steuer und Gebühren	0,205
Waschewaschen	1,532
Beschäftigung und Zerstreuung der Kranken	3,649
unvorhergesehene Ausgaben	0,011
außerordentliche Ausgaben	—
Summa:	139,837 Öre.

Im Jahre 1901 beliefen sich die Tagesverpflegungskosten auf 145 Öre.

Für die Besoldung von arbeitenden Kranken waren 16 400 dänische (skandinavische) Kronen bewilligt, jedoch nur 13 846 verausgabt. Ein großer Teil dieser Arbeitslöhne wurde

[1]) Die Anstalt hat unter diesem Titel in einem Jahre 4205 sk. Kronen verausgabt, jedoch rein für Medikamente nur 718 Kronen.

für Selbstbedarf der Anstalt an Näh-, Strick- und Webearbeiten (4072 Kr. 20 Öre) und für interne Hausarbeiten verausgabt.

Für die Anstalt wurden Kleidungsstücke im Werte von 4060 Kr. verfertigt. Der Effektivwert der anderen Arbeiten wurde nicht geschätzt.

Ich will noch aus den für die fünf staatlichen Anstalten gemeinsam und sehr sorgfältig redigierten Berichten, welche ein klares Bild von dem Betriebe und der Verwaltung der Anstalten geben, folgendes erwähnen:

St. Hans-Hospital.

Stand der Kranken am Ende des Jahres 1905: .	1190
Neuaufgenommene	290
Abnahme	269

Durchschnitts-Verpflegstage bei den Männern 500, bei den Frauen 673.

Am Ende des Jahres waren 21 Kranke mehr vorhanden als am Anfange; diese Zunahme ist ständig, die diesbezüglichen Äußerungen des Direktors *Rohmell* (hier overläge) erwähnte ich bereits oben. Unter den Neuaufgenommenen waren 262 aus Städten und 28 aus Dörfern. Ledig waren 140 und 113 verheiratet; größtenteils waren es Gewerbetreibende, Arbeiter, Kaufleute, Beamte, Soldaten, Taglöhner und nur vier Feldarbeiter. Die Krankheiten sind folgenderweise verteilt: Melancholie 61, Mania 48, Verrücktheit 57, Dementia (Slovsind) 117, und „Idiotie" 7. Auffallend ist die große Zahl der Melancholiker. Es ist aus den Tabellen nicht ersichtlich, wohin die weiter unten erwähnten Epileptiker, Paralytiker und Alkoholisten gezählt sind. Unter den aufgenommenen Männern waren Paralytiker (33) 25 % und unter den Frauen (20) 12,5 %.

Im Jahre 1905 waren zehn Epileptiker in der Anstalt

In den Berichten wird darüber geklagt, daß die Kriminalfälle nicht getrennt behandelt werden können, denn sieben männliche Kranke dieser Art hatten im Kurhause durch ihre Konspiration den Ärzten und Wärtern viel Unannehmlichkeiten verursacht. Meiner Meinung nach wurden diese Unannehmlichkeiten nicht durch die Kriminalität, sondern durch die unzweckmäßigen Einrichtungen des Kurhauses resp. der Anstalt verursacht. Es müßte ein ganz besonderer Pavillon für antisozial veranlagte Kranke vorhanden sein, ganz ohne Rücksicht auf die Kriminalfälle.

Als Krankheitsursache findet man am häufigsten den Alkohol angegeben, und zwar in 41 Fällen (14%), sodann die Syphilis in 37 Fällen (13%).

Beschäftigung hatten in der Männerabteilung 80% und bei den Frauen 55%. Unter dem Titel „Behandlingsresultater" werden 3,3% als Geheilte, 5% als Gebesserte und 10% Verstorbene gezählt, unter 118 Todesfällen war bei 13 Tuberkulose als Todesursache angeführt. Im Jahre 1902 wurden bei dreißig Erkrankungen an Typhus konstatiert, daß die Infektion durch Milch erfolgt war, denn in der Familie des Milchlieferanten war ein Typhusfall vorgekommen und tatsächlich erkrankten nur die Bewohner eines Pavillons. Zur Feststellung der Diagnose wurde auch die Vidal-Reaktion angewandt, jedoch selbst in Fällen, wo eine Typhuserkrankung außer allem Zweifel war, nur mit negativem Erfolge.

Ein Kranker hatte sich im Jahre 1902 während des Tages im Abtritte erhängt. Unter 118 Verstorbenen waren 39 über 65 Jahre alt (21 Frauen), was darauf hinweist, daß die Anstalt viel alte Leute beherbergt. Wenn ein Kranker entweicht und in die Anstalt zurückgeliefert wird, so muß er die entstandenen Kosten von seinem Arbeitsverdienst selbst bezahlen.

Vordinborg liegt von *Kopenhagen* 75 km entfernt in der Richtung nach *Gjedser*. Diese Anstalt wurde, laut *Dedichen*, im Jahre 1857 eröffnet, hat Gasbeleuchtung, Kohlenheizung, Fayenceöfen und Torfklosetts.

Der erste Direktor der Anstalt war der durch seine Gehirnuntersuchungen selbst im Auslande rühmlichst bekannte *Jensen*; ein anderer hervorragender Gehirnanatom und *Meynert*-Schüler, *Hellweg*, leitete die Anstalt in den Jahren 1890 bis 1900.

Die Anstalt ist auf einem Flächenraum von 80 Acre erbaut und für 440 Kranke eingerichtet; mit mehrmaligen Erweiterungen wurden dafür 660000 Pfund Sterling (?) verausgabt. *Tucker*, bei dem ich obige Daten fand, lobt die prächtige Lage der Anstalt. Auf einen schmalen Eilande, von zwei Seiten durch das Meer begrenzt, liegen mehrere kleine Gebäude in gutgepflegten Gärten. Die oberen Stockwerke sind mit Fenstergittern versehen; die Fußböden teilweise mit Farbe gestrichen, teilweise ungestrichen und gescheuert. Die Wände sind entweder tapeziert oder gemalt; die Fenster mit Vorhängen dekoriert und die Treppen aus Holz oder Eisen. Auf einen Wärter kommen elf Kranke; für den *Nachtdienst* sind besondere Wärter vorhanden. Die Krankenwärter beziehen ein Gehalt von 240 bis 288 Kr. (1887); die Wärterinnen ein solches von 156 bis 216 Kr. Die zahlungsfähigen Patienten bezahlen täglich 1,44 bis 3,60 Kr. Im Jahre 1887 wurden noch Zwangsjacken, Schutzhandschuhe und langärmlige Hemden angewendet. *Tucker* bemerkt, daß die Anstaltshöfe klein, unfreundlich und ohne Sitzgelegenheiten sind; auch sah er wenig Beschäftigung und Zerstreuung. — Der gegenwärtige Direktor ist *Willerup*.

Ich habe bereits erwähnt, daß auch diese Anstalt überfüllt ist. Im Jahre 1902 mußten 102 Kranke abgewiesen werden. Es ist wohl von Interesse, daß im Jahre 1902, vorläufig hauptsächlich für Frauen, *ein Saal für Gymnastik und Massage* eröffnet wurde. Jährlich werden hundert Kranke, zur Hälfte Städter, zur Hälfte Landbewohner, aufgenommen (hierüber wird von jeder Anstalt eine Statistik geführt). *Paralysis* kommt nur bei 7% der Kranken vor.

Im Jahre 1902 hatte sich ein Kranker erhängt. Von 30 Verstorbenen wurden 20 seziert und in neun Fällen Lungentuberkulose gefunden. Unter den Männern fanden 81%, bei den Frauen 68% Beschäftigung. — (Bis zum Jahre 1906 ergaben sich nur geringfügige Veränderungen.)

Middelfart wurde in den Jahren 1884 bis 1888 mit einem Kostenaufwand von 2 800 000 Mark für 400 Kranke erbaut, und somit fällt auf das Bett 7000 Mark. In den Jahren 1894 bis 1895 wurde die Anstalt mit einer Million Mark Unkosten um weitere 300 Betten vergrößert. Die Beleuchtung geschieht durch Petroleumgas, Heizung durch Zentralöfen, Wasserklosetts sind vorhanden (*Dedichen*). Direktor ist derzeit ein Bruder des durch seine Tabesuntersuchungen berühmt gewordenen *Lange*. Die Anstalt besitzt fünf Ärzte. Im Jahre 1902 mußten 159 Kranke abgewiesen werden. Die Kranken rekrutieren sich zum großen Teile aus den Landbewohnern gegenüber 119 Kranken aus den Städten (1905). Unter den aufgenommenen Kranken war nur ein (!) *Paralytiker*. Von den

Männern wurden 58 %, von den Frauen 44 % beschäftigt. Unter 35 Verstorbenen wurden 27 seziert und Tuberkulose in 9 Fällen konstatiert, jedoch nur in 8 Fällen als Todesursache angeführt.

Aarhus wurde im Jahre 1852 für 130 heilbare Kranke eröffnet und im Jahre 1860 um weitere 270 Betten vergrößert. Die Anstalt besitzt Gasbeleuchtung und teils Dampf-, teils Ofenheizung (*Dedichen*).

Im Jahre 1903 mußten 106 Patienten abgewiesen werden; 61 Neuaufgenommene waren aus Städten und 120 Landbewohner; unter allen diesen nur 6 *Paralytiker*. 42 % der Männer und 50 % der Frauen waren beschäftigt. Im Jahre 1902 sind 2 Selbstmordfälle vorgekommen. Unter 39 Leichen wurden im Jahre 1905 38 seziert. Tuberkulose war in 7 Fällen als Todesursache angegeben, jedoch Tuberkulose der Brusthöhle in 14 Fällen konstatiert.

Viborg wurde im Jahre 1875 aus einer Straf- und Besserungsanstalt zur Aufnahme von 300 *Unheilbaren* umgewandelt, jedoch hätte man mit den Kosten für den Umbau eine neue Anstalt errichten können. Beleuchtung geschieht durch Gas, Heizung durch Öfen; Kübelsystem.

Es wird gegenwärtig ein neuer Pavillon für heilbare Kranke geplant, wodurch dann sämtliche Anstalten Dänemarks in der allein richtigen Weise zu gemischten Anstalten umgewandelt wären.

Im Jahre 1905 wurden 132 neue Kranke aufgenommen, und zwar 46 Städter und 86 Landbewohner. 45 % der Männer und 40 % der Frauen wurden beschäftigt. Unter 20 Sterbefällen wurde bei einem Tub. pulm. als Todesursache angeführt. — Ende des Jahres 1905 blieben in der Anstalt 448 Kranke.

Außer diesen sieben staatlichen Anstalten will ich noch nach *Dedichen* folgendes anführen:

Im Jahre 1890 wurde bei dem staatlich subventionierten *Holbacher* Zwangsarbeitshause eine Abteilung für Geisteskranke mit 74 Betten eingerichtet; die Anstalt ist mit Gasbeleuchtung, Luftheizung und Kübelsystem versehen.

Auf der Abteilung VI des Krankenhauses in *Kopenhagen* sind zur Aufnahme von Geisteskranken 50 Betten vorhanden; 5 Ärzte versehen den Dienst. Diese Abteilung dient nur zu kürzerem Aufenthalte für frisch Erkrankte.

Die staatlich subventionierte Anstalt zu *Maribo* wurde im Jahre 1860 für 145 Betten errichtet und ist mit Gasbeleuchtung, Zentralheizung und Kübelsystem versehen; die Anstalt dient vor allem als Pflegeanstalt für Unheilbare. Ein Kranker hatte sich im Jahre 1896 durch Öffnung der Wand eines — seitdem ausgetauschten — Ofens mit Kohlengas vergiftet. Im Jahre 1883 wurde ein Wärter von einem Kranken mit einer Eisenstange tödlich verletzt.

Die Anstalt zu *Prästö* wurde als Zuchthaus im Jahre 1702 erbaut und wird seit dem Jahre 1851 als Irrenanstalt benutzt. Im Jahre 1884 wurden die unfreundlichen schmutzigen und kalten Zellen umgeändert. Krankenbestand 72. Die Anstalt besitzt Gasbeleuchtung, Zentralheizung, auch Öfen und Kübelsystem.

In der Abteilung für Geisteskranke des Krankenhauses zu *Roskilde* befinden sich 50 Betten mit 44 Kranken; Petroleumbeleuchtung, Zentralheizung und Kübelsystem.

Das Armenhaus zu *Sorö* wurde im Jahre 1876 erbaut und hatte 50 Kranke; es besitzt Petroleumbeleuchtung, Ofenheizung und Kübelsystem. — In dieser Anstalt konnte sich ein Kranker in einem gemeinsamen Saale, angesichts der anderen Kranken, erhängen (1902).

In der Anstalt zu *Tikjöb* werden chronisch Erkrankte — akute Fälle nur vorübergehend — behandelt; eröffnet wurde das Haus mit 37 Betten im Jahre 1877. Es hat Petroleumbeleuchtung, Zentraldampfheizung und Kübelsystem; auch Torfklosetts sind vorhanden.

Fassen wir das bisher Erwähnte zusammen, so müssen wir gestehen, daß das Irrenwesen in Dänemark auf einer hohen Stufe steht, da, ein Verhältnis von 1 : 337 als Grundlage angenommen, von 7076 Irren 3662, also 50,3 %, untergebracht werden können. Noch wichtiger ist aber, daß von diesen nur 6,21 % in Anstalten für nicht psychiatrische Zwecke gehalten werden und selbst hiervon ein Teil nur vorübergehend.

Nur die wirklichen Irrenheilanstalten werden erweitert. Die in Dänemark gemachten Erfahrungen sprechen auch dagegen, daß man gewisse Kranke ausmerzt und die sogenannten Unheilbaren in besonderen Anstalten zusammenstopft.

Die Anstalten in Dänemark sind auf großen Flächenräumen erbaut und liegen im ganzen Lande verstreut. Durch dieses Vorgehen wird es ermöglicht, für die Kranken distriktweise zu sorgen, wodurch wieder das Herumfahren der Kranken von einem Ende des Landes nach dem anderen vermieden wird. Die Anstalten werden nicht nur durch sorgsame Gartenpflege, sondern auch durch innere Ausschmückung der Räumlichkeiten heimischer gemacht.

Eine sehr große Anzahl der Kranken wird beschäftigt. Die Anstalten sind zwar etwas abgeschlossen, jedoch werden die Kranken nach modernen Grundsätzen behandelt. Die große Zahl der abgewiesenen Kranken weist wohl darauf hin, daß ein Bedürfnis nach neuen Anstalten oder was noch wünschenswerter wäre, nach einer *gut geregelten Familienpflege* vorhanden ist. Auf letztere Weise könnten Neugründungen von Anstalten auf längere Zeit hinaus vermieden werden. Denn auch gegenwärtig sind Plätze für 50 % der Kranken vorhanden, und von den übrigen könnten wohl 30 % in Familienpflege untergebracht, die übrigen 20 % bei ihren Angehörigen behalten werden.

Von Wärterschulen habe ich nichts gehört, ebensowenig sah ich Wärterinnen in den Männerabteilungen. Die Besoldung der Wärter ist ungenügend, daher auch deren Qualität keine besondere. — Es sind unter den männlichen Kranken auffallend viel Melancholiker; andererseits jedoch in den Provinzanstalten nur 5 bis 6 % *Paralytiker*, dagegen in den Anstalten von *Kopenhagen* resp. in *Roskilde* 25 %. Als Krankheitsursachen sind meistens *Trunksucht* und *Syphilis* angegeben. — Das postmortale Material wird sorgsam verwertet und hierüber in billig ausgestatteten, jedoch inhaltsreichen und nachahmungswerten Heften berichtet.

Die wissenschaftlichen Forschungen der Anstalten stehen auf einer hohen Stufe; die Irrenärzte *Jensen*, *Lange*, *Hellweg* usw. genießen infolge ihrer literarischen Tätigkeit einen wohlverdienten Ruf.

Nachtrag.

(Während der Vorbereitung der deutschen Ausgabe gesammelt.)

Nach den letzten Jahresberichten (Beretningar om St. Hans Hospital og Statens Sindesyge asyler 1903, 1904, 1905 und nach einem in der

„L'Assistance" 1907 erschienenen Referat (L'assistance des aliénés en Danemark. *Marie* et *Levison*, 1907) kann man hier keine wesentlichen Veränderungen konstatieren. Die Zahl der Anstaltsplätze stieg von 3259 auf 3364. Auffallend ist es, daß sozusagen in jeder Anstalt ein Selbstmord vorkam. (In den Anstalten, wo ich während neun Jahren tätig war, ist in dieser Zeit nur ein einziger Fall vorgekommen.)

Ein bedeutender Fortschritt für die dänischen Anstalten ist die Schaffung von *Wohnräumen für das Pflegepersonal* außerhalb der Krankenpavillons. In dieser Weise hat man in *St. Hans Hospital* 92 Plätze für Kranke gewonnen.

Sehr viel Sorge wurde auf die Beschäftigung der Kranken verwendet. In *St. Hans-Hospital* arbeiteten 80 % der Männer, 55 % der Frauen, in Vordingborg 85 % der Männer, 73 % der Frauen.

Schweden.

Auf einem Flächenraum von 450574 qkm hatte Schweden am Ende des Jahres 1897 5 Millionen Einwohner; somit entfallen auf 1 qkm elf Seelen. Laut *Dedichen* waren unter diesen 3942 als Geistesgestörte in 15 Anstalten unter der Obhut von 30 Ärzten untergebracht. Nach diesen Daten kommt somit auf 114,30 qkm ein in einer Anstalt untergebrachter Geisteskranker, resp. im Verhältnisse zur Bevölkerungszahl war von 1270 Einwohnern einer in der Irrenanstalt, und auf 131 Geistesgestörte fällt ein Anstaltsarzt.

Nach neueren Daten des zentralen statistischen Amtes kamen im Jahre 1896 auf 4962000 Einwohner 11000 Geistesgestörte und 7800 Idioten, somit 3,7 auf 1000 Köpfe (*Dedichen*). Von den Kranken waren 4259, somit 38 % — die Idioten mitgerechnet nur 22 % — in Anstalten untergebracht.

Laut Ausweis der Pfarrämter, deren Veröffentlichungen jedoch die Zahlen größtenteils zu niedrig angeben und somit weniger verläßlich sind als die Angaben des statistischen Amtes, stellte sich die Art und Weise der Versorgungen von 9582 Irren im Jahre 1901 wie folgt:

Abgesehen von *Stockholm* und *Göteborg*, waren in für Geisteskranke errichteten:

Asylen oder Hospitälern	3733,	somit	38,8 %
Bezirksspitälern	120,	„	1,2 %
Armenhäusern	1173,	„	12,2 %
Privatanstalten	85,	„	0,8 %
bei Privaten ohne Intervention der Behörden	4471,	„	46,6 %
		in Summa:	99,6 %.

Es wurde also für 46,6 % der Irren behördlicherseits nicht gesorgt; die Verhältnisse der Idioten weisen noch viel ungünstigere Zahlen auf.

Laut den oben angeführten pfarramtlichen Meldungen *(Kyrkoherdarnes uppgifter)* waren von 7685 Idioten in

Hospitälern oder Asylen	228,	somit	2,9 %
Distrikts-, jedoch nicht staatlichen Spitälern	8,	„	0,1 %
Armenhausern	838,	„	10,8 %
Privatanstalten	418,	„	5,4 %
bei Privaten ohne Intervention der Behörden	6193,	„	80,5 %
		in Summa:	99,7 %.

An diesen Zahlen ersehen wir, daß *von den Geisteskranken 53,3 %, von den Idioten nur 19,5 % behördlich untergebracht sind.* Allem Anscheine nach wird dies dadurch erklärt, daß die Statistik unter Idioten hauptsächlich die minderjährigen Geisteskranken anführt, deren Absonderung von der Gesellschaft weder für so dringend gehalten wird noch in solchem Maße möglich ist, als dies bei den volljährigen Irren der Fall ist.

Meiner Meinung nach sollte der Ausdruck „Idiot" in der Statistik durch „minderjähriger Irre" oder aber durch „unter 15 Jahre alt" ersetzt werden, denn wir verstehen unter Idiotismus eine entweder schon angeborene oder aber in den ersten Lebensjahren erworbene Krankheit, welche verschiedene Formen und Ursachen aufweist; so haben wir öfters kongenitale, luetische Dementia vor uns, ein andersmal wieder eine nach akuter Infektionskrankheit entstandene Amentia oder aber eine durch Alkoholismus der Eltern verursachte, eventuell auch durch Schädeltrauma oder schlechte Schädel- und Gehirnentwicklung hervorgerufene Dementia. Ich halte auch das Alter der Erkrankten für keine genügende Grundlage, um darnach neue Krankheitsformen aufstellen zu können und hierdurch die Nomenklatur zu verwirren; welchen Grund aber andererseits die puerile Psychose und Dementia auch haben möge, die Aufgaben der Soziologie resp. des Staates bleiben auf diesem Gebiete immer dieselben. Für die Geisteskranken unter 15 Jahren müßte man eben, selbst in größeren Anstalten, neben den Einrichtungen für die Erwachsenen, auf besondere Art sorgen.

Bei den Kindern wäre wohl die Erziehung und der Unterricht, bei den Erwachsenen dagegen mehr die ärztliche Behandlung in den Vordergrund zu stellen, wenn es auch nicht zu leugnen ist, daß nach vorzüglichen Beispielen (*Richmond*

Asylum zur Zeit *Lalors*) selbst bei erwachsenen Geisteskranken mit den Methoden und Heilmitteln der *puerilen Dementia* oder meinetwegen des Idiotismus vorzügliche Erfolge zu erzielen sind.

Aus all diesen angeführten Gründen müßte man Anstalten für geisteskranke Kinder im Zusammenhange mit Anstalten für andere Geistesgestörte eröffnen, und auch in den Anstalten für Erwachsene sollte man das Unterrichten als Heilmethode anwenden. Spuren eines solchen Vorgehens findet man übrigens bereits heute schon in gewissen Anstalten Schwedens und Schottlands. Eine Idiotenfürsorge, verbunden mit einem rechtzeitig begonnenen methodischen Unterricht ist auch deshalb so wichtig, weil eine große Anzahl dieser Unglücklichen dadurch nicht nur innerhalb der Anstalt, sondern auch für das Leben außerhalb derselben zu brauchbaren Arbeitern herangebildet werden können, und dadurch diese halbtoten Wesen aus ihrer trostlosen und kostspieligen Untätigkeit erlöst würden (*Bicêtre, Meerenberg, Dalldorf*). Das Problem der Idiotenfürsorge ist meiner Meinung nach in Verbindung mit der Frage der Provinzialanstalten für Geistesgestörte praktischer und erfolgreicher zu lösen als durch besondere Anstalten und Schulen.

Selbst wenn man von den in *Conradsberg* und *Göteborg* befindlichen Kranken absieht, findet man in *Schweden* 38,8 % der Kranken in Anstalten für Geisteskranke und nur 14,2 % anderweitig untergebracht. Wie wenig jedoch dies selbst genügt, beweisen am allerbesten *Dedichens* Angaben, nach welchen man im Jahre 1876 176 Kranke, im Jahre 1886 227 und schließlich im Jahre 1895 505 Aufnahmebedürftige wegen Platzmangels zurückweisen mußte.

Es ist vielleicht von Interesse, zu erwähnen, daß die meisten Kranken, nämlich 8165, vom Lande und nur 1417 aus den Städten stammten; beinahe ebensoviel Männer als Frauen, und zwar 4793 zu 4789; ledig waren 6878 gegenüber 2703 verheirateten Kranken; dem Alter nach: 115 unter 20 Jahren; 2970 zwischen 20 und 40 Jahren und schließlich 6496 über 40 Jahre alt.

Unter den Idioten waren 7023 Landbewohner und 662 Städter; 4240 waren Männer und 3445 Frauen, somit beinahe ein Verhältnis wie oben. Auf 7665 Ledige kamen 20 Verheiratete; unter 20 Jahren waren 2021; zwischen 20 und 40 3281 und über 40 Jahre alt 2083.

Aus dem amtlichen Bericht ist ersichtlich, daß *im Jahre 1901 nur 955 Kranke in nicht für Behandlung von Geistesgestörten eingerichteten Anstalten mit 543 Betten aufgenommen und dort 110 143 Tage lang verpflegt worden sind.* Im ganzen Lande wurden täglich nur 302 Kranke in dieser Weise behandelt, und es hatte von ihnen jeder durchschnittlich 115,3 Tage in einer solchen Anstalt verbracht. Nach diesen Daten ist es wohl klar, daß solche Versorgungen in Schweden nur als vorübergehende zu betrachten sind, und daß die Kranken im Durchschnitte nach 4 Monaten entweder als geheilt oder gebessert entlassen oder aber nach einer Irrenanstalt überführt werden.

Ich will noch, nach *Dedichen,* über die Geschichte des Irrenwesens in *Schweden* erwähnen, daß schon im XII. bis XIII. Jahrhundert Geistesgestörte zusammen mit Blinden, Krüppeln, Aussätzigen und anderen Unheilbaren in Krankenstuben untergebracht wurden, die mit Klöstern in Verbindung standen (sog. *Heiligegeisthäuser, — helge andhuzen*). Zur Zeit der Reformation (im Jahre 1525) wurden die Angelegenheiten der „*Hospitäler*" so geordnet, daß je ein Distrikt (Län) eine Anstalt bekam und diese unter die Oberherrschaft des Distriktshauptmannes und des Bischofs gestellt wurde. Im Jahre 1641 hatte Königin *Christine* verfügt, daß in diese „Hospitäler" vor allem Greise, Tobsüchtige und schließlich die mit Infektionskrankheiten Behafteten aufgenommen werden sollten, so daß die Armen und die Bettler aus dieser Gemeinschaft ausschieden.

Es ist mit Sicherheit festgestellt, daß im Jahre 1663 in dem *Hospital* zu *Danvik* 7 Irre gepflegt worden sind. In *Stockholm* bestand eine Anstalt schon im Jahre 1551, dieselbe wurde bis zum Jahre 1861 benutzt.

Im Jahre 1766 wurden diese Kreisspitäler auf Wunsch der Orden unter eine Oberdirektion gestellt und zugleich verfügt, daß vor allem Geisteskranke, ferner Gelähmte, oder an unheilbaren Infektionskrankheiten Leidende und schließlich auch solche Gebrechliche und Greise aufgenommen werden sollten, welche für ihre eigenen Bedürfnisse zu sorgen unfähig seien, und mit denen zusammenzuleben für ihre Mitmenschen unangenehm sein müßte. Diese Verordnung war bis zum Jahre 1858 in Kraft. *Dedichen* bemerkt, daß während dieser ganzen Zeit in diesen „Hospitälern“ beinahe ausschließlich Geistesgestörte Aufnahme fanden.

Derselbe Autor erwähnt noch, daß diese Hospitäler eigentlich keine Heilanstalten waren, sondern vielmehr Anstalten, in denen mit ekelerregenden Krankheiten Behaftete von der Gesellschaft abgesondert und so unschädlich gemacht wurden; auch wurden die Geisteskranken an diesen Orten nicht wie Menschen, sondern eher wie gräuliche, schädliche Tiere behandelt.

Im Jahre 1802 wurde das *Zentralhospital* zu *Vadstena* erbaut. Zur selben Zeit hatte auch die Innung des Seraphimer-Ordens in wiederholten Rundschreiben betont, daß die Hospitäler vor allem Heil- und Pflegeanstalten für Irre sein sollen. Hierdurch wurden dann die Gelähmten, Krüppel und Armen immer mehr und mehr verdrängt und sodann die Aufnahme und Entlassung der Irren geregelt. Die Anstalt wurde dann durch sehr langsam vorwärtsschreitende An- und Neubauten erweitert und umgestaltet — selbst das Hospital zu *Göteborg* bekam erst im Jahre 1872 ein entsprechendes Gebäude.

Im Jahre 1858 wurde das Irrenwesen durch ein Gesetz geregelt, welches bestimmte, daß in den Hospitälern ausschließlich Geistesgestörte aufgenommen werden dürfen; zugleich wurde auch eine Dienstvorschrift ausgearbeitet und die verschiedenen Formulare bestimmt.

Dieses Gesetz wurde dann im Jahre 1898 durch ein neues — mit dem früheren ziemlich übereinstimmendes — ersetzt.

Das „Hospitalgesetz“ vom Jahre 1883 enthielt Verfügungen über die staatlichen Heilanstalten für Geistesgestörte und teilte diese in zwei Gruppen: Hospitäler als *Heilanstalten* und *Asyle* als Pflegeanstalten. Alle diese Institute wurden dem staatlichen Medizinal-Departement „*Medicinal-styrelsen*“ untergeordnet, welches dann die Beamten anstellte, Instruktionen herausgab, über das Budget, die Einrichtungen usw. Bestimmungen traf. Für je eine Anstalt wurde durch die Regierung eine Direktion, bestehend aus 5 Mitgliedern, ernannt; als Referent fungierte der Leiter der Anstalt, also der Chefarzt „*Övferläkare*“. — Diese Kommission hat alle Angelegenheiten ihrer Anstalt sowie die Anstellung oder Entlassung des Personals zu veranlassen und ist auch für alle ärztlichen Angelegenheiten verantwortlich.

Zur Aufnahme in eine Anstalt wird gefordert: 1. ein schriftliches Gesuch, 2. Identitätszeugnis vom Pfarrer, 3. die spätestens vor einem Monat geschriebene Beantwortung des aus 15 Fragen bestehenden Fragebogens, 4. von einem diplomierten Arzte ausgestelltes Zeugnis, 5. ein auf die Vorgeschichte der Krankheit bezugnehmendes, von dem Pfarramt bescheinigtes, genau ausgefülltes Formular über 13 Fragen, 6. Erklärung über die Zahlungsverpflichtungen.

In dringenden Fällen genügt ein ärztliches Zeugnis; bei den durch die Polizei eingelieferten Kranken ist selbst dies nicht notwendig; über die Aufnahme entscheidet der Chefarzt. Bei der Entlassung eines Kriminellen ist die Zustimmung des Medizinal-Departements notwendig. Der Vormund des Kranken hat das Recht (!), in die Krankengeschichte Einsicht zu nehmen.

So ist es auch von erheblichem Nutzen, daß *in Schweden jeder, der einen Irren, wenn auch ohne Entgelt, in seiner Obhut hat, dies dem Gemeindevorsteher anzumelden verpflichtet ist, wodurch es ermöglicht wird, die Irren ständig zu kontrollieren.* Wenn jemand mehr als 5 Irre unter seiner Obhut hat, so haben für ihre Unterbringung die Bestimmungen über die Privatheilanstalten Gültigkeit.

* * *

Bevor ich nun über den gegenwärtigen Stand des Irrenwesens in *Schweden* nach den mustergültigen Jahresberichten der Anstalten weiteres berichte, möchte ich noch über die Anstalten, welche ich persönlich besuchte, einiges sagen.

Ich sah das *Hisingen Hospital* bei *Göteborg*, nachher *Conradsberg*, die Anstalt von *Stockholm*, weiterhin das *Hospital* und das *Asyl* in *Upsala*; ferner das zur Ausbildung von Wärterinnen dienende *Sophiahemmet*. — *Tucker* beschreibt in seinem Riesenwerke unter den 400 von ihm persönlich bis in die kleinsten Details gründlich studierten Anstalten die drei zuerst genannten, *Letchworth* nur *Conradsberg*.

Göteborg.

Von *Kopenhagen* aus, in der Richtung nach *Stockholm*, habe ich über Nacht *Göteborg* — seiner Bedeutung nach die zweite Stadt *Schwedens* — bequem erreicht; mit 130 000 Einwohnern besitzt sie schöne öffentliche und private Gärten. Überall sieht man neue, prächtige Häuserreihen, und die nach holländischem Mustern die Stadt durchkreuzenden Kanäle werden bald neuen Straßenbauten und Gärten weichen müssen. Zu sehen bekam ich übrigens nicht vieles; der Wohlstand der Bevölkerung ist augenfällig, und die Leute stehen wohl morgens spät auf, denn um 9 Uhr vormittag sieht man noch kaum Menschen auf den Straßen. Die Stadt besitzt einen prächtigen Botanischen Garten mit 8 bis 10 m hohen Palmen im Palmenhause, weiterhin ein schönes Museum für bildende Künste und eine luxuriös erbaute höhere Töchterschule.

Nach *Hisingen*, etwa in einer Stunde erreichbar, führt der Weg zwischen schwarzen, hie und da mit Fichten bestandenen Felsenhügeln und gut gepflegtem Ackerland.

Die Anstalt wurde auf einem Flächenraume von 140 acres (*Tucker*) in den Jahren 1872 bis 1882 erbaut, macht aber heute bereits den Eindruck eines ziemlich alten Hauses. Die Gebäude stehen sehr nahe zusammen, und ein im Bau begriffener Pavillon macht dieses bei dem zur Verfügung stehenden, genügend großen Terrain durch nichts motivierte Zusammendrängen der Gebäude noch mehr fühlbar. Die Zahl der Zellen ist in dieser mustergültig reinen Anstalt auffallend groß, merkwürdigerweise wird jetzt ein Teil in größere Beobachtungszimmer umgewandelt und als Ersatz dafür Zellenkorridore nach altem Muster errichtet. Die Zellen sind nach altem System eingerichtet, mit Öffnungen zur Beobachtung und kleinen Fenstern versehen. Ich sah auch hie und da größere Fenster, die innen mit hölzernen Läden versehen waren. (Nach *Tucker* haben einige Zellen *Zementwände* und werden von unten geheizt.)

Die anderen Räumlichkeiten sind im allgemeinen klein; auf einer Abteilung sah ich 8 Zimmer mit je 3, und ein weiteres Zimmer mit 7 Betten; die Zimmer sind — wenn auch etwas spärlich — mit Bildern und Vorhängen dekoriert. Unter anderem sah ich ein altmodisches, viereckiges Klavier. — Die Einrichtung zeigt im allgemeinen ein altertümliches Aussehen. Für die Kranken gibt es eine Bibliothek von etwa 400 bis 500 Bänden.

Die Betten sind sehr schmal und mit groben grauen Wolldecken bedeckt; unter jedem Bett steht ein Nachttopf, in die Spucknäpfe wird Tannenreisig gestreut. — Die Klosetts sind mit Kübeln versehen, welche täglich dreimal ohne Torfverwendung geleert werden. Durch die horizontal drehbaren oberen Fensterflügel hat die Anstalt — trotz der gestrichenen Wände — eine vorzügliche Ventilation. Die Beleuchtung geschieht durch *Photogen* (Petroleum), die Heizung durch Öfen. Sehr nett eingerichtete Räume sah ich für den Aufenthalt des Wartepersonals am Tage. Für die Kranken sind sehr große Rasenflächen und baumreiche Gärten vorhanden.

Seit dem Jahre 1897 wurden in der Anstalt größere Umbauten vorgenommen. Es wurde eine Dampfwäscherei und ein Kesselhaus erbaut, weiterhin elektrische Beleuchtung und Zentralheizung eingerichtet. Wahrscheinlich veranlaßte diese letztere überflüssige Einrichtung das so unzweckmäßige enge Zusammenbauen der Häuser, zum größten Schaden der Psychotherapie. Es wurde auch Kanalisation und Wasserleitung eingerichtet und die Anstalt zugleich um 55 Plätze erweitert.

Im Jahre 1901 wurden zirka 175 Kranke unter Obhut von 10 Wärtern und 12 Wärterinnen gepflegt. — Laut *Tucker* hatten die Wärter im Jahre 1888 an Gehalt 26 Kr. und die Wärterinnen 16,6 Kr. bekommen.

Der Chefarzt (Direktor) bezieht nebst schöner Wohnung 5500 sk. Kr. Jahresgehalt, und der Anstaltsarzt, ein lediger älterer Mann, 3500 Kr. nebst vollständiger Verpflegung.

Was die Behandlung der Kranken anbelangt, sah noch *Tucker* in den Zellen nackte Menschen und erwähnt auch, daß Zwangsjacken in Verwendung standen. Als ich diesbezügliche Fragen stellte, wurde mir angedeutet, daß diese Mittel heute nur noch bei Kriminalfällen und bei selbstmordgefährlichen Kranken gelegentlich angewendet werden. — Es werden auch sogenannte unzerreißbare Hemden verwendet, deren lange Ärmel vorn zusammengebunden werden können. Die Kranken arbeiten in verschiedenen Werkstätten und etwa 30% im Freien.

Die ganze Anstalt machte mit ihrer großen Ruhe den Eindruck eines äußerst reinlichen und geordneten, wenn auch etwas veralteten Hauses, in welchem nur äußere Umstände die Schuld daran trugen, daß man trotz der besten Absichten nicht immer zum Ziele gelangen konnte.

Stockholm-Conradsberg.

Ich fuhr von *Göteborg* nach *Stockholm* mit dem Nachtzuge, da ich den vielgerühmten romantischen Wasserweg über den *Götekanal* aus Mangel an Zeit nicht benutzen konnte. Auf einem Rundgang durch die Stadt besichtigte ich am Sonntagvormittag die Denkmäler von *Berzelius* und *Erichson*, besuchte sodann die National-Bildergalerie, wo sich schon eine Menge von Erwachsenen und Schulkindern in mustergültiger Ruhe versammelt hatten. Hervorragende Bilder waren besonders aus dem Gebiet der historischen Malerei ausgestellt.

Conradsberg liegt 5 Meilen von *Stockholm* entfernt; man kann bis in die Nähe der Anstalt die Trambahn benutzen. Es gehört wohl noch zum äußersten Bezirke der Stadt, wird aber früher oder später — laut Äußerungen des früheren Inspektors für die Irrenangelegenheiten in Schweden und gegenwärtigen Direktors *Gadelius* — infolge von Eisenbahnbauten zur Enteignung kommen müssen.

Die Anstalt liegt in einem sehr schön gepflegten Garten von 60 acres und ist in 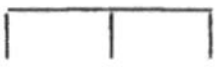 Form erbaut. Sie wurde im Jahre 1861 eröffnet und ist gegenwärtig mit 250 meistens Unbemittelten und nur mit wenigen die größeren Verpflegungskosten zahlenden Kranken belegt.

Schon *Tucker* hebt die große Reinlichkeit der Anstalt hervor, die Behaglichkeit und Freundlichkeit der Räume, den reichen Blumenschmuck der Krankensäle und Korridore. Ich selbst sah während meiner Reise keine Anstalt — etwa die in *Meerenberg* ausgenommen — welche so lieblich, nett und mit Geschmack eingerichtet gewesen wäre, wie diese. Sämtliche Räume der Anstalt glänzen vor Reinlichkeit, die Wände zeigen nicht die leiseste Spur der Abnutzung; die Treppen und Fußböden so sauber, als seien sie soeben gescheuert worden. Sämtliche Fenster in den Zimmern sind mit verschiedenen von den kranken Frauen selbst gewebten Vorhängen geschmückt und die Blumentöpfe mit leichten, aus Holz verfertigten Schutzgitterchen versehen. Überall, selbst in den Beobachtungszimmern, sind an den Wänden Bilder, komische Szenen aus dem bürgerlichen Leben, angebracht, um damit selbst bei diesen Kranken einen gewissen angenehmen Eindruck zu erzielen. Ich bemerkte auch dem Direktor gegenüber, der mir seinen Sonntagnachmittag opferte, daß ich ein solch liebliches Arrangement dem Geschmack und der Geschicklichkeit eines Mannes kaum zutrauen könne, in der Tat stellte es sich heraus, daß die Frau des Direktors und einige intelligente Wärterinnen zu diesem Erfolge vieles beigetragen hatten. Die weiß angestrichenen eisernen Betten sind zwar auch hier schmal, jedoch machen sie mit ihren weißen Barchentdecken einen recht angenehmen Eindruck; unter allen Betten sind auch hier Nachttöpfe.

Die Gebäude selbst sind ziemlich alt, und manche Korridore müssen mitbenutzt werden; die Zimmer sind im allgemeinen — was ich auch sehr richtig finde — klein und nur für 7 bis 8 Kranke eingerichtet; es sind auch mehrere Isolierzimmer vorhanden. (*Tucker* konnte sie nicht zählen.)

In vielen Zellen sah ich noch altmodische, hoch oben angebrachte Fenster, oder solche, bei denen sich nur der mittlere Teil öffnen ließ, die Öffnung mit Eisengittern versehen; einzelne Zellenfenster bestanden aus schmalen, langen, um eine senkrechte Achse drehbaren Scheiben (*Bedlam-Fenster*).

Die Anstalt wird vorzüglich gelüftet, worin nach meiner eigenen Erfahrung selbst Ärzte unterrichtet werden müssen, — hie und da spürte ich nur in einigen dunklen Räumen schlechte Luft. — Die Anstalt hat elektrische Beleuchtung und Niederdruck-Dampfheizung; für die Klosetts werden hier ebenfalls Kübel verwendet, in welche jedoch die Wärter (!) Torfmull streuen.

Die Kranken können nach Belieben eine minimale Menge von Alkohol enthaltendes Malzgetränk — Trycka — bekommen, welches bei den Mahlzeiten in großen Gläsern auf den Tischen steht.

Trotz des Alters der Anstalt ist die Verpflegung und ärztliche Behandlung der Kranken eine mustergültige, und ich sah während meiner Reise die modernen resp. richtigen Prinzipien der Irrenbehandlung kaum irgendwo vollkommener durchgeführt als hier.

Auf Schritt und Tritt konnte man konstatieren, daß der Leiter der Anstalt ein Mann ist, der seines Amtes mit besonderer Liebe und großen Fachkenntnissen waltet. Zwangsjacken werden nicht verwendet, Isolierungen finden nur bei offenen Türen statt; das Körpergewicht wird wöchentlich, späterhin zweiwöchentlich festgestellt. Geistige Getränke werden — außer dem Trycka — den Kranken nicht verabfolgt, nur der ältere Assistent trinkt sein Pilsener, womit er übrigens gar nicht zufrieden ist. — 35 % der Kranken werden beschäftigt; es sind auffallend viel Webstühle vorhanden, worauf die weiblichen Insassen den ganzen Bedarf der Anstalt an Geweben herstellen. Für Zerstreuung der Kranken ist hinlänglich gesorgt: Der „*Midsommer*" wird jedesmal gefeiert, die Frau des Direktors veranstaltet Konzerte.

Einen vorzüglichen Eindruck gewann ich von dem Wartepersonal; die Oberwärterin ist ein junges Mädchen mit auffallend intelligentem Gesichte, aber auch die Abteilungswärterinnen sind Mädchen aus guten bürgerlichen Familien, die sich zu ihrem Berufe systematisch und jahrelang heranbilden. Ich konnte mich persönlich von ihrer außerordentlichen Geschicklichkeit überzeugen. Die Oberwärterin hatte eine manische lärmende Kranke in einer offenen Zelle zu speisen; kaum hatte die zu Behandelnde einen ruhigen Moment, sofort bekam sie einen Löffel voll Nahrung in den Mund, und so ging es weiter.

Auf 5 bis 7 Kranke kommt eine Warteperson; auch auf der Männerabteilung werden Wärterinnen verwendet; *für den Nachtdienst sind besondere Wärter angestellt*, die ausschließlich diesen Dienst versehen. Im Jahre 1884 wohnten einige Wärter mit ihren Familien in der Anstalt, und die Ehefrauen halfen beim Aufräumen (*Claus*).

Das Dienstpersonal wird öfter gewechselt, unter den Wärtern haben nur 2, und von den Wärterinnen etwa 4 eine längere Dienstzeit als 2 Jahre. Die Wärter haben ein Gehalt von 250 Kr. und die Wärterinnen 300 Kr., alle 2 und 5 Jahre in höhere Gehaltsklassen aufsteigend; der Oberwärter bezieht ein Gehalt von 500 Kr. steigend bis zu 800 Kr. Die Kranken in *Conrads-*

berg werden von 3 Ärzten behandelt, der Direktor (Övferläkare) bezieht nebst Wohnung, Heizung, Beleuchtung und Wagen ein Gehalt von 4000 Kr., außerdem als Universitätsprofessor eine besondere Dotation von 4000 Kr.; der zweite Arzt bezieht 3500 Kr. und der dritte Arzt ist mit 1000 Kr. besoldet, beide haben daneben vollständige Verpflegung. Das Institut besitzt auch eine kleine Apotheke; ein Laboratorium für Mikroskopie wird gegenwärtig eingerichtet.

Upsala.

Am nächsten Tage, welcher noch für *Stockholm* bestimmt gewesen, fuhr ich früh morgens nach *Upsala*, um mit Professor *Petrén* zusammenzutreffen und auch die Irrenheilanstalt zu besichtigen. Da ich für eine 6stündige Schiffsreise keine Zeit hatte, so fuhr ich mit dem Eilzuge in 1½ Stunden nach *Upsala*.

Nahe der alten Universitätsstadt liegt *Hammarby*, wo *Linné* lebte und starb. Sein Andenken ist durch ein kleines Museum verewigt. Die langgestreckten weißen Häusergruppen der Irrenanstalt — *Central-Hospitalet* — erstrecken sich links vom Bahndamm.

Trotz der alten ruhmvollen Universität besitzt das Städtchen nur 20 000 Einwohner. Außer einer alten Kirche ist eine größere Bibliothek vorhanden, worin eine aus dem VII. Jahrhundert stammende gotische Handschrift „*Codex argenteus*“ als erstes deutsches Sprachdenkmal verwahrt wird. An der rechten Seite des kleinen Flusses *Fyris* liegt am Eingange eines Parkes das von Gustav Wasa im Jahre 1548 erbaute „*Slottet*“, berühmt dadurch, daß die Königin *Christine* von *Schweden* ihre Krone hier für die Wissenschaft niederlegte.

Am *Slottet* vorübergehend, findet man zur rechten Seite das Universitätsspital (*Sjukhus*), wo ich die Abteilung für innere Krankheiten auch besichtigte. Diese Klinik ist zwar etwas altmodisch eingerichtet, jedoch noch immer das Zentrum einer hervorragenden wissenschaftlichen Tätigkeit. Hier befindet sich Professor *Henschens* aus 40 000 Exemplaren bestehende Präparatensammlung des Nervensystems, welche nach Art einer Bibliothek geordnet ist. Da Professor *Petrén* beurlaubt war, konnte ich ihn nicht treffen, doch habe ich zwei sehr interessante nervenpathologische Fälle gesehen, und zwar Komplikationen von Parotitis epidemica; das eine war Meningitis und das andere Neuritis multiplex.

Die Wärterinnen der Klinik sind aus intelligenten gutbürgerlichen Familien geworben.

Am Ende des Terrains wird ein Sanatorium für 25 Tuberkulöse erbaut und natürlich mit um ihre Horizontalachse drehbaren oberen Fenstern versehen.

Aus dem Sjukhus führt der Weg an bewaldeten Felsen vorbei durch eine schöne Lindenallee nach der *Heilanstalt für Geisteskranke.* Der Garten besitzt einen Umfang von 75 acres und ist mit einer hölzernen Umzäunung versehen; die Wege und die blumenreichen Beete sind von üppigen Linden beschattet.

Die Anstalt besteht aus drei Teilen: einem Gebäude für die Administration mit Wohnungen der Ärzte und Beamten, dann der vor 67 Jahren erbauten Abteilung für Frauen und schließlich der im Jahre 1882 eröffneten Männerabteilung.

Ich hatte Gelegenheit, bevor ich den Anstaltsarzt treffen konnte, mit einer der Wärterinnen zu sprechen, und erfuhr erst später, daß es die Tochter des Rektors der Universität von *Helsingfors* war, und daß über ihr noch zwei Wärterinnen in höherem Range standen, wovon die eine sogar ihren Bruder, einen Nordpolforscher von ihrem Erwerb unterstützt. Kollege *Lundborg* erwähnte, daß hierzulande die Töchter der besten Familien mit Vorliebe sich in der Krankenpflege ausbilden, um damit auch ihr Brot verdienen zu können. Dies ist wohl sicherlich ein besseres und würdigeres Los, als jahrelang „handarbeitend" auf den vom Schicksale bestimmten oder von den Eltern auserkorenen Freier zu warten. Auch werden, und das will noch mehr bedeuten, durch dieses Verständnis für die Krankenpflege und durch die Möglichkeit eines passenden Broterwerbes für jede Familie viel mehr Vorteile entstehen als durch die schönsten Seidenstickereien oder durch nichtssagendes Salongeschwätz.

Da der Direktor abwesend war, hatte zuerst *Dr. Magnusson*, nachher aber der durch seine literarische Tätigkeit bekannte

Dr. Lundborg [1]) die Liebenswürdigkeit, mich durch die Anstalt zu begleiten.

Das *Hospital* zu *Upsala* und, wie ich bisher beobachten konnte, auch die anderen Anstalten *Schwedens* sind nach dem geschlossenen System eingerichtet, doch sah ich Eisengitter nur an einzelnen Zellen angebracht; die kleinteiligen Fensterscheiben sind wohl die in Schweden üblichen, auch sind sämtliche Fenster durch hölzerne Läden vollständig verschließbar. Die Wände sind mit hellgrüner Ölfarbe gestrichen, welche sehr dauerhaft zu sein scheint. Übrigens glänzte alles von Reinlichkeit.

Zur Beleuchtung wird *Photogen* verwendet, geheizt wird mit Öfen. — In die Tonnen, welche täglich geleert werden, wird eine besondere Art von Moostorf verwendet, die eine neun- bis zwölffache Aufsaugefähigkeit besitzt; die verwendeten Automaten funktionierten nicht. Übrigens waren die Aborte und Sitzbretter äußerst rein gehalten und nirgends übler Geruch bemerkbar.

Neben den schmalen Betten sind Nachttischchen angebracht und praktisch konstruierte unter die Betten schiebbare Tische. Die meisten Möbel sind weiß, auch sah ich weißgestrichene Türen. Die Fenster sind mit Vorhängen geschmückt. Es sind viele kleinere Zimmer mit 2 bis 8 Betten eingerichtet; große Schlafsäle habe ich nicht bemerkt, und ein Raum mit 15 Betten wurde selbst von der Anstaltsleitung als eine verfehlte Einrichtung bezeichnet. An dem Korridor der Frauenabteilung liegen zwar 20 Zellen, diese werden jedoch zur Isolierung nur zur Nachtzeit verwendet.

Für die Wärter bestehen hübsch eingerichtete, besondere Räume, — die Wärter schlafen selten zusammen mit den Kranken. — Sogar in den Räumlichkeiten für bettlägerige Kranke und in den Beobachtungszimmern sind Bilder und Vorhänge angebracht. Als Tischdecke dient weißes Leinen. — Die Kranken bekamen zu Mittag eine Milch-Griessuppe und Heringsalat nebst Brot; alles war schmackhaft und in reichlicher Menge aufgetragen. Das leichte Bier fehlte auch nicht.

---

[1]) Besonders bemerkenswert sind zwei seiner Arbeiten; die eine behandelt den Zusammenhang zwischen der Paralysis agitans und den Veränderungen der Schilddrüse, die andere die Myoclonia familiaris, von welcher *Lundborg* allein mehr Fälle beobachtete, als in der gesamten Fachliteratur bis heute veröffentlicht sind.

Die Anstalt besitzt sehr große Gärten mit waldartiger Vegetation und üppig gedeihenden Bäumen; die Kranken haben über die niedrige Umzäunung hinweg nach jeder Richtung freie Aussicht. Unter den 146 Männern dürfen sich 80 auf dem Terrain der Anstalt frei bewegen. Für Kranke aus dem Gewerbestande sind Werkstätten vorhanden, und man findet, obwohl unter den Kranken wenig Feldarbeiter sind, einen gutgepflegten Gemüsegarten. Auf der Frauenabteilung sah ich 8 Webstühle und mehrere Spinnräder. Den Gesamtbedarf der Anstalt an gewebten Stoffen stellen die Kranken selbst her, auch die meisten Kleidungsstücke werden im Hause selbst verfertigt.

Die ärztliche Behandlung steht auf einer ganz besonders hohen Stufe. Ihre Beobachtungsmethode wird mit einer Sorgfalt und Genauigkeit durchgeführt, wie ich es sonst nirgends sehen konnte. Auf einer Beobachtungsstation mit 4 Betten wurden durch 3 Wärterinnen bei Tag und Nacht stündlich die Symptome notiert [1]). Unreinlichkeiten des Kranken werden durch Zahlen vorgemerkt, und zwar 1 = Stuhlentleerung, 2 = Wasserabgang, 3 = Kotschmieren, 4 = Trinken von Urin, 5 = Koprophagie. Bei allen Bettlägerigen, Unruhigen und Schlechtgenährten wird der Stuhlgang täglich kontrolliert und darüber Tabellen geführt, alle diese Notizen werden bei einer Versetzung in andere Abteilungen jedesmal mitgegeben. Es wird ferner mit peinlicher Sorgfalt kontrolliert und notiert, ob die Nahrungsaufnahme der Kranken eine genügende ist; selbstredend geschieht dies nicht, um etwaige Veruntreuungen in der Küche oder bei der Verwaltung feststellen zu können — da man dies ja ohnehin durch Tabellen nicht verhindern kann. Auch über die Menstruation wird Protokoll geführt.

Die Krankheitsgeschichten werden mit größter Sorgfalt geführt, was nur dadurch ermöglicht ist, daß alle ärztlichen Arbeiten von lange dienenden Assistenten verrichtet werden.

Eine große Stütze besitzen die schwedischen Anstalten in den äußerst intelligenten Wärterinnen — es klingt beinahe unglaublich, daß auf der Männerabteilung ständig 2 bis 3 junge Damen arbeiten, den Zustand der Kranken notieren, die Tem-

---

[1]) Dies wird wohl allein von der Beobachtungsabteilung der Würzburger Klinik übertroffen, wo sozusagen ständig ein Arzt zugegen ist.

peratur der Kranken messen und diesen in allem behilflich sind, obwohl ihre Besoldung von der bei uns üblichen kaum abweicht.

Die neueren Methoden der Psychotherapie werden in der Anstalt alle angewandt, so auch Dauerbäder und Bettbehandlung; Sicherheitshandschuhe werden nur in seltensten Fällen, etwa bei Wundbehandlung gebraucht; Hemden mit zusammengenähten Ärmeln werden niemals verwendet. Die Kranken machen auch längere Spaziergänge im Freien. Auf gute Ernährung wird besondere Sorgfalt verwandt, und es wird laut *Tucker* sehr viel Mineralwasser verabreicht. Derselbe erwähnt, daß vor 13 Jahren *Kjellberg* als eine Ursache der Geisteskrankheiten bei Frauen den ungenügenden Schlaf der Hausfrauen erblickte. Inwiefern dies richtig ist, kann man wohl schwer entscheiden, jedoch steht fest, daß in Upsala die ätiologische Rolle der *Syphilis* eine minimale ist, denn unter den Kranken sind nur 3 bis 4% *Paralytiker*.

Dr. Lundborg begleitete mich nach dem mit der Anstalt zwar in Verbindung stehenden, aber davon 8 bis 10 Minuten entfernten, in einem dünn bestandenen Walde liegenden *Asylum*, welches angeblich Schwedens neueste und billigste Anstalt für Geisteskranke sein soll. Nach der Besichtigung hatte ich jedoch die Empfindung, als wenn diese Skandinaviens teuerste Anstalt wäre, welche Meinung auch *Dr. Lundborg* teilte. Die Anstalt wurde nämlich für 800 Unheilbare, pro Kopf mit 1500 sk. Kr. berechnet, erbaut. Es kam mir vor, als wenn hier von all dem Guten, was ich bisher im Norden gesehen hatte, nichts wiederzufinden wäre. Die Gärten waren rasen- und blumenleer und von einer zwei Klafter hohen rotangestrichenen Bretterwand umzäunt, so daß die Kranken weder Luft noch Aussicht genießen konnten, die Wege unbequem, grob bestreut, die Gebäude selbst kasernenmäßig erbaut, ich fühlte mich ganz nach Mitteleuropa zurückversetzt. Statt der im übrigen Skandinavien für die individuelle Behandlung und Ruhe zweckentsprechend befundenen kleineren Zimmer sah ich hier Schlafsäle mit 16 bis 20 Betten; die zwei Stockwerke des Hauses haben schmale Korridore und sind mit Zellen nach altem Muster eingerichtet, deren Wände betoniert und abgerundet sind; die Fußböden sind aus weichen Holzbrettern verfertigt. — Wir würden heute weder zerstörende noch schmierende Kranke in den Zellen halten, und wenn der Baumeister in Upsala Asylum es nicht wußte, wie konnte man den alle Verunreinigungen durchlassenden Holzboden behalten? Das ist unpraktisch, unschön und ungesund.

Die Kücheneinrichtung ist ebenfalls unpraktisch, denn anstatt in der Mitte sind der Kochherd und die großen Kochgeschirre an den Seitenwänden angebracht, wodurch die Helligkeit der Räume beeinträchtigt wird und die Dämpfe schlecht abziehen können.

Vollständig befriedigt war ich nur durch das große, sehr schöne helle Arbeitszimmer des Chefarztes, das war aber auch alles, was ich in der Anstalt schön fand.

Somit habe ich das *Asylum* in Upsala enttäuscht verlassen, doch gelernt, wie man Hunderttausende schlecht verwenden kann; in dieser Hinsicht steht Schweden nicht einzig da, ich will hier nur erwähnen, daß ich aus den Vereinigten Staaten von Amerika ähnliche Klagen vernommen habe (*Am. Journal of Insanity* 1903).

Die für das Irrenwesen verwendeten Riesenkapitale bringen überall da nur einen minimalen Heilerfolg, einen maximalen Prozentsatz des Anstaltsblödsinns und eine sich fortwährend steigernde Belastung der Bürger, wo man bei dem Bau einer Anstalt zwar den Ingenieur aber nicht den Psychiater zur Beratung heranzieht und wo man kurzsichtig genug ist, die Zentralheizungen und Dampfkochanlagen für wichtiger zu halten als die Heilung der Kranken.

Nach Stockholm zurückgekehrt, beeilte ich mich das *Sophiahemmet* zu besichtigen, wo junge Damen mit einer seltenen Gründlichkeit zu Wärterinnen ausgebildet werden und welches um so sehenswerter ist, als meines Wissens außer in England und Holland nirgends ähnliches besteht.

Zwischen Fichten und Pappelbäumen unmittelbar an *Stockholm* sich anschließend finden wir *Sophiahemmet* auf einen Flächenraum von 980 acres. „*Egna lidanden böra mana, oss till lindrade af andras nöd*“ — „Unser eigenes Leiden soll uns zur Linderung fremder Not führen“ — sagte die edle schwedische Königin, als sie das Institut nach Heilung von ihrer Krankheit gründete; ihr Bildnis in der Anstalt zeigt mehr das Antlitz einer sehr guten und klugen Frau als das einer Königin. Zum Grün-

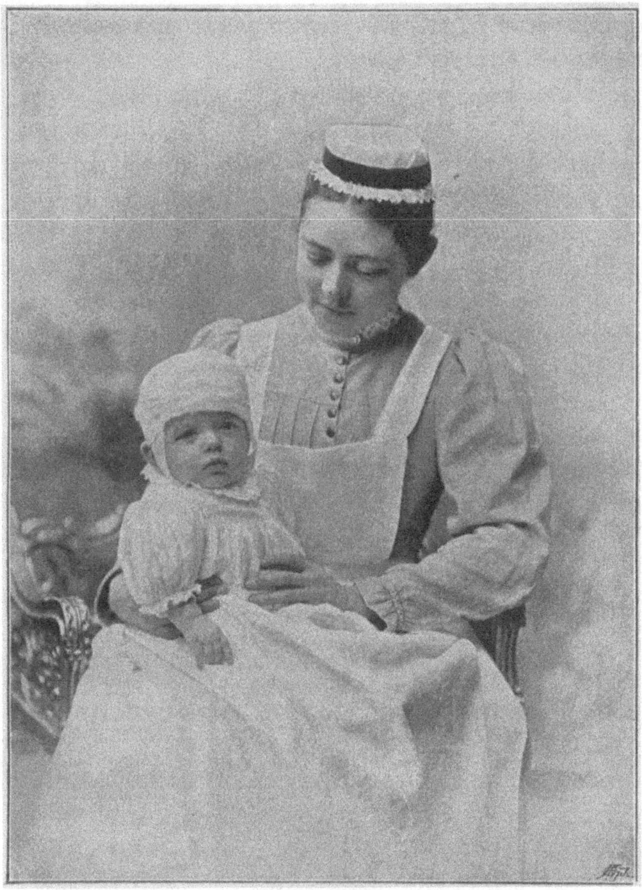

Sköterska.

(Aus dem „Bilder fran Sophiahemmets Arbetsfelt".)

dungswerk haben auch der König und durch ihre Sammlung die Prinzessin des königlichen Hauses beigetragen, und heute besitzt dadurch Schweden — seit dem Jahre 1884 — ein mustergültiges Institut zur Heranbildung von Wärterinnen. Es werden 21 bis 35 Jahre alte evangelische Mädchen „förträdesvis ur de bildade samhöllsklasserna", hauptsächlich aus der Klasse der Gebildeten, aufgenommen. Die Neuaufgenommenen müssen zunächst eine Probezeit von 1 bis 2 Monaten als *Profeleven* durchmachen. Wenn sie dann ihre Tauglichkeit bewiesen, ihre Pflichten kennen gelernt und sich selbst geprüft haben, werden sie als „*Elev*", als ordentliche Schülerin in die Anstalt aufgenommen. Sie müssen dann 1 Jahr hindurch am theoretischen und praktischen Unterricht teilnehmen, je 2 bis 4 Monate auf der chirurgischen sowie auf der innern Abteilung wirken, desgleichen auf der Augen- und Kinderabteilung. Diese praktische Schule dauert 1½ Jahre, nach welcher Zeit die *Elev* eine Prüfung zu bestehen hat, worauf sie zur „*Sköterska*" aufrückt. Unter Festlichkeiten, an denen öfters auch Mitglieder des königlichen Hauses teilnehmen, wird sie mit ihrer Würde bekleidet und darf nun eine kleidsame nette Uniform anziehen, sowie ein kleines Häubchen aufsetzen. Den tiefreligiösen Charakter dieser Einrichtung beweist wohl am besten der Umstand, daß die neue „*Sköterska*" eine Bibel mit Goldschnitt und einen Spruch aus derselben zum Andenken bekommt. Sodann beginnen die neuen Apostel ihr Werk der Liebe, welches niemals aufhören soll: „*Kärleken upphör aldrig*".

Die schwedischen *Sköterska* werden nicht etwa durch religiöse Schwärmerei oder Zwang zur Pflichterfüllung angehalten, sondern einzig und allein durch die Hochschätzung dieser für Frauen ganz besonders geeigneten Arbeit. Hier liegt wohl der Beweggrund, weshalb sie ihr bequemes Heim mit der Pflege von typhösen und pneumonischen Kranken gerne vertauschen, — sie leisten Hilfe bei den schwierigsten Operationen, sie sind die besten Assistenten des Augenarztes, sie pflegen aufopfernd die kranken Kinder. Sogar die Abteilungen für Geisteskranke erhalten von hier die besten Pflegerinnen. Selbstredend sieht man dies unter den gebildeten Nordländern nicht als eine bizarre Laune an, sondern als eine hochstehende Beschäftigung.

Über das *Sophiahemmet* als Krankenhaus ist nichts Besonderes zu berichten, als etwa, daß alles peinlichst rein gehalten wird; man fühlt sich in allen Räumen heimisch, die weißemaillierten Betten machen einen besonders guten Eindruck. Im Operationszimmer reguliert man die Wasserleitung der Waschtische mit den Knieen. Die kleine sehr schöne Kapelle des Hauses ist mit geschmackvollem, bei Protestanten sonst seltenem Luxus ausgestattet.

Als Wohnräume der Wärterinnen findet man freundliche kleine Zimmer, in jeder Weise bequem und vornehm ausgestattet, obwohl die Damen alle Arbeiten einer Krankenwärterin verrichten. — Der Beruf einer Wärterin bietet ein sicheres und anständiges Auskommen, selbst wenn sie sich nicht verheiraten sollte.

Die Wärterinnen besitzen einen sich immer vermehrenden Hilfsfond[1]), ein Alterversorgungsheim und eine Sommererholungsstätte (*Fiskebäksil*).

Von dem verdienstvollen Leiter der Sophiahemmet mich verabschiedend, mußte ich mich beeilen, die Sehenswürdigkeiten von Stockholm in Augenschein zu nehmen, und zwar das Biologische Museum und hauptsächlich das „*Skansen*". Man kann hier auf einem Raum von 25 ha echte Lappländer und Eskimos in ihren originellen Häusern und heimischen Trachten zusammen mit ihren Familien und den Tieren des Nordens besichtigen. Man findet bunt durcheinander grönländische Hunde, Renntiere, Walrosse, Eisbären und Krähen. — Zum Schluß stieg ich auf den *Breadablick*, von wo ich das herrliche Panorama von *Stockholm* mit seinen grünen Meerbusen, Häfen und weitgestreckten Tannenwäldern genießen konnte.

Trotz völliger Erschöpfung mußte ich mich beeilen, um mit dem Nachtzuge nach Christiania weiterreisen zu können.

Bevor ich nun meine Reisebeschreibung fortsetze, möchte ich nach *Dedichens* sorgfältigen Zusammenstellungen über die schwedischen Anstalten, und nach den mustergültigen amt-

---

[1]) Im Jahre 1901 bestand dies aus 75 000 Kronen, das *Sophiahemmet* hatte im selben Jahre ein Kapital von 254 000 Kronen. (Weiteres hierüber: *Warfinge*, Om utbildning af sjuksköterskas i. Sverige.) *Redogörelse fran Sophiahemmets verksamhet under ar 1901*; *Sophiahemmets prospectus.*

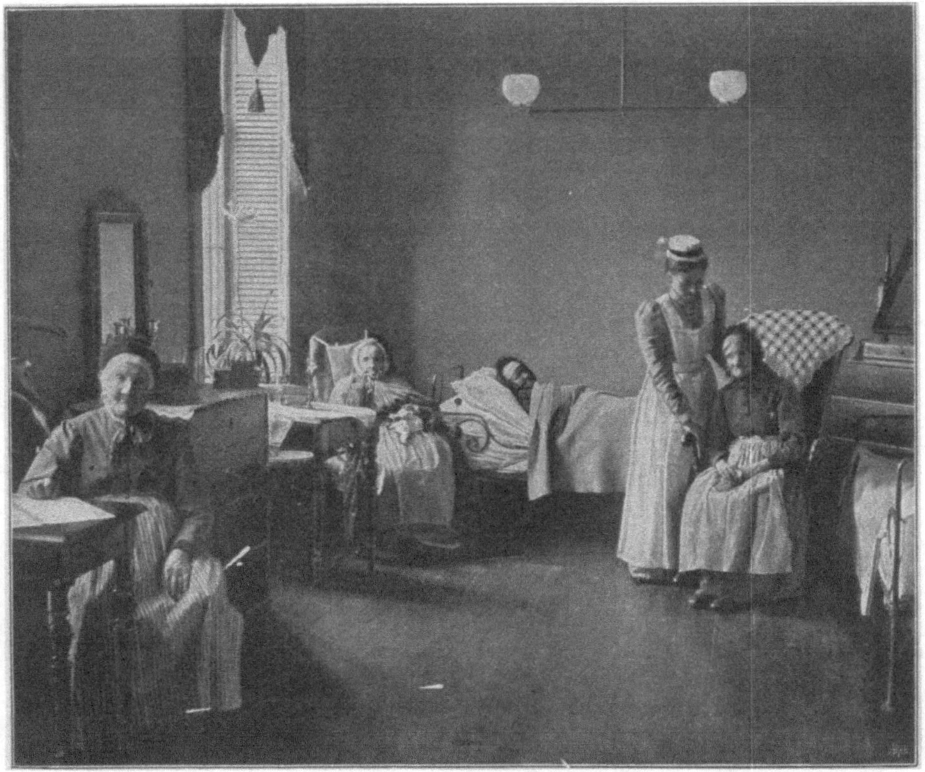

Sköterska in der Plegeanstalt.

(Aus dem „Bilder fran Sophiahemmets Arbetsfelt".)

lichen Berichten über den gegenwärtigen Stand des Irrenwesens in Schweden einiges sagen.

In *Hernösand* bestand schon vor Ende des XVIII. Jahrhunderts eine Anstalt, wo auch Geisteskranke Aufnahme fanden, und im Jahre 1845 existierte schon eine Bezirksirrenanstalt für 50 Betten, welche seitdem auf 225 Betten erweitert wurde. Im Jahre 1893 mußte einer Wärterin infolge einer schweren Verletzung durch einen Kranken der eine Fuß amputiert werden. *Christinehamn* wurde im Jahre 1887 mit einem Kostenaufwand von 1 257 000 M (somit per Bett 4000 M) auf einem Flächenraum von 250 Morgen erbaut; Seebäder werden gebraucht; die Heizung geschieht — je nach Bedarf der Häuser — nach gemischtem System; es gibt in der Anstalt elektrische Beleuchtung und Tonnensystem.

Lund besitzt Hospital und Asyl, welches in den Jahren 1879 bis 1891 für 360 Betten erbaut wurde; elektrische Beleuchtung, Heizung nach gemischtem System, Tonnenabfuhr.

Malmö-Holmehus. Privatheilanstalt für 12 Betten mit Petroleumbeleuchtung und Ofenheizung, erbaut im Jahre 1882.

Malmö Katarinelund. Privatheilanstalt für 13 weibliche Kranke; Petroleumbeleuchtung und Ofenheizung.

Malmö Asyl wird wegen Baufälligkeit bald geschlossen; hat Petroleumbeleuchtung und Öfen.

Nyköping: Das *Helgeandshus* — Heiligengeisthaus — bildet den Kern der Anstalt und bestand schon im XIV. Jahrhundert. Seit dem Jahre 1780 dient es ausschließlich zur Aufnahme von Geisteskranken; seit dem Jahre 1899 ist elektrische Beleuchtung eingeführt; es besteht eine Zentralheizung, aber auch Öfen werden verwendet, Tonnensystem. Im Jahre 1896 wurde die Anstalt vom Allgemeinen Krankenhause getrennt (!).

Das *Pitea* Hospital und Asyl wurde mit einem Kostenaufwande von 1 125 500 M für 300 Betten berechnet — somit pro Bett 3750 M — in den Jahren 1889 bis 1893 erbaut. — Elektrische Beleuchtung, Zentralheizung und Tonnensystem.

Vadstena-Hospital und Asyl wurde im Jahre 1591 gegründet, zu welcher Zeit *Marten Nilson Skinnare* sein ganzes Vermögen dem Armenhaus vermachte und mit königlicher Genehmigung ein Krankenhaus gründete. In den Jahren 1861 bis 1899 wurden Umgestaltungen im großen Maßstabe vorgenommen, so daß heute bereits für 413 Männer und 387 Frauen Plätze vorhanden sind.

Vexjö wurde im Jahre 1857 eröffnet und im Jahre 1875 auf 220 Betten erweitert; Beleuchtung durch Petroleum; Tonnensystem; eine Zentralheizung wird geplant.

Visby war einst Franziskanerkloster; gegenwärtig für 32 Kranke eingerichtet.

* * *

In der schwedischen amtlichen Statistik „*Bidrag till Sveriges officiella statistik. K. Hälso och Sjuk warden*“ findet man die Berichte über das Irrenwesen in Heft II (Gesundheits- und Krankenwesen). Es ist zu bedauern, daß nur das Inhaltsverzeichnis in französischer Sprache beigegeben ist, während die übrigen Teile des mustergültigen Werkes in schwedischer Sprache schwer zugänglich bleiben.

Kapitel I des Berichtes, Ausgabe vom Jahre 1901, enthält die Verordnungen und wichtigeren administrativen Verfügungen für das Irrenwesen.

Kapitel II behandelt die Fortschritte, welche die Anstalten im Laufe des Jahres erreichten, und zwar vor allem a) die staatlichen Anstalten, wobei systematisch berichtet wird:

1. Über die Gebäude,
2. über die Heizung, Kanalisation und Wasserleitung,
3. über die inneren Räumlichkeiten,
4. über die Verköstigung,
5. über die Dienstverhältnisse der Angestellten,
6. über die Zerstreuung und Beschäftigung der Kranken,
7. über die Ausübung von Religion, Unterricht und
8. über den Kirchendienst.

Ferner wird berichtet b) über die Kreisanstalten (*Établissements de réfuge, Landtingens upptagnings anstalter*) und schließlich c) über Privatheilanstalten.

Kapitel III berichtet über die Zahl der Geisteskranken und Idioten in Schweden und erwähnt zum Schluß die Hilfsvereine für Geisteskranke.

Wertvolle statistische Tabellen ergänzen den Bericht:

Tabelle 1: Krankenverkehr in den Anstalten;
„ 2: Krankenverkehr mit Rücksicht auf die Diagnose;

Tabelle 3: Alter und Geschlecht der Kranken;
„ 4: Familienstand und Gesundheitszustand bzw. Anfälle vor der Aufnahme;
„ 5: Gruppierung der zum ersten Male Aufgenommenen nach Krankheitsformen und nach dem Alter zur Zeit der Erkrankung;
„ 6: Die Ursachen der Erkrankungen;
„ 7: Gesellschaftliche Stellung und Beruf der Neuaufgenommenen;
„ 8: Abstammung derselben;
„ 9: Die Heilerfolge;
„ 10: Tabelle über die Heilerfolge in den letzten zehn Jahren nach Prozenten;
„ 11: Todesursachen;
„ 12: Interkurrente Erkrankungen;
„ 13: Kriminelle Kranke;
„ 14: Berichtet über die Aufnahme und Todesfälle der an *Dementia paralytica* Erkrankten;
„ 15: Orientiert über die zur Verfügung stehenden Betten und über die Zahl der Behandlungstage, ferner über die Verpflegungs- und Gesamtunkosten in den verschiedenen Zahlungsklassen;
„ 16: Betrifft die Angestellten und Dienstboten;
„ 17: Einnahmen } in detaillierten Posten;
„ 18: Ausgaben }
„ 19: Summarischer Ausweis des Kostenvoranschlages;
„ 20: Zeigt schließlich die Zahlen der kirchlichen Kontrolle über die Irren und Idioten.

Als Anhang werden die in den staatlichen Anstalten begutachteten Kriminalfälle veröffentlicht.

Es ist vielleicht von Interesse zu hören, daß die im Jahre 1883 behufs Regelung des Irrenwesens eingesetzte Kommission eine ständige Kommission zur Kontrolle der Irrenanstalten in Vorschlag brachte, welcher auch ein Jurist angehören sollte. Diese Kommission hätte dann die Dokumente, Aufnahme, Behandlung usw. der Kranken nachzuprüfen, die Anwendung von Zwangsmitteln zu überwachen und in einzelnen Fällen über die Entlassung von Kranken zu entscheiden. Jedoch wurde durch Se. Majestät statt dieses Vorschlages, im Einverständnisse mit der Kommission an die Spitze des Irrenwesens ein auf 5 Jahre ernannter *Oberinspektor* gestellt.

Es ist wohl bemerkenswert, daß in Schweden eine Verordnung bestimmt, die „Irren und Idioten *durch sachverständige*

Ärzte zu untersuchen und zählen.“ Für diesen Zweck wurden 3000 Kr. in Vorschlag gebracht.

Bezüglich der Unterbringung der kriminellen Kranken hat man es am zweckentsprechendsten gefunden, für die männlichen Kranken in besonderen Gebäuden zu sorgen, die weiblichen jedoch unter den anderen Kranken zu lassen. Es wurde beschlossen, eine Anstalt zu diesem Zwecke in Verbindung mit einer der bestehenden Anstalten — jedoch für nicht mehr als 100 Betten — zu bauen. Dies ist wohl eine vorzügliche Lösung der Frage, nur würde es vielleicht besser sein, noch kleinere Abteilungen zu errichten. Zur Erbauung einer solchen kriminellen Abteilung (in Verbindung mit dem Vexjö-Hospital) wurden 392 000 Kr. in Vorschlag gebracht.

Wenn man in den Tabellen die Vergleichszahlen von 10 Jahren betrachtet, findet man folgende interessante Daten; im Jahre 1892 wurden insgesamt 1125 Kranke aufgenommen und nur 948 im Jahre 1901; in staatlichen Anstalten waren am 31. Dezember 1892 insgesamt 3282, am Ende des Jahres 1901 aber 4860 Kranke; im Jahre 1892 hatten die Anstalten 3357, im Jahre 1901 jedoch 5016 Plätze zur Verfügung, somit war *in 10 Jahren eine Zunahme von 49%* zu verzeichnen. Eine Überfüllung der Anstalten war nicht vorhanden, denn am Ende des Jahres 1892 waren 75 und im Jahre 1901 126 Plätze unbesetzt. Um so größeren Zuwachs zeigen die Zahlen solcher Kranken, die ihre Aufnahme zwar wünschten, jedoch keine finden konnten. *Exspektanten gab es im Jahre 1892 nur 229, im Jahre 1901 schon 1120,* somit beinahe das Fünffache (diese Kranken wurden zwar aufgenommen, sie mußten jedoch eine geraume Zeit warten). Die Kriminellen vermehrten sich in den 10 Jahren von 188 auf 273. Die Pflegekosten der Geisteskranken betrugen im Jahre 1897 nur 1,07, im Jahre 1901 jedoch 1,34 Kr.

Was die Neubauten anbelangt, so habe ich die in *Göteborg* begonnenen Bauten bereits erwähnt, es ist wohl als ein Zeichen der Zeit zu betrachten, daß in der Anstalt zu *Christinehamn* für verheiratete Wärter zwei Holzhäuser erbaut wurden, worin auch Kranke untergebracht werden; bei dieser Anstalt wurde aus altem Baumaterial und durch eigene häusliche Arbeitskräfte für die Dienstboten eine Waschküche erbaut.

Es ist wohl lehrreich, daß man sich schon während des Baues des neuen *Asylums* zu *Upsala* genötigt sah, 6 nach alten Modellen konstruierte Zellenfenster nach zeitgemäßen Formen umzugestalten und 2 als überflüssig erkannte Isolierhöfe als Depot für Hausgeräte zu verwenden. In *Upsala* (*Asyl*) wurde für das Küchengebäude ein elektrischer Aufzug eingerichtet. In *Vadstena* wurde die erste Klasse der Frauenabteilung mit Parkett versehen. 10 Zellen wurden mit in Asphalt gelegten Fichtenleisten belegt.

In *Vänersborg* wird ein neues Hospital und Asyl mit einem Kostenaufwand von 1 850 000 Kr. erbaut, welches bis zum 1. August 1905 fertiggestellt werden soll.

Die meisten Anstalten streben nach der Einführung elektrischer Beleuchtung, auch wurde an mehreren Orten Zentralheizung eingerichtet. Nach meiner Meinung wird durch die Zentralanlagen das Pavillonsystem benachteiligt, und ich halte deshalb Öfenheizung für besser, die auch tatsächlich in den meisten Anstalten Skandinaviens im Gebrauch ist. Es ist ferner lehrreich, daß man die aus grauem Zementmaterial verfertigten Badewannen in *Vadstena* mit Ölfarbe streichen mußte, da sie Risse und Unebenheiten bekamen.

Die staatlichen Anstalten — 13 an der Zahl — zeigen in den letzten Jahren eine augenfällige Zunahme: die größte Krankenzahl haben das *Asyl* zu *Lund* mit 836 Kranken, die zu *Upsala* und *Vadstena* mit je 800, die kleinste *Vysbi* mit nur 32 Kranken, die übrigen 175 bis 440. Es ist auch erwähnenswert, daß man die Aufnahmen im *Upsala-Asyl* während des Jahres einstellen mußte, da kein Wartepersonal zu bekommen war.

Was die Verköstigung der Kranken anbelangt, so wurde in allen Anstalten über Einförmigkeit geklagt, was wohl den Generaldirektor *Almén* veranlaßt hat, für das Asyl und Hospital zu *Upsala* für je 14 Tage einen abwechslungsreichen Speisezettel auszuarbeiten.

Aus dem Umstande, daß die Zentral-Medizinal-Verwaltung selbst diese neue Speiseordnung teilweise korrigierte, ist wohl ersichtlich, daß dieses „*medicinal styrelsen*“ recht tief in die inneren Angelegenheiten der Anstalten hineingreift. Durch ein solches Vorgehen wird jedoch die appetitwidrige Wirkung der Einförmigkeit nicht behoben, hingegen kann man nur durch die Dezentralisation der Küche mit Erfolg ankämpfen, wie dies auch z. B. in *Dumfries* ohne Mehrkosten durchgeführt werden konnte und auch in *Uchtspringe* versucht worden ist. In den staatlichen Anstalten wurden auch mit Margarine Versuche angestellt, welche nach Mitteilung des Oberarztes in *Göteborg* von den Kranken gern, vom Personal jedoch nur mit Widerwillen genommen wurde.

Was die technischen Einrichtungen der Anstalten anbelangt, so werden 3 ausschließlich durch Zentraldampfanlage geheizt, 4 besitzen ausschließlich Öfen und die übrigen ein gemischtes System von Zentralöfen oder *Calorifer*-Heizung. Ich halte ein gemischtes System für das praktischste und billigste, wie dies auch *Mauer Oehling* beweist, denn eine zeitgemäß errichtete Anstalt kann einzig und allein auf einem großen Terrain bestehen, wobei die einzelnen Gebäude hinreichend weit voneinander entfernt sein müssen. Hierbei wird aber die Einrichtung einer Zentralheizanlage unerschwinglich teuer. Gegen eine Zentralheizung spricht auch, daß unter etwaigen Betriebsstörungen die ganze Anstalt leidet, weiterhin sind die Betriebskosten viel zu hoch und der Betrieb zu umständlich. (In *Schottland* und *England* besitzen zwar die Anstalten Zentralheizung jedoch sind daneben in einzelnen Räumen offene Kamine angebracht, worin selbst im Sommer das Feuer brennt, um den Aufenthalt darin freundlicher zu gestalten und um die Ventilation zu befördern.)

In 4 schwedischen Anstalten wird nur durch Fenster gelüftet [1]), in weiteren 4 durch erwärmte Luft und in den übrigen Anstalten nach gemischten Systemen, wobei auch die Dampfheizung Anwendung findet.

6 von den Anstalten werden mit *Photogen* beleuchtet, 6 andere haben ihren eigenen elektrischen Betrieb oder Akkumulatoren. *Nyköping-Hospital* — eine Anstalt mit 140 Betten — bezieht seine Beleuchtung aus dem staatlichen Elektrizitätswerk,

---

[1]) Die Versuche, welche man in irischen Anstalten anstellte, haben ergeben, daß durch die Fenster selbst ohne besonderen Ventilationsöffnungen eine genügende Luftzirkulation zu erreichen ist; übrigens glaube ich, daß diese Aufgabe am billigsten und praktischsten durch horizontal drehbare Oberflügel der Fenster und durch ordentlichen Luftzug gelöst werden kann.

die Kosten stellen sich pro Ampère auf 3 Öre, somit durchschnittlich jährlich auf 1300 Kr. In *Vadstena* wird die Männerabteilung durch Elektrizität, die Frauenabteilung nur mittelst *Photogen* beleuchtet.

Die meisten Anstalten besitzen ihre eigenen Wasserleitungen und wo es notwendig, auch ihre künstlichen *Filtrierapparate*. *Nyköping* bezahlt für seinen Wasserbedarf aus den staatlichen Werken 20 Öre per Kubikmeter. *Stockholm-Hospital* hat jährlich etwa 2000 Kr. für seinen Wasserbedarf an die staatlichen Wasserwerke abzugeben. Einzelne Anstalten besitzen eigene Leitungen auch für warmes Wasser.

Sämtliche Anstalten besitzen eine Dampfwäscherei; in *Hernösand* (225 Kranke) wird nur Handwäscherei betrieben; sonst werden Maschinen verwandt. 7 Anstalten haben eigene Bäckerei und 3 auch *Bierbrauereien*.

Von besonderer Bedeutung sind die Daten, welche das *Wartepersonal* betreffen. Dieses hat in einem Jahre von 14 % (*Vadstena*) bis zu 58 % (*Upsala*) seine Stellen gewechselt, und zwar waren die meisten darunter mit dem Dienst unzufrieden, andere wieder für den Dienst untauglich, ein kleiner Teil verließ den Dienst aus Gesundheitsrücksichten.

Wärter in höherer Rangklasse beziehen ein Gehalt von 400 bis 750, resp. von 600 bis 1050 Kr. nebst Verpflegung erster Klasse, oder aber eine Verköstigung dritter Klasse mit einem Verköstigungszuschlag von 150 bis 200 Kr. Die geprüften Wärterinnen beziehen 350 bis 400 Kr. nebst Zuschlag. Sämtliche Wärter werden jährlich *für 10 bis 15 Tage beurlaubt, erhalten jedoch für ihre Verköstigung während dieser Zeit vollen Ersatz.* (Selbst im Parlamente wurden die Angelegenheiten des Wartepersonals zur Sprache gebracht und infolgedessen die Anstaltsdirektoren aufgefordert, ihre Meinungen abzugeben.) Das Verhältnis der Kranken zum Wartepersonal ist in den einzelnen Anstalten 5,7 bis 11,9 zu 1, der größte Personalbestand ist in *Christinehamn*, der geringste in *Asyl* zu *Lund*.

Anstaltsärzte gab es 32, also kommt durchschnittlich auf 156 Kranke ein Arzt.

Was die *Beschäftigung der Kranken* anbelangt, so finden wir im Berichte 514 588 Arbeitstage angeführt. Gearbeitet haben durchschnittlich 36,5 % der Kranken; die wenigsten, 25 %, in *Nyköping*, und die meisten, 70%, in *Visby*. Die Arbeitsleistungen der Kranken im Garten und auf dem Felde hatten einen Wert von 18 000 Kr. *Allen Bedarf der Anstalten an Webestoffen verfertigten die Kranken selbst.*

Die Küchenabfälle wurden als Schweinefutter verwandt.

Die Kranken erhielten zur *Aufmunterung* eine tägliche Vergütung von 5, 10, 20 Öre.

Als *Zerstreuung* wurden Festlichkeiten und Ausflüge per Dampfer arrangiert, auch Zirkus- und Theatervorstellungen besucht. Musikkapellen und Skioptikon waren in den Anstalten selbst vorhanden.

Sämtliche Anstalten haben ihren Geistlichen und an Sonn- und Feiertagen werden regelmäßig Gottesdienste abgehalten. Es ist gewiß von Nutzen und nachahmenswert, daß der Anstaltsgeistliche in *Lund* für die Kranken *periodische Vorlesungen* abhält, wobei Reisebeschreibungen, einfache, leichtfaßliche Betrachtungen oder aber kleinere Geschichten zum Vortrage gebracht werden. Nicht nur die Kranken, sondern auch das Wartepersonal hört diese Vorlesungen gern und gewiß auch mit Nutzen.

Der Pastor von *Stockholm* hatte Lebensbilder und einzelne Bruchstücke aus der Kirchengeschichte vorgetragen, im *Hospital* zu *Vadstena* wurde Naturgeschichte, National- und Kirchengeschichte, sowie auch Schreiben und Rechnen in einer Art gelehrt, die geeignet war, Interesse und Verständnis zu wecken. Selbstredend haben auch sämtliche Anstalten eine Bibliothek für ihre Kranken.

Bei der *Statistik der Krankheiten* wird die vom Departement für ärztliche Angelegenheiten akzeptierte, neue Einteilung verwandt, wobei 14 Krankheitsformen unterschieden werden.

Es waren in sämtlichen Anstalten:

		Neuaufnahmen
Melancholia	4,7 %	14,8 %
Mania	2,6 %	5,9 %
Psychosis periodica	6,0 %	11,2 %
Confusio (förvirring)	2,3 %	11,0 %
Dementia primaria	21,0 %	19,4 %
Paranoia (kronisk förryckthet)	15,8 %	12,5 %
Dementia secundaria	35,8 %	8,2 %
Insania epileptica	2,7 %	2,0 %

		Neuaufnahmen
Insania degenerativa	1,8 %	2,5 %
Psych. ex intoxicatione	6,3 %	0,2 %
Dem. paralytica	*1,0 %*	*3,2 %*
Dementia organica	0,9 %	2,6 %
Idiotia (sinnesslöhet)	2,9 %	2,3 %
Imbecillitas (sinnesvaghet)	2,2 %	2,4 %.

Unter diesen Krankheitsformen waren bei Melancholie und akuter Verwirrtheit die höchsten Heilungszahlen, und zwar 28 %. Auffallend ist die Seltenheit der *Dementia paralytica*, denn in Stockholm waren nur 6 %, in Upsala 5,3 %, in Lund 3 % Paralytiker vorhanden. Von weiteren 13 Anstalten waren in 5 überhaupt *keine Paralytiker* und in 6 Anstalten weniger als 2 %. Unter den 4890 in Anstalten untergebrachten Geisteskranken fanden sich nur 61 Fälle von Paralyse. Dies alles weist darauf hin, daß die Bevölkerung von Schweden ein sittsames Leben führt und daher nur wenige an *Syphilis* erkranken. Als Ursache der Paralyse wurde bei 26 Todesfällen 13mal Syphilis und *nur in 8 Fällen Alkoholismus konstatiert*; nach anderen Ursachen wurde überhaupt nicht geforscht. *Bei den 948 Neuaufgenommenen waren als Ursache der Erkrankung in 104 Fällen Alkoholismus der Eltern und in 46 Fällen Trunksucht der Kranken selbst angegeben.*

Im Jahre 1901 wurden in Schweden 948 Geistesgestörte in Anstalten aufgenommen; Plätze waren für 5016 Kranke vorhanden, jedoch standen nur 4890 in Behandlung. Als geheilt wurden 261 und als verstorben 228 angegeben. Von den Neuerkrankten wurden 79 % (!) in staatlichen Anstalten untergebracht.

Als *Todesursache* werden bei 25 % Lungenschwindsucht (bei 228 Todesfällen 58mal) und akute Lungenentzündung (bei 46 Fällen), weiterhin bei 12 Fällen *Paralyse* und bei 20 % (11 Fälle) Altersschwäche angeführt. In sämtlichen Anstalten kamen zusammen 3 Selbstmordfälle vor. In *Lund* starben unter 11 Typhuskranken 8. In den Hospitälern von *Nyköping* und *Visby* starb im Jahre 1901 unter 172 Kranken kein einziger; unter den vorübergehenden Erkrankungen werden folgende aufgeführt: Influenza 175, *Tuberc. pulm.* 82, Bronchitis 86, Pneumonie 50 und schließlich Enteritis und *Colitis* in 151 Fällen.

Die meisten kriminellen Patienten waren in *Visby* und die wenigsten, nämlich 3,7 %, im Asyl zu *Lund* untergebracht. Unter dieser Art von Kranken waren 17 % solche, die einen Mord begangen hatten, und 22 % Brandstifter.

In den gesamten staatlichen Anstalten sind 1 744 751 Verpflegungstage gerechnet worden, wovon die Kranken der ersten Klasse mit 2,6 %, die der zweiten Klasse mit 9,7 % und die der dritten mit 81,9 % teilgenommen haben; es wurden hierfür pro Kopf und pro Tag 1,34 Kr. somit für ein Jahr 488,74 Kr. und insgesamt 2 335 000 Kr. verausgabt. Von dieser Hauptsumme fallen 747 000 Kr. für die *Verköstigung*, welches sich für die erste Klasse auf 90,2 bis 109,5 Öre und für die dritte Klasse auf 34,6 bis 49,6 Öre stellte. Der Durchschnittspreis der Verköstigung in den gesamten Anstalten belief sich auf 42,8 Öre (1 sk. Krone = 100 Öre = 1,12 M).

In welcher Richtung sich das Irrenwesen in Schweden entwickelt, wird am besten dadurch illustriert, daß man in *Christinehamn* eine *Kolonie* für 29 männliche Kranke errichtet und nach einem Vorschlage des gewesenen Oberinspektors für das Irrenwesen, *Gadelius*, Vorkehrungen trifft, um geeignete Kranke bei einzelnen Familien in häusliche Pflege geben zu können. In der Gemeinde *Korsberg* in der Nähe des Hospitals zu Vexiö sollen 100 Kranke untergebracht werden.

In den *nicht staatlichen Anstalten* von Schweden, waren 543 Betten vorhanden, 955 Kranke wurden darin 115 Tage hindurch gepflegt. In den *4 Privatheilanstalten* waren 80 Plätze vorhanden.

Die *Zahl der Geisteskranken* ist gegenwärtig (1901) 9582, wovon 8165 vom Lande und 1417 aus den Städten sind; Idioten waren 7685, darunter 7023 Landbewohner und 662 Städter.

Der Hilfsverein der Geisteskranken hatte bei einem Kapital von 43 132 Kr. in einem Jahre eine Vermögenszunahme von 8784 Kr. aufzuweisen.

Die Einnahmen der Anstalten beliefen sich im Jahre 1901 auf 2 655 000 Kr. und zwar:

Beitrag des Staates	1 500 000	Kr.
Verpflegungsgebühren von Kranken	990 000	„
Bodenertrag	100 000	„

Dem standen folgende Auslagen gegenüber:

Personalbezüge	547 000 Kr.
Verköstigung	991 000 „
Bekleidung und Wäsche	141 000 „
Heizung und Beleuchtung	409 000 „
Medikamente	24 000 „
Wäsche und Hausreinigung	45 000 „
Instandhaltung von Haus und Hof	250 000 „
Schreibmaterial	10 600 „
Steuern	2 800 „
Diverses	96 000 „
Abzüge	14 000 „
Garten und Landwirtschaft	87 000 „

Wenn wir nun das vorher Gesagte nochmals in aller Kürze zusammenfassen, so können wir konstatieren, daß in Schweden für die Geistesgestörten seit alten Zeiten schon gesorgt wird und das Irrenwesen stets vorwärts schreitet. Die öffentlichen Listen über die Kranken werden durch Zählungen der Psychiater nachgeprüft, von den Neuerkrankten wurden *70* % in staatlichen Anstalten aufgenommen und 38 % der gesamten Kranken werden ständig in diesen Anstalten gepflegt. In nicht zu diesem Zweck errichteten oder in nicht staatlichen Anstalten werden die Kranken nur vorübergehend — 1 Kranker durchschnittlich 3 Monate hindurch — gehalten. Die Behandlung der Kranken und die sonstige ärztliche Tätigkeit steht, wie ich dies in den Hospitälern zu *Conradsberg* und *Upsala* beobachten konnte, auf einer sehr hohen Stufe; mit einem Kolonisationssystem und Familienpflege der Kranken wird energisch begonnen und anschließend daran wird mit dem Bau von *Wohnhäusern für die verheirateten Wärter* vorgegangen. Durch die Anstellung eines Oberinspektors für das Irrenwesen wurde eine gedeihliche Entwicklung der Sache sichergestellt.

Die höheren Wärterinnen der Anstalten rekrutieren sich, trotzdem ihre Besoldung eine minimale ist, aus den besten Familien des Landes. Es ist auch nachahmenswert, daß sämtliche Wartepersonen alljährlich einen 14tägigen Urlaub genießen können, nebst einer Vergütung für ihre Verköstigung. Wärterinnen findet man auch auf den Männerabteilungen. Für eine regelmäßige Beschäftigung der Kranken ist gesorgt; besonders beachtenswert sind die Vorlesungen, für den Unterricht und Zerstreuung der Kranken und des Personals. Was die Krankheitsformen anlangt, so fällt vor allem die verschwindend kleine Zahl, 0,1 bis 6 %, der Paralytiker auf, auch sind, wie es scheint, Geistesstörungen infolge von Alkoholmißbrauch nicht allzu zahlreich. Dagegen findet man sehr häufig Tuberkulose, woran vielleicht die allzu geschlossene Bauweise, weiterhin auch der Ölfarbenanstrich der Wände die Schuld tragen dürfte. Da Privatheilanstalten in Schweden kaum vorhanden sind, so bezieht die Staatskasse von den bemittelten Kranken jährlich etwa eine Million Kronen, und findet somit dadurch etwa 40 % der Gesamtausgaben für die Irrenpflege vergütet.

Was die technischen Einrichtungen der Anstalten anlangt, so ist es sehr lehrreich, daß überall das Tonnensystem Anwendung findet, und daß die Heizung durch Öfen sehr verbreitet ist.

Nachtrag aus den letzten Jahresberichten[1]).

Die an sich schon sehr sorgfältigen schwedischen Jahresberichte sind in den letzten Jahren noch durch Beifügung der Berichte des Inspektors für das Irrenwesen vervollständigt worden.

Im Jahre 1903 hat man in der Gemeinde *Korsberga*, wo eine ungeregelte Familienpflege schon seit vielen Jahrzehnten bestand, mit der geregelten Familienpflege begonnen. Aus der Anstalt *Vexjö* sind bei 26 Familien 78 Kranke unter Aufsicht einer Oberwärterin untergebracht; in der Zentrale wohnt ein Pflegerpaar samt zwei arbeitsfähigen Kranken. Bemerkenswert ist es, daß man über die Kranken in der Familienpflege Aufzeichnungen führen muß, die den Krankenjournalen beigefügt werden.

Im Jahre 1903 hat man auf dem Staatsgute *Säters* eine neue Irrenanstalt geplant. Die Kosten auf 800 Kranke wurden auf 2 500 000 sk. Kr. angesetzt, die Anstalt soll aus acht geschlossenen Pavillons, 11 offenen kolonialen Villen und fünf Wärterhäusern bestehen. In jedem der letzteren ist Raum für zwei Wärterfamilien, die acht Kranke aufnehmen können (Kostenanschlag 16 500 sk. Kr.).

Es ist erwähnenswert, daß man in den letzten fünf Jahren in den schwedischen Anstalten 200 Zellenfenster in normale Fenster umgewandelt hat.

Mit dem Auflassen der Zellen muß gleichen Schritt halten die Einrichtung von Wachsälen. Solche wurden in Schweden zuerst in den Jahren 1890 bis 1894 in *Kristinehamn* und *Lund* eingeführt. Heutzutage liegen bereits 20 bis 30 % der Kranken unter ständiger Aufsicht, was mir sogar schon zu viel erscheint.

---

[1]) Sinnessjukvarden i riket för ar 1903, 1904, 1905.

Im Jahre 1903 hat man in *Upsala* und *Vadstena* das System der *Dauernachtwachen* eingeführt. Zwangsmittel kommen in den Anstalten kaum vor, doch muß darüber amtlich Protokoll geführt werden.

Sehr nachahmenswert sind die vorgeschriebenen *Tabellen über die unreinen Kranken*, die jedenfalls manchen Hinweis auf die in den einzelnen Anstalten herrschende Pflege und Ordung geben.

Die *Zahl der beschäftigten Kranken* ist 38 bis 53%. Im Stockholm-Hospital hat man eine *Buchdruckerei* eingerichtet, die Ausstattung der neuen Anstalt zu *Vänersborg* wurde in den andern staatlichen Anstalten fertiggestellt (ein sehr nachahmenswertes Beispiel).

In allen Anstalten hält man lehrreiche und interessante *Vorträge* für die Kranken, die systematisch wöchentlich ein- bis zweimal gehalten werden und sehr oft durch Lichtbilder veranschaulicht werden.

Die Speiseordnung ist auf vierzehn Tage verteilt. Die Verpflegungskosten machen in der I. Klasse 90 bis 108 Öre aus, in der III. Klasse 34 bis 52 Öre. Die Tageskosten für einen Kranken waren 1 sk. Kr. 33 Öre. In der Familienpflege zahlt man 55 Öre bis 1 Kr.

Nach dem Bericht ist es auch in Schweden schwer, die Stellen der jüngeren Ärzte zu besetzen; eine Erhöhung der Gehälter wird geplant.

Zur Hebung des Pflegepersonals hält man den Bau von Wohnungen für Wärterfamilien für das beste. Der König hat für Zwecke der Ausbildung der Pfleger in *Vänersborg* 1100 sk. Kr. geschenkt. Im Jahre 1905 wurden in den schwedischen Anstalten 28 Pflegerinnen auf Männerabteilungen beschäftigt, und zwar hauptsächlich auf den Wachabteilungen.

Die Beurlaubung des Personals ist einheitlich geregelt; das Aufsichts-(Uppsynings-) Personal erhält jährlich 30, die Oberwärterin 21, die übrigen Wärter 15 Tage Urlaub. In Upsala hat man mehrere (!) *Lesezimmer für das Personal* eingerichtet. Für langjährige tüchtige Dienstleistung erhält das Pflegepersonal eine Verdienstmedaille.

Im Jahre 1905 waren 82% der aufgenommenen Kranken noch nie in einer Anstalt. Die Todesursache war in 24,4% Lungenphthise, 26,6% akute Pneumonie. Im Lundhospital kamen 18 Typhusfälle mit 8 Sterbefällen vor; die Infektion wurde durch die Milch einer Meierei verursacht.

Die Gesamtzahl der Verpflegungstage war 1 890 000, davon entfallen 82% auf die III. Verpflegungsklasse. Die Gesamtkosten kamen auf 2 700 000 sk. Kr., somit kostete ein Kranker pro Jahr 533 sk. Kr 12 Öre. Die durchschnittlichen Tageskosten betrugen 1 sk. Kr. 46 Öre.

Am Ende des Jahres 1905 war die Zahl der in den Anstalten verpflegten *Paralytiker* 1,1%, unter den Neuaufgenommenen 2,2%. Die häufigste Diagnose war Dementia primaria mit 44,2%.

Am Ende des Jahres 1905 waren in den staatlichen Anstalten 5332 Kranke, die Gesamtzahl der in den Protokollen geführten Geisteskranken war 13 155 (Zunahme seit 1901: 3600); die Zahl der Idioten war 8987 Zunahme seit 1901: 1200).

Der Hilfsverein für Geisteskranke hat 1350 sk. Kr. ausgeteilt und verfügt noch über ein Vermögen von 42 000 Kr. Am Ende des Jahres war die Zahl der für eine Anstaltsaufnahme vorgemerkten Kranken 2126. In zehn Jahren hat sich diese Zahl verdoppelt.

Sehr interessante Mitteilungen sind in den Berichten über den *Besuch der außerhalb der Anstalten befindlichen Geisteskranken* enthalten. 4447 solche Kranke sind besucht worden, zufriedenstellend war davon die Pflege von 4000 Kranken, weniger gut bei 400 und schlecht bei 40. In Anstalten hatte man unterbringen sollen 1036. Diese Kontrolle hat in einem Jahre 42 000 sk. Kr. gekostet.

Der Zustand der schlecht verpflegten Kranken ist ohne Beschönigung offenherzig geschildert. Bei zwei derselben waren die Hände oder die Füße gebunden, 14 befanden sich in käfigartigen Winkeln, elf hatten eiserne Ketten und zwölf waren besonders unrein. Ein Kranker lag in häßlichem Schmutz bei — 22° Kälte. Diesen Kranken konnte man seit zehn Jahren nicht in einer Anstalt unterbringen[1]).

Der offizielle Bericht teilt mit, daß es in manchen Pflegeanstalten noch schreckliche Zellen gibt, und daß dort die ärztliche Aufsicht mangelhaft ist.

Dies alles scheint die Schattenseiten des sonst sehr hochentwickelten schwedischen Irrenwesens darzustellen — anderswo gibt es solche auch —, nur daß die Schweden den Mut haben, sie klar und offen darzustellen — zur Abhilfe führt dieses Verfahren wahrscheinlich eher als das konventionelle Beschönigen. Den unliebsamen Folgen aller Exspektantenlisten könnte man vielleicht durch Beförderung der Familienpflege vorbeugen— wenn man dadurch für die zur Verpflegung außerhalb der Anstalten ungeeigneten Kranken Platz schaffte —, man braucht nur die Familienpflege bei allen den Anstalten *obligatorisch* einzuführen, dann wird man in Staaten mit höherer Kultur kaum mehr einen Platzmangel fühlen.

---

[1]) Die Ursache davon ist nicht angegeben.

Norwegen.

Gaustad.

Gegenwärtig die größte Irrenanstalt Norwegens. Zwischen üppigen Saatfeldern, vorbei an Hühnerhof und Stallungen gelangte ich auf dem Landwege zu dem Haupttore.

Die Anstalt ist 2 Stockwerke hoch, aus roten Rohziegeln erbaut und mit einer Mittelkuppel versehen, an welche sich die 2 Seitenflügel anschließen. Über eine Holztreppe gelangte ich in ein dunkles Bibliothekszimmer, dessen altes Mobiliar in moderner Weise elektrisch beleuchtet wird. Es waren etwa 500 Bände an Fachwerken vorhanden.

Da der Direktor beurlaubt war, so hatte sein Vertreter *Dr. Ragnar Vogt*, dessen Name in der Literatur bekannt ist, die Liebenswürdigkeit, mich durch die Anstalt zu begleiten; er erwähnte bei dieser Gelegenheit, daß er bei *Kraepelin* gearbeitet und mit seiner Frau zusammen viele deutsche Anstalten besucht hatte.

Zu sehen bekam ich übrigens wenig Gutes und Schönes. Auf einem alten Landgute mit einem Kostenaufwand von etwa einer Million Kronen erbaut, wurde die Anstalt im Jahre 1855 eröffnet. Das Haus, von außen ziemlich gut erhalten, macht im Innern einen etwas schäbigen Eindruck. Zerfetzte Teppiche sind auf den Treppen angenagelt (!) und die Wände mit alten Bildern behängt. An den Fenstern befinden sich kurze geschmacklose Vorhänge und die Tische sind mit früher einmal vielleicht rein gewesenem rotgestreiftem Leintuch bedeckt. Die Messingspucknäpfe und Türbeschläge waren glänzend rein — jedoch nur auf der Frauenabteilung (!). Die kleinen Zimmer waren mit Kranken überfüllt, die auf unbequemen Bänken, Tischen und auf der Erde herumlagen, da sie den „Midsomer"-Tag feierten; trotzdem sah ich ein bis zwei Kranke bei der Arbeit.

In dieser Anstalt mangelt es nicht nur an Reinlichkeit, Geschmack und Ordnung, sondern es läßt auch die sonstige ärztliche Tätigkeit viel zu wünschen übrig.

Ich sah einen Kranken in seiner Zelle, deren Tür mit vier starken Riegeln versperrt war, gerade so wie bei den Zellen für Verbrecher in der Dalldorfer Anstalt oder wie in manchen alten Gefängnissen. Wahrscheinlich mit Anspielung auf diese Riegel sagt *Letchworth*, daß er den Eindruck gewonnen habe, als wollte man sämtliche Ungeheuer der skandinavischen Mythologie hier hinter Schloß und Riegel setzen. Ich glaube annehmen zu dürfen, daß ein Teil der Riegel erst nach *Letchworths* Besuch angebracht wurde. Charakteristisch für die Anstalt ist auch folgender Fall: in einer Zelle lag auf einer Matratze ein Paralytiker in extremis, aber sein Strohhut, gewiß aus einer Zeit, wo er noch ausgehen konnte, befand sich auch bei ihm; allem Anschein nach zeichnen, schmieren, toben, eventuell auch sterben die Kranken hier noch immer in Zellen. Diese haben Oberlicht, aber das Vorhandensein von Ventilation konnte ich aus meinen Aufzeichnungen nicht feststellen. Nach *Tucker* ist die Anstalt „deficient in Ventilation and cleanliness".

Die einzelnen Abteilungen der Anstalt sind durch Korridore verbunden, die mit primitiv eingerahmten und nicht zu öffnenden Glasfenstern versehen sind. Nur hier und da sah ich kleine Scheiben, welche geöffnet werden konnten. Es muß aber als eine praktische Einrichtung gelobt werden, daß einzelne Eisengitter der Fenster durch einen Schlüssel zu öffnen sind, und so bei einer etwaigen Feuersgefahr als Rettungsweg benutzt werden können. Eine mangelhafte Ventilation, welche noch durch den Ölanstrich der Wände gesteigert wird, ist wohl die Hauptursache der allzu großen Zahl von *Tuberkulösen* in den norwegischen Anstalten (laut Sektionsbefund 54,3 % und nach dem Sterberegister 42,9 %). Dieses Übel wird wohl durch das neue norwegische „Gesetz zur Bekämpfung der Tuberkulose" kaum behoben, statt mit Gesetzen müßte man hier mit einer vernünftigen Hygiene, mit Luft und Sonnenschein, kämpfen.

Wenn auch das Klima von *Christiania* keine allzu große Üppigkeit des Pflanzenwuchses gestattet, so fand ich doch die zur Erholung der Kranken bestimmten Gärten der Anstalten mit Rasen und Bäumen hinlänglich versehen. Die Umfassungsmauern der Gärten sind zwar Basteien ähnlich, doch gestatten sie immerhin einen freien Ausblick; etwas wilder Wein oder ähnliches könnte die Schwärze der Wände vorteilhaft beeinflussen. Nicht minder schmutziggrau und schwarz sind die Fußböden, Treppen und die mit Ölfarben angestrichene Wände der Anstalt, welche nur von denen des *Richmond-Asylum* zu *Dublin* übertroffen werden. Genau so vernachlässigt sah ich die Bettdecken und Messinggegenstände. Die Nachttöpfe — ein jedes Bett hat den seinigen — sind plump und trichterförmig; auch konnte ich die Urfarbe des Bettzeuges nicht herausfinden; und eine Reinlichkeit ist dort, wo bekleidete Kranke auf den Tischen, Fußböden, Bänken usw. herumliegen, gewiß schwer durchzuführen.

Die Anstalt wird nach gemischtem System geheizt; die hervorragende psychiatrische Bedeutung dieser Einrichtung habe ich schon öfters erwähnt. Die Aborte (Torf-Tonnensystem mit täglicher Entleerung) sind vollkommen geruchlos. Bei *Tuckers* Besuch war noch kein Torf im Gebrauch.

Es ist eine vorzügliche Einrichtung, daß die Kranken keine Uniform tragen, sondern ihnen im Bedarfsfalle ein ihrem früheren ähnlicher Anzug angefertigt wird. Es ist wohl überflüssig, die Einwirkung der Kleidung auf das Befinden zu betonen. Nach *Vogt* wurden seines Wissens in der Anstalt niemals Uniformen getragen[1]). In den Werkstätten sah ich aus Fasern der Piassavapflanzen verfertigte schwarze plumpe Fußbodenbürsten. (Ich halte die glücklicherweise schneller zugrunde gehenden und demnach häufiger auszuwechselnden Moorhirsebesen für besser.)

Die Fenster sind mit Eisengittern versehen oder bestehen aus starken, in Eisenrahmen gefaßten Glastafeln; einzelne Fenster waren auch durch verschiedenartige, wenig gefällige Drahtnetze geschützt. Viele würden gewiß unangenehm dadurch berührt, daß die Wärter ihre Schlüssel an lang herabhängenden Riemen tragen. Ich sah auch hier Zellen mit Fußböden aus

---

[1]) Dasselbe bestätigt auch Michael *Viszanik* im Jahre 1845 über Hildesheim (Die Irrenheil- und Pflegeanstalten Deutschlands, Frankreichs usw. Wien.). Die psychische Wirkung der Bekleidung hat neuerdings *Oláh* hervorgehoben.

weichem Holze, sogar eine an englische Muster erinnernde Polsterzelle.

Daß das Antreiben einer Zentrifugalwaschmaschine durch Kranke — von frühmorgens bis abend — eine abstumpfende Arbeit ist, bemerkte selbst Kollege *Vogt*; übrigens sind die Küchenräume klein und dunkel.

Auf der Frauenabteilung waren sowohl die Räumlichkeiten als auch die Kranken peinlichst rein gehalten, die alten Fußböden schön gescheuert. (Schon *Tucker* bemerkte diesen auffallenden Unterschied zwischen den beiden Abteilungen.)

Ich fühlte mich erst wieder wohl, als wir die verschlossenen Räume verließen, und hatte die Überzeugung, daß man auch diese in ein angenehmes Heim ebenso umgestalten könnte, wie ich dies vor Jahren in *Woodford*, und vor kurzem in Schweden und an anderen Orten sah.

Wir hatten noch Zeit übrig, an dem Midsommerfeste teilzunehmen, wohin mich *Dr. Vogts* Gemahlin, die ebenfalls eine geprüfte Wärterin ist, begleitete. Dieses Fest ist im Norden ebenso beliebt, wie an anderen Orten der 1. Mai. Auf buschigem Hügelgelände, von wo aus unsere Augen sich an der Aussicht über *Christiania*, die *Fjords* und die weit entfernte Nordsee ergötzten, tönte lauter Jubel, die Musikanten spielten muntere Weisen und die Krankenwärter, sogar ein jüngerer Kollege, tanzten recht lustig bis in die späten Abendstunden. Leichtes, eigen gebrautes Bier wurde verabreicht, wenn auch *Dr. Vogt* kein Freund davon ist. Seiner Meinung nach dürfte in einer Irrenanstalt in keiner Form Alkohol verabreicht werden; statt dessen sollten die Kranken lieber Milch bekommen, wie dies auch in einzelnen Pariser Anstalten tatsächlich geschieht. Auch teilt er meine Ansicht, daß die Irrenheil-Anstalten im Kampfe gegen Alkohol und Tuberkulose mit gutem Beispiele vorangehen müßten.

Dr. Vogt bemerkte sehr richtig, daß gegen die *Paralyse* nur mit einer Besserung der Sitten der Männer anzukämpfen ist, im Hinblick hierauf werden im Norden Schulen mit *Coeducationssystem* bevorzugt. Man bezweckt damit, daß die Kinder beider Geschlechter sich von Kindheit an aneinander gewöhnen und sich kennen lernen; auf dieser Basis möge sich sodann Freundschaft, Schätzung und eine reine Liebe entwickeln.

Während sonst die jungen Leute einander gewöhnlich nur vom sexuellen Standpunkte aus betrachten, und die jungen Männer das Weib zuerst als Prostituierte oder in der frivolen Welt der Bälle kennen lernen.

Der Direktor von *Gaustad* bezieht ein Gehalt von 4800 sk. Kr. nebst Naturalien, außerdem 800 Kr. für seine Universitätsvorträge. Der Anstaltsarzt bezieht 2500 Kr. nebst Naturalia; außerdem wird noch eine Arztstelle mit 1200 Kr. und eine mit 600 Kr. dotiert.

Tucker bemerkt, daß an den Mängeln und der Unreinlichkeit der Gaustader Anstalt nur die Anstaltsleitung die Schuld trage. — Er hat auch die städtische Anstalt in *Christiania* besucht. Diese wurde im Jahre 1827 erbaut; die Einrichtungsgegenstände darin strotzten von Schmutz; einzelne Kranke wurden an die Stühle gebunden, auch Zwangsjacke und Douche verwendet. In einer der Zellen lag eine Frau, die sich ziemlich ruhig verhielt, vollständig nackt; er sah Kranke ohne Wärter in Zellen mit Messer und Gabel in der Hand.

Letchworth, der bloß *Gaustad* sah, bemerkte, daß, wenn die andern Anstalten ebenfalls in solchem Zustande sind, dies kein gutes Licht auf Norwegen werfe; er sah 20 Kranke in einer Stube auf dem Fußboden sich herumwälzen, und bemerkt, daß der Anstaltsblödsinn in Norwegen sicherlich gut gedeihen müsse.

Dedichens Privatheilanstalt [1]) ist vollkommen neu, und da kaum vollendet, für mich von besonderem Interesse gewesen. Frühmorgens die Hauptstadt quer durchfahrend sah ich in den äußeren Teilen wohlfeile aber gegen Kälte gutgeschützte Holzhäuser, welche, wenn sie in 50 bis 60 Jahren etwa abbrennen, der Gemeindehygiene gewiß viel nützen können. Die Stadt verlassend führt die Straße etwa 8 km weit auf steilem Bergwege dahin, von wo ich eine herrliche Aussicht auf *Christianias* Häfen und ihre Fjords genießen konnte; über der Stadt sieht man *Gaustad* vor seinem dunklen Hintergrunde aus Fichtenwäldern und das aus dem Walde hervorschimmernde prächtige Sanatorium für Lungenkranke.

Dedichens Anstalt besteht aus drei Gebäuden und zwar ist das eine im Erdgeschoß für Unruhige mit Beobachtungszimmer

---

[1]) J aastre aker ved Kristiania (Meddelser I, 1902).

bestimmt, im zweiten befinden sich die ruhigen Kranken, im dritten sehr bequemen, wenn auch aus Holz erbauten Hause wohnt der Direktor selbst. Alle drei Häuser sind mit Niederdruck-Dampfheizung, elektrischer Beleuchtung und tadellos funktionierenden Torfklosetts versehen.

Die Räumlichkeiten für Unruhige haben Fenster aus großen unzerbrechlichen Scheiben, die auf einer dünnen Korkschicht in Eisenrahmen gefaßt sind; die Zellenfenster sind ebenso eingerichtet, was jedoch meiner Meinung nach heute, zur Zeit einer zellenlosen Therapie, überflüssig ist. In der Abteilung für Ruhige befinden sich ebenfalls überflüssigerweise noch 2 Zellen im Keller[1]).

Die Wohnräume sind mit feinem Geschmack eingerichtet; sehr schöne Möbel, an Material, Farbe und Stil äußerst gut gewählt und mannigfaltig, sind aus weichem Holze hellgrün gebeizt und mit diskret gemalten Blumen geziert. Alles macht dem selten guten Geschmack des Direktors Ehre, der selbst ein dilettierender Maler ist. Überall schöne und wertvolle Vorhänge, Bilder und Porzellan und eine Bequemlichkeit, welche selbst dem verwöhntesten Geschmacke genügen würde, und all dies ohne die geringsten sezessionistischen Auswüchse, die ja selbst ein normales Gehirn quälen können.

Eine Parkanlage vor den Gebäuden ist erst im Entstehen begriffen. Ein Teil des Gartens wird von den Kranken selbst bearbeitet und *Dedichen*, der die beruhigende Wirkung der Arbeit nicht genug loben konnte, ist selbst tatkräftig mit Hacke und Schaufel dabei.

Wir speisten zu Mittag mit den Kranken, wobei ein Herr, der wie ein Diplomat aussah, eine Rede hielt, mit einer Ausdauer, welche nur von *Dedichens* Geduld übertroffen wurde.

Kranke gab es im Institute nicht viele, denn aus dem Jahre 1902 verblieben bloß 18, täglich 7 Kr. zahlende Erstklassige. Will jemand auch seinen Diener verköstigen, so muß er hiefür monatlich 80 Kr. entrichten.

Ein chemisches Laboratorium ist vorhanden und die einzige skandinavische psychiatrische Zeitung „*Tidskrift for nordisk Retsmedicin og Psykiatri*“ wird vom Direktor der Anstalt redigiert.

---

[1]) Siehe weiter unten (Nachtrag).

Bevor ich nun meine Beobachtungen fortsetze, möchte ich noch einiges über *das norwegische Irrenwesen* erwähnen.

Dedichen berichtet, daß schon am Anfange des XVIII. Jahrhunderts in Christiania ein Institut ausschließlich zur Aufnahme von Geisteskranken existierte. Im Jahre 1786 verordnete ein Ministerialerlaß, daß in jedem Krankenhause eine Abteilung für Irren errichtet werde. 100 Jahre später — und hie und da selbst heute noch — begegnet man noch ähnlichen äußerst unpraktischen Einrichtungen. Der Umstand, daß selbst im Jahre 1798 nur 36 Kranke in solchen Anstalten untergebracht waren, beweist wohl, daß jener Erlaß in Norwegen keine schwerwiegenden Folgen hatte. Man hielt die Kranken in Gefängnissen und ähnlichen Gebäuden, was unter Umständen an anderen Orten selbst heute noch vorkommt. Es ist wohl ein Verdienst des Prof. *Frederik Holst*, daß durch seine wahrheitsgetreue Schilderung des Irrenwesens eine Untersuchung dieser Angelegenheit in Fluß kam. Eine Kommission bewerkstelligte die Zählung der Kranken und untersuchte die Anstalten; es wurden zwar schreckliche Zustände konstatiert, aber keine Abhilfe geschaffen.

Endlich im Jahre 1848 wurde hierüber ein Gesetz erlassen, aus welchem ich folgendes hervorhebe:

Nur mit königlicher Genehmigung und nach Billigung der Pläne und Statuten darf eine Irrenanstalt errichtet werden! Doch ist gegenüber diesem auch in anderen Ländern gebräuchlichen Modus das in Rußland geübte Verfahren mehr zu empfehlen, wonach die von staatlichen Fachleuten ausgearbeiteten Pläne und Vorschriften bei Errichtung einer Anstalt als Grundlage dienen, denn man kann doch von Provinzialbehörden nicht so viel Fachkenntnis verlangen, wie von einer Behörde, welche an leitender Stelle steht.

Weiterhin muß, laut Verordnung, die Benützung von Zwangsmitteln der Oberbehörde angezeigt werden. Daß diese Verfügung einen Wert besitzt, ist wohl zu bezweifeln, denn einem Kranken, der 24 Stunden oder noch länger gebunden war, kann es wenig nützen, wenn die Oberbehörde nachträglich etwas daran auszusetzen hat. Es ist auch für eine aus Laien bestehende Kommission ganz unmöglich, aus den Akten zu konstatieren, ob die Anwendung einer Zwangsjacke angezeigt war oder nicht.

Es muß als eine vorzügliche Verfügung dieses Gesetzes hervorgehoben werden, daß der Vorstand einer Anstalt berechtigt ist, Kranke ohne jedwede Dokumente aufzunehmen, während er anderseits auf eigene Verantwortung hin auch von der Polizei Eingelieferte abweisen darf. Nicht ganz richtig erscheint die Verfügung, daß Nervenkranke auf eigenes Ansuchen nicht aufgenommen werden dürfen. Die *Verpflegungskosten* der Kranken werden zu $^4/_{10}$ vom Staate und zu $^6/_{10}$ vom Zuständigkeitsbezirke (!) — also nicht von der Gemeinde — bestritten; gegebenenfalls kann dieser Bezirk die Rückerstattung bis zur Hälfte des Betrages von der Gemeinde verlangen.

Unter der zwei Millionen zählenden Bevölkerung von Norwegen, waren im Jahre 1890 (die Idioten nicht mitgerechnet) 5318 Geisteskranke.

Im Jahre 1825 (!) kamen auf je 1000 der Bevölkerung 1,16 Irrsinnige; im Jahre 1890 kamen jedoch auf je 1000 der Bevölkerung 2,66, wovon 25% in Anstalten untergebracht waren.

Es sind vier staatliche Anstalten vorhanden:

1. *Gaustad*: im Jahre 1855 eröffnet, besitzt heute 330 Plätze.
2. *Rotvold* (bei Trondhjem): wurde im Jahre 1872 eröffnet und verfügt heute, nebst einer landwirtschaftlichen Kolonie für 15 Kranke, über 275 Plätze.
3. *Eg* (in Christianssand): wurde im Jahre 1881 eröffnet, hat heute 275 Plätze.
4. *Trondhjem* (Kriminalasyl): wurde im Jahre 1895 eröffnet und verfügt über 35 Plätze für Männer.

Folgende vier Anstalten sind städtische:

1. *Christianssand*:	im Jahre	1812	eröffnet	mit 21	Plätzen
2. *Asyl zu Christianien*:	„ „	1829	„	„ 120	„
3. *Trondhjem*:	„ „	1842	„	„ 82	„
4. *Nevengaarden* (bei Bergen):	„ „	1891	„	„ 240	„

Privatheilanstalten:

1. *Rosenberg*:	eröffnet im Jahre	1862,	hat	175 Plätze
2. *Möllendal*:	„ „ „	1865	„	80 „
3. *Oslo*:	„ „ „	1778	„	40 Stiftungsplätze für Frauen.

In *Dikemark* wird gegenwärtig ein Kommunalinstitut für 600 Kranke, mit einem Kostenaufwand von 2½ Millionen Mark, im Pavillon- und Kolonialsystem errichtet.

Auch in *Rönvik* wird eine neue Anstalt gebaut (Bodö), dadurch bemerkenswert, daß es die nördlichste Anstalt der Welt wird, so daß die Erbauung mit großen Schwierigkeiten verbunden ist. Für 235 Kranke wurde 1 Million Kronen Baukosten in Voranschlag gebracht, somit auf einen Kranken 3900 sk. Kr.

Nur als Kuriosität möchte ich erwähnen, daß man im Jahre 1897 im *Möllendaler* Institute Gasbeleuchtung einführte, jedoch sich veranlaßt sah, in der Abteilung für Unruhige wieder zum Paraffin zurückzukehren, weil die Gasflammen die Kranken aufregten (?).

Ähnlich wie Schweden, wenn auch nicht so sorgsam redigiert, läßt auch Norwegen über sein Irrenwesen *offiziellen Bericht* erscheinen[1]).

Aus diesem Berichte ist ersichtlich, daß in den 12 Anstalten insgesamt 1716 Plätze vorhanden waren; die Zahl der Neuaufgenommenen betrug hierauf 878. Die meisten Aufnahmen (Neu-) 95,8 %, kamen in *Christiania* vor, die wenigsten, mit 7,5 % in *Oslo*, in *Rotvold* 68,4 %, in *Gaustad* nur 48,2 %. Geheilt wurden 22,6 % der Kranken, verstorben sind 15,7 %. Die Gesamtsumme der Verpflegungstage war 609 389 — somit ein Tagesdurchschnitt von 1678,9. Auf öffentliche Kosten waren 84,9 % der Kranken verpflegt.

Es wurden Fälle von Diarrhöe, Influenza und *epidemischem Ikterus* konstatiert. Bei 29,5 % der gesamten Todesfälle war Tuberkulose, weiterhin waren Insania, Lungenentzündung und Paralyse als Todesursachen angeführt.

Die meisten Aufgenommenen waren zwischen 20 bis 30 Jahre alt (27 %), 60 % waren Leute vom Lande, 37 % aus Städten; 1,5 % waren Schweden, 55 % waren ledig, 39 % verheiratet und 5,5 % Witwer. Bei 30 % konnte die Ursache der Geisteskrankheit nicht bestimmt werden; bei 54 % wurde Heredität, bei 8 % *Trunksucht* und bei 4 bis 9 % *Syphilis* konstatiert. In einem Falle wurde Heredität und Aufenthalt in Amerika als Ursache angenommen.

Der größte Teil der Kranken waren Ackerbauer resp. deren Familienmitglieder; 31 % waren Arbeiter und 4 % Beamte.

---

[1]) Oversigt over Sindssygeasylernes virksomhed i aaret 1901.

Psychiatrie wurde nur in *Gaustad*, per Semester 35 Stunden vorgetragen, wie dies heute noch der Fall ist.

Unter den 2511 behandelten Kranken waren nur 50 — also 2% — *Paralytiker*, und unter den Neuaufgenommenen 24 (somit 2,7%).

Über die Anwendung von *Zwangsmitteln* finden wir folgende statistische Aufzeichnungen. In sieben Anstalten wurden in 301 Fällen Isolierungen vorgenommen, und von dieser Zahl fallen auf *Rotvold* 234, was um so auffallender, als doch in *Gaustad* der Krankenbestand ein größerer ist. Die häufigste Ursache der *Isolierung* (Indespaering) war Gewalttätigkeit oder Unruhe.

Die meisten beschäftigten Kranken waren in *Neevengaarden, Eg und Gaustad*, darunter auch solche, die Räder drehten oder Wolle zupften.

In den Anstalten wurden regelmäßig Gottesdienste, Vorträge und Vorlesungen abgehalten.

In der Anstalt zu *Eg* wurden z. B. wöchentlich *leichtfaßliche Vorträge* gehalten, wofür jedoch verhältnismäßig wenig Kranke sich interessierten; auch Midsommer wurde überall gefeiert. Die Arbeit der Kranken wird belohnt („*Arbeids-opmuntring*“ genannt).

Der Direktor von *Moellendal* meint mit Bezug auf das zur Bekämpfung der Tuberkulose geschaffene Gesetz vom Jahre 1901, daß in den Anstalten die Ursache der Schwindsucht neben den Bazillen in der auf ein Minimum gesunkenen Lebensenergie zu suchen sei. Der Kranke ernährt sich gut, und wir können es nicht einmal ahnen, was in seiner Lunge vorgeht, bis wir dann bei der Obduktion Kavernen finden. Bei Bettlägerigen wird der Fußboden vor dem Sputum durch Zeitungspapier geschützt, welches nachher verbrannt wird; vielleicht könnte man hierfür besser Wachstuch verwenden, denndas Papier läßt ja bekanntlich Feuchtigkeit leicht durch.

Evensen, der Arzt des *trondhjemer* Asyles, berichtet, daß er wegen Platzmangels 20 Kranke zurückweisen mußte, mit denen dann die Angehörigen nicht fertig werden konnten, denn die meisten der Abgewiesenen wurden innerhalb 8 Tagen von neuem der Anstalt zugeführt. Auch klagt *Evensen* darüber, daß die Anstalt unzeitgemäß und überfüllt sei, so daß die

Kranken nicht ihrer Eigenart entsprechend getrennt werden, ferner, daß infolge der schlechten Beschaffenheit von Grund und Boden in der Anstalt die Kranken dén Sommer hindurch keine Arbeit darauf finden könnten. Auch sind für die Kranken keine Werkstätten, noch genug Bäder für ihre Reinlichkeit oder zu therapeutischen Zwecken vorhanden; ebenso fehlt es an Waschzimmern und auch die Ventilation ist äußerst mangelhaft. In einer Zelle von 36,09 cbm werden vier Kranke gehalten, und in einem größeren Zimmer entfallen auf jeden einzelnen der Insassen je 4,5 cbm Zimmerluft. Es wurde eine, nur für eine Person erbaute Zelle durch ein starkes Eisengitter in zwei Teile geteilt — genau als wenn man noch im Mittelalter lebte.

Als Endresultat kann man wohl konstatieren, daß das Irrenwesen Norwegens hinter demjenigen Schwedens, ja der meisten europäischen Länder zurückbleibt, und wenn auch sein Irrengesetz über 50 Jahre alt ist, läßt es noch sehr viel zu wünschen übrig, doch sind heutzutage schon Spuren eines Fortschreitens in bestem Sinne vorhanden.

Nachtrag[1]).

Die Irrenfürsorge entwickelt sich in der günstigsten Weise weiter: Im Sommer des Jahres 1902 hat man für bettlägerige Kranke Liegehallen im Freien eingerichtet.

Zwangsmittel werden in den norwegischen Anstalten kaum mehr angewandt (nicht einmal in dem Kriminalasylum zu *Rotvold*). Auffallend ist es, daß man im Jahre 1903 in allen sieben Anstalten zusammen nur 2725 Isoliertage verzeichnet hat, wovon nur 54 auf die vier staatlichen Anstalten kommen, während die übrigen auf die zwei (auch arme Kranke beherbergende, Privatanstalten entfallen.

Mit Freude lese ich in diesen Berichten, daß die von mir schon im voraus als überflüssig bezeichneten „Kellerzellen“ in Dedichens Privatasyl sich in Wirklichkeit als entbehrlich bewiesen haben. Hingegen kann es nicht als Fortschritt bezeichnet werden, wenn man in Christiania-Asylum Fensterscheiben aus Stahldrahtglas in den Zellen verwendet; in den Zellen soll man doch keine, sei es auch nur für die Fenster, gefährlichen Kranken halten, solche Kranke bedürfen der stetigen Aufsicht und Bettbehandlung. (Vgl. auch *Hoppe*, Ein Gang durch eine moderne Irrenanstalt, 1907.)[2])

---

[1]) Sindssygeasylernas virksomhed i 1902, 1903, 1904, 1905.

[2]) Solange man aber überhaupt isoliert, wird man in den Einzelzimmern auch fester Fenster benötigen, selbst wenn man die Kranken darin bei offener Tür hält (separiert); allerdings ist das Drahtglas das häßlichste Material, welches hierfür gefunden werden kann. E.

Im Laufe der vier letzten Jahre hat man in *Norwegen* drei neue Anstalten gebaut. Die eine in *Rönvik* ist die am weitesten nördlich gelegene Anstalt der Welt. Sie liegt 2,5 km von *Bodö* entfernt, mit prachtvoller Aussicht. Die Baukosten ergaben pro Bett 6000, im ganzen 1 500 000 sk. Kr. Sie ist in Korridorsystem gebaut, besitzt 15 Zellen und aneinanderstoßende Gärten, — alles ungünstig für eine separierende, individuelle Behandlung der Kranken.

Blakstad in *Akerhusamt* ist die erste Anstalt im ganzen Skandinavien, welche nach kolonialem System gebaut wurde. Es wurden kleine Villen geplant für 20 bis 30 Kranke, die unter der Aufsicht einer Wärterfamilie wohnen. Außerdem ist eine Zentrale vorhanden, und das Ganze soll billiger sein als eine geschlossene Anstalt. Vor dem Bau wurden selbstverständlich die neueren ausländischen Anstalten im Wege einer Studienreise besichtigt. Die Abbildungen der Kolonie machen einen sehr guten Eindruck.

Im Jahre 1905 wurde die letzte Anstalt, in *Dikemark*, gebaut. Bei Aufstellung des Situationsplanes wurde sorgfältig vermieden, daß ein Gebäude einem andern Aussicht und Luft wegnimmt. Die Fenster sind — wie es schon *Reil* vor hundert Jahren empfohlen hatte — „ohne eisernes Gitterwerk". Die Wände sind in abwechselnden hellen Farben gehalten, das Mobiliar wurde ihnen angepaßt. Die abgebildeten Pavillons sind meisterhaft gelungen.

Hier versuchte man auch schon auf der Männerabteilung weibliches Pflegepersonal zu verwenden, und zwar mit sehr gutem Erfolge.

In der Privatanstalt von *Dedichen* wurde ein Pflegerkurs abgehalten.

Aus der Rönviker Anstalt wird geschrieben, daß man an Festtagen ebenso wie in der Woche *ohne geistige Getränke* auskommen konnte; nicht einmal für die Angestellten war Bier erforderlich: niemand hat es gewünscht, niemandem hat es gefehlt.

Dasselbe lese ich auch von der Privatanstalt in *Bergen*, hier führten die bei den *sogenannten Anstaltsfestlichkeiten* früher verabreichten geistigen Getränke trotz ihrer geringen Menge zu unangenehmen Szenen, weshalb man den Kranken *alkoholfreie Getränke*, Kaffee, Selterswasser oder Schokolade, gab.

Der Oberarzt der Anstalt zu *Trondhjem* klagt darüber, daß der Nachtdienst das Personal sehr belästige. Er scheint geneigt zu sein, statt dessen die schottischen *Dauernachtwachen* einzuführen, was gewiß das einzig richtige ist.

Im Jahre 1904 ist in *Rönvik* eine *Chloralvergiftung* vorgekommen, was heute wohl schon zu den Seltenheiten gehört, weil man narkotische Mittel nicht mehr Tag für Tag wochenlang vorzuschreiben pflegt. (Hier hatte der Kranke 26 Tage hindurch täglich 1,5 g Chloralhydrat genommen.)

Die inneren Einrichtungen der Anstalten lassen in Norwegen ebenfalls moderne Bestrebungen erkennen. Im Jahre 1904 hat man in Gaustad in größerem Maßstab leichte Thonetstühle und Gartenbänke angeschafft, was jedenfalls zur *Heimähnlichkeit* und Freundlichkeit einer Anstalt vieles beiträgt.

Im Jahre 1905 hat *Gaustad* den 50. Jahrgang seines Bestehens gefeiert. In diesen 50 Jahren hat man 10 500 Kranke aufgenommen, und seit dem Jahre 1883 haben 778 Studenten die hier abgehaltenen psychiatrischen Vorträge besucht.

Seit dem Jahre 1901 haben in Norwegen die Anstaltsplätze mit 530 zugenommen, viel wichtiger ist jedoch, daß der *Geist* in den Anstalten sich sehr wesentlich gebessert hat. Im Jahre 1905 waren von den entlassenen Kranken 21,30 % geheilt, 27,6 % gebessert und 17,7 % betrug die Mortalität. Aus allgemeinen Kassen wurden 85 % der Kranken verpflegt, 26 % der Verstorbenen starb an *Tuberkulose*, doch starben in *Rönvik* unter 20 Kranken 10 an Tuberkulose.

Trunkenheit hat die Geisteskrankheit nur in 10,6 % veranlaßt, Syphilis in *4,5* %. Eine Isolierung wurde in 7 % der Verpflegungstage vorgenommen. Unter 3146 Kranken befanden sich nur 50 Paralytiker, was bei den Männern 2,6 %, bei den Frauen (5 unter 1460 Fällen) 0,3 % entspricht. Unter den Neuaufgenommenen litten nur 25 Männer (2,2 %) und nur 4 Frauen (1,7 %) an *Paralyse*; von *2024 Kranken waren nur 35 gewohnheitsmäßige Trinker.*

Die teuerste unter den Anstalten war *Dikemark*, wo ein Verpflegungstag 2,20 sk. Kr. gekostet hat, die billigste hingegen war *Trondhjem* (1,10 sk. Kr. pro Tag). Die Verköstigung kostete in *Gaustad* 0,66 sk. Kr., aber in *Trondhjem* nur 0,38 sk. Kr.

Schottland.

Morningside kann man von *Edinburgh* aus mit der elektrischen Bahn bequem erreichen. Nach Durchwanderung von mehreren ruhigen und äußerst reinlichen Straßen erreichte ich den von einer niedrigen Steinmauer umgebenen Garten des *Edinburgh-Royal-Asylum's.* Vor dem Hauptgittertore des prächtigen Gartens glaubt man einen herrschaftlichen Park vor sich zu sehen. Obwohl der Tag schon zur Neige ging, sah ich zwischen den herrlichen Bäumen und Gebüschen die Kranken, einzeln oder in Gruppen lustwandeln.

Beim Eintritt gewahrte man als erstes Anstaltsgebäude ein kleineres Haus, und wurde durch den hörbaren Lärm und das Geheul unwillkürlich an die alte Zeit der Zellenbehandlung erinnert; tatsächlich befand sich hier eine zu nahe der Hauptverkehrsstraße gelegene Abteilung für unruhige Weiber.

Im Hauptgebäude der Anstalt „*West-House*" sah ich überall offene Türen, wo die Kranken nach Belieben aus und ein gingen; es dauerte eine geraume Zeit, bis ich eine Wärterin fand, die mich beim diensttuenden Arzte anmeldete, während dieser Zeit hatte ich Gelegenheit, die prächtige Bibliothek zu bewundern.

Da es unterdessen schon etwas spät geworden war, konnten wir nur den großen, für 418 Personen berechneten Speisesaal besichtigen, welcher jedoch wahrscheinlich für viel mehr Kranke benutzt wird, denn schon vor einem Jahre hatte das für 600 Kranke bestimmte *West-House* bereits 702 Patienten; übrigens konnte ich mich von einer tatsächlichen Überfüllung am folgenden Tage selbst überzeugen. — Im Saale sah ich Männer und Frauen gemeinschaftlich und mit Messer und Gabel speisen; die Tischdecken konnten durchaus nicht rein genannt werden. In dem auf einem anderen Teil des Terrains befindlichen *Craig-*

House, wie auch in den kleineren Villen sind besondere Speiseräume vorhanden. *Letchworth* berichtet, daß die Messer der Kranken nur eine kurze Schneide haben und daß auch Bier (Ale) verabreicht wird. Im Bedarfsfalle werden die Teller vorher gewärmt.

In *West-House* haben die Betten eine normale Breite, und sind nicht so schmal, wie ich es in skandinavischen Anstalten gesehen habe. Die Zimmer sind mit schönen Kaminen versehen und es wurde noch im Juni geheizt; überall sah ich Blumen und — selbst unter den Unruhigsten — kann man Kanarienvögel trillern hören. Das Parkett ist an mehreren Stellen mit Linoleum bedeckt; beleuchtet wird die Anstalt durch Gas.

Zur Nachtzeit entfällt auf je 62 der Kranken je eine Warteperson. Chloral wird nicht angewandt, aber um so mehr Paraldehyd und Sulfonal, im Jahre 5 bis 6 mal auch Hyoscin. In den älteren Teilen der Anstalt sind gemeinsame Schlafsäle für 40 bis 50 Kranke, in der neueren Abteilung jedoch solche für 6 bis 20 Kranke eingerichtet. Bei Tag ist je ein Wärter für 11 Kranke vorhanden, jedoch sind im ganzen nur sechs Wärter geprüft; ihre Schlüssel tragen sie an Ketten und kurzen Riemen befestigt. Sie tragen keine Uniform, denn nach schottischer Auffassung wäre dies allzu militärisch und für eine Heilanstalt unangebracht.

Bei meinem Besuche am folgenden Tage hatte ich Gelegenheit, eine sehr unglückliche Beobachtungsmethode zu sehen: Auf einer Fläche von etwa 4 bis 6 qm saßen auf Bänken zusammengedrängt solche Neuaufgenommene, die unruhig waren, oder bei denen wegen Selbstmordgefahr oder aus anderen Gründen eine strengere Beobachtung geboten schien. Ein mit Delirium tremens Eingelieferter hatte eine blutig zerschundene Nase, und mitten unter diesen saß ein beschürzter Wärter und verfertigte aus Draht ein Vogelbauer. Bei einer solchen Zusammenpfropfung kann man sich dann nicht wundern, wenn die Kranken sich gegenseitig verletzen; man kommt in Versuchung zu sagen, daß einem solchen Vorgehen selbst das alte Zellensystem vorzuziehen wäre.

Der Fußboden des Institutes (aus „pitch-pine“) ist eingelassen und sorgsamst gebürstet, womit sich viele Kranke mit Vorliebe beschäftigen. Patienten, die von der Gartenarbeit zurückkehren, müssen durch das „*Shoe-House*“ gehen, wo sie ihre Schuhe wechseln oder putzen.

An den Wänden sind überall Bilder angebracht und die Korridore sind mit Ledersophas gemütlich und bequem eingerichtet; die Fenster sind überall groß. Auch sah ich in einem „Single-room“ ein aus mehreren kleineren, in Eisenrahmen gefaßten Glasscheiben gebildetes großes Fenster; die Wände waren gepolstert und ein verstörtes Weib lag auf Stroh. Solche Zustände sollten wohl in einer modernen Anstalt vermieden werden. (In *Morningside* werden *keine prolongierte Bäder* verwendet.) Sonst finden wir in den Prospekten der besseren schottischen Anstalten immer die Bemerkung „no padded rooms“.

In ein Zimmer, in dem nachts eine Pflegeperson wacht, münden 4 bis 5 Single-rooms, was sich gewiß oft als eine sehr praktische Einrichtung erweisen wird.

Letchworth sah noch Zwangsjacken (Polka) und Fausthandschuhe im Gebrauch. — Nach dem letzten Jahresbericht der Anstalt wurden Zwangsmittel und Isolierung in 134 Fällen angewandt. — Selbst in den Abteilungen für Unbemittelte sah ich Billardtische; auch wird viel Sorgfalt darauf verwendet, daß die Kranken sich beschäftigen können. Unter den zahlenden Patienten sind 181, hingegen von den Unbemittelten 350 beschäftigt. Der Krankenbestand ist gegenwärtig 943. — Es sind große Werkstätten vorhanden, darunter auch eine Buchdruckerei, worin ich drei Kranke beschäftigt sah. Unter dem Titel „*Morningside mirror*“ wird eine Zeitung für die Kranken herausgegeben, worin ich einen Artikel über die Entwicklung des englischen Dramas und hübsche Anekdoten über *Moore* und *Walter Scott* gelesen habe. Das Blatt führt das Motto: „*Periturae parcite chartae*“; das Abonnement kostet für das Jahr 10 sh, der Betrag wird zugunsten des Lesesaales verwandt.

In der Wäscherei sah ich eine Waschmaschine von alter Konstruktion, welche wohl der heutigen Fabrikleinwand nicht zuträglich sein wird; desto besser gefiel mir eine sehr geschickt konstruierte Plättmaschine. Wenn das Wetter es erlaubt, wird die Wäsche vernünftigerweise im Freien getrocknet.

Auf einem prächtig gepflegten, etwa 115 Acres [1]) großen Anstaltsterrain arbeiten viele Kranke. Für den Garten und Landwirtschaft verwendet die Anstalt jährlich 605 £ und der Gärtner bezieht ein Gehalt von 100 £ jährlich.

Es ist auch ein Laboratorium vorhanden und in Edinburgh wurde eine Zentralstelle errichtet zur Verwertung des wissenschaftlichen Materials der schottischen Irrenanstalten. In einem der Berichte dieses zentralen Laboratoriums las ich eine Abhandlung, worin behauptet wird, daß die im Verdauungskanal eines Paralytikers gefundenen Klebs-Löfflersche Bazillen eine ätiologische Bedeutung für die Symptome der Paralyse haben, was meiner Meinung nach nicht ohne weiteres akzeptabel ist.

Die Anstalt hat eine prächtige Yorkshire Mastzucht, im Gemüsegarten wird viel Rhabarber gepflanzt. — In *West-House* traf ich auch den Direktor *Dr. Clouston*, der gerade im Begriffe war, mit einer Gruppe von gutsituierten Kranken einen Ausflug mittelst Extrazug zu unternehmen. — (Er bezieht übrigens ein Gehalt von 2000 £ und wohnt in der Stadt.)

Vom Hauptgebäude, in welchem die Kranken der niedrigsten Zahlungsklasse wohnen, ging ich zwischen den frei herumgehenden, arbeitenden Kranken nach *Craig-House*, worin zusammen mit der *Myreside Cottage* 211 Kranke der höheren Zahlungsklasse Platz finden können.

Das ganze Terrain sieht mit seinem 1 Meter hohen Drahtzaun einem äußerst vornehmen Park sehr ähnlich; die Umgebung des Pförtnerhauses ist mit Blumen bepflanzt und Rhododendren neigen sich über das Gitter; weiter oben zwischen üppigen Rasenplätzen sieht man dunkle Riesensykomoren.

Das alte schottische Herrenhaus „*Myreside-Cottage*“ ist mit einem äußerst erlesenen, verschwenderischen, schwer zu beschreibenden Luxus ausgestattet. Der Empfangssaal im *Craig House* ist mit orientalischem Teppich belegt und mit großen Palmen geschmückt. Auch einen Wandspruch konnte ich darin lesen: „*Spes, fides, labor, valor*“. — Die Wände der Flure sind bis zur Höhe von einem Meter mit Majolikaplatten belegt, in

---

[1]) 1 Acre = 0,40 ha.

einem Tageszimmer bemerkte ich Seidentapeten nebst Prachtmöbeln im Stile Louis XIV.

In Myreside Cottage wohnen neun Kranke bei offenen Türen; sie haben zwei Wärter, eine Köchin nebst Dienstmädchen zu ihrer Verfügung und können eine herrliche Aussicht auf *Edinburgh, Arthure-Seat,* sogar bis auf den *Firth of Forth* genießen.

Die Speiseräume für Herren und Damen sind im Craig House getrennt, die Kegelbahn ist durch Gummiwände geräuschlos gemacht; für die ins Freie gehenden Kranken steht eine mit hübschen praktischen Fächern für ihre Überschuhe versehene Garderobe zur Verfügung. Ein *Padded room* mit einer Öffnung zur Beobachtung ist vorhanden, was jedoch mit dem sonstigen Geiste der Anstalt schwer in Einklang zu bringen ist. *Über sämtlichen Türen sind Ventilationsöffnungen angebracht,* die Luft der Anstalt läßt nichts zu wünschen übrig.

Das mit der Anstalt verbundene *Hospital* ist wohl für bescheidenere Ansprüche errichtet worden. Ein etwas zu klein geratener, mit einem Eisengitter umzäumter Garten ist für die Patienten ziemlich unbequem. Kranke aus dem West-House arbeiten unter den Bäumen mit Rasenmähmaschinen.

Etwas abseits von *Craig-House* liegt ein ebenfalls luxuriös eingerichtetes 300 Jahr altes schottisches Häuschen, bei dem selbst die umgebende Parkanlage im alten Stile belassen wurde und das anscheinend noch freundlicher und bequemer ist als selbst *Craig-House.*

Ich hatte alles in allem den Eindruck gewonnen, daß zwischen der Behandlung der Wohlhabenden und Unbemittelten ein allzu großer Unterschied besteht und daß das *West-House* vom *Craig-House* nicht nur schier erdrückt, sondern daß auch Interesse und Tätigkeit der Ärzte von diesem Hause absorbiert wird. Hieraus glaube ich auch erklären zu können, daß man im Padded room Kranke sieht, ferner schmutzige Zellen und das für Beobachtung der Neuaufgenommenen dienende, oben geschilderte sogenannte *Square.* Jedenfalls ist es aber ein Verdienst *Dr. Cloustons,* daß das *West-House* einheimelnd, freundlich und gemütlich eingerichtet ist, und daß man in den prächtigen Gärten überall gutgelaunten arbeitenden Kranken

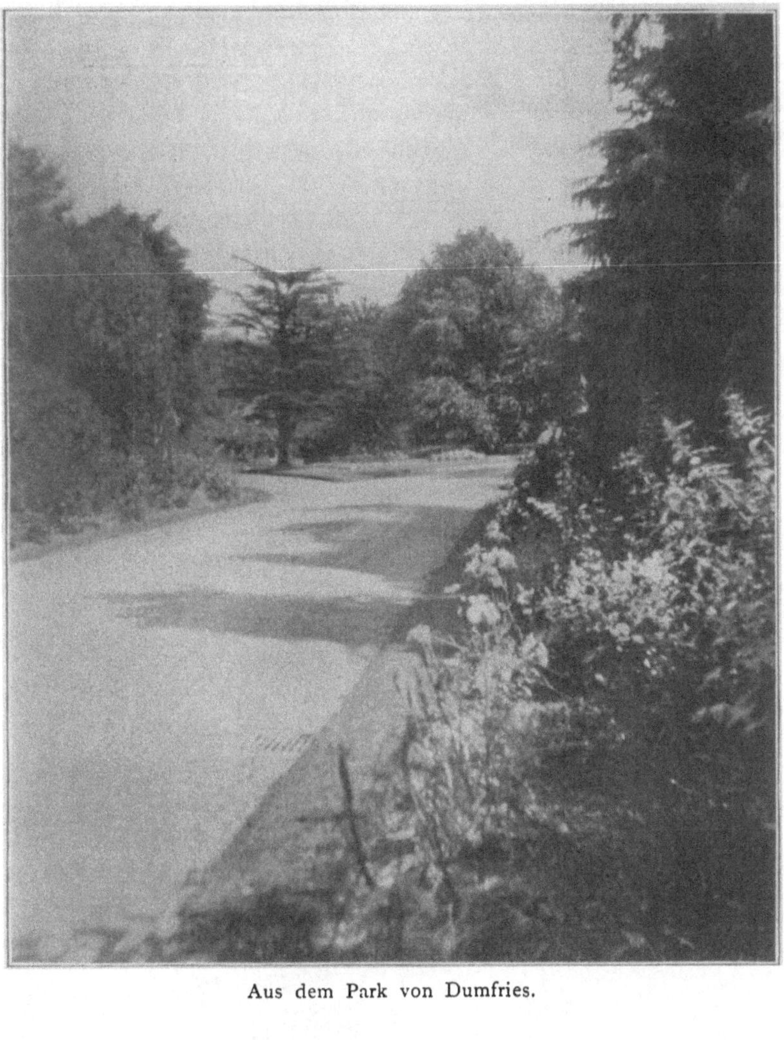

Aus dem Park von Dumfries.

begegnet; so hat er auch die ursprünglich 3 m hohe Ziegelmauer des Gartens bis auf 1 m abtragen lassen, und dadurch erreicht, daß auch die Unruhigen aus ihrem Garten einen freien Ausblick genießen können; auf seinen Wunsch wurde auch das Eisengitter vom „*East-House*“ entfernt.

Die Anstalt besitzt in *Cockensie*, in der Nähe eines Fischerdorfes, ein *Haus für den Sommeraufenthalt.* — Ihr Budget wird durch Wohltätigkeitsstiftungen mit dem Betrage von 25000 £ unterstützt.

Es ist wohl nachahmenswert, daß die Anstalt die Erkrankten durch eigenes Wartepersonal abholen läßt, wofür dieses mit je 10 sh für einen Tag honoriert wird; auch kann solches Personal auf kürzere Zeit gegen fixe Besoldung zu Pflegediensten verlangt werden.

Tucker erwähnt, daß die seit dem Jahre 1813 bestehende Anstalt bis zum Jahre 1889 rund 200 000 £ gekostet hat. Zu dieser Zeit wohnte der Direktor noch im Institute, seitdem ist er jedoch — gewiß nicht zum Vorteile der Anstalt — nach der Stadt verzogen. Ferner erwähnt *Tucker*, daß die Küche nebst Nebenräumen nicht besonders rein genannt werden können; im ganzen muß jedoch *Morningside* als ein schönes und gutes Institut bezeichnet werden.

In dem *Anstaltsbericht* vom Jahre 1902, welchem der Grundriß von *Craig-House* wie auch einige schöne photographische Reproduktionen beigefügt sind, bemerkte ich einige interessante Daten.

Der Protektor der Anstalt ist der König.

In der Direktion haben eine Reihe von Prinzen, Lords und Esquires ihren Sitz.

Im Jahre 1902 hatte die Anstalt unter 947 Kranken 566 Unbemittelte, die übrigen waren mit Ausnahme von 52 in den höheren Zahlungsklassen. 123 Kranke aus *Edinburgh* konnten keine Aufnahme finden, doch wird für diese bereits in *Bangour* ein neues Institut erbaut. Es waren auch 22 freiwillig eingetretene (*Voluntary*) Kranke vorhanden.

Das Institut hatte, trotz allem erdenklichen Luxus, immerhin noch einen Reinnutzen von 3105 £, was allein schon genügt, um zu beweisen, wie wichtig es ist, daß zahlungsfähige Patienten nicht zum Vorteil von Privatpersonen ausgenützt werden dürfen.

Was die schottischen Anstalten an ihren reichen Insassen gewinnen, wird zur Erleichterung des Schicksals der Unbemittelten verwendet, und dabei können die Privatanstalten mit den höheren Klassen der staatlichen Anstalten weder in der Einrichtung noch in der Verpflegung wetteifern.

Ein Kranker macht in *Craig-House* jährlich 131 £ 1 sh 7 d Unkosten; ein Kranker der Mittelzahlungsklasse kostet jährlich 41 £ 10 sh und die Unkosten der Unbemittelten belaufen sich auf 33 £ 2 sh 4 d; trotz dieser namhaften Beträge kann das Institut bedeutende Überschüsse erzielen.

Mr. Carnegie, der bekannte amerikanische Milliardär und Philanthrop, ließ für diese Anstalt eine prächtige Orgel, sowie für die Stadt ein 50 000 Bände fassendes Bibliotheksgebäude errichten.

423 Kranke wurden neu aufgenommen, dagegen 293 entlassen. Es wird in den Berichten besonders betont, daß die Überfüllung des „West-House" sowohl für die Ruhe und Disziplin der Anstalt als auch für die Gesundheit der Insassen von nachteiligen Folgen war und die Genesung der Kranken ungünstig beeinflußte.

Als Haupt- und direkte Ursache der Erkrankungen wurde in 119 Fällen (*28*%) der *Alkohol* erkannt, welche Höhe bisher *noch niemals* ausgewiesen war. „it is a veritable plague-spot in our social life" sagt der Verfasser des Berichtes.

Auch über den somatischen Zustand der Kranken wird Statistik geführt; nur 12% der Neuaufgenommenen konnte man im allgemeinen als gesund bezeichnen. — 56 *Paralytiker* — was 13% der Gesamtsumme entspricht — fanden Aufnahme, doch war diese Zahl bisher noch niemals erreicht worden. Von den Entlassenen konnten 31,6% als „geheilt" bezeichnet werden. Die Zahl der an *Lungenschwindsucht* Verstorbenen — 17,3% — zeigt eine Zunahme, und *Clouston* meint, daß hierzu auch das schlechte Wetter des letzten Sommers das seinige beitrug, denn die Kranken konnten sich nur wenig im Freien bewegen. *Asylum Dysenterie*, ein in letzter Zeit auch von deutschen Anstalten beschriebenes Leiden, wurde auf der Frauenabteilung in 27 Fällen konstatiert, wovon sieben einen tödlichen Ausgang hatten; als man nach der Ursache dieser Erkrankung forschte, fand man, daß die alten Kanalisationsröhren von der Wand der Frauenabteilung nicht genügend isoliert waren; auch bei Katzen wurde die Krankheit konstatiert, natürlich wurden diese baldigst ausgerottet.

Von dem Direktor der Anstalt wurde die Behauptung aufgestellt, daß man schließlich als Ursache dieser Erkrankung die Überfüllung der Anstalt ansehen muß; denn hierdurch wird der Gesundheitszustand der Kranken im allgemeinen verschlechtert und infolgedessen die Widerstandsfähigkeit gegen eine eventuelle Infektion vermindert.

Clouston empfiehlt behufs Vermeidung von Überfüllungen, daß akute oder schnell vorübergehende Fälle (!) in Irrenabteilungen von Krankenhäusern untergebracht werden sollen. Ich muß jedoch gestehen, daß ein solches Vorgehen, obwohl es schon von *Griesinger* und *Kraepelin* empfohlen wurde, durchaus nicht gebilligt werden kann, denn ein möglichst vollkommenes System kann ich nur darin erblicken, wenn Anstalten mit kleiner Kolonie und Familienpflege errichtet würden. Alle Städte oder Ortschaften, welche für eine genügende Krankenzahl Aussicht bieten, müßten solche für akute oder vorübergehende und schnell heilende Fälle leicht erreichbare Anstalten bekommen. Denn gerade die akuten Erkrankungen erfordern eine möglichst vollkommen eingerichtete Anstalt und die besten Ärzte und Wärter. Das könnten sie jedoch in einer Krankenhausabteilung nur dann finden, wenn diese eine selbständige Klinik wäre — was aber aus naheliegenden Gründen nicht möglich ist.

Aus den statistischen Tabellen will ich noch erwähnen, daß seit dem Jahre 1836 die höchste Zahl der Genesenen 56,5 % im Jahre 1838 erreicht wurde, und die niedrigste Zahl 20,7 % im Jahre 1842. Im Jahre 1902 war es wieder 31,7 %. Verstorben sind unter den in Behandlung Gewesenen: im Jahre 1836 29,6 %, welche Ziffer im folgenden Jahre auf 8,4 % sank und im Jahre 1842 bloß 1,2 % betrug, jedoch im Jahre 1902 von 8,7 % abermals bis auf 10 % gestiegen ist.

Bezüglich der Krankheitsformen wird kongenitale und infantile Beschränktheit (deficiency) mit oder ohne Epilepsie unterschieden; erworbene Epilepsie wird als besondere Krankheitsform angeführt, desgleichen vier Formen der Manie, und zwar: simple, acute, delusional und chronic.

Folgende neun Formen der *Melancholie* sind angenommen:
1. simple,
2. hypochondriacal,
3. delusional,
4. suicidal,
5. resistive,
6. excited,
7. stuporose,
8. organic,
9. coma.

Außerdem wird noch von sekundärer und organischer Dementia gesprochen und Dementia paralytica besonders aufgezählt.

Aus diesem ist wohl ersichtlich, daß diese Einteilung veraltet ist und durch ihre Verwirrung an Hyppokrates Zeiten erinnert; man findet darin nichts von der durch *Meynerts* genialem Scharfblick geschaffenen Klarheit. Auch die XIII. Tabelle mit den von *Skae* gemachten ätiologischen Einteilungen, z. B. in Schwangerschafts-, Laktations-, Kindbetts-, Epileptische und andere Insanity's, kann nicht als gelungen bezeichnet werden.

Dem Berufe nach waren die meisten Kranken Arbeiter (24), sodann Clerks.

Aus dem Berichte des Inspektors für das Irrenwesen ersehe ich, daß im bezeichneten Jahre 62 Sektionen (somit etwa 50 % der Todesfälle) stattfanden. Unter den Verstorbenen war 34 % *Paralytiker*. Ein aus der Anstalt entwichener Kranker, der sich verirrt hatte, wurde von einem Eisenbahnzug überfahren.

12 Insassen durften „on parole“ auch außerhalb der Anstalt frei verkehren, andere 159 innerhalb der Anstalt ohne Aufsicht sich bewegen; trotz dieser Freiheiten sind nur 17 entwichen, von denen nur 1 nicht zurückgebracht werden konnte.

Aus dem *Budget der Anstalt* will ich erwähnen, daß für

Heizung	2154 £
Gasbeleuchtung	2239 „
Wasser und Wäschereiartikel	1145 „
ärztliche Instrumente	434 „
Bücher und Zeitschriften	475 „
Garten und Grundbesitz	605 „

verausgabt wurde.

Die Ausgaben werden auch nach den besonderen Zahlungsklassen verrechnet; so z. B. entfallen für die Verköstigung pro Kopf und Jahr folgende Sätze:

Craig House I	42 £	4 s.	5½ d.
„ „ II	13 „	12 „	4 „
„ „ III (Unbemittelte)	6 „	6 „	—

(In diesen Beträgen sind die Ausgaben für Extraverköstigung wie auch für Grundbesitz und Gärten nicht eingerechnet.)

Für Tisch- und Bettwäsche wurden gerechnet:

I. Klasse	1 £	8 s.	5½ d.
II. „	—	15 „	11¼ „
III. „	—	15 „	11¼ „

Heizmaterial und elektrische Beleuchtung des *Craig House* haben, pro Jahr und Kopf berechnet, folgende Ausgaben verursacht:

Klasse I	4 £	11 s.	6½ d.
„ II—III	1 „	14 „	7½ „

An ärztlichen und chirurgischen Instrumenten wurde verbraucht auf:

Klasse I	0 £	16 s.	2½ d.
„ II—III	—	7 „	1¾ „

Für Bücher und Zeitschriften hatte zu bezahlen der Kranke aus:

Klasse I	1 £	3 s.	6¼ d.
„ II—III	—	5 „	8¼ „

Für Tabak und Schnupftabak (Snuff) nur auf der III. Klasse 0 £ 5 s. 5¼ d.

Ausgabe für Garten und Grundbesitz:

Klasse I	1 £	11 s.	½ d.
„ II—III........	—	7 „	6½ „

Fensterreinigung ist mit 27 £ besonders rubriziert, die gewerblichen und anderen internen Arbeiten der Kranken repräsentierten einen Wert von 1165 £, jedoch ist die landwirtschaftliche Arbeit nicht mit inbegriffen.

Ich habe bereits erwähnt, daß der Direktor ein Gehalt von etwa 40 000 M. bezieht und die vier Hilfsärzte je 2500 M. und vollständige Verpflegung haben, was, wenn man ihren großen Wirkungskreis in Betracht zieht, gewiß nicht als zu hoch bezeichnet werden kann. Diese jungen Ärzte sind distinguierte intelligente Leute und bleiben im Durchschnitt

4 bis 5 Jahre in ihrer Stellung, was gewiß besser ist als das System mancher kontinentalen Anstalten mit ihren jahraus jahrein ihre Stellen wechselnden, nach oberflächlicher Auswahl angestellten Hilfsärzten und mit den oft lebenslänglich unzufriedenen und unproduktiven Chefärzten.

Aberdeen.

Diese aus Granit erbaute berühmte Stadt Schottlands hat etwa 120 000 Einwohner und liegt von *Edinburgh* 131 km entfernt. Die Irrenanstalt ist innerhalb der Peripherie der Stadt erbaut und mit einer 2 m hohen Mauer aus Stein umgeben, wie sie übrigens in Schottland allgemein üblich ist. Durch das Gittertor, vorbei an dem zwischen üppig blühenden Blumenbeeten aus Granit erbauten Pförtnerhause, betrat ich den prächtig gepflegten Garten und erreichte zwischen Kartoffelfeldern, die mit kurz gehaltenem Rasen eingesäumt waren, hindurch die Anstalt — wegen der Bäume aus der Ferne kaum sichtbar —, vor welcher ein schöner kleiner Obelisk aufgestellt ist (errichtet zum Andenken an *Mr. John Forbes*, der 10 000 £ der Anstalt vermacht hatte).

Da ich etwas zu früh kam und auf den diensttuenden Arzt warten mußte, hatte ich Muße, den Geschmack und Komfort, welcher in dem Zimmer des Board der Anstalt herrschte, zu beobachten. An den Wänden, welche, wie im ganzen Hause, bis zur Höhe von 1 m mit wertvoller Lederimitation tapeziert sind, hängen überall schöne Bilder; auf dem Kamin stehen hübsche Vasen und vor demselben ein Ofenschirm aus schwarzem Schmiedeeisen mit glänzenden Messingknöpfen; eine in Aquarell bemalte kleine spanische Wand vervollständigt die Einrichtung.

Die Anstaltsgebäuden sind auch alle aus Granit und — wie *Tucker* bemerkt — in italienischem Stile erbaut. Die Fenster sind ungemein groß, und, wie in England üblich, senkrecht auf und ab schiebbar; ich sah aber auch horizontal drehbare Fensterscheiben. Neben diesen Riesenscheiben, welche mit den Spiegelscheiben der großstädtischen Kaffeehäuser konkurrieren könnten, sieht man auch kleine Scheiben. Wenn auch die Gebäude durch ihre äußerliche Nüchternheit etwas zu kühl anmuten, so sind dieselben dafür im Innern um so mehr heimlich und warm.

Vom Standpunkte der Psychotherapie sind die Beobachtungszimmer äußerst praktisch eingeteilt, sie verlaufen radial von einem mittleren, sehr freundlichen Tagesaufenthaltsraume aus nach zwei Richtungen, wodurch auch die gewöhnliche Monotonie vermieden wird. In den Hospitals (Lazarettabteilungen) und ebenso in den Abteilungen für Gebrechliche ist dieselbe Einteilung durchgeführt. In den Schlafsälen stehen die Betten, sämtlich mit Decken und mit einen Thonet-Stuhl („Austrian chair") versehen, 1 ½ m voneinander entfernt. Man kann überall sorgsam gewählte Stiche, Büsten und Reliefs beobachten; zwischen den Betten sind anschließend an den großen Teppich des Mittelraumes, der als Aufenthaltsraum am Tage dient, feine breite Teppiche gelegt. Auch steht den Kranken im Saale eine Bibliothek zur freien Verfügung. Die vielen und schön arrangierten frischen Blumen auf den Tischen und Fenstern, z. B. auch eine manneshohe Araucaria, die Polster auf den Sofas usw. sind geeignet, über einen Spitalaufenthalt hinwegzutäuschen. — Allem Anscheine nach hat dieses System, bei welchem man die Bettsäle mit dem zum Tagesaufenthalt bestimmten Saale verbindet, viel für sich, denn man kann hierdurch ohne Liegezwang auch solche Kranke beobachten, bei denen eine Bettbehandlung an und für sich nicht für notwendig gehalten wird; diese Räumlichkeiten verlieren dadurch vieles an ihrer Kälte und Steifheit.

Für die ständig außer Bett befindlichen Kranken sind ebenfalls mit auserlesenem Geschmack und Sorgfalt eingerichtete Tageszimmer vorhanden und außerdem dient ein mit Blumen und Immergrün reichlich geschmückter Wintergarten als Erholungsstätte; ja sogar ein als Durchgang dienender Korridor ist in einen Wintergarten umgewandelt. Ich sah selbst, wie zwei Männer die auf großen Holzplatten aufgehäuften Blumen in den Abteilungen verteilten, an vielen Stellen hängen Blumenkörbe von der Decke herab.

Sehr praktisch ist auch die Einrichtung, daß auf der Abteilung für ruhige Kranke neben den größeren Sälen ein bis zwei kleinere Stuben vorhanden sind für solche Kranke, die eventuell andere stören könnten. Es sind auch zwei Padded rooms vorhanden, welche manchmal auch zur Nachtzeit gebraucht werden, außerdem sind 100, verhältnismäßig sehr einfach eingerichtete Einzelzimmer vorhanden, welche mit Doppeltüren — hiervon die eine mit Glasscheibe und Verdunkelungsvorrichtung — und mit nach innen durch Läden verschließbaren Fenstern versehen sind. In einem solchen Zimmer sah ich einen Deliranten. *Prolongierte Bäder werden in Aberdeen nicht verordnet*, aber um so mehr ist die Bettbehandlung in Gebrauch. Ich sah eine kranke Frau mit einem Gürtel am Sofa des Konversationssaales befestigt, eine andere hatte ein grobes, am Halse zugeknöpftes Tuchhemd an. Die Badewannen sind aus mit Porzellanemaille bestrichener Masse verfertigt, die Wände der Badezimmer mit heller Majolika bedeckt; die großen gemeinschaftlichen Baderäume sind mit netten Ankleidezimmern versehen. In den Waschräumen dient ein auf einer verschlossenen Stange angebrachtes endloses Leinentuch zum Abtrocknen, doch würde ein besonderes Handtuch für einen jeden Kranken gewiß zweckdienlicher sein; in einem Schlafzimmer bemerkte ich Nachttöpfe aus Gummi. — In einzelnen Zimmern sind ähnlich den bei *Dedichens* Anstalt beschriebenen grüngebeizte Möbel vorhanden; die auf dem Korridor für die Kleider des täglichen Gebrauches angebrachten Kleiderschränke leisten gute Dienste.

Die Wärter sind allem Anscheine nach, wie durchweg die Schotten, ruhige intelligente Leute, Männer wie Frauen tragen große weiße Schürzen, nur die an langen Ketten herunterhängenden Schlüssel machen einen nicht gerade vorteilhaften Eindruck.

In einer der Anstaltsküchen war eine zum Trocknen der Teller dienende Etagere aufgestellt, auf der das Geschirr, bevor es abgewischt wird, miteinander nicht in Berührung kommen kann.

Die einzelnen Abteilungen der Anstalt sind durch gedeckte Korridore miteinander verbunden, wodurch jedoch eine psychotherapeutisch richtige Baumethode — zerstreutliegende Pavillons — unmöglich gemacht wird. Die älteren Teile der Anstalt sind, obgleich nicht so hell wie die neueren, doch sehr sorgfältig und bequem eingerichtet.

Die Kranken der höheren Zahlungsklassen sind im „*Elmhill-House*" untergebracht und zahlen hierfür 60 bis 365 £, wogegen die Unbemittelten nur 30 bis 50 £ zu entrichten haben. *Elmhill-House* fand ich etwas abgenützt, es hatte den Anschein, als wenn hier nicht alles so geschmackvoll und glänzend rein wäre, wie in den übrigen Gebäuden.

Ich muß noch erwähnen, daß die Anstalt in *Daviot-House* ein Landgut besitzt, dessen Produkte von der Mutteranstalt verwertet werden. Für das Wartepersonal sind in der Mutteranstalt sehr schöne Wohnungen gebaut.

Tucker, der die Anstalt vor 17 Jahren sah, berichtet: „The asylum was very clean, orderly and quiet throughout, in fact so quiet as to impart a feeling of coldness and want of life." Diese Worte treffen heute, was die Kälte und leblose Ruhe anbetrifft, nicht mehr zu, denn überall kann man die Erscheinung eines ruhigen, liebevollen Heimes beobachten. Für Zerstreuungen der Kranken ist gesorgt; zweiwöchentlich werden Unterhaltungen arrangiert, in einem Tagesraum sah ich Kranke bei einem schönen Bagatellspiel.

In den Berichten der Jahre 1897, 1898 und 1902, wie auch in der gelegentlich der Eröffnung des neuen Hospitals im Jahre 1896 veröffentlichten kleinen Schrift [1]), fand ich viele interessante Daten über die Anstalt. So z. B. las ich, daß die *Aberdeen-Royal-Infirmary* schon im Mai des Jahres 1742 ihre Tätigkeit als ein kleines Spital mit 40 Betten begonnen hatte, und daß die Geistesgestörten in einigen zu ebener Erde angebrachten „*Bedlam-Zellen*" untergebracht wurden; Ketten, Schlösser und Handschellen wurden — wie anderswo — auch hier verwendet. *Mackensie* beklagt sich in einer Zeitschrift darüber, daß seelenlose Besucher diesen größten menschlichen Jammer begaffen.

Im Jahre 1773 hatten die leitenden Männer eingesehen, daß es untunlich sei, Geistesgestörte mit anderen Kranken in einem Hause unterzubringen, weshalb im Jahre 1800 auf einem besonderen (!) Grundstück mit einem Kostenaufwand von 2576 £ für 15 bis 20 Kranke ein neues Haus errichtet wurde, welches im Jahre 1886 erweitert, gegenwärtig für 117 Kranke Raum bietet.

---

[1]) 120. (!) Jahresbericht von 1897/98. Opening of new Hospital and administrative Offices.

Schon im Jahre 1837 hatte der damalige Direktor der Anstalt sich über die beste Art der Irrenpflege geäußert: er sagte, daß man die Patienten nicht einsperren und in Zwangsjacken stecken möge, sondern man solle sie unter Obhut von Wärtern stellen, sie pflegen und zur Beschäftigung anhalten. Diese Grundsätze sind leider selbst heute noch in vielen — besonders in belgischen Anstalten — nicht verwirklicht.

Dr. John Macowen schrieb ebenfalls an *Pinel* und *Reil* erinnernde Worte:

„Es läßt sich kaum ein angenehmerer Anblick denken, als wenn man 20 bis 30 Kranke bei günstigem Wetter draußen auf den Feldern, ihrer früheren Tätigkeit und Körperkraft angemessen, arbeiten sieht; der Knecht mit der Schaufel, der Gärtner säend oder pflanzend, der einst in besseren Verhältnissen gewesene Kranke mit Hacke oder Rechen beschäftigt. Die Feldarbeit ist vielleicht die einzige Beschäftigung, in der ein jeder tätig sein kann, denn für den Armen ist es ja seit jeher seine gewohnte, natürliche Beschäftigung und für den Wohlhabenden gewiß nicht erniedrigend.“

Das Asyl zu *Aberdeen* wird auch seitdem dauernd in diesem Geiste geleitet.

Dr. Robert Jamieson wurde im Jahre 1852 der Leiter der Anstalt und war einer der Ersten, der in den vereinigten Königreichen das „no restraint“ heimisch machte; im Jahre 1884 wurde *Dr. Reid*, der jetzige Direktor der Anstalt, sein Nachfolger.

Im Jahre 1861 wurde *Elmhill-House* samt 19 acres Bodenfläche der Anstalt angegliedert und der Stand der Kranken stieg im Jahre 1888 bereits auf 600. Im selben Jahre wurde auch die Kolonie zu *Daviot* organisiert, wo gegenwärtig 100 Kranke der Anstalt als weibliche und männliche Feldarbeiter sich befinden. Der Direktor besucht diese Kolonie wöchentlich einmal, jedoch ist eine telephonische Verbindung vorhanden. Im Jahre 1892 wurde beschlossen, das alte Asyl mit einem Kostenaufwand von 50 000 £ zu rekonstruieren und in Verbindung damit eine Spezialabteilung für bettlägerige Kranke zu errichten. *Bei diesem Bau wurde als Leitmotiv betrachtet: Alles geräumig, luftig, hell und freundlich zu machen, und es wurde dies damit begründet, daß der Kranke in der Anstalt erheitert und getröstet, nicht aber verstimmt und aufgeregt werden sollte.* Damals vergrößerte sich das Terrain der Anstalt bereits auf 340 acres, wozu im Jahre 1897 weitere 76 acres erworben wurden, da für die Feldarbeiten nicht genügend Boden vorhanden war.

Wegen Überfüllung wurde im Jahre 1898 beschlossen, für die mittellosen Geisteskranken der Stadt Aberdeen in *King-Seat* eine neue Anstalt zu errichten, und wenn ich gut unterrichtet bin, ist diese bereits tatsächlich — wobei *Alt-Scherbitz* als Vorbild diente — vollendet worden.

Die Anstalt hat einen Geldfond — „*Burnett-Fund*" —, woraus solche, nicht gänzlich verarmte Kranke unterstützt werden, welche selbst, oder deren Angehörige durch die Pflegegebühren in ihrer Existenz gefährdet würden und somit durch diese Unterstützung davor gewahrt bleiben, offiziell als „Arm" registriert zu werden. (Diese Lage bietet in *Schottland* nicht nur keine Einnahmequellen, sondern hat im Gegenteil sehr schwerwiegende privatrechtliche Konsequenzen.)

Das ärztliche Personal der Anstalt bestand im Jahre 1902 aus einem *Physician* und *Superintendent*, dann einem älteren und zwei jüngeren *Medical-Assistenten*, die alle in der Anstalt wohnten, somit 4 Ärzten für 948 Kranke. (Wenn man hierbei berücksichtigt, daß jährlich etwa 300 Neuaufnahmen stattfinden, so kann man ruhig behaupten, daß kein überflüssiger Arzt vorhanden ist, und doch sind alle sehr zufrieden und kommen ihren Verpflichtungen mit Würde, Hingabe und guter Laune nach — womit natürlich eine doppelte Arbeit leichter zu verrichten ist, als ohne Lust eine halb so große. Es ist auch meine Überzeugung, daß man, wenn man für einen richtigen Wirkungskreis die dazu geeigneten Ärzte mit entsprechendem, nicht zu knapp bemessenem Einkommen anstellt, mehr erreicht, als durch Vermehrung ihrer Anzahl.

Der Direktor bezieht in *Aberdeen* ein Gehalt von 650 £ und die 3 übrigen Ärzte zusammen 290 £ nebst freier Station. Man kann wohl unter solchen Umständen für den vornehmen Wirkungskreis in einer so schön gelegenen und mehr als Erholungsstätte geltenden Anstalt mit Leichtigkeit Ärzte bekommen, deren Tätigkeit gewiß mehr wert ist, als die Leistung vieler zufällig Psychiater gebliebener, oder wegen der Anciennität nicht zur Geltung kommender, unzufriedener Oberärzte.

Unter den in *Aberdeen* aufgenommenen 304 Kranken waren nur 8 *Paralytiker*, dagegen *Mania* 74, *Melancholia* 86, *Dementia* 28 und *Amentia* 5. Diese Zahlen sprechen ganz bestimmt dafür, daß, was wir unter Amentia verstehen, dort unter Melancholia und Mania rubriziert wird.

Unter den Entlassenen waren 46 % als Gebesserte bezeichnet und man muß diese Zahl im Vergleiche zu den 30 jährigen 41,7 % Durchschnitt, als einen Fortschritt anerkennen. Es sei an dieser Stelle noch hervorgehoben, daß die Bettbehandlung hier schon eingeführt wurde: „regimen oft rest, rest in bed, with suitable nutriment and medical treatment, a regimen from which wonderful recoveries are frequent."

Im Jahre 1898 wurde, um die Beschäftigung der Frauen im weiteren Umfange zu ermöglichen, eine größere Werkstätte erbaut, wo bei Nacht 55 und am Tage 92 Kranke untergebracht werden können.

In der Anstalt wurden 130 Kälber und 87 Schafe (zum größten Teil selbstgemästete) geschlachtet und von der landwirtschaftlichen Abteilung 126 Tonnen vorzüglicher Kartoffeln geerntet.

Von der Farm wurden 43 Tonnen Fleisch geliefert, wozu 140, zum größten Teil selbstgemästete Ochsen von prima Qualität verwendet wurden. Die von der Farm gelieferten 102 Schafe und Lämmer im Gewichte von 2 Tonnen waren ausschließlich eigene Mästung. 9 Kühe hatten der Wirtschaft 5535 Gallonen — etwa 30 000 Liter — Milch geliefert. Diese Kühe werden sorgfältig ausgewählt und vorzüglich genährt um eine gute Milch zu erhalten. *Daviot Branch* versieht die Anstalt mit Gemüse, auch zum großen Teil mit Mehl, den Sommer hindurch jedoch mit Blumen und je nach der Jahreszeit mit diversen Obstarten. In dem *Old Mansion-House* der Anstalt waren 28 Kranke vollständig frei bei der Arbeit und nur durch ihr „gegebenes Wort" gebunden.

Für Schwindsüchtige besteht kein besonderes Gebäude, was auch ganz und gar überflüssig wäre, da die Statistik der Todesfälle zeigt, daß trotz der Überfüllung kein einziger Tuberkulöser vorhanden war. (Man muß als Grund hierfür die relativ kleinen — also besser ventilierbaren — Zimmer für den Tagesaufenthalt, weiterhin die kleinen, nicht dicht belegten Schlafzimmer, die

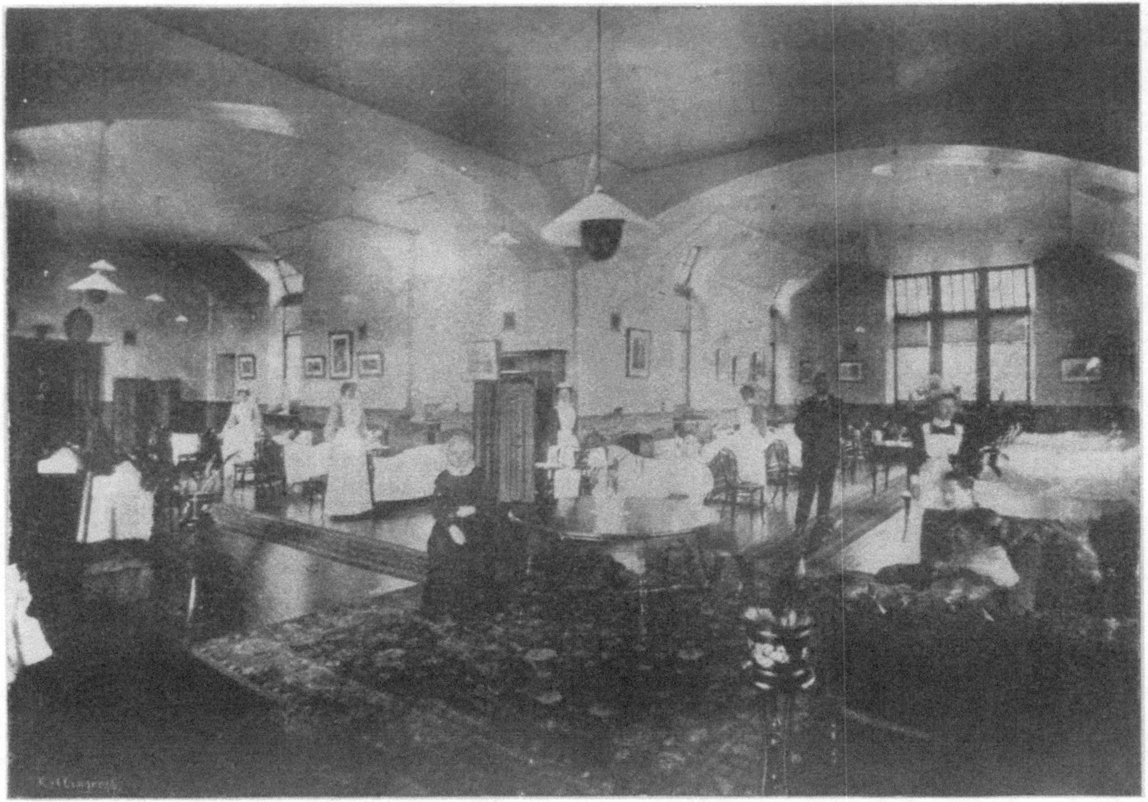

Beobachtungssaal in Aberdeen.

Hochdruck-Wasserheizung, und hauptsächlich den möglichst ausgiebigen Aufenthalt im Freien anführen, denn beinahe sämtliche Kranke sind, Sommer und Winter, von frühmorgens 7 bis zum Sonnenuntergang, ohne Rücksicht auf die Witterung, im Freien, was nur durch die vielgetadelten Veranden der Anstalt und durch die Spazierplätze möglich ist.

Von der Gesamtzahl der Kranken sind 8 bis 7 % gestorben, 13 an *Paralyse,* 12 an asthenia senilis, 10 hatten Herzfehler, 6 waren akut Verwirrte, 6 an Phthisis, 5 an Epilepsie und 4 an Pneumonie. Von den Neuaufgenommenen sind 27 gestorben, doch waren diese schon bei der Aufnahme erschöpft und herabgekommen, darunter 9 über 70 Jahre alt.

Das Verhältnis des Pflegepersonals zu den Kranken war auf der Hauptabteilung am Tage 1 : 13, im Hospital 1 : 7,5, in Elmhill-House 1 : 5,1 und 1 : 13,7 in *Daviot-Branch.* Zur Nachtzeit war dies Verhältnis in dem Hauptgebäude: 1 : 89,5, im Hospital 1 : 37,5 und im *Elmhill-House* und in der *Cottage* 1 : 47; 30 % der Wärter und 22 % der Wärterinnen hatten länger als 5 Jahre gedient und nur 21 % der Männer und 22 % der Frauen hatten noch kein volles Jahr gedient. Wärterinnen wurden meines Wissens auf den Männerabteilungen nicht verwandt.

Verausgabt wurde für

Heizung und Beleuchtung	2210	£
Waschmaterial	223	„
Wasser	325	„
Gehalt der Kanzleibeamten	373	„
Gehalt der Ärzte	1163	„
Honorar des Geistlichen	194	„
Wärter und Diener	4812	„
ärztliche Instrumente	198	„
Druckereiutensilien und Zeitschriften	154	„
Tabak	149	„
Zerstreuung der Kranken	22	„

Die *Ökonomie* wies eine Einnahme von 444 £ auf.

Aus den Berichten der Inspektoren für Geisteskranke ist ersichtlich, daß in der Anstalt 17 Leichen somit 39,7 % der Verstorbenen obduziert wurden, welche Anzahl jedoch von der Kommission für nicht genügend gehalten, und durch das Resultat anderer Anstalten übertroffen wurde.

Sie können wohl Recht gehabt haben, doch ich möchte vor allem eine *Psychotherapie*, dann menschenwürdige Behandlung der Kranken, ferner Luft, Licht und Beschäftigung, sowie ein heimähnliches Wohlbefinden in allen Irrenanstalten finden, erst mit all diesem zusammen, oder nach diesen Anforderungen sollte die wissenschaftliche Tätigkeit Platz finden. In der Tat gehört *Aberdeen* als Heilanstalt und auch hinsichtlich der Entwicklung des Anstaltslebens zu den besten Anstalten.

* * *

Im Monate Juli befand ich mich schon auf dem Wege nach *Glasgow*, von wo aus ich *Woodilee* und *Gartloch* zu besuchen beabsichtigte; die Anstalt *Stirling-Districts* hätte ich auch besichtigen sollen, wo unter allen Anstalten der Welt die größte Zahl von Wärterinnen auf den Männerabteilungen angestellt ist. Leider war ich jedoch nicht richtig orientiert, und erst als ich in Stirling ankam, hörte ich, daß die Irrenanstalt für den Bezirk sich in *Larbert* befindet, wohin ich mich jedoch wegen Mangel an Zeit nicht mehr begeben konnte.

Gartloch.

Gartloch-Asylum kann man von *Glasgow* aus auf zwei verschiedenen Wegen erreichen; ich fuhr mit der *Caledonian-Railway* zur Station *Garnkirk*, von wo aus prächtig gepflegte Wege zum offenen Eingange des Anstaltswaldes führen. Über die Entstehung dieser, meines Wissens allerneuesten Anstalt Schottlands, schreibt der erste, im Jahre 1898 herausgegebene Bericht, daß die Grafschaft *Lanark* ihre, in fremden Anstalten beherbergten Kranken schon längst in unmittelbare Beaufsichtigung zu nehmen wünschte, so daß beschlossen wurde, für die Geistesgestörten des *Glasgow-Lunacy-Districts* drei Heilanstalten zu errichten, zu welchen auch *Gartloch* gehört.

Man versuchte zuerst, ein geeignetes Terrain von 250 bis 350 acres in einem Umkreis von 12 englischen Meilen um Glasgow ausfindig zu machen, doch hatten die zuerst in Betracht kommenden Plätze einen Preis von 80 bis 120 £ per acre, weshalb schließlich *Gartloch* gewählt wurde, dessen ganzes Terrain im Umfange von 347 acre im Durchschnitte für 24, ingesamt daher für 8500 £ erworben wurde.

Sehr lehrreich und beachtenswert ist ferner, daß vor Beginn des Baues der Anstalt die Mitglieder des Board nebst dem ausersehenen Direktor des Instituts neun schottische Anstalten besichtigt hatten. Acht Architekten wurden aufgefordert, ihre Baupläne einzureichen, und es wurde für den zweitbesten Plan 100 £, für den dritten 50 £ und für alle übrigen 25 £ als Preise ausgeschrieben. Zur Ausführung wurden die Pläne mit dem Motto „Gesundheit und Sparsamkeit" von *Thomson* und *Sandilands* akzeptiert.

Gartloch ist aus roten Lochar-Briggser-Rohsteinen im „Francois-Premier"-Stil erbaut; die Gebäude sind innen mit weißen Steinen ausgelegt. Das Administrationsgebäude mit zwei schlanken höchst geschmackvollen gotischen Türmen wurde nach der Mitte verlegt, woran sich nach beiden Seiten je zwei Pavillons für 400 männliche und weibliche Kranke anschließen. Die Wasch- und Bügelräume (mit *Blackmann-Ventilator* und Trockenkammer) sind in der Nähe der Frauenabteilung, und die Werkstätten bei der Männerabteilung angebracht.

Nahe dem Hauptgebäude befindet sich das *Hospital* mit 150 Betten für bettlägerige und infektiöse Kranke.

Verausgabt wurde:

für Maurerarbeiten	60 382	£
„ Erdarbeiten	37 660	„
„ Zimmermannsarbeiten	26 060	„
„ Klempnerarbeiten	7 735	„
„ Dachdecker	4 619	„
„ Wegebauten und Pflasterer	3 916	„
„ Anstreicher	1 590	„

Bis zum Jahre 1901 hatte die Anstalt, auf 600 Kranke berechnet, 242 283 £, somit pro Bett (inklusive der Einrichtung) 397 £ Ausgaben.

Mit den Erdarbeiten wurde im Jahre 1890 begonnen, jedoch erst 2 Jahre später konnte der Grundstein der Anstalt gelegt werden.

Im Jahre 1894 wurde vom Board noch einmal (!) eine Kommission ausgesandt zum Studium der inneren Einrichtungen von englischen und schottischen Anstalten. Im selben Jahre wurde auch ein Wasserbassin mit 117 000 Gallonen Inhalt erbaut. Im Jahre 1896 wurde unmittelbar vor der Vollendung des Baues, die 86 000 £ repräsentierende Einrichtung auf 8900 £ versichert. Die Eröffnung der Anstalt wurde jedoch, da die Wege noch nicht im guten Zustande waren, um ein halbes Jahr verschoben, nachdem die ersten 25 Kranke aufgenommen waren; nach 2 Jahren waren schon 416 und in 6 Jahren 587 Kranke untergebracht.

Bis zum Mai des Jahres 1898 betrugen die Gesamtausgaben der Anstalt 200 000 £. Die Entwicklung jedoch dauert noch immer fort; erst kürzlich wurde beschlossen, für 60 Wärterinnen ein Heim zu bauen.

Ich werde mich bemühen, die Anstalt so zu beschreiben, wie ich dieselbe sah.

Das Haupttor steht weit offen, hinter dem Pförtnerhause sah ich nur einen schönen Neufundländer angekettet, sonst war kein lebendiges Wesen beim Eingange. Hohe Kandelaber für die elektrische Beleuchtung mit unterirdischer Leitung — da es so schöner ist —, weisen den Weg zum Hauptgebäude, wo ich ebenfalls alles weit offen fand; in Gruppen gingen Kranke herum. Der kleinere Teil dieses Gebäudes wird zu Verwaltungszwecken benutzt. Die *Aufnahmestation*, von welcher aus zwei lange Korridore nach der Frauen- und Männerabteilung führen, befindet sich gleichfalls hier.

Es sind besondere Schlafsäle und Waschzimmer, sowie ein eigenes Zimmer zum Schuhputzen vorhanden. Zwischen den Abteilungen für die Kranken und dem Administrationsgebäude liegen die Werkstätten; an das Gebäude schließen sich die Lagerräume an, dann folgen die Küche und der große Speisesaal, darüber im ersten Stock ein hoher großer Saal für die Unterhaltungen. In dem zentralen, drei Stock hohen Gebäude sind oben die Schlafsäle und unten die Räumlichkeiten für den Tagesaufenthalt; auch sind einzelne Schlafzimmer für den Tagesaufenthalt bestimmt. Die *Single Rooms* sind in einem besonderen Flügel untergebracht.

Unter allen Anstalten, die ich sah, war diese eine der schönsten, vorzüglichsten, und um so lehrreicher, als sie ausschließlich „Arme“ beherbergt.

Meine Frage, „ob sie auch *Padded-Rooms*“ besitzen, wurde hier schon mit einem Lächeln beantwortet, denn es sind natür-

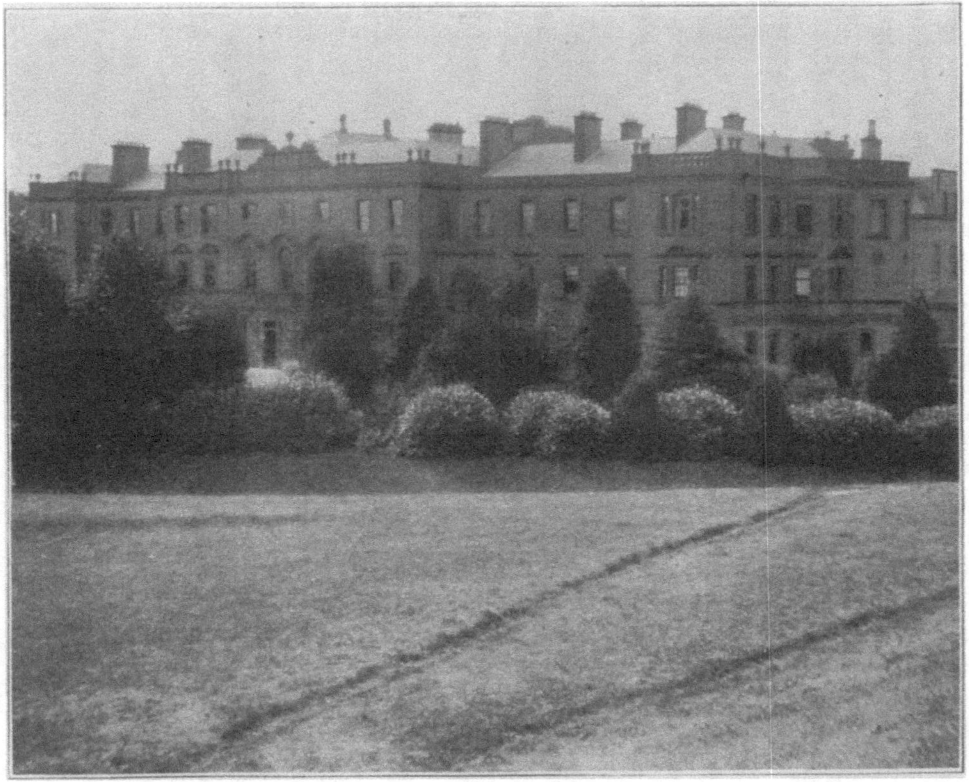

Dumfries. First House.

lich keine vorhanden. Die Unruhigen werden in gemeinschaftlichen Beobachtungszimmern „*Observation dormitory*" gehalten. Die im hohen Grade unruhigen Kranken werden in normal eingerichtete *Single Rooms* gebracht, doch kommen solche Isolierungen jährlich nur ein- bis zweimal vor. In einem dieser Extrazimmer sah ich große doppelflügelige Fenster aus fingerdicken durchsichtigen Glasscheiben, was heutzutage gewiß überflüssig ist, doch sind solche Zimmer sicher besser als die Padded-Rooms.

Die einfachen und hübschen Möbel der Anstalt sind mit besonderer Sorgfalt und äußerst dauerhaft verfertigt, darunter viele weiße und hellgebeizte Stücke. Fußplatten haben die Betten nicht; überall stehen Nachttische daneben, an den Bettfüßen sind zur Schonung des Fußbodens *Holzkugeln* angebracht, was besonders bei eisernen Betten sich sehr bewährt. In den Zimmern der Gelähmten und Siechen sind Rollstühle; die Wände und überhaupt das ganze Haus war glänzend rein; jedoch sah ich in Aberdeen mehr Bilder und sonstigen Wandschmuck.

Wenn sie auf dem Kontinente und besonders in England vielfach in Gebrauch sind, kann ich die großen Schlafsäle doch nicht für zweckmäßig halten; ich erwähnte bereits, daß in Skandinavien kleine Schlafzimmer für 4 bis 8 Betten eingerichtet sind, wodurch der Aufenthalt darin viel freundlicher und heimähnlicher gestaltet wird. In einzelnen Schlafsälen, wo kein Luftzug herzustellen ist, werden elektrische Ventilatoren geplant (*Clifford Smith*)[1].

Die Tische in den Speisesälen sind allgemein mit weißem Wachstuch bedeckt, wogegen ich waschbares Leinen für besser halte. Der Speisesaal ist sehr groß und für die gesamten Insassen der Anstalt berechnet; auf einer Seite sitzen die Männer, auf der anderen die Frauen, in der Mitte des Saales sind sie gemischt placiert. Die Fenster sind von riesigen Dimensionen, sie reichen bis zur Decke hinauf. Es ist interessant, daß die nach englischem Muster in senkrechter Richtung auf und ab schiebbaren Fenster im oberen Teile aus kleineren Scheiben be-

---

[1]) *Notes of Visit to Continental and British-Asylums*, 1901. (Von dem Ingenieur der Londoner Irrenanstalten über eine Studienreise geschriebenes vorzügliches Werk.)

stehen, da dies billiger ist; im unteren Teile werden jedoch große Scheiben verwendet, da dies für die Kranken angenehmer; einzelne Fensterteile sind horizontal drehbar.

Im Beobachtungssaal hüpfte ein papageiartiger Vogel im Käfige herum.

In der Küche empfing mich eine lärmende alte Frau, die jedoch, wie man mir sagte, nur dann Spektakel macht, „wenn sie keine Beschäftigung hat". In dem Bügelraum sind die unteren Fensterscheiben aus mattem Glase, was die Helle des Saales stark beeinträchtigt; die Lagerräume sind sehr schön und geräumig und mit äußerst sorgfältig geplätteter Wäsche von bester Qualität vollgefüllt.

Eine beneidenswerte Anlage bildet das vom *Hospital* 300 Yard entfernt liegende „*Nurses-Home*", wo die Wärterinnen wohnen, und die den Nachtdienst Versehenden bei Tage ruhen können; eine ähnliche Einrichtung vom großen Werte habe ich auf dem Kontinent nur in Meerenberg gesehen. In zwei schönen großen Zimmern des Gebäudes wohnt die Oberwärterin; aus dem Schlüsselzimmer gelangt man in die Stube eines Wärters. Es ist auch ein Zimmer für Gäste, weiterhin 7 größere Wohnzimmer, 7 kleinere Schlafzimmer, 2 Gesellschaftsräume, 2 Wasch- und 2 Badezimmer und eine besondere(!) mit Lift versehene Küche vorhanden; alles äußerst nett und wohnlich eingerichtet, wie man es an manchen Orten selbst bei gutsituierten Leuten kaum findet.

Für die Wärter ist ein ähnliches „Home" in dem Gebäude der Administration im zweiten Stocke errichtet, und außerdem sind für die verheirateten Wärter 10 Wohnhäuser vorhanden.

Es macht auch einen angenehmen Eindruck, daß die Wärter keine Uniformen haben und ihre Schlüssel nicht an langen Ketten tragen. Statt Kontrolluhren hat man, was natürlicherweise viel besser ist, kontrollierende Wärter angestellt.

Die Anstalt hat, trotzdem auf Licht und Lüftung die größte Sorgfalt verwandt wird, wenigstens der dortigen Meinung nach, viele Lungenkranke und deshalb wird aus Wellblech „*Corrugated iron*" [1]), für die Schwindsüchtigen ein besonderer Pa-

[1]) Ein in England bei Spitalsbauten heute sehr beliebtes System, da es billig, dauerhaft und in einigen Monaten fertigstellbar ist.

villon erbaut. Nach meiner Meinung ist das System in *Aberdeen*, bei welchem die Kranken beinahe ihre ganze Zeit im Freien zubringen, viel besser, weil dort kaum jemand lungenkrank wird, die mit Tuberkulose Aufgenommenen von selbst Heilung finden und somit ein Sanatorium überflüssig ist. Ich bin prinzipieller Gegner von besonderen Tuberkuloseabteilungen in den Irrenanstalten, denn da müssen die Kranken nach ihrem Geisteszustande klassifiziert werden, und hierbei ist das Gehirn, nicht aber die Lunge maßgebend. Es geht ja doch nicht recht an, daß man zur Heilung der Lunge einerseits lärmende und verwirrte, andererseits vollkommen geordnete Kranke in eine Abteilung zusammenbringt, um so weniger, als man durch Sonnenschein und Luft ja die ganze Anstalt in ein Sanatorium umwandeln kann. Übrigens war ich gerade in *Gartloch* überrascht, welch ein großes Gewicht auf eine Lufttherapie gelegt wird, von den 70 Kranken des *Hospitals* wurden 7 Frauen samt ihren Betten ins Freie gerollt; sie schützten ihre Köpfe gegen die Sonne durch Schirme.

Wie vielseitig man hier bestrebt ist, die Leiden der Kranken zu lindern, geht auch daraus hervor, daß selbst ein prächtig eingerichtetes elektrotherapeutisches Zimmer im beiläufigen Werte von 500 £ vorhanden ist.

Jedoch nicht nur innerhalb, sondern auch außerhalb des Gebäudes findet das erkrankte Gemüt alles Gute und Schöne: vorzügliche Luft und freie Aussicht nach jeder Richtung; die Anstalt ist auf einem Hügel erbaut, davor liegt ein großer Teich mit Tannen umgeben; in der Ferne sieht man die Umrisse von *Glasgow* durchschimmern. Eine Umzäunung ist nirgends sichtbar, die Gärten sind von solch riesigem Umfange, daß es den Späziergängern unmöglich wäre, dem frischen Grün des Rasens etwas anzuhaben. Den Kranken stehen Holzstühle mit waschbarer Stoffbespannung zur Verfügung.

Auch eine schöne Farm ist vorhanden mit 40 prächtigen Kühen und 119 Schweinen von vorzüglichster Gattung; für all dieses haben 40 Kranke zu sorgen, die auf dem Gebiete der Farm in einem besonderen Pavillon wohnen. Ihre Gartenwirtschaft ist von einer hohen Steinmauer eingezäunt, die einzige Umzäunung, welche ich in der Anstalt sah, die Glashäuser voll mit Blumen, wovon ich bereits eine schöne Gloxinie auf dem

Tische der Bibliothek bewundern konnte; *die Kranken pflegt man gruppenweise durch die Glashäuser zu führen.*

Das Institut ist seit der Eröffnung mit Familienpflege (boarding out-System) verbunden.

In den ersten 2 Jahren wurden von den 82 entlassenen Kranken 18 bei Familien untergebracht. Was die Entlassung anbelangt, so bemerkt *Dr. Oswald*, daß der Ausdruck „Geheilt" wohl etwas ganz Relatives ist; was der eine Direktor „recovered" nennt, bedeutet für den anderen nur „relieved". Ich glaube, wir alle würden den Vorschlag *Dr. Oswalds* billigen, daß einzelne Kranke nach einer gewissen Zeit in eine andere Anstalt zu überführen sind: hierdurch wird in 1 bis 2 Jahren allein infolge des Wechsels der Umgebung eine Beruhigung der Kranken erreichbar. Es wurde häufig beobachtet, daß Änderung des Aufenthaltsortes in der Anstalt selbst auf die Kranken von günstiger Wirkung war; selbstredend ist dies um so günstiger, je größer die Abwechselung ist; dies nennt man mit Recht Psychotherapie, und nicht, wie manche glauben, psychiatrische Hyperhumanität.

Aus *Gartloch* sind in den ersten 2 Jahren 9 Kranke entwichen, eine Anzahl, die unglaublich niedrig erscheint, wenn man bedenkt, daß es hier keine mit Mauern umgebenen *Airing Courts* gibt, um so mehr, als in einigen Berliner Anstalten jährlich 130 bis 140 „unerlaubte Entfernungen" vorkommen; es ist möglich, daß die Kranken sich in *Gartloch* wohler fühlen. Zwangsmittel oder Isolierungen wurden in den ersten 2 Jahren nicht angewendet, wenn auch die Möglichkeit einer theoretischen Indikation zugegeben wird; tatsächlich mußten diese Mittel im Jahre 1902 bei 8 Frauen und bei 1 Mann angewendet werden, und zwar bei 1 Frau 156mal; doch konnte schließlich auch diese in einem gemeinsamen Schlafsaal untergebracht werden.

Zum Sonntagsgottesdienst benützen die Kranken gemeinschaftlich mit den Ortsbewohnern die Kirche der kleinen Nachbargemeinde; der protestantische wie auch der katholische Geistliche besucht die Kranken wöchentlich öfters.

Musik und Tanzunterhaltungen werden wöchentlich abgehalten, auch lesen einzelne Patienten manchmal den anderen etwas vor; hierbei bemerkte der Direktor, daß die Bücher und Zeitschriften viel Kosten verursachen.

Amerika hat diesbezüglich selbst *Schottland* überholt, denn während dort sämtliche Zeitungen den staatlichen Irrenanstalten Freiexemplare zusenden, wird hier nur eine „*Daily Record*" gratis zugesandt.

Die Anstalt von *Gartloch* wurde vor der Eröffnung von 1000 bis 1200 Menschen besichtigt, worunter viele äußerten, daß sie sich das Institut ganz anders vorgestellt hätten.

Dr. Oswald wünschte — und dies wäre zwischen Anstalt und Leben ein vorzügliches Bindeglied — öffentliche Sprechstunden für Geisteskranke, wie solche in *Paris* tatsächlich im großen Maßstabe eingerichtet sind; hierbei können die Kranken und deren Angehörige wertvolle ärztliche Ratschläge erhalten, was um so höher zu bewerten ist, als die meisten Ärzte mit Geisteskranken nichts anzufangen wissen. Es dürfen selbstredend mit diesen öffentlichen Sprechstunden nicht die mit den Spitälern in Verbindung stehenden Abteilungen für Geisteskranke verwechselt werden, denn eine solche Poliklinik hat, wie wir dies in *Berlin* wie auch in *Budapest* und an anderen Orten beobachten können, mit keinem Spitale etwas gemein.

Einer der Inspektoren für das Irrenwesen, der die Anstalt zu *Gartloch* im Jahre 1897 besucht hatte, hebt hervor, daß jeder Pavillon eine „Schuhstube", *shoe room*, besitzt, wo die Eintretenden Schuhe wechseln können. *Dr. Fraser* sagt, daß die Anstalt ganz wunderbar möbliert sei; in einem für 50 Personen berechneten Tageszimmer stehen 3 Sofas, 8 leichte Sessel, 7 geflochtene Korbstühle und 18 gewöhnliche Stühle nebst Tischen in jeder Größe. Man gewinnt von der Einrichtung der Zimmer einen guten und freundlichen Eindruck.

„*Solche angenehme und bequeme Umgebung mindert ganz sicherlich die Unruhe und Aufregung der Kranken, und trägt vieles bei zu deren Zufriedenheit und allgemeinem Wohlbefinden.*" Er lobt auch die Schlafsäle. „Die Vorzüglichkeit dieser Einrichtung läßt ein gedankenreiches und liberales Bestreben betreffs der Pflege, Bequemlichkeit und Wohlfahrt der Kranken erkennen, was gewiß die höchste Anerkennung verdient."

Sämtliche Kranken bekommen im Speisesaal Messer, Gabel, Löffel, ein großes Trinkglas, Suppenteller und besondere Teller für den Fisch und die Kartoffeln, außerdem steht auf jedem Tische ein Krug, eine kleine Wasserflasche und eine Schüssel für das Butterbrod. Die Männer bekommen zu ihrem Tee 9 und die Weiber 7 Unzen [1]) Brot in Scheiben geschnitten und reichlich mit Butter bestrichen. Frisches Fleisch gibt es in einer Woche dreimal, der darauffolgenden jedoch viermal; Fische erhalten sie in einer Woche zweimal, in der kommenden Woche jedoch nur einmal; weiterhin gibt es wöchentlich einmal Fleisch-Konserven (tinned meat), Fleisch- oder andere Suppen dreimal, Reis und Milch zweimal in der Woche.

Zur Erwärmung der Anstalt dienen offene Kamine und Warmwasserheizung; mit Wasser wird die Anstalt durch die *Glasgower* Wasserwerke versorgt.

Der *Lunacy Inspector* beschreibt lehrreich die Aufnahme der Kranken: Zur Aufnahme dient ein besonderes Zimmer, eingerichtet wie ein gewöhnliches ärztliches Ordinationszimmer. Beim Empfang des Kranken sorgt hier der Arzt, daß die Angaben der Angehörigen über den Patienten notiert werden. Nach dieser Ausfrage bekommt der Kranke, wenn es sein Zustand erlaubt, in dem anstoßenden Zimmer ein Bad, wo er auch Gelegenheit findet, mit dem Wartepersonal bekannt zu werden, bevor er noch das Mindeste vom eigentlichen Anstaltsleben erfährt. Nach dem Bade legt er sich in ein bequemes Bett, wo dann der Arzt ihn körperlich untersucht und zugleich die Behandlung vorschreibt. — Dieses Verfahren kann nicht hoch genug geschätzt werden, und es ist zweifellos, daß eine solche Behandlung auch auf das Personal eine vorzügliche Wirkung ausübt.

Zwischen dem Wartepersonal und Kranken besteht auf der Männerabteilung ein Verhältnis von 1 : 11 und bei den Frauen 1 : $10^1/_3$, was auch genügend ist, denn die Wärter sind gut, verstehen ihre Sache und *kommen ihren Verpflichtungen mit Lust und Liebe nach.* Tatsächlich ist dies die einzige Möglichkeit, die Wärterfrage zu lösen; übrigens sichert sich die Anstalt ältere Wärter durch Familienhäuser und hat somit immer einen Stab für die Erziehung einer jüngeren Generation. Auf der klinischen Abteilung (dem sogenannten Hospize) der Männer versieht eine geprüfte Krankenpflegerin nebst 3 Wärterinnen den Dienst; ihre Gegenwart ist, da ihre Pflege vollkommener und freundlicher ist, auf die Kranken von der besten Wirkung. Die Räume sind

[1]) 1 Ounze (oz.) = circa 28 g.

äußerst rein gehalten und geschmackvoll eingerichtet; um 8 Uhr abends werden die Wärterinnen durch den Nachtwache haltenden Wärter abgelöst. Im Jahre 1898 hatten die 459 Kranken 5 *Nachtwärter* und zwar 3 auf der klinischen Abteilung und 2 im Hauptgebäude; von den 3 waren 2 bei akut Erkrankten oder Neuaufgenommenen. Im Hauptgebäude war einer den Epileptikern und sonstigen, ständige Beaufsichtigung erheischenden Kranken zugeteilt, der andere hatte in den übrigen Räumlichkeiten die Runde zu machen und dabei besonders die Unreinen zu beaufsichtigen.

Al. Robertson, der „Consulting Physician“ der neuen Anstalt, erwähnt in dem Berichte interessante Tatsachen über die Vergangenheit der Irrenpflege im *Glasgower Bezirk*. Er war früher Chefarzt im *Parochial Asylum* der *Glasgow-City*.

Vom Jahre 1858 bis 1897, zu welcher Zeit die Anstalt geschlossen wurde, kam unter der zwischen 248 bis 325 schwankenden Zahl von Kranken kein einziger Fall von suicidium oder homicidium vor, und wahrscheinlich gilt dasselbe für die früheren Zeiten der Anstalt, ein Erfolg, der gewiß in der Geschichte des Anstaltswesens einzig dasteht; ebensowenig kam ein Fall von Schwängerung vor. Während der letzten 25 Jahre waren weder die Fenster noch die Feuerherde vollkommèn geschützt. *Seit dem Jahre 1858 wurden keinerlei Zwangsmittel angewendet*, nur hier und da, in Zwischenzeiten von mehreren Jahren, wurden bei besonders selbstmordgefährlichen Kranken Canevashandschuhe angewandt, ohne daß dabei die Hände gefesselt wurden. Es konnten Jahre vergehen, bevor eine gänzliche Isolierung vorgenommen werden mußte, *und diese ausgezeichnete und auch vom Standpunkte der Therapie gewiß bedeutsame Leistung konnte bei einem Wartepersonal von 1 : 15,8 erreicht werden.*

Auf die Frage, wie ein solcher, auch von Unglücksfällen freier Zustand in der Anstalt erreicht werden könnte, antwortet *Al. Robertson* folgendes: „*Die Kranken werden sorgfältig individualisiert, ihre Neigungen und Fähigkeiten studiert und die Verfügungen so getroffen, daß gefährliche Situationen vermieden werden. Die Wärter werden mit besonderer Sorgfalt instruiert: ihr Benehmen sowie jede Maßnahme gegenüber den Kranken muß gänzlich frei sein von Roheiten. Keine einzige Klage von seiten der Patienten blieb ohne Untersuchung, und wenn die Klage be-*

gründet war, konnte sogar mit der Entlassung des Beschuldigten vorgegangen werden, wozu jedoch nur selten ein Grund vorhanden war. Ein rücksichtsvolles Vorgehen gegenüber Erregungszuständen und Äußerungen über Sinnestäuschungen bei den Kranken wird durch Belehrungen und durch gutes Beispiel des älteren Personals auch den Jüngeren beigebracht.

Auch das Komitee der Anstalt (asylums board) hat nach dieser Richtung viel Verdienste; es sorgt seit etwa 30 Jahren durch Ausschmückung der Räume und Belebung der Wandflächen für die Wohnlichkeit der Anstalt. Selbst auf der Abteilung für Unruhige sieht man Spiegel, eingerahmte freundlich anmutende Bilder und andere interessante Dinge aufgehängt — und doch sieht man sehr selten, daß auch nur ein Stück demoliert würde. *Dies alles übt nicht nur an sich einen guten Eindruck auf die Kranken aus, sondern es kommt durch die Empfindung des in sie gesetzten Vertrauens ein Zug von Gesundheit und Aufmunterung in die ganze Behandlung; das City Asylum ist durch diese Umgestaltung der Abteilung für Unruhige zu einem freundlichen Heim anderen ähnlichen Anstalten überlegen.*

In dieser *Musteranstalt* kostete ein Kranker seit dem Jahre 1876, die Renovierungen und Zinslasten eingerechnet, im Durchschnitt 8 sh pro Woche, somit weniger als in manchen Winkelanstalten. *Robertson* hat auch, was das „Boarding out system" anbelangt, weit zurückreichende Erinnerungen und erwähnt, daß *Gartmore* zu einem Mittelpunkt dafür geworden ist, doch blühte es auch in *Airshire* und in der Nachbarschaft von *Lanark*. Er bemerkt, daß mit den 272 hinausgegebenen Kranken keine nennenswerte Unannehmlichkeit vorkam; bei vielen wurde eine Besserung konstatiert, einer genas und einer wurde den Angehörigen übergeben. „*Das Leben ist in einem einfachen Landhause natürlicher und heimähnlicher als in der palastartigen Anstalt.*"

Robertson hält das „Boarding out system" selbst dann noch für günstig, wenn die täglichen Auslagen hierfür so hoch wären wie in der Anstalt, denn die Anstaltsbauten und Einrichtungen würden immerhin erspart.

Aus dem Haushaltskonto der Anstalt für die Jahre 1898 und 1902 will ich bei einer Durchschnittszahl von 313 Patienten folgende Auslagen anführen.

	1898	1902	per Kopf (1902)		
Verköstigung	3891 £	— £	— £	— sh	— d
Tabak	78 „	99 „	0 „	3 „	¼ „
Bekleidung	1984 „	1093 „	1 „	13 „	1½ „
Schuhe	106 „	159 „	0 „	4 „	10 „
Ärztliche und chirurg. Instr.	111 „	151 „	0 „	4 „	7¼ „
Heizmaterial	791 „	1346 „	2 „	0 „	9½ „
Elektrische Beleuchtung	358 „	34 „	0 „	1 „	0 „
Zerstreuung der Kranken	162 „	—	—	—	—
Bibliothek	75 „(!)	—	—	—	—
Wäsche	92 „	266 „	0 „	8 „	1 „
Für Möbel	—	377 „	0 „	11 „	5¼ „
Für Farm und Garten	—	2218 „	3 „	7 „	2½ „
Gehalt und Honorare	—	4333 „	6 „	11 „	4 „

Die Insassen der Anstalt vermehrten sich im Jahre 1902 auf 587; aufgenommen wurden 262, entlassen 214, verstorben sind 52, *40,8% wurden geheilt.* Unter den Aufgenommenen waren 22 *Paralytiker*, wogegen, wie ich es bereits erwähnte, in *Aberdeen* unter 304 Kranken nur 8 Fälle von *Paralyse* vorkamen.

Der gewesene Direktor der Anstalt klagte darüber, daß die Angehörigen immer mehr und mehr selbst mit gebrechlichen Greisen die Anstalt aufsuchen, wogegen er es lieber sehen würde, wenn die sich freiwillig Meldenden (*Voluntarily inmates*) zunehmen würden. Auch macht er darauf aufmerksam, *daß eine Aufnahme von als geisteskrank geltenden Personen in Anstalten, welche keine Irrenanstaltsorganisation besitzen, zu Mißbrauch führen kann*, und daß man nur solche Leute in Krankenhäuser schicken dürfte, die noch nicht für „geisteskrank“ erklärt werden könnten. Meiner Ansicht nach wäre dies jedoch verfehlt, denn die Beurteilung und Heilung gerade solcher Kranker ist sehr schwierig und erfordert großes psychiatrisches Können und Übung, weshalb solche Kranke nicht in allgemeine Krankenhäuser, sondern in die Nervenabteilungen der Irrenanstalten gehören.

Unter den Kranken von *Gartloch waren im angeführten Jahr die meisten infolge des Alkohols erkrankt, hierauf folgten an Zahl die Erkrankungen infolge von Syphilis und der Pubertät. Von den 262 aufgenommenen Fällen sind 99 (37%) durch Trunksucht entstanden und in 89 Fällen konnte diese als wahrscheinliche, wenn auch nicht als unmittelbare Ursache angeführt werden*;

in 85 Fällen war eine vererbte Neigung zum Trinken vorhanden.

Prozentuell war die *Sterblichkeit 9,1*; 52 oder 92,3 % der Gestorbenen wurden seziert, 15 Kranke sind an der *Paralyse* und 10 an der *Tuberkulose* verstorben.

Aktiv Tuberkulose wurde bei 35,7 %, *latente* bei 19 % der Verstorbenen vorgefunden, bei 23,8 % konnten pleuritische Verwachsungen konstatiert werden; somit ist das Ergebnis der *von Tuberkulose Geheilten 42,8 %*.

23 % der Kranken (83 Männer und 54 Frauen) durften auf ihr gegebenes Wort frei herumgehen, worunter 9 wortbrüchig wurden. Von 13 Entwichenen wurde der Name von *vieren* aus der Liste gestrichen, jedoch kamen hiervon zwei neuerlich in die Anstalt zurück. Ein Kranker brach sich bei dem Sprunge aus einem Fenster das Bein.

Die Anstalt wurde eine Zeit hindurch wegen der in *Glasgow* herrschenden *Smalpox* für die Besucher gesperrt.

Beschäftigt wurden von den Männern 55 %, darunter der größte Teil bei den Erdarbeiten für den Bau des Sanatorium und zur Ausfüllung einer Bodenvertiefung vor dem Hauptgebäude.

Die Anstalt hatte so viele Neuaufnahmen, daß sowohl auf der Männer- als auch der Frauenabteilung je ein neues Schlafzimmer für die Beobachtung eingerichtet werden mußte. Die *Epileptiker* wurden gesondert untergebracht, auch wurde ein besonderer Speisesaal für sie eingerichtet, so daß ihnen eine besondere Diät verabreicht werden konnte und für die Überzähligen in den Speisesälen Platz gewonnen wurde.

Die Wärterinnen haben durchschnittlich täglich 10 Stunden Dienst; auch dürfte es von Interesse sein, daß, wie ich beobachtete, das Personal in dieser Anstalt jede 6. Woche von Freitag abend bis Dienstag früh *dienstfrei* ist, wodurch man sich gesundes und zufriedenes Wärterpersonal zu erhalten hofft. Ein solches Vorgehen kann bei verheirateten Wärtern nur gebilligt werden.

Im Jahre 1901 wurde in der Anstalt *Miss Dr. Mary Hannay* für Pathologische Anatomie angestellt. Die Wärter und Wärterinnen hatten systematischen Unterricht, sechs der weiblichen und zwei der männlichen hatten die Wärterprüfung bestanden. *Miss Colder hielt Vorträge mit Demonstrationen über die Herstellung von Krankenkost.* Zur Weiterentwicklung der Anstalt wurde der Bau einer neuen Farm geplant, außerdem die Errichtung einer Siechenabteilung, wie ich eine solche in *Dumfries* gesehen habe. Eine Abteilung als Durchgangsstation wurde auch geplant, wie dies bereits *Oláh* vorschlug und eine solche in Paris bereits vorhanden ist, um zu versuchen, ob die zur Entlassung oder für die Familienpflege Vorgeschlagenen sich hierfür eignen. Durch diese Neubauten würde der Krankenbestand bis auf 830 anwachsen, welche Zahl um so weniger überschritten werden dürfte, als weder die Küche noch die Lagerräume und die übrigen zentralen Betriebseinrichtungen für eine größere Zahl ausreichen würden.

Die Mitglieder der *Brabazon-Society*, welche die Irrenanstalten besuchen, um die Kranken zu zerstreuen und zu unterrichten, übten ihre nützliche und edle Tätigkeit auch hier aus.

Eine sehr große Zahl der Kranken besuchte die Kirche und zwar an dem Sonntage vor dem Besuche des Lunacy-Inspektors 318.

Schließlich will ich noch anführen, daß die *Anstaltsökonomie* im Jahre 1902 folgende Rohmaterialien produzierte:

Butter im Werte von	51	£
Gehacktes Fleisch	1228	„
Eier	74	„
Frisches Obst	22	„
Grüne Gemüse	131	„
Hafermehl	26	„
Kartoffeln	186	„
Geflügel und Wildbret	60	„
Abgerahmte Milch..........	2	„
Vollmilch	956	„
zusammen ..	2736	£

Diese Produkte hatten beinahe den ganzen Bedarf der Anstalt gedeckt.

Die Ökonomie hatte ....10 gewöhnliche Pferde,
1 Brougham-Pferd,
30 Ayshire-Kühe,
13 Jungvieh,
2 Kälber,
54 Schweine
387 Stück Geflügel;

insgesamt hatte die Ökonomie — ohne den Boden und die Gebäude — einen Wert von 2197 £.

Woodilee.

Von Glasgow aus fuhr ich nach der Station *Lenzie*, um die berühmte Anstalt in *Woodilee* in Augenschein zu nehmen; es ist auch dies ein Parochial-Asylum, ebenfalls für Arme. *Lenzie* ist ein überraschend reines Städtchen. Die Anstalt selbst liegt auf einem Terrain von 900 acres, $^3/_4$ Meile von der Station entfernt.

Neben dem schönen Gittertor wohnt ein verheirateter Wärter mit einigen ihm anvertrauten Kranken.

Die Anstalt liegt weit drin im Parke und ein prächtiger, durch blaßgelbe Stiefmütterchen hübsch eingesäumter Weg führt an Rasenplätzen und Kandelabern (elektrische Beleuchtung, unterirdische Leitungen) vorbei dorthin.

Auf einem Hügel, von wo aus sich überallhin ein freier Ausblick eröffnet, wurde das Hauptgebäude errichtet. Nach Nordost zieht sich die Eisenbahnlinie, auf welcher täglich etwa 200, somit viertelstündlich etwa 2 Züge dahinrollen. Abgesehen von der Nähe dieses, übrigens in Schottland ganz gewöhnlichen Eisenbahngepolters, ist die Anstalt vollkommen ruhig gelegen, weder der Lärm der Stadt noch die Nähe von Fabriken verursachen eine Störung.

Die Kranken dürfen auf den schier endlosen und uneingezäunten Rasenplätzen nach Belieben sich lagern und werden selbst durch den regen Pulsschlag des Lebens, die durchfliegenden Eisenbahnzüge nicht gestört.

Im Jahre 1887 waren 20 acres Land als Erholungsstätte für die Kranken bestimmt; ein Zertreten des Rasens, wie ich dies in einigen französischen Anstalten sah, wäre hier ganz ausgeschlossen. Einige Teile des Gartens, so die Umgebung einer Brücke, die über einen Teich führt, wäre ein dankbares Motiv für einen Landschaftsmaler.

Das Hauptgebäude ist im schottischen Barony-Stil mit zwei, durch halbkugelförmige Kuppeln überdeckte Türmen erbaut.

Nach *Tuckers* Angabe wurde die Anstalt im Jahre 1875 eröffnet. Der Bau und die Einrichtung kostete 150 000 £, sie hat sich aber seitdem bedeutend entwickelt. — Ein äußerst intelligenter, ernster, typisch-schottischer Kollege führte mich durch die Anstalt. — Sie ist mit großer Raumverschwendung und einem im Vergleich mit kontinentalen Anstalten auffallenden Luxus eingerichtet. Die Wände der Korridore wie auch der inneren Räume sind bis zur Hälfte mit Majolikaplatten oder Täfelung bedeckt und oberhalb derselben schön tapeziert; im Mitteltrakt des Hauptgebäudes liegt der große Speisesaal, worin 600 Kranke speisen, und zwar auf einer Seite die Frauen, auf der anderen die Männer, das Pflegepersonal in der Mitte. Die Tische sind mit weißem Leinen gedeckt, mit Eßbestecken, Gläsern und allem Nötigen versehen, was nur auf einem gutbürgerlichen Tische Platz findet; acht Kranke sitzen an jedem Tische; die Mahlzeit dauert ½ Stunde, zuerst speisen die Kranken, nachher das Personal, jedoch bleiben die Kranken während dieser Zeit auf ihren Plätzen.

In der unmittelbaren Nähe des Speisesaales befindet sich die große, helle und äußerst reine Küche. Die Kessel sind in die Mitte gestellt, wodurch die Fensterseiten zur Verrichtung von Küchenarbeiten freigehalten werden.

Die Tagesräume liegen im Hauptgebäude ebenerdig, die Schlafsäle in den Stockwerken. In den Wohnräumen sieht man Klaviere, bequeme Ruhestühle, Blumenvasen und Arbeitstische; bei den nach englischem Muster eingerichteten Fenstern bestehen die unteren Teile aus einer einzigen großen Glasscheibe, und es kommt, obwohl ich auch eine Mitteltür mit quadratmetergroßer Glasscheibe sah, Einschlagen von Fenstern nur äußerst selten vor, was darauf hindeutet, daß die Schonung der Fenster den Kranken ebenso angewöhnt werden kann, wie das Einschlagen; Ähnliches habe ich auch in *Dumfries* erfahren können, wo gleichfalls anstatt kleiner Scheiben größere verwandt wurden und dennoch ein viel geringerer Fensterschaden vorkam.

Man muß eben vom Tore angefangen bis zum Wohnzimmer alles vermeiden, was an Zwang erinnert, dann werden auch die Kranken viel weniger Lust zu Gewalttätigkeiten fühlen und äußern. Die Zeiten sind vorbei, wo selbst Psychiater den *Restraint* in Ketten und Isolierzellen mit ansahen, diese freie und liberale Auffassung offenbarte sich in Schottland merkwürdigerweise schon bei Erbauung und Einrichtung der älteren Anstalten.

Um die Kranken außer den Freuden ihrer anheimelnden Wohnzimmer noch andere gesellschaftliche Zerstreuungen genießen zu lassen, werden in einem 37 Fuß breiten und langen, mit einem schönen schmiedeeisernen elektrischen Kronleuchter versehenem Saale Unterhaltungen, Konzerte und Theatervorstellungen arrangiert, im Winter spielt sogar jeden Sonnabend eine aus Wärtern und Kranken zusammengestellte Kapelle zum Tanze auf.

In der kleinen gotischen Hauskapelle wird täglich ein Gottesdienst abgehalten, woran regelmäßig auch der Direktor teilnimmt.

Die einzelnen Teile der Anstalt sind durch dunkle und schlecht ventilierbare Gänge verbunden, doch werden diese neuerlich durch offene, verandenähnliche Kommunikationswege ersetzt, wo dann die Kranken, selbst bei ungünstiger Witterung, spazieren gehen können.

In den Schlafzimmern sind durchschnittlich elf tadellos reine, mit Nachttischchen und Nachttöpfen versehene lackierte Weichholzbetten in zwei Reihen aufgestellt; überall offene Kamine, — daß die Fenster ohne Gitter sind, brauchte ich eigentlich gar nicht zu erwähnen. Es sind viele (nach *Letchworth* schon im Jahre 1887 114) kleine Zimmer mit einem Bett vorhanden, wo die heiklen oder durch ein eigenes Zimmer ausgezeichneten Kranken wohnen. Wie in Skandinavien sah ich auch hier mit Klappdeckeln versehene, torfstreuende und trotzdem riechende Nachtstühle; auf einem Korridor sah ich für die Kleider der Kranken besondere Schränke, welche ich für sehr praktisch halte.

In einem Beobachtungszimmer waren Turteltauben im Käfig, im Tagesraume sehr viele Bilder, an anderen Stellen wieder prächtige Kamelien zu sehen.

Die chronisch Erkrankten sind in einem besonderen, zwei Stock hohem Gebäude untergebracht, doch ist selbstredend auch eine Lazarettabteilung vorhanden und neuerdings wurde aus Corrugated iron ein *besonderer Pavillon für Lungenkranke* errichtet mit Veranden an drei Seiten, auf welche die Kranken nebst ihren Betten hinausgeschoben werden können. Ein besonderes Haus als *Aufnahmeabteilung* wird erbaut, wohin alle Kranken unmittelbar nach der Aufnahme kommen

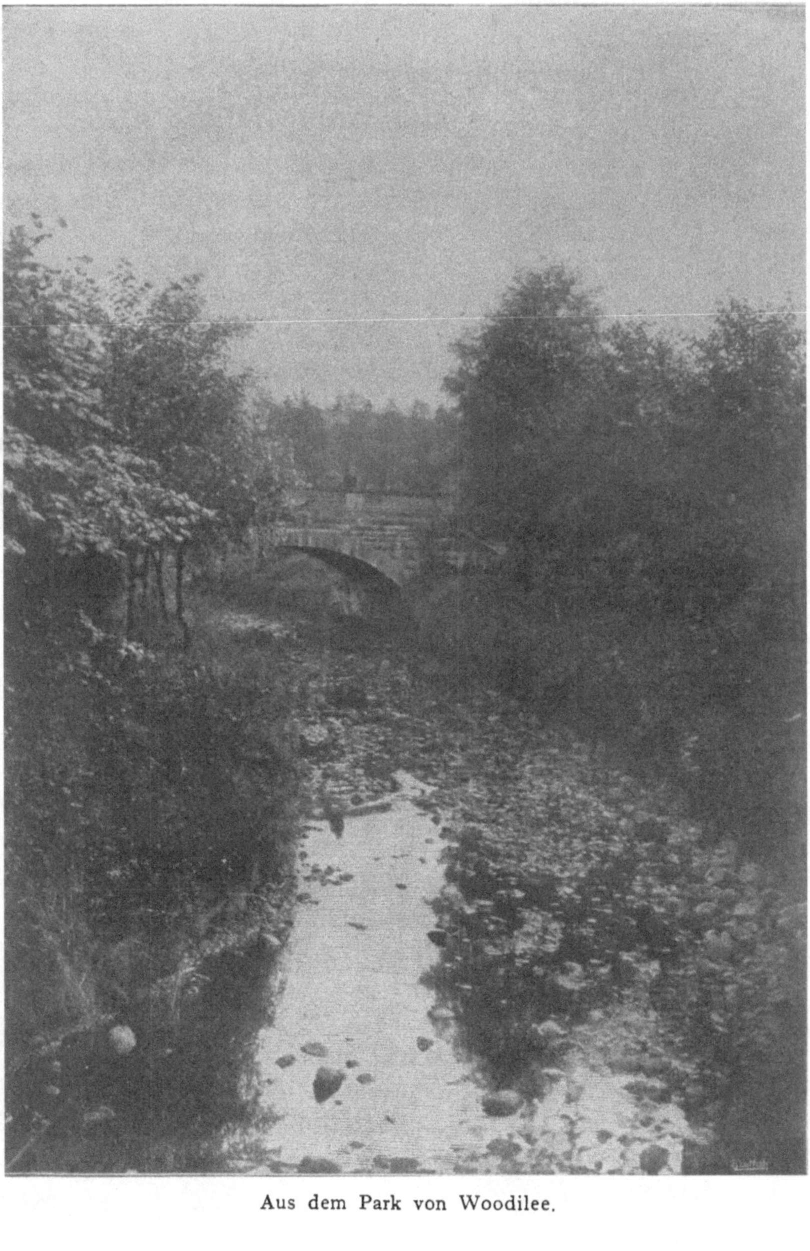

Aus dem Park von Woodilee.

und von wo aus sie dann später in der Anstalt verteilt werden.

Vor dem Pavillon der Lungenkranken sah ich ein eigentümliches, mit wasserdichtem Stoff verdecktes *Zeltbett*, doch glaube ich kaum, daß dies eine gründliche Lüftung zuläßt, weshalb ich die gewiß auch billigeren, ins Freie schiebbaren und mit Sonnenschirmen versehenen Betten in *Gartloch* viel zweckentsprechender finde.

Aus all dem ist ersichtlich, daß auch in Schottland der Freiluftkur große Bedeutung beigemessen wird.

(In der Irrenabteilung des Krankenhauses zu Gyula hatte ich die Zelttherapie [Tent care of Insane] im Jahre 1903 schon eingeführt und als ausgezeichnet befunden.)

Vor einigen Jahren wurde in *Woodilee*, 500 Yards entfernt von dem Hauptgebäude, auch eine *Abteilung für Idioten* erbaut und hierfür eine besondere Küche geplant, deren Einrichtung jedoch unterblieb; die Kosten waren pro Bett 343, insgesamt 12 000 £. Hierüber teile ich *Clifford Smiths* Ansicht, daß die schwachsinnigen Kinder ein bescheideneres Gebäude ebenso gewürdigt hätten. Dies Haus der Idioten ist ungemütlich und leblos, womit man dem Stumpfsinn der Insassen gewiß nicht mit Erfolg entgegenwirkt; es gehörten an die Wände Bilder für den Anschauungsunterricht, um das Gebäude herum Gärten für die Spielenden, überall müßten die Mittel zu einem zielbewußten konsequenten Idiotenunterricht vorhanden sein, etwa wie in *Bicêtre* und *Dalldorf*. Luxuriöse Gebäude sind nur für den Bauunternehmer und für den Photographen von Nutzen oder dienen in vielen Fällen bloß zur Befriedigung persönlicher Eitelkeiten.

Für die *Beschäftigung* von arbeitsfähigen Kranken ist in *Wodilee* reichlich gesorgt. In dem Raume für Wäschebügeln arbeiten 40 Frauen, hier sah ich auch für die Bügeleisen einen besonderen Ofen, doch können die Eisen auch mit Leuchtgas erhitzt werden.

Die Mitglieder der *Brabazon Society* wirken auch hier segensreich und beschäftigen wöchentlich 50 bis 60 Kranke; das Erscheinen dreier intelligenter Damen übt nicht nur auf die einzelnen Kranken eine sehr gute Wirkung aus, sondern sie erheitern das ganze Haus. *Letchworth* schreibt, *daß mit den arbeitenden Kranken auch die momentan zur Arbeit Unfähigen mitgehen, um damit eventuell zu erreichen, daß auch diese langsam Lust und Fähigkeit zur Arbeit gewinnen.*

40 Kranke sind auf der Farm beschäftigt, deren Gebäude mit übertriebenem Luxus im gotischen Stile errichtet ist. Die von der Arbeit heimkehrenden Kranken wechseln ihr Schuhwerk [1]), die benützten Schuhe kommen auf geschickt konstruierte Eisengitterhalter. Die Arbeiter können in den prächtigen Bädern der Anstalt Fußbäder nehmen, wozu übrigens allem Anscheine nach in allen schottischen Anstalten Gelegenheit geboten ist. In den Stallungen der Farm wird das Vieh aus Zementbehältern gefüttert und die Schweine liegen auf reichlich bestreutem Beton. — Während meines Dortseins war der Viehstand 63 Kühe, 9 Lastpferde, 3 Ponys und 150 Schweine.

In der Geflügelzüchterei „*poultry farm*“ wohnen acht Kranke bei der Familie eines Wärters und in einem anderen Gebäude wohnen ebenfalls unter der Obhut einer Familie zwei Frauen und zehn Männer; für diese wird auch hier gekocht und auch die Heizung ist von der Zentrale unabhängig. *Clifford Smith* bemerkt hierzu: „*an ideal home for working patients*“.

Als wir in die Nähe der Farm kamen, wurde ich durch einen Hof mit einer 2 m hohen Umfassungsmauer überrascht, doch verschwand meine Bestürzung, als mein Begleiter lächelnd bemerkte, daß dies nur die Behausung für den „Stier“ sei.

In anderen Ländern fürchtet man sich zwar etwas weniger vor Bullen, aber um so mehr hält man die Geisteskranken für gefährlich und man hält sie in manchen Anstalten hinter doppelt so hohen Mauern wie die des Stierstalles in *Woodilee.* Sogar in einem großen, neuen und modernsten Stile erbauten Privatsanatorium wurden käfigartige Gärten errichtet, die eher für eine Menagerie gepaßt hätten, und es wurden von Dachdeckerlehrjungen Versuche gemacht, ob ein Entweichen aus denselben möglich wäre. Meiner Meinung nach wäre eine solche Einrichtung nur dann am Platze, wenn man darin tat-

---

[1]) In der Irrenanstalt zu *Tokio* erhalten die Kranken bei der Heimkehr statt ihren Stiefeln Strohpantoffeln; in Europa resp. auf dem Kontinente werden kaum so hohe Ansprüche an die Reinlichkeit gestellt.

sächlich nur Dachdeckerlehrjungen einsperren wollte. Geisteskranke kann man durch menschliche Behandlung mit viel milderen Mitteln und ohne Drahtumzäunung halten, ja sogar leichter *heilen*.

In Woodilee werden umfangreiche wissenschaftliche Arbeiten gemacht; mein Begleiter zeigte mir von einem Falle von pseudohypertrophischer Paralyse eine durch Sudanrot gefärbte sehr schöne Fettentartung. Die Hörer der Glasgower Universität kommen hierher, um Psychiatrie zu hören und haben dabei freie Eisenbahnfahrt. Zum Zwecke des Unterrichtes gibt es eine besondere klinische Abteilung, wo die Krankengeschichten in feinem Ledereinband an jedem Bette angebracht sind; es ist auch ein schönes kleines *anatomisches Museum* nebst photographischer Einrichtung vorhanden.

Das Pflegepersonal scheint von hervorragender Qualität zu sein, *die Kranken des Männerhospitales werden von jungen intelligenten Damen gepflegt.* Für 110 Wärterinnen wurde ein besonderes Heim erbaut und für die Wärter hat man Familienwohnungen errichtet. In den Jahren 1901/1902 wurden 14 solche neue Cottages gebaut [1]); im selben Jahre erhielten die Wärter ein Billard und die Wärterinnen ein Gesellschaftsspiel.

Für die Grundsätze der Instruktion des Pflegepersonals ist charakteristisch, was *Letchworth* von dem damaligen Direktor *Rutherford* zitiert: „The most difficult as well as the most important part of asylum work is for the attendants to learn the peculiarities of patients", was wohl bedeutet, daß auch die Wärter den Seelenzustand der Kranken genau kennen sollen und sie nicht als dumme Automaten ansehen sollen. In demselben Buche finde ich, *daß die Nachtwärter darüber zu unterrichten sind, wie man bei den, sonst die ganze Nacht ruhe- und schlaflos zubringenden Kranken den Eintritt des Schlafes oft durch freundliche Worte sehr erleichtern und somit auch der durch Schlaflosigkeit hervorgerufenen Unruhe am folgenden Tage vorbeugen kann.* Die Wärter müssen wissen, daß die ängstlichen Kranken durch häufiges Erscheinen oder durch ständige Anwesenheit des Nachtwärters beruhigt werden können.

---

[1]) Hier bekommen die einzelnen Familien je 2 Zimmer, Küche, Kammer, Bad, Keller und Garten.

Letchworth beschreibt die lehrreiche Hausordnung wie folgt:

um	½6	Uhr:	aufstehen, waschen, Betten lüften;
„	½7	„	die zur Arbeit Bestimmten gehen nach den Werkstätten, Küchen oder ins Freie;
„	½8	„	Frühstück der Wärter, 8 Uhr der Kranken;
„	½9	„	Morgengebet in der Kapelle;
„	9	„	Besichtigung der arbeitenden Kranken, die später ihre Arbeitsstätten aufsuchen; allgemeiner Beginn der Arbeit;
„	½11	„	ärztliche Visite;
„	10—11	„	Ausgabe der besonders bestellten Kost u. dgl. aus Küche und Magazin;
„	12	„	verteilt der Oberwärter die Medikamente;
„	1	„	kommen die Arbeiter aus den Werkstätten und reinigen sich zu Tisch;
„	1^{20}	„	Mittagstisch;
„	2	„	beginnt wieder die Arbeit und währt bis 6 Uhr abends;
„	6^{20}	„	wird das Abendbrot aufgetragen, 20 Minuten später für die Wärter;
„	½8—8	„	geht man zu Bett, wonach dann die Türen abgesperrt und das Licht ausgelöscht wird. Zweite Visite der Ärzte;
„	8	„	treten die Nachtwärter ihren Dienst an und um
„	10	„	müssen auch die Wärter zu Bett sein und ihre Lampe ausgelöscht haben.

Die nicht arbeitenden Kranken müssen täglich mindestens 2 Stunden im Freien zubringen.

Woodilee ist auch in der Geschichte der Psychiatrie berühmt als eine der ersten Anstalten, die das „open door system“ und das Prinzip des „*no restraint*“ eingeführt haben und dient in diesen Punkten noch heute als Vorbild.

Dr. Rutherford sagte, daß eine Vermeidung des Zwanges auf die Kranken von guter Wirkung ist, denn sie finden so mehr Veranlassung zur Selbstbeherrschung und außerdem wirkt nichts aufregender als ein übertriebener Zwang. Konflikte mit den Wärtern kommen zum größten Teile nicht im Freien, sondern inner-

halb der Anstaltsmauern vor. Beim Opendoorsystem kommen nicht mehr Entweichungen vor, als in den alten, geschlossenen Anstalten. (Zitiert von *Letchworth.*) Diese Erfahrungen fanden seitdem in der ganzen Welt Bestätigung.

Rutherford, der gegenwärtige Direktor von *Dumfries,* bemerkt ferner, daß *nichts zur Kräftigung des Gehirnes mehr beiträgt als Beschäftigung im Freien und reichlicher Genuß frischer Luft*; in seiner Anstalt nimmt der Gebrauch von Spirituosen ab, auch Bier wird nicht mehr systematisch verabreicht, dagegen werden täglich 40 Gallonen (à 4,54 Liter) Milch verbraucht; beruhigende oder narkotische Medikamente werden nur ausnahmsweise verordnet.

Wo ein solcher Geist in einer Anstalt herrscht, ist es nicht zu verwundern, wenn alle Besucher ihre Anerkennung äußern. *Tucker* schreibt: „*the accommodation is the best I have seen in Scotland.*"

Ein Inspektor berichtet: „Man hörte keine Klagen der Kranken, es war weder Lärm noch Aufregung bemerkbar; überall sah ich musterhafte Ordnung." — Selbstredend ist eines dieser Dinge ohne das andere nicht denkbar. — Dies alles kann ich aus vollster Überzeugung und mit tiefgefühlter Anerkennung selbst bestätigen.

Woodilee gehört heute noch zu den besten Irrenanstalten der Welt, glücklich zu preisen ist das Volk, dessen Leiden durch solche Hilfe gelindert werden.

Ich will noch *aus dem Berichte der Anstalt vom Jahre 1902* einiges erwähnen. Auf dem Titelblatt steht das Leitwort der Anstalt: „*Protegere et sustinere*". Als Direktor fungiert *Hamilton Mark,* dem drei Medical-Officers und sechs med. Clerks behilflich sind; die letzteren sind Hörer der Medizin im letzten Semester und müssen (!) ein halbes Jahr in einer Irrenanstalt Dienst tun; sie wohnen in der Anstalt, *und da sich sehr viele melden, so können nur die Allerbefähigtesten ausgewählt werden.* Beneidenswertes Schottland! Der frühere Direktor von Woodilee blieb — nach schottischer Sitte — auch nach seiner Pensionierung als beratender Primarius im Verbande der Anstalt.

Der Krankenbestand war: 856 Erwachsene und 26 Imbezille unter 18 Jahren, 193 wurden entlassen, verstorben sind 76 (8.8% der Gesamtzahl); *geheilt wurden 38 · 28%.*

Da das Grundstück von 455 acres nicht mehr genügte, wurden für den Bedarf der Küche 296 acres neues Terrain erworben.

Der Bericht erwähnt ferner, daß der alte Kaplan der Anstalt und der Anstaltsschuster verstorben sind und rühmt gleichzeitig bei beiden, daß sie seit dem Jahre 1875 im Dienste der Anstalt gestanden hatten. Die Arbeit und die Treue der beiden wurde im gleichen Maße gewürdigt.

Die Kranken des Aufnahmebezirkes *Glasgow* werden wöchentlich abwechselnd den beteiligten Anstalten *Woodilee* und *Gartloch* zugeführt. Unter den aufgenommenen Kranken ist jeder fünfte schon einmal in einer Irrenanstalt gewesen, was jedoch durchaus nicht beweisen will, daß die Geisteskranken nur selten gänzlich geheilt werden, sondern dafür spricht, daß die Geistesgestörten aus der Anstalt leicht herausgenommen und nötigenfalls leicht wieder zurückgebracht werden können. Der Entlassungsmodus der Anstalt ist gut und sie hat auch genügend freie Plätze.

Auch in Woodilee war in den meisten Fällen die Ursache der Geistesstörung Trunksucht, und zwar bei 20,4% der Aufgenommenen, welches Ergebnis gewiß noch größer wäre, wenn das *Delirium tremens* in *Schottland* nicht in den Armenhäusern behandelt würde. Die Epileptiker (5.8%) erkranken sehr oft infolge Trunksucht in der Aszendenz. Bei 12,2% der Aufnahmen lag senile Geistesstörung vor. — Es ist interessant und leicht verständlich, daß durch die Behandlung des Delirium tremens in anderen Anstalten die Statistik der Heilungen der Irrenanstalten ungünstig beeinflußt wird.

Auf dem Wege des „*boarding-out*" wurden 26 Kranke bei Familien untergebracht, was nicht nur ökonomisch ist, sondern die Anstalt vor Überfüllung schützt. Seit der Einführung dieses Systems wurden 375 Kranke bei Familien untergebracht, von ihnen kehrten 35 Männer und 75 Frauen in die Anstalt zurück; verstorben sind 43, geheilt wurden 32! In Familienpflege blieben — wie wir sehen werden ohne organische Verbindung mit der Anstalt — 171 Kranke. Die Erklärung dieses vorzüglichen Erfolges findet man einerseits darin, daß die Inspektoren des Armenwesens unter den zur Aufnahme von Kranken sich meldenden Familien strenge Auswahl treffen, andererseits aber darin, daß die Gutshöfe und Familienhäuser der Anstalt einen geeigneten *Übergang zwischen Asylum- und Boardingoutsystem* bilden. — Eine solche tatsächlich ideale Irrenpflege habe ich nur noch in Uchtspringe und Mauer-Oehling gefunden.

Unter den 76 Verstorbenen (8,8% des Krankenbestandes) sind 10 an Lungentuberkulose gestorben, 21 hiervon hatten 60 Jahre überschritten; unter den verstorbenen Männern waren ein Drittel *Paralytiker*.

Was die Speiseordnung anbelangt, so ist es lehrreich, daß die Kranken zum Mittagsessen Brot ad libitum bekommen, und daß laut Bericht der Inspektoren die reiche Abwechselung der Beköstigung in dieser Anstalt von keinem anderen Institut in Schottland übertroffen wird.

Die eifrige Leitung der Anstalt kümmert sich selbst noch *nach der Entlassung* um die Kranken. In Schottland hat sich die englische Sitte des „*After-care of insane*“ noch nicht einbürgern können. Der Direktor von Woodilee konnte aber dank der Freundlichkeit einer ungenanntsein wollenden Dame solchen Kranken Unterstützungen gewähren, oder entfernt wohnenden Verwandten der Kranken Reisegelder bewilligen, den ohne Broterwerber zurückgebliebenen Familien Hilfe senden, eventuell auch durch Beihilfen ermöglichen, daß Entlassene, wenigstens für den Anfang, Stellen ohne Einkommen annehmen konnten.

Für diejenigen, welche die Geisteskranken und deren Anstalten zur kulturellen Arbeit unfähig erachten, ist es gewiß lehrreich zu erfahren, *daß auf der Ökonomie der Anstalt zu Woodilee unter Mitwirkung von Fachleuten die Wachstumsvorgänge der Kartoffeln, Hafers und der Grasarten einem besonderen Studium unterzogen wurden.* Durch solche interessanten Versuche wird nicht nur der Geist der Anstalt sondern auch die landwirtschaftliche Tätigkeit der Kranken angeregt. Das Wartepersonal wurde die 6 Wintermonate hindurch unterrichtet; an diesem Unterricht beteiligten sich sämtliche Ärzte; 7 Wärter und Wärterinnen haben Diplome erworben. Während des siebenjährigen Bestandes dieser Schule wurden 21 Pflegern und 26 Pflegerinnen diese auch für ihr wirtschaftliches Fortkommen wertvollen Auszeichnungen zuteil; *im Kochen für Kranke wurde hier ebenfalls Unterricht erteilt.*

Die *Prüfungsfragen* waren folgende:

1. Was verstehen Sie unter reiner Luft, was sind deren Bestandteile und wodurch ist die ausgeatmete Luft verunreinigt?

2. Was verstehen Sie unter Becken, wie nennen Sie die Knochen, aus welchen dies besteht, und welche Organe sind dort untergebracht?

3. Was muß im Benehmen der Kranken beobachtet werden? Welche Umstände verursachen eine mangelhafte Funktion der Blase?

4. In welchen Fällen geschehen Selbstmordversuche? Unter welchen Umständen verüben die Patienten am meisten Selbstmord und wie müssen diese bewacht werden?

5. Zu welcher Art von Verletzungen neigen die Epileptiker? Wie kann man diesen vorbeugen?

6. Wie entsteht das Wundliegen, welche Umstände begünstigen es, und wie soll demselben vorgebeugt werden?

7. Was ist zu tun in Fällen von Hirnschlag, Ohnmacht oder Erstickungsgefahr?

8. Was muß bei der Pflege von Paralytikern oder Hilflosen besonders beobachtet werden?

9. Wie kann ein Entweichen der Kranken bemerkt und entdeckt werden? Welche Schutzmaßregeln sind bei impulsivem Morddrange zu ergreifen und was ist unter einer besonderen Beobachtung zu verstehen?

10. In wie viele Klassen können die Gifte im allgemeinen eingeteilt werden? Nennen Sie diese, und sagen Sie auch, was zu tun wäre, bevor der bereits benachrichtigte Arzt erscheint?

Das Pflegepersonal hat einen 9½stündigen Dienst, die Männer erhalten einen Urlaub von 17, die Frauen von 14 Tagen; wegen der Lohnverhältnisse kamen selten Änderungen vor; zwei Drittel der geprüften Wärter verließ die Anstalt.

Aus den Berichten der Inspektoren will ich folgendes erwähnen:

Der eine bemerkt, daß die Kranken auf den Frauenabteilungen verschiedenfarbige Kleider tragen; ich habe bereits erwähnt, daß unter anderem schon *Oláh* auf den psychotherapeutischen Wert der Bekleidung aufmerksam machte.

Der zweite Bericht tadelt den häufigen Wechsel des Wartepersonals; er findet es ungenügend, das nur 36 % (!) der Wärter

Familienwohnungen haben, und beruft sich auf die 61 % (!) einer anderen schottischen Anstalt. (In den meisten Anstalten in anderen Ländern gibt es für keine einzige Wärterfamilie Wohnung. Ich habe in der Anstalt zu Gyula versucht, die verheirateten Abteilungswärter jede zweite Nacht, die anderen Verheirateten einmal in der Woche von 7 Uhr abends bis 6 Uhr früh zu beurlauben, damit sie diese Zeit bei ihrer Familie verbringen konnten; der Versuch war vom besten Erfolge begleitet.) Ferner dürfte es von Interesse sein, daß nach dem Berichte von *Woodilee* ein Piano für die Wärterinnen angeschafft wurde.

Im Speisesaal wurde ein großer heizbarer Ausgabetisch (*hot plate*) errichtet, um zu verhindern, daß die Speisen während des Austeilens kalt werden.

Nutzarbeiten wurden in der Anstalt von 358 Männern und 264 Frauen verrichtet; am Tage des Besuches lagen 30 Männer und 39 Frauen zu Bett.

Seit der Eröffnung dieser Anstalt ist die Zahl der Kranken im Durchschnitt von 278 auf 856 gestiegen.

Im Vergleich mit den Aufnahmen wurde der höchste Prozentsatz (62 · 74) an Geheilten im Jahre 1882, und der niedrigste (27,4 %) im Jahre 1897 erreicht; wenn wir die Geheilten mit der durchschnittlichen Gesamtzahl vergleichen, so ergibt sich als höchster Prozentsatz *42* % im Jahre 1876 und als niedrigster 11,5 % im Jahre 1901.

Verstorben waren im Vergleich zum Durchschnittsbestand im Jahre 1898 immerhin 15,3 %, im Jahre 1887 nur 4,68 %; vergleichen wir dies jedoch mit der Gesamtzahl der in der Anstalt verpflegten Kranken, so haben wir 11,5 % im Jahre 1898 und 4,12 % im Jahre 1887. Es ist auch von Interesse, daß im Jahre 1901/02 zwei Kranke verstorben sind, die seit der Eröffnung (1875) in der Anstalt waren; es gibt jetzt noch 33 solche Kranke, die von Anfang an in der Anstalt waren.

Was die *Krankheitsformen* anlangt, so waren unter den 303 aufgenommenen Kranken die meisten Melancholiker (22 Männer und 39 Frauen), bei 45 wurde akute Manie diagnostiziert, doch lag bei 22 von ihnen eine Manie der Trinker vor; mit *Paralyse* wurden 22 (20 M. und 2 Fr.) Kranke aufgenommen. In der Anstalt sind zurückgeblieben: 276 mit sekundärer Dementia, 169 mit akuter Manie, 114 mit angeborenem Schwachsinn und 73 chronische Melancholiker.

Ich habe bereits erwähnt, *daß die häufigste Ursache der Erkrankungen — 62 — der Alkoholismus war*, hierauf Senium (37), in dritter Reihe *Syphilis* (28) und zum Schluß angeborene Geisteskrankheit (27).

Die meisten der Kranken waren Arbeiter.

Die Farmen und Gärten erzielten eine Bruttoeinnahme von 4790 £, wovon *663 £ Reingewinn* waren. *Für die Küche wurde geliefert* in Zentnern: Fleisch 825, Geflügel 4, Eier 20, Mehl 383, Gerste 207, Kartoffeln 1562, Gemüse 962, Obst 26 und 38 000 Gallonen Milch. Das Institut besaß 15 Pferde, 64 Kühe, 1 Stier, 35 junge Kühe, 8 Kälber, 1 jungen Ochsen, 50 Schafe, 160 Schweine und 221 Stück Geflügel.

Die elektrische Beleuchtung wird seit dem Jahre 1901 mit eigener Anlage betrieben. Auf dem Speisezettel der Anstalt figuriert zum *Frühstück* das aus 5 Oz. Hafermehl zubereitete „porridge“ (eine breiartige ganz gute Speise), wozu noch ein viertel Liter Milch und 4 Oz. Brot verabreicht werden. (Die Frauen bekommen nur 4 Oz. Mehl und 2 Oz. Brot.) Dazu kommt noch ½ Oz. Butter oder Margarine mit 8 Oz. Brot, ¼ Oz. Tee, ½ Oz. Zucker und 2 Oz. Milch; die Frauen bekommen 6 Oz. Brot (1 Oz. = c. 28 g).

Der Speisezettel für das Mittagessen wird immer für 15 Tage im voraus bestimmt und besteht aus 2 bis 3 Gängen, und zwar Suppe, Braten und Gemüse. Gekochtes Fleisch oder Rindsuppe werden selten verabreicht.

Fleisch (frei von größeren Knochen) bekommen die Männer 8 Oz., die Frauen nur 6 Oz. An Bohnen oder Erbsen werden 16 Oz. verabreicht und 3 Oz. Schinken für beide Geschlechter. Fisch bekommen die Männer 8 Oz., die Weiber 6 Oz. *Zum Mittagstisch Brot ad libitum.* Braten oder Fisch wird wöchentlich mindestens fünfmal verabreicht, an Gemüsen täglich mindestens 4 Oz. Das Abendbrot wird um 6 Uhr verabreicht (Tee 6 p. m.) und zwar Speisen wie zum Frühstück, jedoch ohne Porridge.

Die im Waschhause Arbeitenden bekommen einen besonderen, aus Tee und Butterbrot bestehenden Luncheon, ebenso die im Freien Arbeitenden Zwieback, Butter und Käse. Bei den Unterhaltungen der Kranken wird Kaffee und Backwerk serviert.

Besondere Speisen werden nach Anordnung der Ärzte gegeben. All dies zusammengenommen hatte ein Kranker der Anstalt wöchentlich 9 sh. 6 d. gekostet.

Die Ausgaben verteilen sich in *Woodilee* folgendermaßen: Verausgabt wurde:

			pro Kopf		
Für	Brot	372 £	0 £	7 sh	$7^1/_2$ d
„	Tabak	245 „	0 „	5 „	—
„	Waschgeräte	305 „	0 „	6 „	$2^3/_4$ „
„	Bekleidung	1151 „	1 „	3 „	6 „
„	Medikamente	169 „	0 „	3 „	$5^1/_2$ „
„	Heizmaterial	1395 „	1 „	8 „	$5^3/_4$ „
„	Beleuchtung	65 „	0 „	1 „	4 „
„	Wasser	471 „	0 „	9 „	$7^1/_2$ „
„	Gehälter	6213 „	6 „	6 „	$9^3/_4$ „
„	Vergnügungen	196 „	0 „	4 „	$^1/_4$ „
„	Unvorhergesehenes	298 „	0 „	6 „	1 „
	Gesamtsumme	24561 £	25 £	1 sh	3 d

Im prächtigen Gespann des Instituts fuhr ich zur Station, um von *Glasgow* aus weiterzureisen.

Dumfries.

Mit dem Londoner Schnellzuge erreichte ich, beinahe ohne halt zu machen, das von Glasgow 92 Meilen entfernte Städtchen.

Die Anstalt liegt etwa 1 Meile von der Stadt entfernt. Durch eine prächtige, einem herrschaftlichen Park ähnliche Anlage, deren Wege mit schönen blauen und lila Iris eingesäumt waren, gelangte ich zu dem auf einer Anhöhe liegenden Hauptgebäude, von wo aus sich eine schöne Aussicht eröffnet. Um eine Silbertanne sah ich gut gekleidete Gartenarbeiter den Rasen reinigen. Vor dem im Stil „Königin Elisabeth" erbauten Hauptgebäude stehen riesengroße schwarzarmige Araukarien (oder wie sie die Schotten nennen Monkey Puzzle).

Auch das Gebäude erhielt durch die Zeit eine schwarze Färbung. Im Besuchszimmer, wo auch für die Kranken eine Bibliothek untergebracht ist, sah ich eine praktische Wage, worauf die Kranken stehend gewogen werden können. Bald hatte ich Gelegenheit, einen Anstaltsarzt und auch den Direktor

Dr. Rutherford zu begrüßen, einen schönen alten Mann, der einen äußerst intelligenten Eindruck machte. Ich wurde sehr freundlich empfangen. Der Direktor überreichte mir die mit dem Motto „God send grace" versehene Beschreibung von *Dumfries* und gab mir Gelegenheit, mit seinem Stellvertreter in der Anstalt alles, was nur erreichbar war, stundenlang zu besichtigen.

Aus der erwähnten Beschreibung ersehe ich, daß die Anstalt von *Dr. James Chrichton of Friars Cars* gegründet wurde, der als Arzt des Obergouverneurs von Indien sich ein großes Vermögen erworben hatte. Er bestimmte testamentarisch, daß die überlebende Ehefrau das Vermögen, nach Abzug diverser Legate im Betrage von 94 000 £, nach ihrer besten Einsicht zu Wohltätigkeitszwecken verwende. Die Frau, gleich edel und großmütig wie ihr Mann, hatte nach gründlicher Überlegung sich entschlossen, nahe von *Dumfries* eine Heilanstalt für Geistesgestörte zu errichten.

Die Anstalt wurde für 120 Kranke erbaut, jedoch in der Weise, daß sie jederzeit erweitert werden konnte.

Der erste Direktor der im Jahre 1839 eröffneten Anstalt war der berühmte Psychiater *Dr. Browne*, Präsident der ärztlichen Gesellschaft in *Edinburgh* und Verfasser des Werkes „*What Asylums were, are, and ought to be.*" [1]) Der Verfasser der Denkschrift berichtet, daß der Ruf der Anstalt und des Direktors überall, soweit die englische Sprache reicht, im hohen Ansehen stand. *Dr. Browne* verlor später sein Augenlicht, doch blieb er als beratender Oberarzt (Consulting physician) im Kreise der Leiter der Anstalt.

Unter der Direktion von *Dr. Browne* wurde der zweite Teil der Anstalt mit einem Kostenaufwande von 10 500 £ für 150 Kranke erbaut. Dieser Teil, der damals für das Vorzüglichste gelten konnte, wird in kürzester Zeit abgebrochen und vollkommen neu erbaut.

In den Jahren 1858 bis 1884 stand die Anstalt unter der Leitung von *Dr. Gilchrist*. Während dieser Zeit wurde eine Farm im Umfange von 70 acres für den Betrag von 8000 £ und ein Nachbargut für 60 000 £ erworben. Im Jahre 1884

---

[1]) Edinburgh 1837.

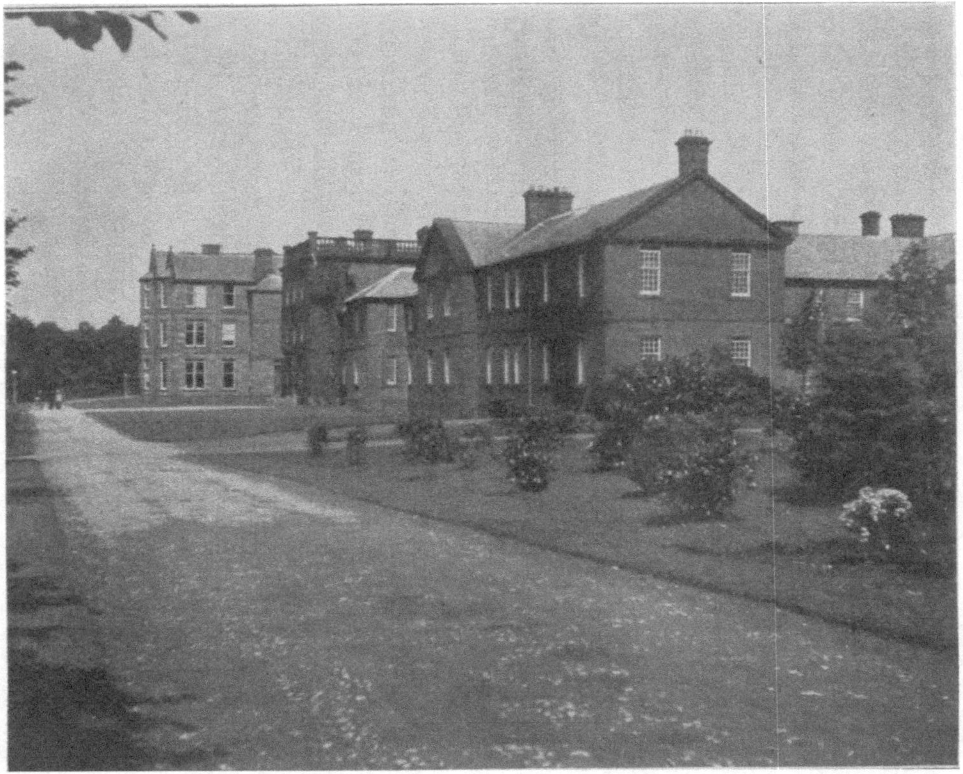

Dumfries. Second House.

kam *Dr. Rutherford* an die Spitze: „being not only a capable and successful psychologist and a physician of exceptional skill and resource, but also being an administrator of unrivaled ability.“ [1])

Unter *Rutherford* wurde nach dem Vorbilde von *Woodilee* das *Opendoorsystem* und die Beschäftigungstherapie eingeführt. Für die Privatkranken schaffte man in der Umgebung Erholungsstätten. An die Spitze der Frauenabteilung kommt eine Ärztin. Das Terrain des Institutes vergrößert sich von 150 auf 750 acres; die Leistungsfähigkeit der Wasserwerke erhöht sich auf täglich 1 200 000 Gallonen, die elektrische Beleuchtung wurde eingeführt, für die arbeitenden Kranken eine luxuriöse neue „Farm“ gebaut. Zur selben Zeit hat man der Gründerin der Anstalt ein Monument errichtet.

Doch sehen wir uns die Anstalt näher an. Der älteste Teil derselben, das *First House*, ist auf einem Hügel zwei Stock hoch erbaut, von hier aus kann man auf den *Nith* Fluß einen sehr schönen Ausblick „a superb view“ genießen, ähnlich dem grünen Neckar bei Sonnenuntergang vom Heidelberger Schlosse aus. Im *First House* sind die Amtszimmer, die Empfangsräume, das Bureau des Direktors, sowie das unmittelbar unter der Leitung des Direktors stehende *Hospital* (klinische Abteilung); lange Korridore ziehen sich durch das Haus, in welche die Schlaf- und Tagesräume münden.

Auch ein hübsch dekorierter gemeinsamer Speisesaal ist hier eingerichtet, wo auch die Wirtschafterin und der Hilfsarzt der Anstalt speisen; im oberen Stockwerke ist der Tanzsaal, welcher zugleich für Theatervorstellungen dient und seitlich mit drawing rooms verbunden ist; im zweiten Stockwerke war früher eine Kapelle, die jetzt jedoch durch eine schöne mit großen Kosten in gotischem Stil erbaute Kirche ersetzt ist.

Die Kranken zahlen im *First House* 70 bis 1000 £ pro Jahr, wofür sie ein besonderes Zimmer und eine eigene Pflegeperson bekommen, außerdem die Wagen und die Sommervillen der Anstalt in Anspruch nehmen können. Dieser Teil der Anstalt, wie die meisten übrigen, bietet nicht nur ein bequemes Heim,

---

[1]) Das Irrenwesen steht in der ganzen Welt in Schottland auf der höchsten Stufe. Dies wird u. a. dadurch erreicht, daß man die besten Sachverständigen an die Spitze zu stellen sucht.

sondern einen Luxus, wie wir ihn selbst in herrschaftlichen Häusern nur selten vorfinden. Die Fußböden sind nicht in Parkett, sondern aus langen Hartholzdielen hergestellt und mit großen Teppichen belegt. Ölgemälde in vergoldeten Rahmen zieren die Korridorwände. Auf dem Kaminsims steht eine Uhr unter einer Glasglocke nebst anderen Nippes; überall frische blühende Blumen, in den Zimmern der Damen sehenswürdige antike Möbel. Im Parterre dieses Gebäudes ist auch die Küche und der Bügelraum untergebracht, ferner der Saal für die Sitzungen des Board. Der Superintendent wohnt nahe beim *First House* in einem besonderen Hause.

Second House ist für solche Kranke erbaut, die jährlich 25 bis 60 £ zahlen; die eine Hälfte dieses Gebäudes wurde bereits mit einem Kostenaufwande von 11 000 £ renoviert. Die noch nicht umgebaute Männerabteilung mit ihren engen Korridoren und kleinen Fensterscheiben sieht daneben sehr ärmlich aus, doch werden in kurzem auch hier ebenso freundliche Räume mit riesigen Fensterscheiben Platz finden, wie dies bereits auf der Frauenabteilung geschehen ist. Es muß ein wahres Vergnügen sein, in dieser schönen Umgebung Ruhe und Erholung zu finden. Wie ich beobachtete, empfinden dies auch die Kranken.

Zur Anstalt gehören ferner sechs Villen; unter diesen *Maryfield* für die Frauen und *Hannahfield* für die Männer; wer eine ruhige Zurückgezogenheit liebt, kommt hierher, während die Jüngeren, die ein geselliges Leben vorziehen, in der Zentrale wohnen. Doch bilden diese Villen den Stolz der ganzen Anstalt.

Die zahlenden Kranken der höheren Klasse finden nicht nur in der Anstalt, sondern auch in den Villen alle Bequemlichkeit.

Zu *Kinmount* — seit dem Jahre 1889 im Besitze der Anstalt — gehören 500 acres Land. Männer und Frauen können nach Belieben das ganze Jahr hier verbringen, oder aber nur einige Monate zur Luftveränderung; geeignete Kranke können hier jagen, fischen oder Sport treiben; den Sommer hindurch sind im Durchschnitte 70 Kranke hier, sie können mit der Anstalt telephonisch verkehren. *Netherwood House*, 1 Meile von der Anstalt, gehört ebenfalls zur Sommervillegiatur.

Der Lieblingsaufenthaltsort der Kranken ist jedoch „*Friars House*“, wo auch der großmütige Gründer wohnte und wo der große Barde der Schotten, *Burns*, seine Lieder schrieb. Das Haus liegt 6 Meilen von der Anstalt entfernt und ist mit ihr durch Telephon verbunden. Alle besser zahlenden Kranken, die für eine Änderung empfänglich sind, kommen hierher, *ebenso werden manchmal die Rekonvaleszenten vor ihrer Entlassung hierher verlegt, damit sie mit einer schöneren Erinnerung die Anstalt verlassen* (!). Die prächtigen Parkanlagen sind für das große Publikum zugänglich.

Neben den schönen Villen ist auch die *Farm* eine Sehenswürdigkeit; ihr Gebäude ist für 80 unbemittelte Kranke eingerichtet, jedoch können sich manche Reiche ein solch herrliches Heim nicht erlauben. Es ist augenscheinlich, daß hier nicht für die Anstalt, sondern für die Kranken gebaut wurde: „the patients are not in the asylum for the farm, but the farm has been provided for the patients." — Hier kann auch die Freiluftkur benützt werden, denn „there is no stimulant equal to fresh air and exercise."

Das eigentliche Farmgebäude liegt von der Zentralanstalt 1000 Yard entfernt und wurde — als wenn es für ewige Zeiten bestimmt wäre — aus rotem Sandstein erbaut. Es hat eine Ähnlichkeit mit *Woodilees* Farm; die Ventilationsöffnungen haben die Form des gotischen Kreuzes, das Ganze ist „old scotch".

Die Bäder und das Waschzimmer sind zu ebener Erde angebracht; das Wasser läuft überall in Kupferröhren von Armesdicke, wodurch die Wannen in 40 Sekunden gefüllt oder geleert werden und ein warmes Bad in 5 Minuten hergestellt werden kann. Ein boot-room, eine Küche und ein Magazin sind ebenfalls hier untergebracht. Die Teller werden auf einer zu diesem Zwecke konstruierten Stellage getrocknet; auch sah ich sehr nette schwarz glasierte irdene Teeservice. Die Höhe des Speisesaales reicht, ohne Plafond, bis zum Dach.

Im ersten Stockwerk ist ein großer heller Schlafraum mit äußerst reinen Betten aus gebeiztem Tannenholz; in der Mitte des Saales ein breiter Teppichläufer, vornehme Tapeten an den Wänden, am Ende des Saales ein netter Kamin und auf dem Hofe eine große Uhr. Hier in der Farm wohnen auch verheiratete Wärter. — Der Stall hat eine Länge von 160 Fuß und ist 25 Fuß breit, überall herrscht peinliche Reinlichkeit. Die Krankensäle von *Richmond* und vielleicht noch manche andere sind hier überflügelt. Die Einrichtung des Kuhstalles ist ganz von Eisen (*Memgraves Patent*), damit sie gründlich gereinigt und desinfiziert werden könne; der Futterwagen wird auf einem schmalen Geleise geschoben, man kann auch vor die Krippe gehen und somit auch von vorn sich den Kühen nähern; Ochsen werden für die Anstalt gemästet.

Im Schweinestall werden die Ferkel durch eine besondere Vorrichtung vor dem Erdrücken durch die Mutter geschützt; auch hier ist alles aus Eisen und Beton, das Stroh ist fußhoch gestreut; alles glänzend rein und somit auch eine Schweinepest unbekannt.

Die Milchhalle ist glänzend rein; der „cream separator" wird durch elektrischen Strom betrieben, die Wände sind mit weißer Majolika bedeckt.

Die liebliche gotische Kirche „*Mary Church*" steht auf einem freien Platze der Anstaltgründe. Vor den Stühlen liegen kleine rote Teppiche für die Niederknienden. Neben der Kirche liegt der Friedhof, wodurch die Harmonie des Ganzen stimmungsvoll ergänzt wird. Die Kirche ist heizbar und hat eine Orgel im Werte von 2000 £.

Als neuester Teil der Anstalt ist ein Krankenhaus oder richtiger *Aufnahmegebäude* im Entstehen begriffen, die Tischler waren gerade mit der Holztäfelung beschäftigt. Es ist für 50 bis 60 Unbemittelte geplant, wird eine eigene Küche erhalten, und kostet im ganzen 300 bis 400 £ pro Bett.

Für die *Lungenkranken* wurde ein besonderes, mit feuerfester Masse überzogenes hölzernes Gebäude errichtet; die Fenster werden mittelst einer Stange geöffnet und sind um ihre Horizontalachse drehbar, was die sicherste und billigste Ventilationseinrichtung ist.

Zwischen den Gebäuden sind große Rasenflächen, worauf, wie in *Aberdeen*, das Hornvieh und die Schafe weiden: diese stimmungsvolle Ergänzung einer schönen Landschaft will der Engländer selbst im *Hyde Park* nicht entbehren.

In der Nähe des Ökonomiegebäudes besuchten wir ein altes kleines schottisches Häuschen, wo für die alten weiblichen Kranken ein besonderes Heim eingerichtet ist. Die Familie eines Wärters pflegt sie hier; die eine spielte mit dem Wickelkinde des Wärters, die andere beschäftigte sich in der Küche, wo sie nach Belieben kochen durfte. Allem Anschein nach fühlten sie sich hier außerordentlich wohl und — wie *Bolyó* bemerkte — gewiß besser, als in palastartigen Irrenhäusern mit ihren vergitterten Fenstern.

Auf dem Rückwege besichtigten wir die *Laundry*, welche nach dem um die Anstalt sehr verdienten *Admiral Johnson* „*Johnson House*“ getauft ist. Hier wohnen 50 weibliche Kranke, die für die Anstalt waschen und plätten; für diese sind auch sehr komfortabel eingerichtete Tages- und Schlafräume vorhanden: Möbel aus gebogenem Holze, wobei auch der Schaukelstuhl nicht fehlte, Bilder an den Wänden und ein schöner Bücherschrank. Im Arbeitssaal sind elektrische Bügeleisen und zum Kragenplätten besondere Maschinen vorhanden; in der Trockenkammer sorgt eine durch *Dynamo* betriebene Maschine für den Luftwechsel. Die Wäschestücke werden selbstredend vor dem Gebrauch einer Reparatur unterzogen.

Mit Wasser wird das Institut durch einen 900 Fuß tiefen artesischen Brunnen versorgt, 90 Gallon vorzügliches Wasser wird per Minute in ein Bassin befördert.

Die gewonnenen Eindrücke nochmals überblickend, schien es mir, daß in keiner anderen Anstalt die Anstaltsdemenz so unmerklich und daß die Kranken nirgends so zufrieden seien, wie hier, dies gibt eine bessere Richtschnur zur Beurteilung der Anstalt, als wenn wir erfahren, wie viele mit Bettruhe behandelt worden sind, wie viele arbeiten konnten oder aber wie hoch die Verpflegungskosten waren. — Systeme in einer Anstalt durchzuführen ist keine besonders schwierige Sache, jedoch die Kranken zufrieden zu stellen, erheischt mehr als einen Gelehrten, dazu muß man Kraft und Seelengröße vereinen.

Es erübrigt noch, um die Anstalt richtig würdigen zu können, einige *statistische Angaben* und einiges aus dem amtlichen *Anstaltsbericht* anzuführen.

Im Jahre 1901/02 wurden in der Anstalt 931 Kranke gepflegt, worunter 439 Privatpatienten und 309 Mittellose; bei der Durchschnittszahl von 738 waren am Ende des Jahres 748 Kranke verblieben.

Die mittellosen Kranken oder deren Angehörige werden mit 1500 £ unterstützt, um dieser Unterstützung teilhaftig zu werden, braucht nur die Hilfsbedürftigkeit nachgewiesen zu werden. *In dieser Angelegenheit entscheidet die diskretionäre Macht des Direktors, dem auch die Befugnis zusteht, mittellose Kranke in einer höheren Klasse unterzubringen, in welchem Falle dann der Kostenunterschied aus dem Wohlfahrtsfond gedeckt wird.* Durch ein solches Vorgehen ist es schon oft gelungen, Kranke aus einer erniedrigenden und mit weittragenden Konsequenzen verbundenen Lage zu retten [1]). Dies alles wird mit schottischer Feinfühligkeit so erledigt, daß außer dem Direktor niemand erfährt, ob der Kranke selbst zahlt oder ob für ihn aus der Hilfskasse gezahlt wird. In manchem Lande würden die Gehälter der zur Kontrolle bestellten Beamten mehr ausmachen, als der Betrag der Hilfsleistungen selbst.

Der Direktor bemerkt, daß kein einziger Kranker wegen Armut abgewiesen werden mußte. Ferner ist die Bemerkung interessant, daß, wenn auch in den drei Grafschaften, aus welchen sich die Kranken rekrutieren, in den letzten 20 Jahren keine Zunahme der Geistesgestörten sicher festzustellen war, doch eine Änderung der Qualität der Kranken konstatiert werden kann. Es kommen viele Kranke in die Anstalt als gebrochene Leute, obwohl sie kaum die Mitte des Lebens überschritten haben; *auch hier wurde als Ursache der Geisteskrankheiten der größte Zerstörer von Leib und Seele, der Alkohol, erkannt.* Da Wohlstand und bessere Lebensbedingungen noch nicht zu den unteren Schichten der Bevölkerung vordringen konnten, so werden die Irrenanstalten mit der nach den Städten strebenden ärmeren Bevölkerung angefüllt.

44% der angenommenen Kranken wurden geheilt, darunter viele, deren Zustand bei der Aufnahme hoffnungslos erschien.

Das Institut beherbergte auch 23 freiwillige Pensionäre, doch äußerte sich der Direktor ungünstig über sie: seiner Meinung nach sind unter ihnen viele Trunksüchtige oder solche, die an anderen chronischen Vergiftungen leiden: sie sind oft unangenehm, hinterlistig und unzuverläßlich, beeinflussen die anderen Kranken und die Wärter ungünstig und man erzielt mit ihnen ungünstige Resultate.

---

[1]) Solche Konsequenzen gibt es, wie ich gehört habe, auch in Preußen, denn, wenn die Eltern für Pfleglinge der Dalldorfer Idiotenanstalt die Kosten nicht bestreiten können, so werden die politischen Rechte des Vaters suspendiert.

Von dem im Durchschnitte behandelten Krankenbestand sind 7,3% und von der Gesamtzahl der Behandelten 5,8% gestorben. 25% der Kranken sind an *Phthisis* verstorben, jedoch konnten außerdem noch bei 30% Spuren von geheilter Tuberkulose gefunden werden.

Die Äußerung des Direktors, daß man nicht die Lungenschwindsucht, sondern nur die Disposition dazu erbt, deutet auf eine vorurteilsfreie Überlegung hin, „*denn der Keim der Lungentuberkulose hat für Schmutz, Dunkelheit und unreine Luft eine ausgesprochene Vorliebe und wird durch reine Luft und Sonnenschein viel früher zerstört als durch andere Mittel*".

Die mittellosen Kranken werden in drei Gruppen eingeteilt: 1. Sieche; 2. akut- und fieberhaft erkrankte; 3. ruhige und arbeitende.

Nach der Meinung des Direktors sind Beschäftigung und Erholung die besten Heilmittel. Der beste Platz für eine Beschäftigung ist nicht nur für die Armen, sondern auch für die Bemittelten, die „Farm". — Vergnügungen wirken zwar auch vorzüglich, doch lassen sie sich nicht gut mit den nützlichen Beschäftigungen vereinigen und stehen ihnen nach. Der Direktor erwähnt, daß ein kranker Herr aus der vornehmen Klasse täglich von früh um 6 Uhr bis spät in die Nacht hinein beim Melken und allen anderen Verrichtungen im Kuhstalle behilflich ist.

Bei all dem hatten jedoch die Kranken an Vergnügungen keinen Mangel: denn es wurden Theatervorstellungen und Tanzunterhaltungen arrangiert, auch dürfte Kricket und Ping-pong nicht fehlen.

Wie wir bereits erwähnten, wirkte auf der Frauenabteilung auch eine *Ärztin*, doch wohl mit keinem besonderen Resultat, denn *Rutherford* kommentiert ihre Entfernung folgendermaßen: „It has not been thought advisable to appoint another lady Doctor".

Der psychiatrische *Inspektor* bemängelt, daß nur 51% der Verstorbenen seziert worden sind, lobt jedoch die Adjustierung des Laboratoriums, wo besonders die chemischen Untersuchungen in Entwicklung begriffen sind. — Weiterhin erwähnt ebenfalls der Inspektor, daß ein Kranker mit einem Rasiermesser sich den Hals durchschnitten hatte und empfiehlt daher Sicherheitsrasiermesser zur Verwendung in der Anstalt.

Im Berichtsjahre sind vier Kranke aus der Anstalt entwichen, doch fand man darin keinen Grund zu besonderen Maßnahmen.

Auf je sieben Kranke kam ein diensttuender Wärter. Jeder Epileptiker, der im gemeinsamen Schlafzimmer untergebracht werden kann, schläft unter Überwachung. Die Wärter wechseln häufig, wogegen *Rutherford* als bestes Mittel Erbauung von Familienhäusern empfiehlt, dieses belegt er auch zahlenmäßig:

Durchschnittsdienstzeit:	Im *First House*		Im *II. House*	
der verheirateten Wärter	11 Jahre	7 Mon.	11 Jahre	11 Mon.
der ledigen Wärter	0 „	11 „	2 „	3 „

Was die Leitung der Anstalt anbelangt, so erwähnt der Inspektor, daß eine ermüdende Disziplin nicht gefordert wird, was die Ärzte, besonders in Anstalten für unbemittelte Kranke immer vor Augen halten sollten. Gewöhnlich sind die Türen unverschlossen, 18 Kranke dürfen gegen ihr gegebenes Wort außerhalb der Anstalt und 73 innerhalb derselben frei verkehren; 54% der Kranken arbeiteten und 292 nahmen an einem Sonntage am Gottesdienste teil.

20,5% der Kranken wohnen in separierten Gebäuden. Der Inspektor macht hierzu die Bemerkung, die Anstalt müsse sich auch weiterhin in dieser Richtung und nicht im Kasernenresp. Blockstil entwickeln, es werde doch heutigentages sogar eine bessere Kaserne nach dem Pavillonsystem erbaut. Eine heimähnliche Gemütlichkeit kann sich nur in kleineren Wohnungen entwickeln und wahre Zufriedenheit, Bequemlichkeit und Heiterkeit können nur in solchen kleinen Häusern herrschen, das Fehlen dieser Dinge kann selbst durch den größten Luxus eines „*Craig-House*“ nicht ersetzt werden.

Auch über die Wohltätigkeit der Anstalt führt der Inspektor genaue Daten an: die wenig bemittelten Privatkranken bekamen für jährliche 25 £ volle Verpflegung und trotz dieser mäßigen Preise bekommen von 61 Kranken 47 zusammen 728 £ Beihilfe, um die Pflege besser bestreiten zu können. Einer von den 47 bezahlt 12 £, einer 15 £, vier bezahlen 12 £, einunddreißig 10 £ und zehn nur 5 £ für eine vornehme Unterbringung und Verpflegung.

Für solche Beihilfen wurden im Berichtsjahre 1347 £ verwendet, wogegen das Institut für die unbemittelten Kranken 7425 £ erhielt und somit beinahe ein Fünftel dieser Summe zugunsten der Steuerzahlenden verwandte.

Beinahe alle Gebäude haben ihre eigene Küche, was ich soweit durchgeführt sonst nirgends zu sehen bekam. Diese *Dezentralisation der Küche* in Dumfries verursacht keine größeren Ausgaben als eine, wenn auch reichliche Kost gewährende, so doch gewiß bald zu Eintönigkeit und Geschmacklosigkeit verurteilte große Zentralküche.

Die Statistik der Anstalt reicht, wie dies bei schottischen Instituten allgemein Sitte, auf 30 Jahre zurück. Während dieser Zeit stieg die Zahl der Kranken auf 724. Der Prozentsatz der Geheilten war im Vergleiche zu den Aufnahmen am niedrigsten (26,6) im Jahre 1888 und am höchsten (65,3) im Jahre 1883, im Vergleiche zu dem durchschnittlichen Krankenbestande stieg er von 4% (1871) auf 10% (1892); im Jahre 1901 waren es 7,6%. Von den im Jahre 1870 Aufgenommenen sind im Jahre 1901 3 gestorben, 38 leben noch. — Betreffs der Krankheitsformen will ich nur erwähnen, daß 2 Kranke an *Paralyse* und 14 an *Lungentuberkulose* verstorben sind. Nach ihrer Beschäftigung waren die meisten Männer Handwerker, Ackerbauer oder Kaufleute, die Frauen Dienstboten, Familienmitglieder oder vornehme Damen.

Verausgabt wurde für:

Verköstigung der Kranken	8918	£
Chirurgische und ärztliche Mittel	302	„
Haushalt- und Wäscheartikel	700	„
Zeitschriften, Druckerei und Kanzlei	528	„
Kleidung der Kranken	2847	„
Gehälter und Löhne	8966	„
Reparaturen und Einrichtungsgegenstände	3720	„
Heizung, Beleuchtung und Wasser	1771	„
Stallungen, Acker und Gärten	1451	„
Steuer, Renten und Versicherung	1952	„
Transport, Wagen und Diverses	199	„
Gesamtausgabe	31358	£.

Das Grundkapital der Anstalt betrug 314 000 £, wovon 75 000 im Grundbesitz und 213 000 in den Gebäuden und Einrichtungen festgelegt ist; das Kapital vermehrte sich im Jahre

1901 um 12 000 £. — Hierzu findet man die Erklärung nicht nur in der großen Stiftung, sondern hauptsächlich darin, daß in Schottland weder private noch sogenannte barmherzige Anstalten bestehen und somit dieser sich auf Hunderttausende belaufende Gewinn dem Gemeinwohle zukommt.

* * *

Hiermit wäre die Beschreibung der fünf besichtigten schottischen Anstalten vollendet, doch möchte ich sie nicht abschließen, ohne *über den heutigen Stand des Irrenwesens in Schottland* zu berichten, welches jedoch nur gebührend beurteilt werden kann, wenn ich kurz auf seine *Entwicklung* zurückblicke. Es ist wohl außer Zweifel, daß die Irrenfürsorge nirgends auf der Welt eine solche Vollendung erreicht hat wie in Schottland, was gewiß ein Verdienst der vorzüglichen Organisation ist. Überall, wo man der Sache eine lebensfähige, gedeihliche Entwicklung sichern will, müßte man in erster Reihe vom Beispiele Schottlands lernen. — Meine Daten schöpfte ich aus einer sehr zuverläßlichen Quelle — aus dem Buche von *Letchworth.*

Er gibt an, daß das *wunderbare System des Irrenwesens in Schottland* im Jahre 1857 auf Grund gesetzlicher Ordnung begonnen hat. Auch hier wurden in längst vergangenen Zeiten viele Geistesgestörte als Hexen verbrannt; den letzten dieser Fälle erwähnt Sir *Walter Scott* vom Jahre 1722. Im Jahre 1685 wurden die Irren in *Inverness*, wo heute eine, von einer Prachtlandschaft umgebene, großartige Heilanstalt für Geistesgestörte besteht, unter der Wölbung einer uralten Brücke gehalten; hier wurden diese Unglücklichen von oben durch das Gepolter auf der Brücke, von unten aber durch das Geplätscher des Wassers gequält, bis im Jahre 1815 — wie dies *Dr. Robert Gardener Hill* bezeugt — auch der letzte von den Ratten aufgefressen wurde. Im Jahre 1818 waren nur 250 Geistesgestörte in öffentlichen und etwa 150 in Privatheilanstalten untergebracht. Um diese letzteren hatten sich die Behörden — wie an vielen Orten heute noch — gar nicht gekümmert.

Das Anstaltsleben kam erst durch die Privatwohltätigkeit in Schwung. Aus solcher Quelle entstand im Jahre 1813 das *Morningside Asylum*, welches die Schule für eine intelligente und humane Irrenpflege wurde, im Jahre 1839 wurde das aus

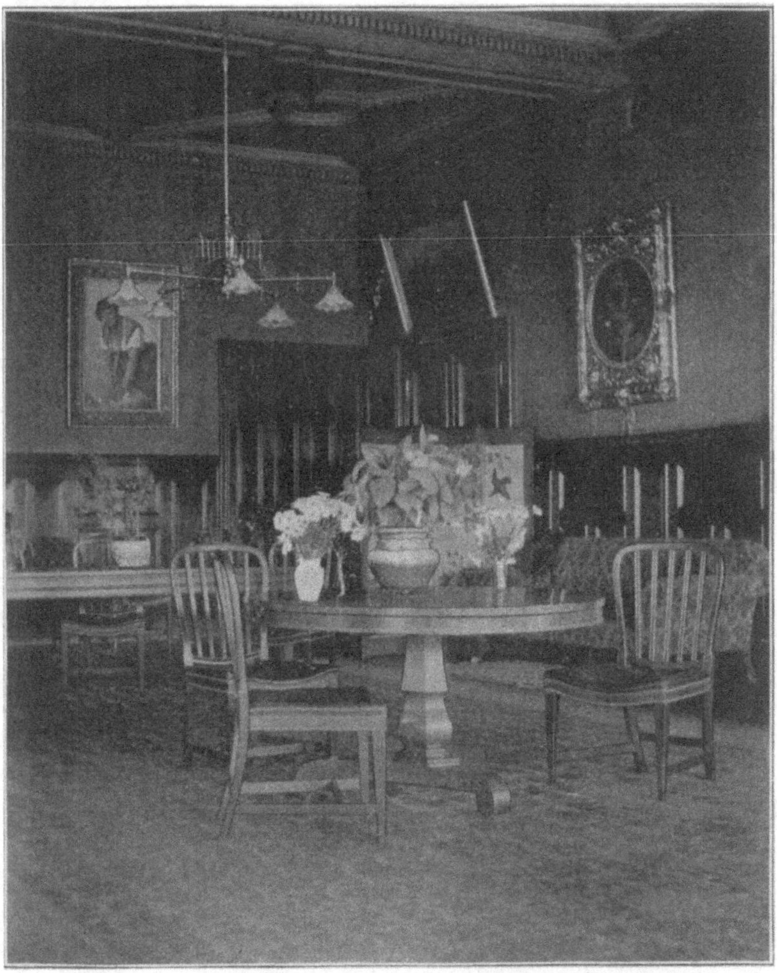

Dumfries. Sitting Room-Second House.

dem Nachlasse von *Crichton* erbaute *Dumfries* eröffnet. Bis zum Jahre 1855 entstanden sieben solche freie „chartered asylums", worunter nur *Morningside* eine staatliche Subvention von 2000 £ jährlich erhielt. Diese sieben schottischen Anstalten hatten an Grund und Gebäuden einen Wert von 352 000 £, doch erwies sich dies alles als ungenügend und eine staatliche Intervention blieb ein dringendes Bedürfnis.

Verordnungen waren übrigens auch in Schottland schon seit jeher erlassen worden, so hatte im Jahre 1815 *Georg III.* eine Verordnung betreffend die Irrenpflege erlassen, der im Jahre 1829 und 1841 neuere folgten, aber allem Anscheine nach ohne viel Erfolg, bis dann im Jahre 1855 eine hochachtbare Amerikanerin, *Miss Dix*, sich für die Irrenangelegenheiten zu interessieren begann und bei einem hochgestellten Edinburgher Beamten Beschwerde erhob, daß man ihr „zur Nachtzeit" (!) in eine Anstalt, wo sie sich von den dem Publikum verheimlichten Mißbräuchen überzeugen wollte, keinen Einlaß gewährte. Da sie in *Edinburgh* kein Gehör fand, wandte sie sich an den „*Home Secretary*" (s. v. w. Minister des Inneren) in London, wo sie dann all das Unglaubliche vortrug, was sie in Schottland erfahren hatte. Die Angelegenheit kam schließlich vor das Parlament und es wurde im Jahre 1855 trotz allem Widerstreben eine Kommission zum Studium des Irrenwesens entsandt, welche dann nach einem zweijährigen Sammeln von Daten ihren Bericht einreichte. In diesem Berichte wird über die „Royal-Asylums" im allgemeinen lobend gesprochen, doch bemängelt, daß viele überfüllt, schlecht geheizt und ventiliert sind. In einem Asyl wurden tobende, schmutzige Kranke in Zellen auf Strohlager gehalten, auch wurde die Größe des zur Anstalt gehörenden Grundstückes für ungenügend erachtet und beanstandet, daß für innere und äußere Beschäftigungen nicht gesorgt ist und noch über manches gesprochen, was in einer Anstalt für Geistesgestörte von Wichtigkeit ist [1]).

Über die Privatheilanstalten waren die Klagen noch schwerwiegender; hier hatten die Kranken eine „bejammerns-

[1]) Wohl den Schotten, wo dies alles schon im Jahre 1857 beanstandet wurde, da heute noch in Belgien, Frankreich und anderen Ländern ähnliche oder noch schlechtere Verhältnisse bestehen.

würdige" Lage und die Besitzer hatten nur ein Bestreben: ihre Einkünfte zu vergrößern. Hier wurden die Kranken ohne Unterschied des Geschlechtes bei Tag und Nacht in demselben Zimmer zusammengepfropft, im Winter mußten sie, um an Kerzen zu sparen, den größten Teil des Tages in ihren Betten zubringen. Die Bettstücke waren mangelhaft und schmutzig; zwei bis drei nackte Weiber verbrachten die Nächte in einem Bette auf Stroh, und der Anstaltsdirektor hielt dies für gut. Dies hat Ähnlichkeit mit einer Sache, die ich in einem anderen Lande hörte: als nämlich die Kranken einer Anstalt der Eingeweide, Sehnen und Gedärme, welche sie statt ihrer Fleischportionen bekamen, schließlich überdrüssig, zu revoltieren begannen, hatte sich der Verpflegungsbeamte damit entschuldigt, „daß das doch wunderlich sei, denn bis jetzt war dies alles ein Leckerbissen für die Kranken".

Noch erbärmlicher war die Lage der Kranken in den Armenhäusern; der Bericht entwarf ein schreiendes Bild von der Größe des Elends, unter welchem diese Armen im ganzen Lande zu leiden hatten. Es wurde offenkundig, *daß zwar gesetzliche Anordnungen getroffen waren, daß es aber an jedweder Kontrolle mangelte.* Gesetze sind immer wertlos, wenn sie nicht durchgeführt werden und wenn keine sachverständige Leitung und Kontrolle vorhanden ist.

Die Kommission machte weiterhin darauf aufmerksam, daß für die Erbauung von *mäßig großen* Asylen, für frische Luft und gesunde, nützliche Beschäftigung der Kranken gesorgt werden müsse. „*Gefängnisähnliche Anstalten sind vom Standpunkte der Psychiatrie von Nachteil*; *die Anstalten sollen heimähnlich sein mit Vermeidung von Eisengittern und Drahtzäunen*, weiterhin muß auf Heizung und Lüftung mehr Sorgfalt verwandt werden".

Als Resultat dieser, vor das Parlament gebrachten Studien ist das Gesetz zu betrachten: „*An Act for the Regulation of the Care and Treatment of Lunatics and for the Provision, Maintenance and Regulation of Lunatic Asylums in Scotland*" *1857.*

Es wurde auch aus fünf Mitgliedern nebst einem Sekretär und Bureaupersonal ein *General Board of Lunacy* gebildet, wobei das Amt des Präsidenten und zweier Ausschußmitglieder unbesoldet (!) ist. Die Aufgabe der zwei bezahlten Mitglieder,

„*Lunacy Commissioner*“, besteht hauptsächlich in der Beaufsichtigung und Kontrolle der Kranken, die zwei unbesoldeten Mitglieder der Kommission sind ebenfalls Ärzte.

Außer diesem General-Board sind noch *District-Boards* entstanden. Die Aufgabe des ersteren ist das Dirigieren und Kontrollieren und der letzteren die Fürsorge der Irren; sie haben die Obliegenheit, über Anstellung des Pflegepersonals zu entscheiden und die materiellen Angelegenheiten der Anstalten zu verwalten; doch sind sie den General-Boards unterstellt. Die Mitglieder der District-Boards beziehen kein Gehalt, betrachten diese Angelegenheit als nobile officium und sind, da sie gewählt werden, der Öffentlichkeit verantwortlich.

Zur Heilung der Kranken dienen zum Teile die privilegierten (chartered) *Royal Asylums*, welche, wenn auch zu den Wohlfahrtseinrichtungen gehörig, schier unglaublich luxuriös eingerichtet sind; hier werden auch solche Kranke aufgenommen, welche jährlich 1200 £ oder darüber bezahlen, doch wird der so erzielte Überschuß zur Vervollkommnung der Anstalt und Tilgung der Pflegekosten der Unbemittelten verwandt.

In der Regel werden die Unbemittelten in den Distriktsasylen untergebracht, welche durch hierfür ausgeworfene Steuern errichtet wurden, ebenso wie die Gemeinde- und *Parochial-Asyle.* Die Abteilungen für Geisteskranke in den *Armenhäusern* sind als Pflegestätten und Filialasyle zu betrachten.

Der Wirkungskreis des *General Board* erstreckt sich in kleinerem oder größerem Maße auf alle in öffentlichen oder in Privatanstalten verpflegten Kranken, ferner auf die Irrenabteilungen der Armenhäuser und auch auf solche Kranke, die gegen Bezahlung in Privathäusern gehalten werden und bei denen Geisteskrankheit konstatiert wurde oder auf solche Kranke, die zwar ohne Bezahlung, aber gegen ihren Willen zu Hause gehalten werden oder gegen die irgendwelche Beschränkung angewandt wird oder bei denen ein Verdacht vorliegt, daß sie roh oder unmenschlich behandelt werden oder endlich auf Kranken, die Vermögen besitzen, welches auf gesetzlichem Wege unter Aufsicht gestellt wurde.

Die Kommission des Irrenwesens ist befugt, Konzessionen von Privat-, Parochialasylen oder von Irrenabteilungen der Armenhäuser zu suspendieren, Untersuchungen einzuleiten, mittelst Intervention des Lord Advocaten Beweise zü sammeln und auch die Kostenvoranschläge zu revidieren.

Die bezahlten Vertreter des Boards besuchen jährlich mindestens zweimal alle in Anstalten untergebrachte Kranken, im Bedarfsfalle kann der Board jedwede ärztliche Intervention in Anspruch nehmen, er hat weiterhin von seiner Tätigkeit jährlich an den *Secretary for Scotland* einen Bericht zu erstatten, der dem Parlament vorgelegt wird. Der *Lord Advocat* hat, als der oberste Richter von Schottland, das Recht, in alle Bücher und in die Geschäftsführung des Boards Einsicht zu nehmen.

Der Board hat das Recht, Geldstrafen in der Höhe von 10 bis 100 £ zu verhängen und wenn seine Anordnungen nicht befolgt werden, sogar die von der Staatskasse zu zahlende Hälfte der Gebühren für die Verpflegung der Unbemittelten zurück zu behalten; er kann auch die Kranke in anderen Anstalten unterbringen lassen [1]).

Die Formalitäten bei der Aufnahme in die Anstalten sind gleichfalls interessant und nicht minder sorgfältig durchgeführt. Da allein der Sheriff, als oberster Richter des County, berechtigt ist, jemandem die Freiheit zu entziehen, so ist zur ständigen Unterbringung in einer Irrenanstalt ebenfalls die Einwilligung des Sheriffs notwendig, um welche man schriftlich ansuchen muß und wozu das Zeugnis zweier (registered) Ärzte, nebst schriftlicher Darlegung des Tatbestandes, sowie ein Nachweis darüber, in welchem Verhältnisse der Ansuchende zu dem Kranken steht, notwendig ist. Die Ärzte müssen erklären, daß sie unabhängig voneinander den Kranken untersucht haben und es für notwendig halten, daß derselbe in einer Anstalt untergebracht werde. Die die Aufnahme verfügende Anordnung des Sheriffs hat zwei, an manchen Orten drei Wochen lang Gültigkeit. In dringenden Fällen wird das Ersuchen um eine Aufnahme von dem Armeninspektor vorgelegt.

---

[1]) *Prof. Meyer*, Fürsorge für die Geisteskranken in England und Schottland. Archiv für Psychiatrie Bd. 39, H. 3, 1905.

Der Sheriff verordnet die Aufnahme auf die Dauer von drei Jahren, vor Ablauf dieser Zeit — spätestens bis zum 1. Januar — hat die Anstalt an den Board zu berichten, daß nach einer gewissenhaften Beobachtung und Erwägung der Sachlage der Kranke noch immer als anstaltspflegebedürftig befunden wurde. Nach Ablauf der ersten drei Jahre wird dies alljährlich wiederholt.

Innerhalb einer Woche nach Erlaß der Aufnahmeverfügung hat der Clerk des Sheriffs auch den County-Board davon zu benachrichtigen, wer die Aufnahme des Kranken verlangte, von wem die ärztlichen Zeugnisse herstammen, wohin die Aufnahmeverordnung gesandt wurde und für welche Anstalt sie gilt.

In dringenden Fällen kann man jemanden auch ohne einer Verordnung des Sheriffs mit dem Zeugnis eines registrierten Arztes aufnehmen, doch muß in solchen Fällen einer der Anstaltsärzte der Aufnahme beistimmen und eine Verordnung des Sheriffs binnen drei Tagen erwirkt oder aber der Kranke entlassen werden. Von der Aufnahme hat auch der Anstaltsdirektor an den Board Meldung zu machen. Falls die Aufnahme nicht genügend begründet ist, bekommt er hierzu eine Frist von 30 Tagen und wenn eine Notwendigkeit der Internierung auch dann noch nicht klar ist, so muß der Kranke entlassen werden. — Auch über den körperlichen Zustand der Kranken bei der Aufnahme hat der Direktor an den Board Meldung zu machen, was gewiß bessere Resultate gibt, als wenn man nur durch Verordnungen verhindern will, daß Kranke angekettet und an den Wagen gebunden eingeliefert werden. Dieses schottische System schützt nicht nur die Kranken besser, sondern es erhält auch die Verantwortlichkeit der Anstalten einen realen Grund, denn es ist offenkundig, daß nicht angemeldete Verletzungen der Kranken in der Anstalt entstanden sind. Sämtliche Insassen aller Anstalten werden jährlich zweimal von den ärztlichen Mitgliedern des Board besucht.

Das in Schottland befolgte Verfahren des schriftlichen Berichtes über den Tatbestand ist viel besser als die Ausfüllung von Fragebogen, die in anderen Ländern eingeführt ist. — Es scheint eine gute Einrichtung zu sein, daß die Anstalten von Jahr zu Jahr neu konzessioniert werden und daß die Versorgung mit Personal sowie die Einrichtungen, mit einem Worte der ganze innere Betrieb der Anstalt, unter der sachverständigen Kontrolle des ganz selbstlos ohne Honorar wirkenden General Board of Lunacy steht. Hierdurch wird erreicht, daß bei der Entwicklung des Irrenwesens im allgemeinen ebenso wie bei jeder einzelnen Aufnahme eines Geisteskranken in eine Anstalt alles im Interesse der Sache selbst und nicht aus anderen Gründen geschieht.

Um einen Geistesgestörten in der Irrenabteilung eines Armenhauses unterbringen zu können, ist ebenfalls eine Verfügung des Board notwendig, es ist auch ein Zeugnis darüber erforderlich, daß der Betreffende nicht für sich selbst oder für andere gefährlich ist und daß die Behandlung in einer eigentlichen Irrenanstalt nicht oder nicht mehr erforderlich ist. Dieses Zeugnis kann nicht der Arzt des Armenhauses selbst ausstellen (!). Die Kranken können in den Armenhäusern auch direkt Aufnahme finden, doch auf Anordnung des Sheriffs nur dann, wenn der Board die Aufnahmeverfügung bestätigt.

Gemeingefährliche Individuen können, wenn sie tatsächlich geisteskrank sind, auf Antrag des öffentlichen Anklägers (public prosecutor) von dem Sheriff in Irrenanstalten interniert werden; doch kommt dies äußerst selten vor.

Entmündigungen verfügen bei Werten bis zu 100 £ die Sheriff-Courts, bei größeren Vermögen die obersten Gerichtshöfe (Court of Session).

Es besteht auch eine interessante Verfügung, daß, wenn die Inspektoren des Irrenwesens die Angehörigen des Internierten zum Besuche des Kranken autorisieren, ein solcher Besuch bei einer Strafe von 20 £ nicht verhindert werden darf.

Es ist auch dafür gesorgt, daß man sich freiwillig in einer Anstalt aufnehmen lassen darf, doch ist hierzu die Einwilligung des Inspektors notwendig. Wenn ein freiwillig Aufgenommener die Anstalt verlassen möchte, so hat er dies 3 Tage vorher anzumelden, doch muß, wenn sich Gründe zur weiteren Zurückhaltung ergeben, hierzu die Bewilligung des Sheriffs eingeholt werden. (Siehe betreffs solcher Kranken die weiter oben zitierten Bemerkungen von *Rutherford.*) Die Inspektoren lassen solchen Kranken eine besondere Fürsorge angedeihen und klären sie, wenn es notwendig erscheint, über ihren Zustand auf.

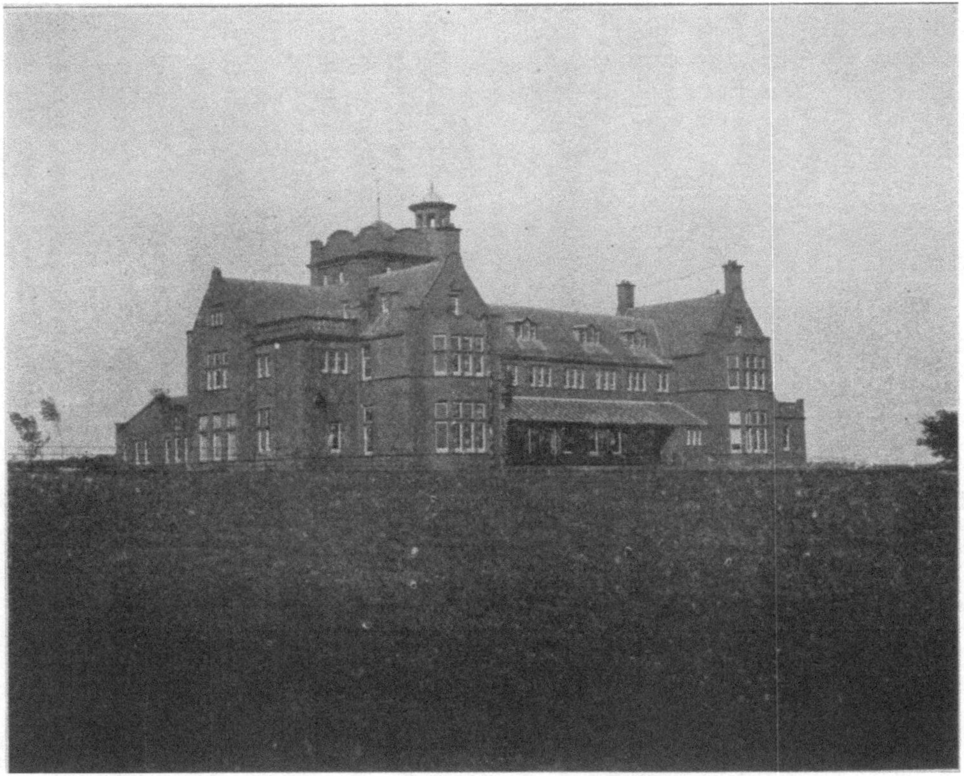

Dumfries. Aufnahme-Abteilung für Frauen.

Auch das Verfahren bei Entlassungen ist genau reguliert. Wenn der Kranke genesen ist und die Anstalt verläßt, so wird hierüber von dem Direktor an den Board Meldung erstattet; ebenso, wenn der Kranke seine Zurückhaltung als gesetzwidrig betrachtet. Der Board kann in diesem Falle auf Grund eines Zeugnisses zweier selbstgewählter Ärzte den betreffenden entlassen, die Entlassung kann aber auch, wenn ein Kranker durch zwei vom Sheriff akzeptierte Ärzte nachweist, daß er geheilt oder aber nicht gefährlich für sich oder andere ist, vom Sheriff verfügt werden.

Zahlende Kranke können durch ihre Verwandten jederzeit aus der Anstalt genommen werden, *doch kann der Direktor, wenn er den betreffenden für gemeingefährlich hält, hierüber dem Staatsanwalt Meldung erstatten* — was gewiß eine vorzügliche Einrichtung ist. Wenn sich andererseits niemand um die Herausnahme von unbemittelten oder zahlenden Kranken kümmert, hat der Anstaltsdirektor dafür zu sorgen, daß sie von Angehörigen oder vom Vormund abgeholt werden und im Weigerungsfalle dem Board Meldung zu machen, welcher sich dann von der Sachlage überzeugt und über die Entlassung Verfügungen trifft. Es ist eine sehr wichtige Bestimmung, daß ein Unbemittelter, wenn er von Angehörigen aus der Anstalt genommen wird, ohne völlig geheilt zu sein, auch weiterhin unter der Kontrolle des Board verbleibt. Sollte sich ergeben, daß die Fürsorge nicht genügt, so verfügt der Board selbst die Zurückführung in die Anstalt.

Gemeingefährliche Kranke können als geheilt entlassen werden, doch ist, wenn sie nur gebessert sind, hierzu die Einwilligung des Sheriffs erforderlich. Wenn der Kranke glaubt, widerrechtlich interniert zu sein, so müssen ihm auf Verlangen Kopien der Aufnahmepapiere ausgehändigt werden.

Es ist auch von großer Bedeutung, *daß auch die Entlassung „on trial“ (versuchsweise) aus der Anstalt gesetzlich reguliert ist.* Der Direktor ist ermächtigt, solcherart jemanden auf 28 Tage zu entlassen, diese Frist kann unter Zustimmung der Inspektoren auf 6 bis 12 Monate verlängert werden. Doch wird *der Kranke auch außerhalb der Anstalt während dieser Zeit durch den Board beobachtet und kann jederzeit in die Anstalt zurückbefördert werden.* Diese Institution ist seit dem Jahre 1862 eingeführt und wie ausgiebig davon Gebrauch gemacht wird, beweist wohl am besten der Umstand, daß innerhalb 24 Jahren 2982 Kranke in dieser Weise entlassen worden sind. Daß ein solches Vorgehen nicht nur vom Standpunkte der Heilung der Kranken, sondern auch von dem des Betriebes der Anstalten richtig ist, davon sind die Psychiater überzeugt. Durch derartige erleichterte und früher bewirkte Entlassungen werden auch die Pflegegebühren für die Kranken vermindert.

In Schottland ist gesetzlich bestimmt, daß in Anstalten von mehr als 100 Insassen ein Arzt wohnen muß, während bei mehr als 50 Insassen eine tägliche ärztliche Visite vorgeschrieben ist, doch kann der Board fordern, daß auch hier ein Arzt in der Anstalt wohne. Bei Anstalten mit weniger als 11 Kranken muß der Arzt 14tägig erscheinen. Ob eine Bestimmung vorhanden ist, wieviel Ärzte in Anstalten mit über 100 Kranken angestellt sein müssen, weiß ich nicht, doch sah ich überall, wo ich nur hinkam, Ärzte wie Patienten zufrieden, auch ist der Prozentsatz der Geheilten sehr groß. Diese Anstalten sind die besten der Welt — so bleibt eigentlich die Zahl der Ärzte nebensächlich, und es kann hieraus wohl gefolgert werden, daß auch an anderen Orten durch Zufriedenheit und Arbeitslust der besonders für die Psychiatrie geeigneten Ärzte der Sache mehr genützt werden kann, als durch Vermehrung der Angestellten oder deren Titel.

Bezüglich der in Armenhäusern (*poor-house*) verpflegten Kranken bemerkt *Letchworth*, daß ihre Lage eine bessere ist, wie das Armenhausleben im allgemeinen, wozu der Grund vielleicht darin zu suchen ist, daß mit der Leitung eine intelligente, unbesoldete Korporation betraut ist — doch haben es die Kranken in den eigentlichen Anstalten besser.

Nach all dem Gesagten [1]) ist es wohl der Mühe wert zu überblicken, wie weit sich das Irrenwesen in Schottland entwickelt hat. Hierüber gibt eine ausführliche und gründliche Aufklärung der 45. im Jahre 1903 erschienene Bericht des „*General Board of Commissioners in Lunacy for Scotland*", welcher auf 216 Seiten alles, was auf die Angelegenheit der Geistes-Kranken Bezug hat, detailliert aufzählt.

---

[1]) Über die schottische Familienpflege siehe unten.

Nach diesem Bericht waren am 1. Janaur 1903 unter den 4 472 163 Einwohnern von Schottland 20 291 (somit 1 : 220) Geisteskranke, worunter *16 658* als solche in den Listen der Behörden geführt wurden und unter Aufsicht standen; bei allen anderen (Schulen der imbezillen Kinder mitgerechnet), war diese Aufsicht nicht notwendig.

14 191 Kranke wurden auf Gemeindekosten, 2416 aus Privat- und 51 aus Staatsmitteln erhalten, somit fehlt es beinahe gänzlich an auf Staatskosten erhaltenen Kranken, was genau das Gegenteil von den Verhältnissen in anderen Ländern darstellt.

Auch dieser Ausweis zeigt die Verhältnisse bis zum Jahre 1858 zurückgreifend; in 45 Jahren vermehrte sich die Zahl der in Anstalten Untergebrachten um 11 528 und es ist sehr lehrreich, daß sich die Zahl derer in privaten, für den eigenen pekuniären Gewinn arbeitenden Anstalten Untergebrachten von 745 auf 125 verminderte. — Es ist zweifellos, daß für solche Anstalten hier weder ein Bedarf, noch eine Rentabilität vorhanden ist, so daß ihr Rieseneinkommen dem Allgemeinwohl zugute kommt [1]).

Die Behauptung, daß eine öffentliche Anstalt niemals solche Bequemlichkeit bieten und so hohe Ansprüche befriedigen könne, wie eine Privatanstalt, ist wohl ein Irrtum, denn die Ansprüche der Schotten sind nach dieser Richtung hin gar nicht bescheiden und vor ihren öffentlichen Anstalten müßten sich manche Aktienunternehmungen verstecken: ihre Häuser sind im Vergleich mit den schottischen unfreundliche, ärmliche Asyle und ihre Käfigsysteme würde kein einziger schottischer Provinzialboard in seinem Distrikte dulden.

---

[1]) *Kräpelin* sagt: „Es liegt auf der Hand, daß für alle solche Anstalten, die in irgend einer Weise die persönliche Freiheit beschränken, die unmittelbare Verstaatlichung im allgemeinen eine unumgängliche Notwendigkeit ist“..... „Es ist nicht nur eines Staates unwürdig, sondern auf die Dauer auch immer gefährlich, derartige Anstalten in den Händen von Unternehmern zu lassen, die auf eigene Rechnung arbeiten, mögen sie nun weltliches oder geistliches Gewand tragen.“...... „Epileptiker, Idioten, Trinker, da sie innerhalb gewisser Grenzen der Freiheitsbeschränkung bedürfen, sollten nur vom Staate versorgt werden“.... „Eine solche Anstalt kann sehr schlecht sein, auch wenn eigentliche Gesetzwidrigkeiten in ihr gar nicht vorkommen.“ (Die psychiatrischen Aufgaben des Staates. Jena 1900.)

Am Anfange des Jahres 1903 waren in Schottland 7 Royal-, 16 Distrikt- und nur 3 Parochialasylums vorhanden, wozu noch 15 Abteilungen von Armenhäusern und nur 3 Privatheilanstalten kommen; mit den relativen Zahlen ihrer Krankenbevölkerung will ich mich weiter unten befassen, doch schon jetzt soviel bemerken, daß die Zahl der in Gemeindeasylen untergebrachten Kranken sich vermindert hat, was vielleicht darauf hinweist, daß zur Gründung und Unterhaltung von Irrenanstalten mehr die Distrikte als die Gemeinden befähigt und berufen sind.

Der zum rechtlichen Wirkungskreis des Board gehörende Krankenbestand vermehrte sich um 186%, wogegen die Bevölkerungszunahme nur 50% betrug. Die Zahl der in Anstalten gepflegten unbemittelten Kranken weist in den letzten 10 Jahren eine Zunahme um 3206 Köpfe und zwar von 8318 auf 11 524 auf; diese Zunahme übertrifft bei weitem die allgemeine Zunahme der Bevölkerung, denn der letzteren würde nur eine Zunahme der Geisteskranken um 923 entsprochen haben. *Somit erfordert die Entwicklung des staatlichen und sozialen Lebens eine Vermehrung der Heilanstalten für Geisteskranke in viel rascherem Tempo, als der natürlichen Vermehrung der Bevölkerung entspricht.* Ein krankes, hauptsächlich aber ein geisteskrankes Individuum verursacht im gesellschaftlichen Leben Störungen, weshalb es erwünscht ist, ein solches mehr oder minder abgesondert zu behandeln und zu verpflegen, — dieser Aufgabe kommen die Schotten mit bewunderungswürdiger Intelligenz und Güte nach.

Die Zahl der durch freiwillige Meldung erfolgten Aufnahmen betrug im Jahre 1902 in ganz Schottland nur 79, welche Zahl jedoch gewiß bedeutend höher sein würde, wenn die Irrenanstalten mit Abteilungen für Nervenkranke verbunden wären. Diese so sehr notwendige Einrichtung — von einigen Kliniken abgesehen — harrt noch überall der Verwirklichung.

Der Prozentsatz der Heilungen betrug in sämtlichen Anstalten im Verhältnisse zu den Aufnahmen 40%. — Aus sämtlichen Anstalten sind 181 Kranke entwichen, von denen 87 binnen 24 Stunden, 57 innerhalb einer Woche und 14 nach einer Woche zurückgebracht werden konnten; 23 sind noch länger fortgeblieben, wovon 10 als geheilt, 10 als ungeheilt abgeschrieben wurden, während einer als beurlaubt geführt wurde.

Somit sind von 16 600 Kranken etwa 100 entwichen, obwohl weder Eisengitter noch Mauern oder verschlossene Tore vorhanden sind, dies alles vielmehr durch gute psychiatrische Organisation ersetzt ist. Durch eine progressive Entwicklung des offenen Systems fiel die Zahl der Entweichungen von 2 % auf 1,4 %. — Die Sterblichkeit der zahlenden Kranken betrug durchschnittlich in den gesamten Anstalten 8,5 %, die der Unbemittelten 9,1 %; die Sterblichkeit in den größeren Anstalten war im Durchschnitte 9,5 % der Insassen.

Im Jahre 1902 konnten 139 Kranke versuchsweise entlassen werden, wovon nur 28 nach der Anstalt zurückbefördert werden mußten. Ich muß wiederholen, daß es dringend geboten ist, dieses System auch anderswo einzuführen, denn es ist ungerecht und schädlich, Kranke hinter verschlossenen Türen zu halten, deren Heilung in der Freiheit noch schneller und leichter erfolgen würde.

Im Jahre 1902 wurden 1025 Wartepersonen entlassen, und zwar schieden 758 freiwillig aus dem Dienste, 70 sind erkrankt, 3 verstorben, 31 entwichen, 37 waren untauglich für diesen Dienst, 6 wurden überflüssig und bei 120 war das Benehmen nicht zufriedenstellend.

Es wird für die Hebung des Pflegepersonals für notwendig erachtet, für die Männer *Familienhäuser* zu erbauen; ich konnte selbst erfahren, wie außerordentlich viel die schottischen Anstalten hierin leisten. Am häufigsten wechseln ihre Stelle die neueingetretenen Wärter, wahrscheinlich weil der Dienst anstrengend ist und nach getaner Arbeit nicht die gewohnte Ruhe und Freiheit folgt, wie bei anderen Beschäftigungen. Die männlichen Wärter tauschen sogar gern mit einer Anstellung als Gefängnisaufseher, denn dort sind sie auch pensionsfähig. — Es kommt mir seltsam vor, daß dieser selbstverständlichen sozialen Verpflichtung von den immens reichen schottischen Anstalten noch nicht nachgekommen wurde und daß nicht wenigstens, wie wir dies in Gyula auf Anraten und unter freundlicher Unterstützung des Hygiene-Oberinspektors *Raisz* eingeführt haben, für eine fakultative Pensionsfähigkeit sämtlicher Wärter gesorgt worden ist.

Eine vorzügliche Einrichtung ist auch, daß die Namen der entlassenen Wärter mit den Entlassungsursachen dem Board mitgeteilt werden, wodurch viele Unannehmlichkeiten und Ungerechtigkeiten vermieden werden können.

In sämtlichen Anstalten kamen im Jahre 1902 nur 199 Unfälle vor, darunter 7 Todesfälle, aber nur 3 durch Selbstmord, wogegen, wie wir sahen, beinahe in jeder der skandinavischen Anstalten jährlich 1 bis 2 Selbstmordfälle vorkommen. Unter den Unfällen sind 69 kleinere Verletzungen angeführt; bei größeren Unglücksfällen wird vom Board und auch vom *Procurator Fiscal* eine Untersuchung eingeleitet.

Während der Jahre 1898 bis 1902 fanden von den im Jahre 1898 Aufgenommenen 18 % eine nochmalige Aufnahme; während der ersten 2 Jahre wurden 42,1 % geheilt und 10,2 % ungeheilt entlassen; verstorben sind 16 %, somit betrug die gesamte Abnahme der im Jahre 1898 aufgenommenen Kranken 68,3 % während der ersten 2 Jahre; während der folgenden 3 Jahre sind von diesen Kranken insgesamt nur 20,4 % entlassen bzw. gestorben. Von den in 5 Jahren erfolgten Heilungen fallen 87,1 % und von den Todesfällen 31,7 % in das erste Jahr und es fiel der Prozentsatz bei den Heilungen auf 7 %, bei den Todesfällen auf 7,1 % im 5. Jahre des Anstaltsaufenthaltes der betreffenden Kranken.

Nach diesen zusammenfassenden Daten — welche allein schon einen tiefen Einblick in das schottische Irrenwesen gewähren — folgen nun die Berichte über den Betrieb der einzelnen Anstalten, mit besonderem Rückblick auf die Mängel und auf die erreichten Resultate, ohne Lobreden der eigenen Leistung und ohne Beschönigungsversuche, eine Methode, welche anderswo auch mit Nutzen angewendet werden könnte.

Die 7 Royalasylums (*Aberdeen*, *Dumfries*, *Dundee*, *Edinburgh*, *Gartnaval*, *Montrose*, *Murrays Asylum Perth*), ferner die 17 Distriktasyle werden im Berichte der Reihe nach behandelt. Am stärksten belegt war unter allen *Aberdeen*, wo 943 Kranke verpflegt wurden; in *Edinburgh* waren 942, in *Dumfries* 742, in *Montrose* 690, und schließlich in *Murray-Asylum* zu *Perth* 130 Kranke untergebracht. Unter den Distriktasylen hatte nur *Woodilee* einen Krankenbestand von 874; alle übrigen Anstalten hatten weniger, darunter *Haddington* nur 127 Kranke.

Die 3 Privatheilanstalten hatten zusammen 127, darunter eine nur 14 Kranke [1]).

In den 3 Gemeinde-Irrenanstalten waren zusammen 476 Kranke; sie hatten, inklusive der Versetzungen aus anderen Anstalten, nur 201 Aufnahmen; die Armenhäuser mit beschränkter Aufnahmekonzession hatten nur 1134 Kranke in Pflege (die meisten, 213, *Edinburgh*). Lehrreich ist die folgende Tabelle:

Die Entwicklung der Unterbringung von Geisteskranken in Schottland:

Ort:	Am 1. Jan. 1858	Am 1. Jan. 1903	Zunahme seit 1858	Abnahme seit 1858	Absolute Vermehrung
Royal Asyle	2380	4286	1906	—	—
Distrikt „	—	7373	7373	—	—
Privat „	745	125	—	620	—
Paroch. „	576	502	—	74	—
Armenhäuser ...	264	1153	889	—	—
Privat „	1804	2771	967	—	—
Zucht „	26	51	25	—	—
Übungsschulen ..	29	397	368	—	—
Summa:	5824	16658	11528	694	10834

Bei der Beschreibung von einzelnen Anstalten sehen wir überall, daß diese bestrebt sind, ihren Grundbesitz zu vergrößern, um dadurch ihren Kranken Gelegenheit für Feld- und Gartenarbeit zu verschaffen und die Küche mit Rohprodukten zu versehen, wodurch dann auch die Regiekosten vermindert werden. Für die Wärter werden Familienhäuser, für die Wärterinnen Heime errichtet.

Für geistesschwache Kinder sind 2 besondere Anstalten vorhanden: die *Baldovan Institution* in *Dundee* und die *Larbert National Institution.* Ich habe bereits erwähnt, daß außerdem für idiotische Kinder in *Woodilee* ein besonderes Gebäude vorhanden ist und daß solche Pavillons für gesonderte Behandlung geisteskranker Kinder an allen Irrenanstalten vorhanden sein sollten.

---

[1]) *Bucknill* warf schon die Frage auf, ob solche Anstalten überhaupt eine Existenzberechtigung haben und schreibt unter dem Titel „Abolition of privat Asylums", daß es am besten wäre, wenn diese allmählich verschwinden würden (1881).

Die einzige Anstalt für kriminelle Geisteskranke in Schottland, die zu *Perth*, steht mit einem Zuchthause in Verbindung und beherbergte 52 Kranke.

In einem besonderen Kapitel des Berichtes werden die bei Privaten (in private dwellings) untergebrachten Geisteskranken behandelt, über die ich in dem Kapitel über die Familienpflege berichten werde. Ein anderer Abschnitt über die Einteilung der Aufnahmebezirke der Geisteskranken führt der Reihe nach die *Jahresereignisse* der 27 Bezirke auf. Sehr lehrreich ist die Bemerkung in dem Bericht, daß, wenn die Anstalt vom Orte der Erkrankungen sehr entfernt liegt, dadurch nicht nur die Einlieferungen sehr erschwert werden, sondern noch mehr die versuchsweise Entlassung der Kranken [1]), da durch die großen Entfernungen und eventuell fehlenden Verkehrsmittel viele Kosten und Umstände verursacht würden, falls es notwendig sein sollte, die Kranken der Anstalt wieder zuzuführen. Diese Schwierigkeiten sind in manchem anderen Lande noch größer. Solche Erschwerung der versuchsweisen Entlassung durch äußere Ursachen trägt nicht nur dazu bei, die Kranken ihren Angehörigen endgültig zu entreißen, sondern steigert auch die Überfüllung der Anstalten und vergrößert in unnötiger Weise die Lasten der Allgemeinheit. Sie beeinträchtigt auch die Familienpflege. Folgenden Sätzen des Berichts pflichten wir gern bei: „The judicious discharge of such patients is from every point of view desirable, as it prevents overcrowding and further building, entirely relieves the ratepayer of a burden which he ought not to bear, and restores the patient to freedom and a useful life.“

Die Frage der Verteilung und Zunahme der Geisteskranken wird in dem Berichte äußerst sorgfältig behandelt. Wenn ich auch keine ausführliche Darlegung hierüber geben kann, will ich doch einige Gesichtspunkte anführen. — Ich bin mit dem Autor in vollster Übereinstimmung, daß diejenigen, bei welchen die Geisteskrankheit angeboren ist, von solchen, die die Krankheit erst erworben haben, nicht abgesondert werden können, denn bei der Dementia eines 10jährigen Kindes ist es praktisch

---

[1]) Wir werden auch bei der Besprechung der russischen Verhaltnisse diesbezügliche lehrreiche Daten finden.

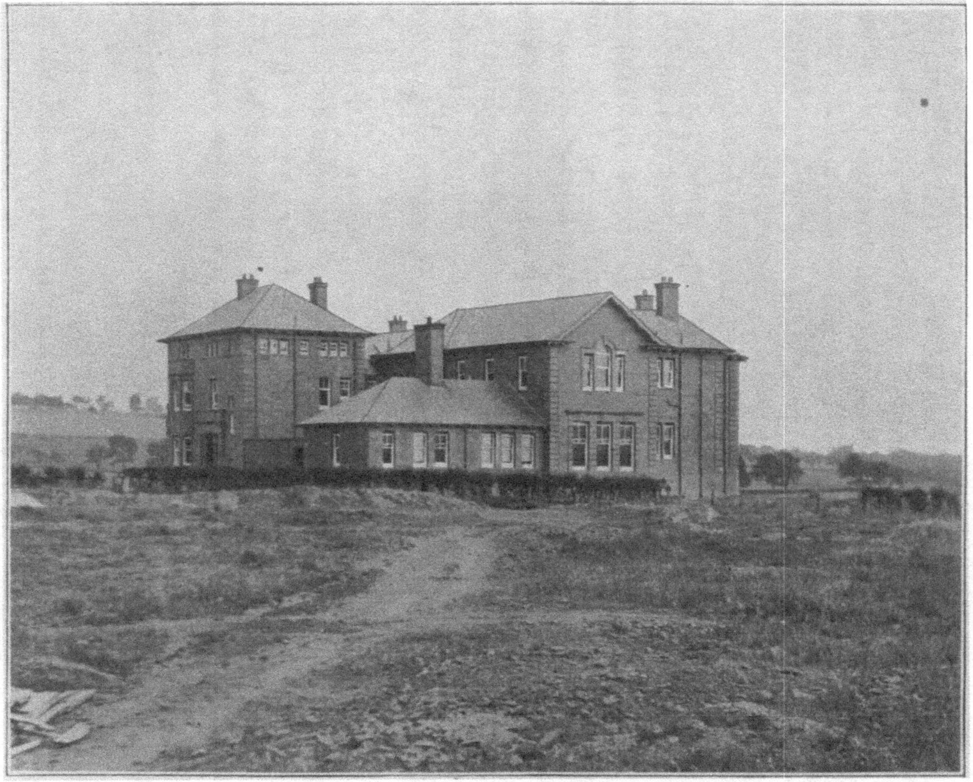

Dumfries. Aufnahme-Abteilung für Männer.

gleichwertig, ob sie angeboren oder aber z. B. durch Typhus um einige Jahre später erworben wurde, die sozialen Aufgaben bleiben jedenfalls dieselben.

Eine hereditäre luetische Dementia kann sich ebenso schon bei der Geburt, wie im 10. oder 20. Lebensjahre äußern, wenn auch das Übel in allen Fällen schon bei der Geburt beginnt, doch kann die Änderung der Gehirnfunktionen genau dieselbe sein, als wenn sie durch eine im Säuglingsalter oder im 10. oder 15. Lebensjahre erworbene Lues verursacht worden wäre. Ich möchte es für richtiger halten, wenn bei der Statistik der Irren zwischen Geistesgestörten unter 15 Jahren und den älteren ein Unterschied gemacht und für diese zwei Kategorien verschiedenartig gesorgt würde. (Die Lösung dieser Frage wird noch durch den Umstand besonders erschwert, daß Prognose und Diagnose bei Abnormitäten im Kindesalter noch viel unsicherer sind als bei Erwachsenen.)

Bemerkenswert ist, daß in einer öffentlichen holländischen Anstalt Kranke unter 15 Jahren nicht aufgenommen werden. Nicht nur für idiotische Kinder sollten in den Anstalten besondere Pavillons errichtet werden (es gibt doch auch bis zu 60jährige Idioten), sondern für die *geisteskranken Kinder*, denn es ist unmöglich oder zum mindesten äußerst inhuman, z. B. ein an Manie erkranktes oder sonst geistesgestörtes, also nicht idiotisches, 8jähriges Kind mit erwachsenen Kranken zusammenzugeben.

Es ist die Bemerkung des Verfassers dieser Studie interessant, daß an Orten, wo die Einwohner wegen des Broterwerbes oder aus anderen Gründen ihre Geburtsstätte verlassen, die Geistesgestörten zurückgelassen werden, so daß der Prozentsatz der Irren dieses Bezirkes sich vergrößert. Selbstredend müssen bei diesen Berechnungen die Sterbefälle der Kinder auch in Betracht gezogen werden, denn z. B. vorausgesetzt, es kämen in zwei Bezirken geistesgestörte Kinder in gleicher Zahl zur Welt, so kann wohl angenommen werden, daß in dem Bezirke mit an und für sich größerer Kindersterblichkeit auch abnorme Kinder weniger am Leben bleiben, so daß die geborenen Geisteskranken die Zahl der erwachsenen Irren nicht in dem gewöhnlichen Verhältnis vermehren können. Andererseits aber verschieben sich auch die Sterblichkeitsverhältnisse der erwachsenen Geistesgestörten in manchen Ortschaften, Städten und Dörfern schon durch die ganz verschiedene Verbreitung der *Paralyse.* Der Bericht weist auf den Umstand hin, daß während unter natürlichen Verhältnissen die Kinder mit krankem Gehirn in größerem Maße sterben als die gesunden, auf dem Wege des Kinderschutzes sehr viele, sonst lebensunfähige, geisteskranke Kinder gerettet werden und so später die Zahl der erwachsenen Irren vergrößern. Doch hält selbst der Verfasser diese Möglichkeit zur Beweisführung oder zur Ableitung von weiteren Konsequenzen für unzureichend, und es darf doch wohl auch hier nichts dem Untergange preisgegeben werden, sondern man muß möglichst viel zu retten suchen, da es ja Möglichkeiten gibt, manche von den blöden, halbgelähmten Kindern zu sich selbst erhaltenden, ja sogar nützlichen Mitgliedern der Gesellschaft zu erziehen. Ich sah solche bewundernswerte Beispiele in *Bournevilles* Anstalt, doch man sollte die Frage gar nicht so weit kommen lassen, sondern gegen Trunksucht, Syphilis, Skrofulose und jedweden Schmutz tüchtig zu Felde ziehen und den Menschen Luft, Licht und Aufklärung zugänglich machen, wodurch dann gewiß auch die Geistesgestörten und Parasiten weniger werden würden.

Der Bericht wirft die Frage auf, ob dadurch, daß die Gesunden auswandern und die geistig und körperlich minderwertigen Zurückgebliebenen sich verheiraten, die Imbezillität nicht vermehrt werde? Er hält dies für einzelne, isoliert liegende Gemeinden für möglich, glaubt aber, daß es sich statistisch nicht werde beweisen lassen, da diese Frage selbst mit bedeutenderem Zahlenmaterial schwer zu lösen sei.

Meiner Meinung nach erzeugt die aus dem angeführten Grunde verminderte Intelligenz einer Gemeinde in erster Reihe durch die mangelhafte Erziehung der Kinder einen erworbenen Schwachsinn, welcher sich in einer anderen Umgebung bessern oder gänzlich verschwinden kann.

Wir sollen auch nicht vergessen, was *Laufenauer* so oft betonte, daß das Gehirn der Deszendenten eine Regenerationsfähigkeit besitzt, andererseits aber infolge einer zweckentsprechenden Erziehung auch ein kleines Gehirn Wertvolles hervorbringen, wogegen durch Vernachlässigung selbst ein großes Gehirn zu einem caput mortuum oder periculosum werden kann.

Man kann bei einer Betrachtung der großartigen Organisation des Irrenwesens in Schottland mit Recht die Frage aufwerfen, *wie viel Kosten verursacht dies alles?* Auch hierin stehen uns vergleichende Daten zur Verfügung.

Im Jahre 1868 waren in Distriktasylen 1132 Kranke untergebracht, und es ergaben sich an Kosten für Grunderwerb und Anstaltsgebäude per Jahr und Kopf 27 £ 8 sh 6 d. Im Jahre 1888/89 fiel diese Summe (bei 2996 Kranken) auf 10 £ 16 sh 2 d und stieg wieder im Jahre 1902/01 (bei 6759 Kranken) auf 16 £ 14 sh 1 d.

Die Verpflegungs- oder richtiger die allgemeinen Regiekosten waren im Jahre 1893/4 am niedrigsten, bei 3346 Kranken per Jahr und Kopf bloß 22 £ 10 sh 4 d, und am höchsten im Jahre 1901/02, wo sie bei 6561 Kranken pro Kopf 26 £ 18 sh 1 d betrugen.

Die Investitions- und Regiekosten zusammengerechnet, waren im Jahre 1888/89 am niedrigsten (34 £ 6 sh 2 d) und am höchsten (43 £ 4 sh 9 d) im Jahre 1900/01. In anderen Ländern werden die Kosten so kombiniert nicht berechnet, doch ist dies die richtige Methode, wenn wir feststellen wollen, was je ein Kranker tatsächlich kostet. In den letzten 20 Jahren betrugen die Investierungskosten in sämtlichen Anstalten durchschnittlich per Kopf 9 £ 18 sh 9 d (am billigsten im *Haddington-Asylum* mit 5 £ 18 sh 1 d und am teuersten in *Midlothian* mit 18 £ 18 sh 5 d). Die Regiekosten waren am niedrigsten (19 £ 15 sh) im Jahre 1901/02 in *Banff* und am höchsten (28 £ 15 sh 8 d) in *Roxburgh*—durchschnittlich in den 7 Distriktasylen 25 £ 14 sh 11 d.

In einem besonderen Kapitel werden die Kosten der mittellosen Kranken verrechnet, darnach detailliert, wo die Kranken untergebracht waren. 16 434 Kranke verursachten den Gemeinden

357 613 £ Auslagen, wovon
278 144 „ auf die in Asylen,
22 527 „ auf die in Irrenabteilungen der Armenhäuser und
47 108 „ auf die in Familienpflege untergebrachten Kranken fielen.

Von dieser Summe wurden von den Angehörigen nur 20 247 £ rückvergütet, 116 005 £ wurden vom Staate ersetzt, und somit verblieben zu Lasten der Parish rein 221 361 £. — Wenn wir diese Summen mit den Unkosten der 5 Jahre, 1880 bis 1884, vergleichen, so finden wir eine Zunahme in den Asylen mit 70%, in den Armenhäusern mit 63%, in den Privathäusern mit 109% und an allen Plätzen zusammen 73% (von 206 536 £ auf 357 613 £).

Der staatliche Zuschuß zur Verpflegung der Kranken betrug im Jahre 1901/02 per Woche und Kopf 3 sh 7 d und hatte insgesamt für diesen Zweck 116 005 £ erfordert.

Die tägliche Beitragsquote des County betrug für einen im Asylum untergebrachten Kranken 1 sh ¼ d bis 1 sh 10 d, für die in Armenhäusern untergebrachten 10¼ d bis 1 sh 4¾ d, für die in Privathäusern 6½ d bis 1 sh 2¼ d. — Die in Royal Asylums untergebrachten Unbemittelten verursachten der Gemeinde mehr Auslagen, als wie in den District Asylums; am billigsten war es in *Dumfries* mit 26 £ und am teuersten in *Morningside* mit 32 £.

Eine Tabelle detailliert auch *die Regiekosten der District Asylums*; im Durchschnitte wurden pro Jahr und Kopf verausgabt für:

Verköstigung	10 £	13 sh.	1 d
Tabak (pro männl. Pat.)	0 „	11 „	2 „
Geistige Getränke	0 „	2 „	9 „
Bekleidung	1 „	15 „	6 „
Gehälter und Löhne	7 „	6 „	2 „
Diverse Ausgaben	6 „	11 „	11 „
Zusammen im Durchschnitte	26 £	14 s	10 d.

von welcher Summe die Einkünfte der Farm nicht abgezogen sind; wenn wir letztere mit in Rechnung stellen, ergibt sich als Ausgabe 25 £ 17 sh 5 d.

Aus den Angaben der Tabelle ist ersichtlich, daß *während 20 Jahren die Verpflegungskosten der Kranken kleiner, die Gehälter, Löhne und nicht detaillierten Ausgaben größer geworden sind.*

Zum Schlusse gibt der Bericht noch Aufschluß über die für gefährlich erklärten Geisteskranken und über die unter Kuratel gestellten (*Lunatics under judicial factors*). Unter 3661 aufgenommenen Kranken wurden nur 7 (!) von seiten der Polizeibehörden als gemeingefährlich eingeliefert. Um eine unnötige Komplikation des Entlassungsverfahrens zu vermeiden, unterbleibt eine Gemeingefährlichkeitserklärung, sobald der Armeninspektor oder eine beliebige interessierte Person einschreitet und für eine Unterbringung des betreffenden Kranken in einer Anstalt sorgt (vorausgesetzt, daß der Sheriff mit einem solchen Vorgehen sich einverstanden erklärt. E.). Vorzüglich ist die Bemerkung, daß die Gemeingefährlichkeit derjenigen Kranken, die von Amts wegen in eine Heilanstalt gebracht werden, keine größere ist, als bei den auf dem gewöhnlichen Wege eingelieferten. In Schottland ist bei der Einlieferung sowie bei der Entlassung die Intervention des „Procurator fiscal's" auf die schwersten Fälle beschränkt, aber es geht die Aufnahme, ebenso wie die Entlassung nach einem wohldurchdachten System vor sich, und was noch mehr sagen will, die Kranken stehen selbst nach ihrer Entlassung unter der Aufsicht von sachverständigen Ärzten (wenn sie nicht völlig geheilt und von dem Register der Geisteskranken gestrichen sind. E.). Ohne ein solches Vorgehen würde die Wirksamkeit einer noch so idealen Entlassungskommission illusorisch werden. Unter Kuratel wurden im Jahre 1902 nur 1027 Kranke gestellt.

Ich will nur noch kurz aus den umfangreichen und äußerst sorgfältig zusammengestellten statistischen Tabellen und aus den sehr nachahmenswerten Berichten der Inspektoren für Geisteskranke erwähnen, daß unter den in den gesamten Anstalten verstorbenen 1201 Kranken *175 Paralytiker* waren (140 Männer und 35 Frauen), die meisten in *Edinburgh* (34 und 9), sodann in *Woodilee* 16 und in *Stirling* 17. *Unter 23 Anstalten verstarb in 6 Anstalten überhaupt kein Paralytiker.* (Über die lebenden Paralytiker enthält der Bericht keinen statistischen Ausweis.) An *Lungenschwindsucht* verstarben im ganzen 170 Kranke (14%); in *Inverness* 33% der Todesfälle.

Die landwirtschaftlichen Betriebe der Anstalten hatten 21985 £ eingebracht.

Unter den *Wärtern* dienen 40% länger als 5 Jahre; im *Montrose-Asylum* dienten 43% der Männer und 36% der Frauen länger als 5 Jahre, was wohl darauf hinweist, daß in Schottland die Lösung der Wärterfrage auf dem richtigen Wege vorwärts schreitet. Laut Bericht waren in *Stirling* von 334 männlichen Kranken tagsüber 125 der Obhut von Wärterinnen anvertraut; wie wir sehen werden, wird dieser Prozentsatz nur in *Meerenberg* übertroffen.

Soviel möchte ich über die schottischen Verhältnisse erwähnen. Obwohl es mir nicht möglich ist, die Daten noch weiter zu detaillieren, will ich zum Schlusse doch nochmals betonen, daß *die Irrenfürsorge heute auf dem ganzen Erdenrunde in Schottland auf der höchsten Stufe steht; hier hat man auf diesem Gebiete England, Deutschland sowie auch alle übrigen Staaten überflügelt.* Man sollte deshalb aus allen Ländern, wo man eine gedeihliche Entwicklung des Irrenwesens anstrebt, die Sachverständigen nach Schottland senden, um die Einrichtungen dieses Landes zu studieren.

Nachtrag:

(Nach dem 46., 47., 48. Report of Lunacy. [1903—1905].)

Am 1. Januar 1906 waren unter 4 726 000 Einwohnern 17 450 amtlich zur Kenntnis genommene Geisteskranke. Von diesen wurden 14 850 auf Gemeinde-, 51 auf Staats- und 2549 auf Privatkosten erhalten. Im Laufe des letzten Jahres hat die Zahl dieser Geisteskranken um 209 zugenommen.

Seit dem Jahre 1858 hat die Zahl der in Anstalten untergebrachten Geisteskranken um 12 295 zugenommen, die Zahl der in Privatanstalten befindlichen Kranken ist um 621 geringer geworden, ebenso nimmt die Zahl der in Armenhäusern befindlichen Kranken ab.

In die Privatanstalten werden heutzutage keine armen Kranken aufgenommen. (Ein sehr lobenswertes Vorgehen.)

Am 1. Januar 1906 gab es in Schottland 7 Royal Asylums, 19 District Asylums, 3 Parochialanstalten, 12 Armenhausabteilungen und nur 3 Privatanstalten.

Seit dem Jahre 1858 hat sich die Zahl der in den Machtkreis des Boards befindlichen Kranken um 200 % vergrößert, während welcher Zeit die Zunahme der Kranken bloß 56 % ausmachte. Die Zahl der in Anstalten verpflegten Kranken hat sich in den letzten zehn Jahren von 8957 auf 11828 vermehrt. Freiwillig in die Anstalten kamen 96. Der Heilungsprozentsatz war unter den Privatkranken 44,8, unter den Armen 41,6.

Aus allen Anstalten zusammen haben sich 154 Kranke in unerlaubter Weise entfernt, von diesen wurden 71 schon nach 24 Stunden zurückgebracht, 45 sind eine Woche lang ausgeblieben, 17 länger als eine Woche und nur 21 länger als 4 Wochen; von letzteren wurden 5 geheilt, 8 gebessert, 5 ungebessert entlassen geführt, 1 wurde in eine andere Anstalt gebracht, 2 sind gestorben.

Im Jahre 1905 hat man 124 Kranke versuchsweise entlassen. Diese Form der Entlassung wurde seit 1862 in 5525 Fällen angewendet. und man mußte nur 22 % der Kranken in die Anstalt zurückbringen.

In allen Anstalten zusammen kamen im Jahre 1905 140 Unglücksfälle vor, davon führten 14 zum Tode, achtmal handelte es sich um Selbstmord.

Unter den kleineren Vorkommnissen finde ich erwähnenswert, daß man in *Dumfries* einen Speisesaal mit „*small tables*", in *Hartwood* einen solchen mit „*family tables*" (Tische für männliche und weibliche Kranke zusammen) eingerichtet hat; die Kranken legen selbst aus der Schüssel vor, was jedenfalls sehr viel zur Heimähnlichkeit der Anstalten beiträgt.

In mehreren Anstalten hat man statt der schwerbeweglichen großen Bänke leichte Stühle angeschafft, dies ist nicht nur viel netter und freundlicher, sondern gibt auch viel weniger Gelegenheit dazu, daß die Kranken einander stören.

In der Anstalt zu *Dumfries* hat man im Jahre 1905 1700 £ dazu verwendet, arme Kranke in höheren Verpflegungsklassen unterzubringen.

Ein Zeichen der hohen Entwicklung des schottischen Irrenwesens ist es, daß in *Hartwood* 68 der Wärter länger als 8—2 Jahre dienten. Dies wird besser verständlich, wenn man weiter liest, daß man hier 68 % der Wärter Familienwohnungen gewährt hat, die Inspektoren finden es zu wenig, wenn nur für 6 bis 14 % in solcher Weise gesorgt ist. (!)

Ein ebenso lobenswerter Fortschritt ist der Bau von einzelnen Villen für die Kranken; solche Villen kosten pro Bett nicht mehr als 100 £ und sie ermöglichen eine äußerst zweckmäßige Verteilung des Pflegepersonals, wie sie auch aufs beste der Bequemlichkeit der Kranken dienen.

In *Bothwell* hat man das gemeinsame Schwimmbassin zu einem Badezimmer mit geeigneten Ankleideräumen umgewandelt. (Unlängst schrieb ein französischer Verfasser mit Recht über solche Schwimmbassins, daß sie eine „Barbarei" und hygienische Unmöglichkeit darstellen[1]).

Ein besonderes Kapitel behandelt die Mortalitat infolge von *Paralyse* und *Lungenphthise*. Letztere macht 15,8 ‰ der armen Kranken der Anstalten aus; sie bewegt sich zwischen 4,1 ‰ und 35 ‰. In einigen Anstalten ist die Phthisismortalität der Frauen drei- bis viermal so groß wie die der Männer. In *Craig House* ist seit elf Jahren kein Todesfall infolge von Lungenphthise vorgekommen. In *Gartloch* fand man in 51 % der sezierten Fälle Tuberkulose, doch konnte man davon nur 32 % für aktiv halten, in 19 % war die Krankheit ganz ausgeheilt. Lehrreich ist es zu erfahren, daß in der Anstalt zu *Perth* zur Zeit der Überfüllung die Mortalität an Phthise 13 % war, nach dem Aufhören der Überfüllung sank diese Mortalität und hält auf dieser Stufe schon seit 25 Jahren auf 6,5 %.

In dem *Montrose Asylum* führt man ein nicht vorgeschriebenes *Register* über kleinere Unfälle, in einer anderen Anstalt notiert man auch den Namen des Wärters, der bei solchen Unfällen dort war.

In *Inverness* waren von 337 Männern 224 beschäftigt, diese ist die zweitgrößte Zahl, welche man in Schottland erreichte. In *Gartloch* wurden

---

[1]) *Charon.* (Annales méd. psych. 1907, Mai—Juin) .

67 % der Kranken beschäftigt; hierdurch kann man auch die Zahl der Angestellten vermindern.

In *Gartloch* war bei 35 % der Neuaufgenommenen *Alkohol* die Hauptursache der Krankheit. *Dr. Parker* macht darauf aufmerksam, daß die durch die Trunkenheit der Eltern verursachte jugendliche Psychose einerseits eine Folge der Vererbung ist und andererseits durch das Milieu verschuldet wird.

Dr. Parker sowie der Inspektor of Lunacy *Dr. Macpherson* befürworten sehr die Familienpflege. Mit Recht meint *Dr. Parker*, daß man auch unruhige und störende Kranke in die Familienpflege geben kann, wenn nur die Organisation der letzteren eine gute ist.

In der Familienpflege befanden sich am 1. Januar 1906 2752 Kranke. In dieser Weise hat allein die Grafschaft Edinburgh in einem Jahre 900 £ erspart, was nicht zu unterschätzen ist, wenn man berücksichtigt, daß die schottischen Gemeinden im Jahre 1905 250 000 £ für die Irrenfürsorge verwendeten.

Unannehmlichkeiten in der Familienpflege sind kaum vorgekommen. Zehn Fälle von Gravidität sind in den letzten zehn Jahren notiert worden; von diesen Kranken sind 7 bei ihren Verwandten in Pflege gewesen. Im Jahre 1904 hat der Inspektor eine junge Frau mit einer leichten Kette an einem Tische befestigt gefunden, sonst hat man sie „with great kindness" gepflegt. Dies beweist, daß man jede Familienpflege fortwährend und gut kontrollieren muß, sonst kommen ähnliche und schwerere Übelstände überall vor.

Irland.

Ich mußte mich beeilen, um nach *Stranraer* (75 Meilen von Dumfries) zu gelangen, wo die Postdampfer nach Irland abfahren; es ist dies die kürzeste Route von der schottischen Küste und dauert nur 2½ Stunden. Trotzdem wurde es Abend, als wir in *Larne* irischen Boden erreichten, und bis nach *Belfast* sind es dann noch 16 Meilen, wo ich erst 11 Uhr nachts ankam. Zum Glück konnte ich auch hier im *Station Hotel*-logieren, wo mich der bereits bekannte, purpurrot livrierte Diener in ein noch schottländisch reines Zimmer führte. Da nach *Dublin* keine Nachtverbindung besteht, konnte ich mich ausruhen und morgens früh noch die Stadt ein wenig besichtigen. Es war hier herzlich wenig zu sehen: monotone, geschmacklose Rohziegelbauten, und da gerade Sonntag war, wenig Menschen auf der Straße, doch fiel selbst so die Unmenge von Läden für geistige Getränke auf.

Um 7 Uhr fuhr ich von der Station der „*Great Northern of Ireland*" nach *Dublin* ab, und wenn es mir auch länger schien, dauerte dieser 113 Meilen-Weg nur etwa 4 Stunden. Es war heiß, alles voll Staub, die Umgebung bot wenig Schönes, und ich suchte vergebens die schönen schottischen Landschaften, die Gegend schien mir immer ärmer und öder zu werden.

Von den sechs Stationen *Dublins* stieg ich bei der am inneren Dock liegenden *Amiens-Street* aus und eilte, mein Handgepäck zurücklassend, nach dem *Richmond Asylum*, um dort die Beschäftigungstherapie des *Dr. Lalor* kennen zu lernen, über welche *Tucker* Wunderdinge erzählt.

An dem grauschwärzlichen *Liffey*-Flusse entlang, durch den *Capel-Street*, gelangte ich in kleine, schmutzige Zickzackgäßchen, wo die mit Lebensmitteln und allerhand anderen Waren gefüllten Gewölbeeingänge noch an englische Städte gemahnten;

der anthropologische, um nicht zu sagen biologische Typus der Bevölkerung verriet aber doch eine andere Welt

Zwischen den von hohen grauen Mauern umschlossenen Häuserreihen der Universitätskliniken begegnete ich hier und da einigen mir aus der Heimat schon wohlbekannten „barmherzigen Schwestern“ eines katholischen Ordens[1]), auch sah ich einzelne weltliche Pflegerinnen, doch im ganzen, besonders nach den Eindrücken von Skandinavien und Schottland, war der katholische Zug des Landes sehr augenfällig.

Endlich gelangte ich durch menschenleere, schlecht gepflasterte Straßen in ein altes, schwärzliches Gebäude, einen Teil der Anstalt, welches aus einem alten Gefängnisse (*late Grangegorman Prison*) umgebaut wurde.

Gegenüber diesem Gebäude befindet sich das Haupttor der Irrenanstalt, welche hier auf 56 acres erbaut ist, außerdem aber noch eine neue landwirtschaftliche Dependance mit 600 acres Boden besitzt.

Richmond-Asylum.

In dem eben erwähnten Hauptteile der Anstalt befindet sich die im „Elisabethstil“ erbaute Männerabteilung, vor welcher die Kranken gerade lustig mit der Ernte beschäftigt waren, weiterhin ist hier das Farmgebäude, sodann eine große industrielle, fast fabrikähnliche Werkstätte, Küche und Waschhaus der Männerabteilung, das Haus der epileptischen Frauen, sowie endlich eine evangelische und eine katholische Kapelle. Auf dem engen Nachbargrundstück liegt die Frauenabteilung, wohin von der Straße aus auch ein besonderes Tor führt. Diese Frauenabteilung ist ein älterer Teil der Anstalt und wurde als kasernenartiges Gebäude im Jahre 1816 errichtet, sie ist von dunklen Höfen mit Mauer umgeben. Der Direktor wohnt in der Nachbarschaft auf einem besonderen Grundstück.

Ein junger Arzt, dem ich begegnete, gab sich alle erdenkliche Mühe, mich zu überzeugen, daß in der Anstalt nicht das mindeste zu sehen sei, und klärte mich über die traurige Tat-

---

[1]) Diese besitzen hier eine erstklassige Anstalt für Ausbildung von Wärterinnen.

sache auf, daß der 30 Jahre hindurch apostelartig wirkende Direktor *Dr. Lalor* längst gestorben ist, was sich übrigens durch die ganze Anstalt auf Schritt und Tritt dokumentierte.

Da der Arzt anderweitig beschäftigt war, so hatte ich zum Cicerone den Oberwärter, der, wie alle Wärter hier, schwarz uniformiert war, und dessen Bekleidung in ihrer Düsterkeit weder durch den Besatz, noch durch das auf der Brust hängende unpolierte Messingkreuz gemildert wurde. Übrigens scheinen die Wärter gutartige, ruhige Menschen zu sein und, wie ich hörte, haben von den 138 Wärtern der Männerabteilung 42 die Wärterprüfung bestanden.

Die Anstalt selbst erweckt in allen Teilen abstoßende Gefühle; überall mit selten schlechtem Geschmack und Unordnung gepaarter Schmutz und Schwärze. — Die Korridore sind bis zu einer Höhe von 1 m schwarz oder dunkelgrau gestrichen, an vielen Stellen schadhaft, so daß die abgebröckelten alten Ziegelwände durchlugen. Die große Vorliebe für das Schwarze zeigen noch die Reste der gleichsam als Teppichersatz auf die Holztreppen gemalten, breiten, schwarzen Streifen. Die Fußböden der einzelnen Räume sind aus weichem Holz, woran keine Spur von Aufscheuern, selbst in fernster Vergangenheit, zu erkennen war, die Bretter sind dagegen an manchen Stellen bis zur Erde durchgetreten. In einer 8- bis 9 stündigen Entfernung von *Dumfries* kann man sich solchen fürchterlichen Schmutz und solche Armut kaum vorstellen.

Aber auch von den Wänden und Fußböden abgesehen, zeigt die Anstalt in allen ihren Teilen Spuren einer harmonischen Vernachlässigung; die Behandlung und das Heilverfahren erinnert an mittelalterliche Arbeitshäuser, wozu die wenigen modernen Sitten durchaus nicht passen wollen.

Die Kranken werden photographiert; auch eine Wage konnte ich sehen; *auf der Spitalsabteilung der Männer sind seit 20 Jahren Wärterinnen angestellt*, doch die arme Abteilungswärterin, die durch ihre reine Schürze einen schreienden Widerspruch zu der Umgebung bildete, zog sich in eine kleine Stube zurück. Der Oberwärter, der durch sein Benehmen dokumentieren wollte, daß er der eigentliche Herr hier sei, schob seine Kopfbedeckung, welche er selbst unter den bettlägerigen Kranken auf dem Kopfe behielt, noch mehr zur Seite und zeigte stolz die Paralytiker. Unter diesen hatte der eine in der Zelle seine Kleider zerfetzt, daneben in der Nachbarschaft lag ein zweiter röchelnd im Sterben, und auf dem Gange vor dieser typischen Zellenabteilung waren die bettlägerigen, siechen, ruhigen Kranken untergebracht — überall verpestete Luft —, so daß hierher gewiß nicht einmal die elendsten im Sterben Liegenden, geschweige denn die *female nurses* gehörten.

Auch die Küche strotzte von Schmutz, da ich jedoch hier kein einziges weibliches Wesen sah, so schob ich die Schuld diesem Umstande zu, bis mich dann die einige Stunden später besuchte Frauenabteilung eines anderen belehrte.

In einem riesigen Saale für den Tagesaufenthalt, welcher jedoch mehr Ähnlichkeit mit einer Reitschule als mit dem Aufenthaltsraum einer Heilanstalt hatte, waren plumpe Bänke aufgestellt, keine Spur von Vorhängen, Bildern oder Stühlen. Auch hier war der Fußboden durch das Auf- und Abgehen — die einzige Zerstreuung der Kranken — bis zur Erde durchgetreten.

Interessante Dinge sah ich nur in der Werkstätte. Die Anstalt bekommt aus Dublin viele Handwerker als Patienten, und diese werden hier, augenscheinlich mehr zum Wohle der Anstalt als zu ihrem eigenen, in großem Stile beschäftigt. In der Schuhmacherei werden die Sohlenteile mittelst Maschinen ausgeschnitten und genäht; auch die Knopflöcher werden durch Maschinen mit Fußbetrieb bearbeitet. — Es ist außer Zweifel, daß durch solche Maschinen viel geleistet werden kann, daß sogar dazu für feinere Handarbeit untaugliche Kranke abgerichtet werden können, doch bleibt die Frage offen, ob dies alles für die Psyche von Nutzen ist. Ich sah auch durch Dornschlüssel verschließbare Schuhe, doch halte ich diese für überflüssig. In einer Nachbarwerkstätte sind die Webemaschinen aufgestellt, hier wird das ganze Zeug für die Gewänder der Anstalt gewebt, wozu das Garn fertig gekauft wird; eine ganze Musterkollektion konnte ich mitnehmen. Auch die Bettdecken werden hier verfertigt.

In der Tischlerwerkstätte werden nette, geschmackvolle Bilderrahmen mit vielem Geschick hergestellt, nur schade, daß die Bilder darin, selbst auf der Beobachtungsabteilung, schmutzig und geschmacklos sind. Auf dem Hofe sind noch

Klempner- und Drechslerwerkstätten und in einem großen Saale werden in einer Art, wie ich dies bei *Gaustad* erwähnte, Bürsten gebunden, wozu die Bürstenplatten mittelst Maschinen bearbeitet werden: ein aus solchem Material verfertigter Besen kostet der Anstalt 8 d. In der Schneiderwerkstätte, wo selbstredend die Knopflöcher ebenfalls mit Maschinen genäht werden, sind 20 Arbeiter beschäftigt. Diese vielen Maschinen und der in der Tischlerei Thonetstuhlbeine reparierende Doktor der Theologie erinnerten mich unwillkürlich an *Madáchs* [1]) Michel Angelo, als er auf den Vorwurf des Arztes des Phalansterium: „Deine Werkstatt hast du schon wieder vor der Zeit verlassen" antwortet:

> „Man läßt mich nur immer Stuhlbeine schnitzen
> In schlimmster Form. Ich bat so oft, sie sollten
> Zierat erlauben. Nein. Ich bat zuzeiten
> Um Sessellehnen. Alles war umsonst.
> Ich war dem Wahnsinn nah und ging davon."

Ob es wirklich solche irrsinnig machende Arbeiten gibt, weiß ich nicht, doch ist sicher, daß es ein elendes und seelentötendes Gefühl ist, nicht die Arbeit verrichten zu dürfen, die man liebt und versteht, und vor gewissen buchstäblich verblödend wirkenden Beschäftigungen, wie hauptsächlich vor dem Raddrehen und ähnlichen monotonen maschinenmäßigen Arbeiten, sollte der gute Psychiater seine Kranken schützen.

Die Gärtnerei des *Richmond-Asylum* ist sehr klein, und von Blumen oder lebenden Pflanzen konnte ich in der Anstalt nirgends eine Spur finden.

Die Wärter werden für den Feuerlöschdienst systematisch ausgebildet, auch haben sie eine Glocke als Feuersignal und eine besondere Wachstube für die Feuerwehrleute — all dies scheint mit Rücksicht auf die vielen Holztreppen genügend motiviert.

Ich war überrascht, als ich in einem Wandschranke, wozu alle Wärter Schlüssel besitzen, Instrumente für Luftröhrenschnitt bemerkte und hörte, daß die Wärter im Gebrauch derselben unterrichtet sind. Anderswo bleiben solche Ein-

---

[1]) „Die Tragödie des Menschen." Aus dem Ungarischen übersetzt von L. Dóczi, 3. Aufl., 1893.

griffe lieber den Ärzten vorbehalten, denn es ist genügend, wenn die Wärter die Behandlung der Kranken kennen und sich das richtige Gefühl für reine Luft und allgemeine Reinlichkeit aneignen, das nützt einer Krankenanstalt viel mehr als das Tracheotom in der Hand eines Wärters.

12 Kranke arbeiteten in der Tapeziererwerkstätte, wo sämtliche Matratzen der Anstalt verfertigt und mit Roßhaar, Schweine- oder Viehborste gefüllt werden; das Stück stellt sich auf 16 sh.

In dem großen Speisesaal essen erst die unruhigen, nachher die ruhigen Kranken (umgekehrt wäre es vielleicht besser), wobei Messer, Gabeln und Aluminiumbecher verwendet werden.

In den Schlafsälen fand ich die Anordnung gut, daß das Bettzeug tagsüber auf das eine Bettende gelegt wird, wodurch eine tägliche und richtige Lüftung und Durcharbeitung der Betten gesichert ist; unter den Betten stehen äußerst geschmacklose, blaugestreifte irdene Töpfe ohne Henkel, da diese doch gewiß bald abgebrochen würden.

Höfe zum Spazierengehen (*airing courts*) sind auf der Männerabteilung nicht vorhanden, dafür ist aber das ganze Terrain von einer 2½ m hohen Mauer umgeben.

Auf der *Frauenabteilung* sah ich auch nichts besonders Erbauliches; der Geruch von Wanzenvertilgung war deutlich zu erkennen, die Fensterscheiben waren klein und schmutzig, und auch in dem übrigens genügend großen Empfangszimmer waren auch nur die nach vorn liegenden Fenster gereinigt, die seitlichen zeigten keine Spur von einer Reinigung.

In einem Raume sah ich einen langen Tisch mit 15 bis 20 Waschschüsseln, wie es scheint, mußte diese Einrichtung eine „lavatory“ ersetzen; die hoch angebrachten Fenster konnten nur mittelst Stockschlüsseldrehungen eine Spanne weit geöffnet werden — eine der schlechtesten Konstruktionen, die man sich denken kann. An einer Stelle war der Treppenabsatz durch zweifingerdicke (!) Eisenstäbe abgeschlossen, was wohl besser zu einem Elefantenkäfig als für eine Heilstätte für Frauen gepaßt hätte. Der weiße Fußbodenanstrich eines Zimmers machte einen absonderlichen Eindruck (ich halte das Anstreichen von Fußböden überhaupt für eine schlechte Sache, da sie dann niemals gründlich gereinigt werden können).

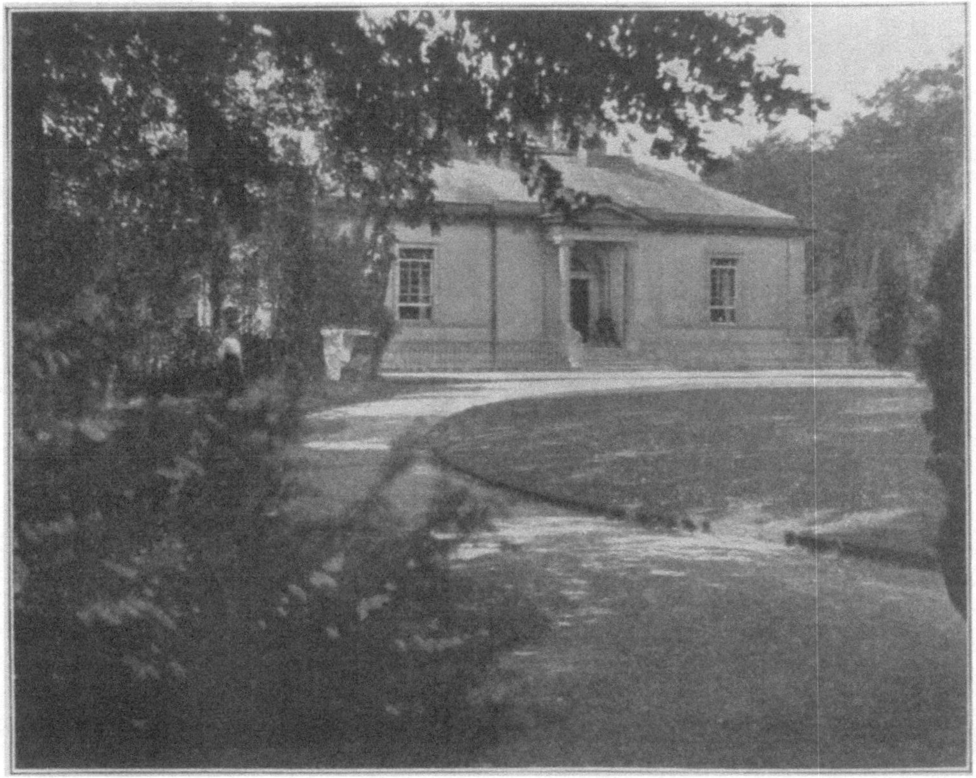

Dumfries. Hannahfield.

Ich traf die Kranken gerade bei resp. nach Tische in einem fürchterlichen Durcheinander und Spektakel; auf und unter den Tischen sah ich haufenweise Speisereste liegen.

Einen angenehmen Eindruck erweckte allein der Saal für Handarbeiten, wo eine besondere Lehrerin die Kranken unterrichtete. Ich konnte hier sehr schöne Arbeiten sehen; auf zwei Maschinen werden Teppiche gewebt und mit acht Maschinen Strümpfe gestrickt.

Die Aborte der Frauenabteilung ließen, was Reinlichkeit, Ordnung und Hygiene anbelangt, alles zu wünschen übrig, paßten somit in den Rahmen der Anstalt, doch will ich mich darüber nicht detailliert auslassen.

Bei der Besichtigung von *Richmond-Asylum* waren wohl *Tucker* und *Letchworth* glücklicher als ich; denn sie sahen es am Ende der achtziger Jahre, als noch *Dr. Lalor* wirkte.

Tucker, der alles sah, nichts verschwieg und niemandem schmeichelte, schrieb: „the asylum throughout is exceedingly plainly furnished but clean and in good order, and well managed“. *Tucker* sah auch keine besetzten Zellen, und *Lalor* versicherte ihm, daß sehr lange keine Isolierung vorgekommen sei. Auch schreibt *Tucker*, *daß ein Hauptcharakterzug der Anstalt der Unterricht in Schulen und in Handfertigkeiten sei, zu welchem Zwecke besondere Klassen und Lehrerstellen geschaffen seien.* Das ganze Institut sei *ein großes „educational establishment— sytematically conducted*“.

Die Resultate seien „wunderbar“, denn so könne auf eine gefällige und angenehme Art Disziplin und Ordnung herrschen, die Kranken würden ihrem Geisteszustande entsprechend beschäftigt, so daß dann zu Aufregung und Langerweile sich keine Gelegenheit fände.

Selbstredend erhalten die Spitalskranken keinen Unterricht, doch ist auch hier durch Bücher und Spiele dafür gesorgt, daß die Kranken geistige Anregung finden.

Auf einer anderen Abteilung wurden von den Mitteln des Idiotenunterrichtes Gebrauch gemacht; es wurde nach Musik geturnt. — Für die Reinigung der Anstalt sorgen wieder besondere Gruppen von Kranken. Nur solche bis in die kleinsten Details bestimmte Ordnung und Einteilung machte es möglich, daß für je 25 Kranken ein Wärter genügen konnte.

Dieses System wurde von *Dr. Lalor* eingeführt und, wenn es auch damals isoliert dastand und im ganzen Umfange selbst heute noch nicht befolgt wird, so fand ich doch Spuren davon auch an anderen Orten, selbst in unserer unmittelbaren Nachbarschaft, in *Mauer-Oehling*.

Eine Tagesordnung der Männerabteilung vom 31. Juli 1885 [1]) gewährt einen gewissen Überblick. Von den 493 Kranken besuchten 304 die Schule, 393 waren beschäftigt, 100 dagegen nicht. 65 wurden außerdem bei der Reinigung beschäftigt, 184 nahmen nur an dem Unterricht teil, 58 arbeiteten im Garten und in der Landwirtschaft, 21 hatten Wärterdienste zu verrichten, Zimmerleute waren 6, Rauchfangkehrer 1, 17 hatten im Speisesaal zu servieren, 1 als Maurer, 6 als Matratzenmacher und 2 bei den Maschinen zu arbeiten; 3 arbeiteten im Bureau, 6 malten, 1 arbeitete in der Klempnerei, 8 machten Schuhe, 2 waren Schmiede und 9 Schneider.

Auf der Frauenabteilung wurden noch mehr beschäftigt, denn *unter 573 Kranken hatten nur 46 keine Arbeit.* 90 haben gereinigt, 21 gingen nur in die Schule, 150 haben genäht, 147 ausgebessert, 2 nähten Maschine, 70 halfen im Waschhause, 21 in der Küche, 8 in den Lagerräumen, 18 wurden mit als Wärterinnen verwendet, so daß zusammen 527 Kranke beschäftigt waren, wovon 246 die Schule besuchten.

In *Mauer-Oehling* hatte eine besondere Gruppe des Personals ausschließlich für die Beschäftigung der Kranken zu sorgen; in den schottischen Anstalten finden die Kranken durch die vornehmen Damen der *Brabazon society* Zerstreuung und gewerbliche Belehrung, doch reichen selbstredend all diese Bestrebungen nicht entfernt an die Verdienste des Systems *Lalor* heran, was hauptsächlich darin besteht, daß die Kranken nicht bloß auf einige Sekunden angesprochen werden, sondern daß man sich mit jedem einzelnen täglich beschäftigt und ihre Zeit für den ganzen Tag einteilt und damit der auf das Seelenleben so verhängnisvoll wirkenden Untätigkeit und Langeweile vorbeugt. Ich halte dieses *Lalor*sche *System* natürlich nur, wenn es richtig aufgefaßt und individuell durch einen Psychiater ausgeübt wird, für das Ideal der Psychotherapie.

---

[1]) All diese Angaben habe ich aus dem Buche *Tuckers* entnommen.

Doch wird es an vielen Orten in der bequemsten Form durch Verwalter und Wärter betrieben, und nur von einer russischen Anstalt lese ich, daß dort die Beschäftigung der Kranken Aufgabe eines besonderen Oberarztes ist. Selbstredend gehört hierzu vor allem, daß der berufene Psychiater, von anderen Sorgen befreit, mit Lust sich dieser Sache widmet.

Letchworth erwähnt, daß zu Zeiten *Lalors* im Speisesaale, welcher auch zu den Unterhaltungen verwendet wurde, folgender guter alter keltischer Spruch angebracht war: „Cead Mille Failte" — „Sei hunderttausendmal herzlich begrüßt". Vor den Mahlzeiten wurde bei Orgelbegleitung gesungen. — Von *Dr. Lalor* sagt er: „he has been designated the father of the school-system as applied to asylum". Er erwähnt weiter, daß *Lalor* 2 Lehrer und 3 Lehrerinnen angsetellt hatte, da diese auch sonst bewandert sind in der Schulung des Geistes. Vor Beginn des Unterrichtes wurden jedesmal 15 Minuten für „*inspection as to cleanliness*" verwandt. In der Anstalt wurde unterrichtet: Lesen, Schreiben nach Vorlagen oder Diktat, Grammatik, Satzbau, Heimatkunde, allgemeine physikalische und historische Geographie, Naturgeschichte mit Bildervorlagen, Maschinenlehre nach Modellen, Mathematik von den einfachsten Formen bis zur theoretischen Arithmetik, Zeichnen, Marschieren nach Musik und Turnen. Es wurden Konzerte veranstaltet; ein Teil der Kranken war in Gesangsklassen eingeteilt, ein anderer half beim Unterricht, ein dritter machte Ausflüge, bei denen zoologische und botanische Gärten besucht wurden, andere wurden bei kirchlichen und festlichen Funktionen verwandt. Nach eigenen Erfahrungen berichtet *Letchworth*: „*In allen Teilen der Anstalt war eine außerordentliche rege Tätigkeit bemerkbar, ohne Unruhe. Den ganzen Tag hindurch gab es irgendwelche Zerstreuung, Beschäftigung, Belehrung, Erholung oder Unterhaltung.* Allem Anscheine nach war das ganze System sinnreich entworfen, um die Aufmerksamkeit der Kranken zu fesseln, ihre Gedanken von ihrer eigenen Person abzulenken und ihnen zugleich eine gewisse Selbstbeherrschung anzugewöhnen."

Derselbe Autor erwähnt noch, daß er bei einigen Kranken eine geschmackvolle, turbanähnliche Kopfbedeckung sah, welche in Wirklichkeit dazu diente, die Kopfverletzungen bei Epileptikern zu verhüten; sicher eine geschicktere Methode als die einer französischen Anstalt, wobei die Köpfe der Kranken durch starke Ledergurte geschützt werden.

Wie ich bereits erwähnte, ist in Richmond-Asylum von all diesem Schönen, was kaum erreichbar erscheint und allein durch die aufopferndste apostolische Tätigkeit eines Menschen vollbracht werden konnte, nichts mehr zu sehen. Auch in dem letzten Berichte der Anstalt vom Jahre 1900 fand ich außer einigen statistischen Daten nichts besonders Bemerkenswertes.

Aus diesem Berichte ist ersichtlich, daß der Krankenbestand sich in 20 Jahren verdoppelt hat; zu *Lalors* Zeiten waren es 1000 Kranke, dagegen am 31. Dezember 1900 betrug die Zahl 2254. Hierunter waren neu aufgenommen nur 520, wovon 377 als „Dangerous" bezeichnet, während als solche in Schottland nur 7 Kranke eingewiesen waren, da man dort eine behördliche Gemeingefährlichkeits-Erklärung als eine überflüssige, unnütze, schließlich nur Umstände verursachende Prozedur möglichst vermeidet. — 112 Kranke kamen aus den Arbeitshäusern nach Richmond, da die dortigen Leiter (glückliches Irland!) zur Einsicht kamen, daß das Arbeitshaus doch kein geeigneter Platz für Geisteskranke ist. Im Jahre 1900 wurden Verfügungen getroffen, die Geistesgestörten aus den Arbeitshäusern wegzuschaffen, wie *Reil* dies schon vor 100 Jahren gefordert hatte. (Er verlangte außerdem noch, daß die Irren aus den Adnexanstalten, Gefängnissen und Spitälern und allen ähnlichen Instituten von zweifelhafter psychiatrischer Bedeutung herauskämen.)

Es ist interessant und lehrreich, aus diesem Berichte zu erfahren, daß diese aus den Arbeitshäusern transferierten Kranken körperlich wie psychisch in sehr ungünstigem Zustande waren und viele bald nach der Einlieferung verstarben. Es waren darunter viele suizidale Kranke; eine Frau war fürchterlich verstümmelt, eine andere hatte sich ein Auge ausgeschossen, andere waren an dem Halse oder der Gurgel verletzt.

Von den in das Richmond-Asylum eingelieferten männlichen Kranken mußte bei $^{1}/_{3}$ als Hauptgrund der Erkrankung die Trunksucht betrachtet werden, wodurch das County Concil veranlaßt wurde, betreffs eines für die Trinker zu errichtenden besonderen „*Inebriates Home*" Beratungen abzuhalten.

Bezüglich der Idioten bemerkt der Bericht, daß bei einem rechtzeitigen Beginn der Behandlung die Möglichkeit einer Besserung niemals als ausgeschlossen zu betrachten ist. Obwohl in Irland die amtlich festgestellte Zahl der Idioten 6243 beträgt, ist außer einer Privatanstalt für 180 Kranke im ganzen Lande für Idioten überhaupt keine Anstalt vorhanden, was im Vergleiche zu anderen Kulturstaaten ein sehr ungünstiges Verhältnis darstellt und sozusagen als ein Nationalunglück zu betrachten ist.

Aus *Richmond* wurden 235 Pfleglinge entlassen, worunter 168 geheilt, 54 gebessert, 6 ohne Besserung und 7 mit zweifelhaftem Geisteszustande. Verstorben sind 171, darunter 52 an *Tuberkulose*, 16 *Paralytiker*, 7 an Typhus und ein Kranker, der im Bade verbrüht worden war.

Interessant sind 4 *Beriberi*-Fälle, welche als Rezidive der letzten großen Epidemie (!) betrachtet wurden.

An *Typhus* erkrankten 54 (!) Personen, und als Infektionsquelle wurde der unterirdische *Bradogefluß* angesehen, welcher die Fäkalien mit sich führt und unter der großen Frauenabteilung und unter dem Adnexum entlang fließt. Da die Uferwände nur aus Ziegeln erbaut sind, konnte beim Steigen des Flusses Wasser in die Gebäude durchsickern [1]). Gegen den Typhus wurden Schutzimpfungen vorgenommen; 30 Nichtgeimpfte erkrankten alle und von den 511 Geimpften nur 7, es ist aber auch möglich, daß diese 7 schon vor der Impfung latent infiziert waren. Auch *Dysenterie* ist auf der Abteilung aufgetreten, von 24 Erkrankten verstarben 4.

24 Männer waren in 370 Fällen insgesamt auf 3085 Stunden und 51 weibliche Kranke in 398 Fällen auf 1797 Stunden isoliert.

Die Speisezettel der Anstalt werden mit Ausnahme des Freitagtisches nicht im voraus festgestellt, welches Vorgehen besonders, wenn es keine administrativen Schwierigkeiten verursacht, ganz gut sein kann.

---

[1]) Im Jahre 1900 waren in einer Privatanstalt zu Göppingen 130 Typhuserkrankungen vorgekommen, wobei 26 Kranke und ein Wärter verstarben; die Ursache wurde in der Infektion einer Küche durch faules Grundwasser entdeckt.

Bei einer Gelegenheit hatten 932 Kranke, somit beinahe die Hälfte des ganzen Krankenbestandes, an dem Gottesdienste teilgenommen.

Das Verhältnis des Wartepersonals zu den Kranken ist 1 : 10.

Der Inspektor der Geisteskranken erwähnt die Eröffnung des *Potrane adnex Asylums*, wo einstweilen in Holzbauten 400 Kranke untergebracht sind, und bemerkt, daß einige unreine Kranke von seiten des Personals mit mehr Aufmerksamkeit behandelt werden sollten. Er meint, das Fehlen einer genügenden Reinlichkeit durch den Mangel eines Waschhauses erklären (?) zu können, erwähnt aber den großen Schmutz in der Mutteranstalt nicht und hat — bei Vorhandensein einer laundry hier — keinen Grund dafür anzugeben.

Lobend anzuerkennen ist, daß nach dem Bericht eine an Beriberi erkrankte Wärterin mit voller Pension in den Ruhestand treten konnte.

Man hat sich auch mit der Frage der *Familienpflege* beschäftigt, die Methode findet man um $^1/_3$ billiger als die Anstaltspflege. In Irland befaßt man sich mit der Frage seit 1881.

Interessant ist eine Eingabe des Richmond-Asylum-Komitees an den Lord Chancellor, betreffend die Familienpflege. Auch nach der Meinung dieses Komitees ist die Familienpflege die beste Form der Versorgung von solchen Geisteskranken, welche eine ständige genaueste Pflege einer Anstalt nicht mehr bedürfen, um so mehr, da für solche Kranke der Aufenthalt in der Anstalt besonders quälend und schmerzlich ist. Das Komitee meint, *daß die Einführung der Familienpflege auch für die Steuerzahlenden eine große Erleichterung bedeutet, da das Erbauen von neuen kostspieligen Gebäuden überflüssig wird.*

Aus den statistischen Daten der Anstalt will ich noch folgende anführen:

Von den aufgenommenen Kranken wurden 32,3 % geheilt, 6,3 % der gesamten Pfleglinge sind gestorben, was 7,8 % der Durchschnittsbelegung entspricht. Unter einem Krankenbestande von 2141 befanden sich nur 67 zahlende Patienten.

Ich habe bereits erwähnt, welch großen Raum bei den Ursachen der Geistesstörungen die Trunksucht einnimmt;

erbliche Belastung wurde in 107 Fällen nachgewiesen, und in 167 war die Ursache unerforscht geblieben.

Die *Krankheitsformen* werden nach dem Vorbilde der schottischen Berichte eingeteilt. Unter 520 Kranken wurden 43 Epileptiker, 24 Paralytiker, 80 mit durch Trunksucht entstandener Manie, 124 Melancholiker, 20 senile und 19 primär Demente gezählt. Am Ende des Jahres verblieben 138 mit Trinkermanie und 13 *Paralytiker* in der Anstalt. Unter den 152 Verstorbenen waren 16 mit progressiver *Paralyse* und 49 mit allgemeiner *Tuberkulose* (diese Angabe sowie die bereits erwähnte Typhusepidemie charakterisieren wohl zur Genüge die in der Anstalt herrschenden hygienischen Zustände). Es kamen 2 Selbstmordversuche, 9 Unfälle mit Knochenbrüchen und 9 Fluchtversuche vor.

Von den vor 10 Jahren aufgenommenen Kranken wurden im Jahre 1900 als Geheilte 168 (!!), als Gebesserte 54 und als Verstorbene 44 aus den Listen der Anstalt gestrichen.

Interessant ist es, daß unter 2254 Kranken 320 des Lesens und Schreibens unkundig waren, 292 nur lesen konnten und nur 287 „well educated“ waren.

Von dem Grundbesitz der Anstalt werden 9 acres mittelst Schaufel bearbeitet und 15 gepflügt, 10 sind Weide, 20 acres sind bebaut, als Höfe eingefriedigt und mit Bäumen bepflanzt.

Das neue *Potrane-Asylum* hat einen Flächenraum von 469 acres, wovon 151 durch die Gebäude, Gärten usw. eingenommen sind, die übrigen sind zum großen Teile Rasenplätze.

Der Bericht publiziert den detaillierten Kostenvoranschlag der Anstalt, woraus interessant zu erfahren ist, daß der Direktor ein Gehalt von 1000 £ nebst einem unmöblierten Wohnhaus mit Garten, Heizung, Beleuchtung, Brot, Gemüse, Milch und Wäschewaschen bezieht! Diese Naturalien werden mit 100 £ 14 sh 5 d bewertet und damit für die Berechnung eines Ruhegehaltes angesetzt.

Der Chef des Potrane-Asylums (Deputy medical superintendent) bezieht 300 £ nebst möblierter Wohnung und Naturalien im Werte von 100 £ (pensionsberechtigt). Die Gehälter des 2. und 3. Assistenten betragen 200 bis 240 £, die des 4. und 5. 150 £ nebst Naturalien im Werte von 100 £. Die zwei klinischen Assistenten beziehen 55 £. Außer diesen 8 Ärzten hat die Anstalt noch einen *Visiting surgeon* mit 187 £ und einen Chemiker mit 30 £ Gehalt. *Auch besitzt die Anstalt 5 (!) besoldete Kapläne.*

Der Oberwärter bezieht ein Gehalt von 130 £, die anderen Wärter können mit jährlichen Aufbesserungen bis zu 25 £ 8 sh emporkommen; 30 Wärter beginnen mit 18 £; der Gärtner bezieht ein Maximalgehalt von 60 £.

Die Oberwärterin bezieht an Gehalt 90 £, die übrigen zwischen 18 bis 80 £. 30 Wärterinnen (Probationers) beziehen 13 £. Das endgültig angestellte Personal wird als „Classed" bezeichnet und in drei Klassen eingeteilt. Geprüfte Pflegepersonen bekommen eine jährliche Aufbesserung von 2 £, doch können Zuschüsse auch unter anderem Titel erteilt werden. — Die in Naturalien bezogenen Einkünfte werden auch auf das Ruhegehalt mit angerechnet. All dies ist auch in den englischen Anstalten so eingeführt, — gewiß eine vorzügliche und nachahmenswerte Einrichtung.

Im Asyl werden auch gegen Wochenlohn gewerbliche und landwirtschaftliche Arbeiter beschäftigt.

Die *Verteilung des Budgets* ist lehrreich. Auf einen Kranken fiel per Jahr von:

Gehältern	4 £	12 sh	9 d
Renten	1 „	6 „	10 „
Verköstigung	12 „	10 „	4 „
Spirituosen	0 „	4 „	7 „
Tabak	0 „	7 „	5 „
Medikamenten und ärztl. Instrumenten	0 „	8 „	3 „
Bekleidung	2 „	6 „	10 „
Heizung und Beleuchtung	2 „	12 „	1 „
Wäschereizubehör	0 „	11 „	10 „
Gartenauslagen	0 „	14 „	6 „
Zeitschriften, Drucksachen u. Zerstreuungen	0 „	6 „	10 „
Jahresunkosten eines Kranken:	30 £	7 sh	4 d.

Das die Rechnungen revidierende Komitee bemängelt, daß *Portrane* kein eigenes Magazin besitzt und seinen Bedarf mit mehrmaliger Umladung aus Richmond beziehen muß, was „not only offer incrased opportunities for dishonesty and leakage", sondern außerdem die Transportkosten jährlich auf 300 £ steigert. Die Einwendungen des Superintendenten, daß die Transportkosten auch bei einer Direktlieferung bestehen bleiben würden, sogar bei der gewünschten Reorganisation eine neue Lageristenstelle in Portrane geschaffen werden müßte, kann nicht akzeptiert werden, denn eine größere Anstalt kann ohne gute Ausstattungs- und Verpflegungsmagazine nicht in Ordnung gehalten werden. Die schlechte Verwaltung des ungeheuer großen Institutes konnte man übrigens auf Schritt und Tritt beobachten.

Die Medikamente wurden von 4 Dubliner Engrosgeschäften — mit 12% Skonto nach dem jeweiligen Preiskurante — in viermonatlichen Zeitabschnitten geliefert.

Der Reingewinn der Farm betrug in einem Jahre 129 £. Verbraucht wurde in der Anstalt (1 lb = 453,5 g; 1 gallon = 4,5 l, 1 pint = 0,5 l):

1 141 618	lbs.	Brot
347 999	„	Rindfleisch
65 000	„	Butter
74 000	Gallonen	Milch
67 000	lbs.	Fische
55 000	Pinten	Bier und Porter (!)
2 210	„	Whiskey u. Brandy (!)
3 900	lbs.	Tabak
720	„	Schnupftabak.

Die Kranken verfertigten:

3600 Paar Strümpfe,
1174 „ Männerschuhe und Stiefel,
735 „ Frauenschuhe,
1100 Röcke,
1500 Hosen,
1100 Flanellwesten,
2300 Frauenhemden,
2000 Paar Frauenstrümpfe,
1500 vollständige Bettbezüge und -einrichtungen.

Die Kranken wurden folgendermaßen beschäftigt:

383 hatten den Wärtern geholfen,
334 verrichteten Gartenarbeiten,
108 Küchenarbeiter,
475 genäht,
1742 Kranke wurden beschäftigt,
505 Kranke waren ohne Beschäftigung,

somit waren 77,5% beschäftigt. Mit diesen zusammen gingen 1837 auf dem Anstaltsgrund ins Freie und 180 machten wöchentlich einmal außerhalb desselben einen Spaziergang.

Es ist sehr zu verwundern, daß trotz der in so großem Stile geübten Ausnutzung der Arbeitskräfte der Kranken, die selbst einem Arbeitshause zur Ehre gereichen würde, die Anstalt selbst so verwahrlost und schmutzig bleibt, es erscheint mir wahrscheinlich, daß daran hauptsächlich der Mangel eines diesbezüglichen Sinnes auf Seiten der Anstaltsleitung die Schuld trägt.

* * *

Ich fand keine Gelegenheit, noch eine weitere irische Anstalt zu besuchen, nicht einmal *Killarney*, wohin ich schon der schönen Landschaft willen gern gegangen wäre, und ich mußte, da ich keine Zeit übrig hatte, einem weiteren Studium des irischen Irrenwesens entsagen. Ich will mich aber, da eine historische Vergleichung der beste Weg zum Verständnis und zur Belehrung ist, noch ganz kurz mit der *Geschichte des Irrenwesens in Irland* befassen. (Diese Daten sind auch für die anderswärtigen Zustände lehrreich.)

Tucker schreibt, daß die erste Irrenheilanstalt in Irland im Jahre 1745 von *Dean Swift* gegründet wurde, und zwar das *Sir Patricks Hospital* zu *Dublin*, welches im Jahre 1867 ein Grundkapital von 200 000 £ hatte und noch im Jahre 1887 den Intentionen des Gründers entsprach. Dieser edle Menschenfreund nach eigenen Worten:

„Gave the little wealth he had
To build a house for fools or mad
To show by one satiric touch
No nation needed it so much.“

Doch haben diese Worte allem Anschein nach nicht viel Anklang gefunden, denn die Geisteskranken hatten noch lange nachher in Irland traurige Zeiten zu bestehen und haben heute noch keine beneidenswerte Lage.

Im Jahre 1817 wurde ein Bericht mit folgendem Inhalte dem Parlament vorgelegt: „Es läßt sich nichts Erschütterndes denken als Geisteskrankheit in der Hütte des irischen Bauern, wo der Mann um das tägliche Brot auf dem Felde arbeitet und die Sorge des Weibes kaum hinreicht, die Kinder zu behüten. Wenn ein starker Mann oder ein Weib von Geisteskrankheit befallen wird, so wird auf dem Grunde der Hütte eine Grube gegraben, nicht so groß, daß der Kranke darin aufrecht stehen könnte; diese wird mit einem Gitter bedeckt, damit der Besessene nicht heraus kann. — Das Ganze ist fünf Fuß tief; der Unglückselige wird hier gefüttert und stirbt auch gewöhnlich hier." (*Letchworth.*) (Ähnliche Fälle kamen in jüngstvergangenen Zeiten auch auf dem Kontinente vor.)

Letchworth demonstriert auch auf einem tragisch wirkenden Bilde, wie die Geistesgestörten im ersten Teile des XIX. Jahrhunderts in Irland transportiert wurden. Auf einem zweirädrigen Karren sitzen zu beiden Seiten, gemütlich ihre Pfeife rauchend, zwei Bauern, während die beiden, je mit einem Arm an den Karren festgebundenen Kranken sich vergebens bemühend von ihren Fesseln loszukommen, dem Karren nachlaufen. Im Jahre 1808 hatte ein bekannter Arzt vor einer Parlamentskommission auf Ehrenwort erklärt, daß fast von je fünf auf diese nationale Art nach Dublin gebrachten Geisteskranken bei einer wegen der durch die Fesselung verursachten Wunden einen Arm durch Amputation einbüßen mußte. Um dieselbe Zeit wurden die Geistesgestörten mit Geistesgesunden in Arbeits- und Besserungshäusern zusammengepfercht, so daß bisweilen nicht weniger als drei Kranke an ein Bett gekettet waren; manchmal mußte ein angeketteter Kranker mit einem gesunden Armen das Bett teilen.

Die Regelung des irischen Irrenwesens hatte eigentlich mit dem von Georg IV. im Jahre 1821 erlassenen Gesetz 1 und 2 begonnen. Alle vor 1821 getroffenen Maßregeln waren nach einem Parlamentsbericht aus dem Jahre 1843: „Ein trostloses Beispiel menschlichen Leidens, verfehlter Gesetzgebung und tadelnswerter Praxis." — Das Gesetz vom Jahre 1821 ermächtigte den Lord Lieutenant Distrikte einzurichten, Anstalten zu bauen und an deren Spitze Direktoren zu stellen; auch sah es Kontrollkommissionen vor, deren Aufgabe hauptsächlich die Erbauung und Leitung der Anstalten sein sollte. (Mit einigen Änderungen und Verbesserungen liegt das Gesetz von 1821 noch heute der Verwaltung des Irrenwesens in Irland zugrunde.) Es wurden zunächst 9 Asyle errichtet, wozu der Staat 210 000 £ zinslos vorstreckte; bis zum Jahre 1835 waren 10 neue Bezirksasyle entstanden mit insgesamt 1837 Betten für 876 Dollar per Bett im Minimum (904 Dollar im Durchschnitt). Vom Jahre 1843 bis 1887 vermehrten sich die Anstalten um 6 und die Plätze um 1760, wofür insgesamt 261 995 £ und per Kopf durchschnittlich 720 Dollar verausgabt wurden (nach *Letchworth*).

Daß diese zahlenmäßige Zunahme nicht zugleich eine richtige Entwicklung des Irrenwesens bedeutet, ist am besten daraus ersichtlich, daß eine königliche Kommission im Jahre 1857 die „district asylums" zur Heilung der Geistesgestörten für ungeeignet befand — da sich darin die chronischen Geistesgestörten in großer Menge angehäuft hätten, so daß für diese die Kommission die Errichtung besonderer Anstalten empfahl.

In den Jahren 1866 bis 1869 wurden 6 neuere Anstalten für 1769 Kranke mit einem Kostenaufwande von 192 155 £ — per Kopf somit 800 Dollar — errichtet. 1879 wurde von einer Kommission empfohlen, daß die nicht in den Anstalten verpflegten, sondern bei Verwandten und Bekannten untergebrachten über 6000 sogenannte *lunatics at large* nicht mehr wie bisher lediglich durch die Polizei beaufsichtigt, sondern unter die Fürsorge besonders angestellter Irrenärzte gestellt werden sollten, die den Irrenbehörden unterstellt sind.

In anderen Ländern würde man die Geistesgestörten glücklich preisen, wenn sie eine solche Fürsorge bis zum heutigen Tage erreicht hätten (in Schottland ist dies bereits zur Tatsache geworden und in Schweden geht die Angelegenheit auf dem besten Wege ihrer Vollendung entgegen).

Im Jahre 1886 hatte Irland 4 889 000 Einwohner, worunter 14 702 — durchschnittlich auf 333 Menschen je einer — Geistesgestörte unter Aufsicht standen (!). Im selben Jahre hatte das Land 22 Bezirksasyle, worin 10 677 Kranke untergebracht werden konnten, weiterhin in Armenhäusern 3841, in Privatanstalten 611, in der Anstalt für Kriminalkranke (*Dundrum*) 172 und einer im Zuchthause. — Die Versorgung der Kranken in Anstalten verursachte eine wöchentliche Ausgabe von 8 sh 1 d pro Kopf, wovon 4 sh vom Staate gezahlt wurden, der unter diesem Titel 99 608 £ verausgabte. In den Armenhäusern war die Versorgung auffallend billig (wöchentlich 4 sh 5½ d).

Die in Armenhäusern untergebrachten Kranken sind dem Wirkungskreise des Inspektors der Geisteskranken nur in geringerem Maße unterstellt, da diese Anstalten selbst von der Oberbehörde des Armenwesens *„local governement Board"* abhängen; somit können die Inspektoren an dem Speisezettel der Armen weder etwas ändern, noch wünschen, daß für die Geistesgestörten besoldete Wärter angestellt werden. Allerdings haben sie das Recht, Geistesgestörte, wenn sie dies für notwendig halten, aus dem Armenhause in Irrenanstalten überführen zu lassen. — Um wieviel besser die Verhältnisse in Schottland sind, konnten wir weiter oben sehen.

Letchworth hatte übrigens von den irischen Armenhäusern mehrere besichtigt und die Irrenfürsorge überall mangelhaft gefunden. Er schreibt, daß die Kranken in engen, schlecht gelüfteten Räumen ohne das in Irrenanstalten gewöhnliche Zubehör untergebracht waren, wo sie wenig oder gar keine Gelegenheit zur Beschäftigung oder Zerstreuung haben.

Im Jahre 1887 hatte Irland auch 33 Privatheilanstalten, wovon eine im Besitze der nach St. Vincenz benannten Paulaner Nonnen war, zwei andere französischen und belgischen Mönchen gehörten.

Der von Georg IV. geschaffene „*Board of Control*" für die Geistesgestörten hat seinen Sitz in Dublin; unter seinen fünf Mitgliedern befinden sich zwei Ärzte, die zugleich als Inspektoren der Irrenanstalten fungieren. In den unmittelbaren Wirkungskreis des Boards gehört der Grundkauf für die Irrenanstalten, sowie Erbauung und Einrichtung derselben (für welchen Zweck seit dem Jahre 1830 7¼ Millionen Dollar verausgabt wurden). Angestellte der Kommission sind ein Sekretär, ein Baumeister, ein Rechnungsführer und ein Anwalt. Die Inspektoren besuchen jährlich viermal die Irrenanstalten und die 162 Armenhäuser des Landes, erstatten dem Lord-Statthalter Berichte über ihre Wirksamkeit, die sodann jährlich dem Parlament unterbreitet werden (die Tätigkeit dieses Komitees zeigt eine Äußerung *Lalors* gegenüber *Tucker*, im zweifelhaften Lichte: „The Institution is rarely or never inspected by the Lunacy Commissioners").

An der Spitze der *Distriktasyle* stehen beaufsichtigende Kommissionen, die sich monatlich versammeln und deren Mitglieder kein Gehalt beziehen.

Eine ganz eigentümliche Methode ist es, daß bei den Irrenanstalten neben dem, von dem Lord-Statthalter ernannten Direktor noch ein von der Beaufsichtigungskommission ernannter visiting Physician mit sehr großem Wirkungskreise angestellt ist. Derselbe besucht täglich die akuten Fälle, unterfertigt auch gleichzeitig mit dem Direktor die Entlassungszertifikate. Ebenfalls eine Absonderlichkeit ist es, daß die Regierungsbeamten, welche die Privatheilanstalten konzessionieren, nicht das Recht haben, im gegebenen Falle diese Konzession wieder zurückzuziehen, was vielmehr den Kommissioners vorbehalten ist. Da aber diese wiederum bei der Konzessionierung nicht mitwirken, so schreiten sie auch nur selten gegenüber dem ein, was die Beamten getan haben. Der Armenaufseher ist nicht verpflichtet, dem betreffenden Bezirksarzt von dem Vorhandensein eines Geisteskranken Mitteilung zu machen, falls dieser nicht der Öffentlichkeit zur Last fällt. Und da kein Zuständigkeitsgesetz vorhanden ist, so müssen diejenigen Gemeinden, wo ein Geistesgestörter gefunden worden ist, den betreffenden auch erhalten. Es ist durch Verordnung bestimmt, daß in Bezirksanstalten zahlende Kranke nur dann aufgenommen werden dürfen, wenn dem Bedürfnis nach Plätzen für Unbemittelte genügt ist; dies ist gewiß eine verfehlte Verfügung, denn es ist ein wichtiges Gemeininteresse, daß zahlungsfähige Kranke nicht in Anstalten kommen, die zu Erwerbszwecken gegründet sind, da doch der bei den bemittelten Kranken erzielbare Gewinn gewiß sehr gut zur Linderung des Schicksals der Armen und zur Verminderung der Lasten der Steuerzahler verwandt werden kann.

Bei Unterbringung eines Geistesgestörten durch die Angehörigen in einer Anstalt haben diese ihr Gesuch an den *local Board of Governors* einzureichen, wobei ein ärztliches Gutachten und Identitätszeugnis beizufügen ist; dies letztere muß von der Kirchenbehörde oder einem Regierungsbeamten ausgestellt werden, und auch bestätigen, daß der betreffende nicht imstande ist, die Kosten für die Unterbringung in einer Privatanstalt zu zahlen.

In dringenden Fällen kann der Anstaltsleiter — wenn er dies für notwendig erachtet — auf Grund eines ärztlichen Zeugnisses den Kranken aufnehmen, hat aber über diesen Fall in der nächsten Sitzung des Boards Bericht zu erstatten. Auch auf amtliche Verordnung hin kann der Kranke aufgenommen werden, doch muß derselben ein ärztliches Zeugnis beigefügt

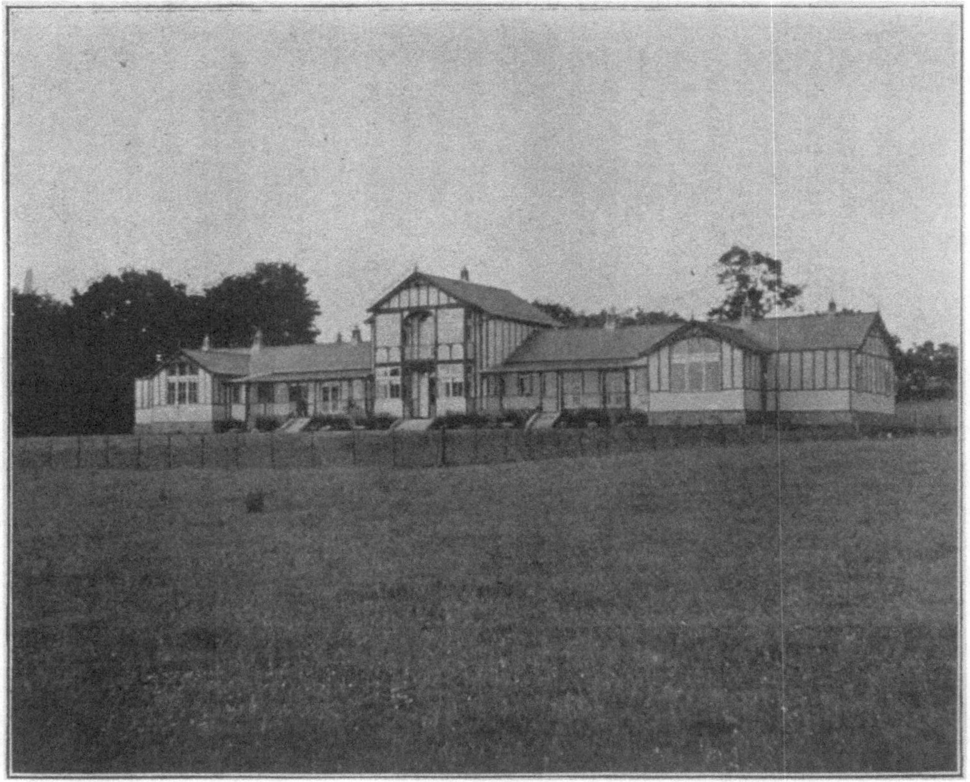

Dumfries. Sanatorium.

werden. Zur Aufnahme in einer Privatheilanstalt gehört ein Ansuchen eines Angehörigen oder eines Freundes nebst Begutachtung zweier Ärzte.

Die schwächste Seite des irischen Systems ist die Internierung unter dem Titel der *Gemeingefährlichkeit.* Im Jahre 1887 wurden von den 2746 Kranken 66% mit dieser Qualifikation in Anstalten gebracht, wenn auch die Gemeingefährlichkeit nur in dem Zertrümmern einer „Fensterscheibe" bestand. Auch die Entlassung solcher Individuen ist sehr erschwert, wodurch dann in den Anstalten eine Überfüllung entsteht und die Lasten der Gemeinden sehr vergrößert werden. Es ist auch nichts Seltenes, daß solche amtlich als Gefährlichbezeichnete mit Handschellen unter Polizeiaufsicht 60 bis 80 Meilen weit transportiert werden.

Die Geistesgestörten werden — zum Glück auf Vorschlag des Direktors — von der Beaufsichtigungskommission (!) entlassen; dieses Recht steht auch übrigens den Inspektoren zu.

Zum Schlusse bemängelt noch *Letchworth,* daß die irischen Anstalten auf einem zu kleinen Terrain erbaut sind, so daß es an Raum für die Beschäftigung der Kranken im Freien mangelt und infolgedessen die Rohprodukte für den Anstaltsgebrauch auch nicht erzeugt werden können.

Interessante Tatsachen erwähnt *Tucker* über die irischen Anstalten.

Aus den Berichten der Inspektoren vom Jahre 1879 zitiert er, daß in dem *St. Patrick*-Hospital aus Furcht vor einer Gasexplosion nur Kerzen verwandt wurden und auf dem 400 Fuß langen Korridore während der langen Winterabende nur einige Kerzen spärlich geleuchtet haben. Im Jahre 1815 sah *Mr. Rice,* daß die Kranken im *Clonmelasylum* nicht bekleidet waren und daß einige im Hofe auf Stroh nackt herumlagen. Der Aufenthaltsort für Kranke in *Limerick* wäre selbst für Hunde zu schlecht; die Zellen werden nicht geheizt, unruhige Kranke wurden kurzgebunden an den Betten befestigt und einige Kranke wurden jahrelang so behandelt, daß sie den Gebrauch der Glieder verloren. In einer Stube lag ein gestörtes Weib mit dem in Verwesung begriffenen Leichnam ihres Kindes.

Bei solchen Schreckensgeschichten ist es kaum glaublich, daß bereits im Jehre 1817 *Richmond-Asylum* weder Ketten noch Handschellen besaß und unter 20 Kranken keiner wegen Erregung in der Zelle gehalten wurde.

Nach *Mr. John Leslie Foster* ist der Superintendent „*moral governor*" und hat für die Bequemlichkeit der Kranken zu sorgen, alles, was diese aufregen könnte, fernzuhalten, die Zwangsmittel graduell zu regeln und für Beschäftigung der Genesenden zu sorgen. Laut dem im Jahre 1843 dem Oberhause erstatteten Bericht war nur bei 2% der Kranken ein Restraint notwendig.

Tucker zitiert betreffs der Einlieferung der *amtlich für gefährlich Erklärten Dr. Hancock,* nach welchem es vorkommen kann, daß einer infolge Ablösung der Wache von solchen Polizisten in die Anstalt eingeliefert wird, der keine Ahnung von der Vorgeschichte des Eingelieferten hat. Es kann auch vorkommen, daß ein Delinquent erst 3 Wochen nach vollbrachter Tat eingeliefert wird und der Anstaltsdirektor kann ihn selbst dann nicht abweisen, wenn er sich überzeugt hat, daß dem betreffenden nichts fehlt. In einem Falle wollte man einen Kranken auf Grund von vor 2 Jahren ausgestellten Dokumenten in die Anstalt aufnehmen lassen. Da der Direktor die Aufnahme verweigerte, wurde der betreffende noch am selben Tage „als Kriminalfall" eingeliefert.

Wenn nicht ein ernster Fachmann wie *Tucker* es geschrieben hätte, so wäre es kaum glaublich, daß in der Privatheilanstalt Hartfield House in Drumcondra, um das Inkognito zu wahren, ein jeder Neuaufgenommene unter falschem Namen registriert wurde, was übrigens selbst dann, wenn wir dadurch erreichen wollten, daß nicht einmal die Wärter den Namen des Kranken erfahren sollen, eine vollkommen sinnlose und unmögliche Sache wäre. Denn wenn der Kranke sprechen kann, so nennt er doch selbst seinen Namen. — In der für 300 Betten eingerichteten Irrenanstalt zu *Downpatrick* trachtet man dem Entweichen so vorzubeugen, daß man einen Teil des Beinkleides und einen Ärmel des Rockes der fluchtverdächtigen Kranken aus rotem Tuche verfertigt und ihm dazu noch einen roten Gürtel umbindet. *Tucker* bemerkt über die weiter oben bereits nicht im besonders günstigen Lichte gezeigte Anstalt zu *Limerick,* daß die zum Spazieren dienenden Gärten nur Sonntags benützt werden. Es ist auch interessant, daß man in der für 400 Betten errichteten Anstalt zu *Sligo* schon seit 10 Jahren keinen Paralytiker aufgenommen hatte (1887).

Abgesehen von den oben angeführten Beispielen ist doch aus den Beschreibungen von *Tucker* und *Letchworth* ersichtlich, daß die Irrenanstalten in Irland, obwohl etwas armselig eingerichtet, doch mit Sorgfalt geleitet und in Ordnung gehalten werden. Selbst das Bild des Richmond-Asylums ist nur ein anderes geworden, seitdem Dr. *Lalor* von hier geschieden ist, seitdem nach *Letchworths* Worten: „This eminent philantropist and true friend of the insane has passed from the field of his useful and successful labors."

Das Irrenwesen ist in Irland in vieler Hinsicht lehrreich und trotz der großen Armut des Landes sind bereits beinahe seit 100 Jahren weitsichtige und sachverständige Verfügungen und Gesetze vorhanden, es ist auch seitdem — von Richmond abgesehen — eine stetige Entwicklung in guter Richtung bemerkbar.

Nachtrag.

Im obigen konnte ich bloß nach *Letchworth* und *Tucker* über das irische Irrenwesen berichten, nun kann ich diese Daten aus dem Bericht vom Jahre 1906 ergänzen (The 55 th Report of the Inspector of Lunatics 1906).

Dieser Bericht ist ebenso wie der von Schottland mit ausgezeichneter Sorgfalt redigiert.

Am 1. Januar 1906 waren in Irland 23 365 Geisteskranke in Anstalten untergebracht, hiervon befanden sich 19 057 in Bezirks-, 818 in Privatanstalten und 3215 in Arbeitshäusern. Im Laufe der letzten 25 Jahre hat die Zahl der in Anstalten untergebrachten Kranken um 10 390 zugenommen, hingegen verminderte sich die Zahl der in Arbeitshäusern untergebrachten um 298 (man darf hierbei nicht vergessen, daß die Bevölkerung Irlands im Jahre 1905 aus 4 391 543 Köpfen bestand). — Die Zahl der frei (at large) herumgehenden Geisteskranken wird auf 3868 geschätzt, somit entfällt auf je 161 (!) Einwohner 1 Geisteskranker.

In die 24 Bezirksirrenanstalten hat man 3772 neue Kranke aufgenommen. 36,8 % der Neuaufgenommenen wurden geheilt entlassen. Die Mortalität unter den Männern war 7,7 %, unter den Frauen 7,4 % des durchschnittlichen Tagesbestandes. 6 Fälle an Selbstmord sind vorgekommen, 2 Kranke sind von ihren Leidensgenossen getötet worden. Unter 1450 Todesfällen gab es nur 55 (!) Fälle von Paralyse, was 3,8 % entspricht, dagegen beträgt die *Mortalität an Phthise 28 %* (407 Fälle). In *Armagh* gab es unter 32 Todesfällen nur 1 infolge von Tuberkulose, hingegen in *Cork* unter 219 Fällen 87. *Sogar infolge von Epilepsie sind mehr Kranke gestorben als an Paralyse.* Es ist lehrreich, daß in *Cork*, wo die meisten Todesfälle infolge von Phthise vorkamen, auch 44 Typhusfälle vorgekommen sind.

Eine Tabelle gibt auch über den Bildungsgrad der Kranken Auskunft, unter 19 057 Kranken gab es 3236, die des Lesens und Schreibens unkundig waren — ein Teil davon infolge von seit der Geburt bestehender Krankheit.

Die Gesamtkosten der 24 Anstalten machten 628 314 £ aus.

Sehr lehrreich sind die Berichte der Inspektoren über die einzelnen Anstalten.

Über *Antrim*-Asylum schreibt der eine Inspektor, daß dort in einem Raume so viele Kranken waren, daß man den Wärter für die einzelnen Kranken nicht verantwortlich machen könnte und daß die Wärter ihre Arbeit nicht gehörig verrichten könnten. Die Überfüllung in dieser Anstalt war so groß, daß man zwischen den Betten kaum gehen konnte.

In *Armagh* hat man die Zellen in Schlaf- und Tageszimmer umgebaut, die Fenster wurden vergrößert. Die Inspektoren machen darauf aufmerksam, daß *in mehreren Anstalten Irlands kleine auf dem Anstaltsgrunde zerstreute Villen gebaut worden sind* — dies ist, wie ich es bereits bei *Dumfries* erwähnte, das denkbar beste.

In *Belfast* hat man 3 solche Villen gebaut, wo man in *besonderen Küchen* alle Speisen für die Kranken dieser Villen bereitet.

In *Castlebar* beanstanden die Inspektoren, daß, wie es aus dem Buche des Oberwärters ersichtlich war, manche Kranke nur auf Brot und Wasser gesetzt waren; dies erfolgte als Strafe und bei manchen auf die Dauer, ohne daß der Arzt davon Kenntnis haben mußte.

In allen irischen Anstalten wird ein Tagesregister über folgende Punkte geführt: Wie viele lagen beim Tage zu Bett: 1. wegen schwerer körperlicher Krankheit; 2. wegen geringeren Unwohlseins; 3. wegen Altersschwäche oder Schwächezuständen überhaupt und 4. wegen Gewalttätigkeit oder Unruhe.

In allen Anstalten wird ferner *Register* darüber geführt: Wie viele Kranke haben Dekubitus, wie viele sind mit Restraint behandelt, wie viele sind isoliert, wie viele sind aktiv suizidal, wie viele paralytische, epileptische und suizidale Kranke befinden sich unter besonderer Aufsicht, wie viele Betten waren morgens naß und wie viele Kranke sind in der Nacht geweckt worden (in einer Anstalt, welche 1577 Kranke beherbergt, lagen 63 Kranke am Tage zu Bett, 1 hat Dekubitus gehabt, 102 waren Epileptische, 68 (!) zum Suizidium geneigt, 7 Paralytische, 182 Epileptische oder Suizidale waren unter besonderer Aufsicht, 107 Kranke sind in der Nacht geweckt worden und nur 2 Betten waren naß. Diese Zahlen sind sehr lehrreich, vorausgesetzt, daß sie sorgfältig kontrolliert werden.

In den Anstalten finden einmal, in manchen sogar zweimal wöchentlich Tanzunterhaltungen statt; wenn das mit durchdachter Ordnung und voller Rücksicht auf die Ruhe der ganzen Anstalt geschieht, ist es nur zu loben. In einer Anstalt hat man einen Kinematographen für die Kranken angeschafft.

Völlig neu ist für mich die Bemerkung, daß man in alten Zeiten die Manischen in Federbetten behandelt hat.

Charakteristisch ist für den Geist dieser Berichte, daß die Inspektoren in einer Anstalt beanstanden, daß die Kranken beim Essen die Hüte auf ihren Kopf tragen. In der gleichen Anstalt waren die offiziellen Bücher schmutzig und unordentlich und die Krankengeschichten lückenhaft.

Anderswo war das Bettzeug nicht rein, man gab nur jede zweite Woche frische Wäsche.

In derselben Anstalt (*Killarney*, eine der schönsten Gegenden der Welt!) führte man in je 2 Wochen einmal 42 weibliche Kranke spazieren. Es wird beanstandet, warum das nicht öfter geschieht und warum die Männer nicht auch gehen.

In *Limerick* waren die inneren Räume wenig geheizt.

Gegenüber solchen materiellen Mängeln scheint es etwas zu viel zu sein, wenn für 514 Kranke in *Londonderry* 5 bezahlte Kaplane zur Verfügung stehen.

In *Maryborough*-Asylum standen die Webestühle unbenutzt, auf einem war das unfertige Stück liegen geblieben. Dagegen fertigte man in einer Nachbaranstalt den Stoff für Kranke und Wärter zu Hause an. Der Inspektor bemerkte im Bericht über *Maryborough*, daß die Türe des Wisky-Schrankes offen stand — dies erklärt vielleicht auch die Ruhe der Webestühle.

Hier lagen von 531 Kranken 41 auf dem Fußboden, diese Zahl findet der Inspektor zu groß (!).

Von besonderem Interesse war für mich der Bericht der Inspektoren über das Richmond-Asylum, welches mir einen sehr schlechten Eindruck gemacht hatte. Der irische Inspektor sah die dortigen Verhältnisse ebenfalls nicht in günstigem Lichte. Er sagt, daß besonders die Pflege der neuen und somatisch Kranken hinter den heutigen Ansprüchen weit zurückgeblieben sei, vielerorts sei der Fußboden ganz abgenutzt, die Räumlichkeiten seien äußerst unfreundlich und unbequem, dunkel und schlecht gelüftet (alles das könnte man mit wenig Kosten, doch mit großer Liebe für Licht und Reinlichkeit ändern).

Bei vielen Privatanstalten ist erwähnt, daß man die Fenster vergrößert hat.

In einer Anstalt haben die Kranken Milch zum Mittagessen getrunken.

Alle diese Kleinigkeiten beweisen, mit welch großer Sorgfalt die irischen Inspektoren ihre Aufgabe erledigen, ihre Arbeit deutet auf sorgsame Pflichterfüllung und auf warmes Interesse für die Kranken; wo man auf solche Kleinigkeiten achtet, kann auch der Kranke nicht unbeachtet bleiben.

England.

Claybury.

Von den 8 Irrenanstalten der Londoner Grafschaft ist Claybury die neueste und luxuriöseste, wenn auch nicht die größte, denn sie wird durch die von *Banstaed* (2158), *Colney Hatch* (2455) und *Hanwell* (2470) übertroffen. — Von *Woodford* aus gelangt man durch eine belebte Weidenlandschaft auf einer prächtigen Landstraße in 15 Minuten nach *Claybury*. Bei meinem Besuche im Jahre 1894 mußte ich meinen Namen in der Portierloge einschreiben, diesmal wurde das nicht verlangt; damals war die Anstalt noch nicht vollendet, die pathologische Abteilung, wo heute das *zentrale Laboratorium der Londoner Irrenanstalten* untergebracht ist, wurde erst gebaut; sie steht heute vollendet da und ist auch mit psychophysischen Instrumenten ausgerüstet. Sie besitzt nicht nur alle möglichen Instrumente zu Gehirnuntersuchungen, sondern auch einen zu therapeutischen Zwecken verwandten Röntgenapparat. Der Direktor Dr. *Mott* wohnt zwar in *London*, doch entfaltet das Institut auch so eine reiche Tätigkeit und die Arbeiten aus demselben erscheinen periodisch im Druck. Eine frühere Schülerin der Anstalt ist als „Pathologist" in *Gartloch* angestellt. Bei *Mott* traf ich hier einen Kollegen aus Australien, der, wenn auch von Berufe Psychiater, sich doch ausschließlich mit Gehirnanatomie und Histologie befaßt, denn in Australien, Amerika und, wie wir beobachten konnten, auch in England wird auf die Gehirnanatomie solcher Wert gelegt, daß man sogar sein Brot damit verdienen kann. Übrigens beschäftigt man sich auch noch anderweitig mit dieser Spezialwissenschaft; so wurde in letzter Zeit in *Gheel* ein schönes Laboratorium erbaut, ferner gibt es Anstalten für Erforschung von Bau und Leben des Gehirns auch in *Zürich*, *Berlin*, *Wien* und in *St. Petersburg*.

Claybury selbst ist eine im großen Stile angelegte und auf einem hohen Niveau gehaltene Anstalt, alles luxuriös, selbstredend kostspielig, doch macht das Ganze, besonders im Vergleich zu den schottischen Anstalten, einen reichlich verschlossenen Eindruck. Die Kranken hausen zu nahe aneinander; es ist hier bei weitem nicht so heimähnlich wie etwa *Woodilee* oder *Gartloch*. — In den riesig großen Schlafsälen sieht man auf den ausnahmslos mit Matratzen versehenen Betten das gesamte Bettzeug den ganzen Tag über in umgekehrter Anordnung dem Luftzuge ausgesetzt, ein Vorgehen, welches, wie bereits bemerkt, vom Standpunkte der Hygiene aus vorzüglich ist. — Die Gebäude werden durch gedeckte Korridore verbunden, die zusammen eine Länge von 1,5 Meilen haben. Die Wohnräume sind — ich sah nur die Frauenabteilung — bequem und gemütlich mit Sofas, gepolsterten Fauteuils, Schaukelstühlen, Tischdecken und Bildern ausgestattet. Auf Tischen, Konsolen und Kaminen sind Nippes aufgestellt. Sogar die Kleidung der Kranken zeigt nicht den vielfach so ärmlich anmutenden Anstaltscharakter.

Der Zellentrakt ist zwar erst 10 Jahre alt, doch gewiß heute schon da ein überwundener Standpunkt, wo die ebenfalls ins Museum gehörenden und je 50 £ kostenden, mit Gummi gepolsterten *Paddedrooms* unbesetzt blieben; über diese habe ich übrigens schon bei den schottischen Anstalten meine Ansicht ausgesprochen.

In den Speisesälen von *Claybury* verteilen sich die Kranken günstiger als in den für 400 bis 600 Personen berechneten großen Speisesälen der schottischen Anstalten, dies kann man gewiß als einen Fortschritt bezeichnen, doch ist es ein Fehler, daß die *Airingcourts*, wenn auch von genügender Größe hier und da sogar in der schiefen Ebene angelegt, von Mauern umgeben sind (in Schottland ist dies schon selten zu finden). Die Gärten für Spaziergänge wurden erst im Jahre 1902 in wirkliche Gärten umgewandelt, was darauf hinweist, daß man diesen wichtigen psychoterapeutischen Helfer erst verspätet in Anspruch zu nehmen begann. Die Anstalt besitzt übrigens auch freie Plätze für Spaziergänge, während ich an anderen Stellen niedrige Schutzgitter aus Eisen sah wie in den öffentlichen Gärten in London. — Die Gärtnerei von Claybury ist übrigens bei weitem nicht so reichhaltig und wohlgepflegt wie die der schottischen Anstalten.

Die Anstalt besitzt zwei Riesenküchen, bei einer befinden sich die Kochkessel in der Mitte, bei der anderen an den Wänden angebracht; hier, wie auch in dem übrigens nichts Neues bietenden Waschhause war alles glänzend rein. Die Kranken sah ich gerade bei ihrem five o' clock tea sitzen, wobei große Schüsseln voll Butterbrot aufgetragen wurden (*Tucker* bemängelt bei der Beschreibung einer Anstalt, daß die Kranken zu ihrem Brot keine Butter erhielten!).

Die Anstalt besitzt auch eine kleine Farm mit 17 Kranken. Die Patienten erhalten ausgiebig Milch. Im Jahre 1894, als ich Gelegenheit hatte, mit den Ärzten zusammen zu speisen, wurde ich gefragt, was ich zu trinken wünsche, da auch sie Milch tranken (in *Paris* beginnt dies schon als Anstaltstherapie eine Rolle zu spielen). Nach Tische begaben sich die Ärzte auf den Kricketplatz, wozu auch eine Reihe von Kranken eingeladen wurde, während andere sich auf dem Rasen lagerten und zusahen.

Trotzdem ist die Anstalt, wie ich bereits erwähnte, nicht so offen, wie z. B. diejenige von *Gartloch*, auch wird allem Anscheine nach auf Beschäftigung im Freien, in der Landwirtschaft und im Garten weniger Gewicht gelegt als dort oder in den neueren kolonialen Anstalten. Obgleich die Zugehörigkeit der Kranken zur Stadtbevölkerung hierfür kein unbedingtes Hindernis ist.

In dem *Jahresbericht* der Anstalt 1903 finde ich einige die Feministen interessierende Äußerungen. Der Präsident des Anstaltsboard sagt, daß man *in Zukunft von der Anstellung weiblicher Ärzte absehen wird.* Die letzte Ärztin der Anstalt war *Miss Emily Dove*, die nach einer 5½ jährigen „excellent service" wegen Krankheit die Anstalt verlassen mußte. Sie erhielt eine Abfindungssumme von 270 £, doch nach der Erfahrung des Chairmans sind Gründe vorhanden, daß in Irrenanstalten nur männliche Ärzte angestellt werden sollen. Obgleich ich in *Roskilde* und *Dumfries* ähnliche Äußerungen hörte, glaube ich doch annehmen zu dürfen, daß man dies nicht zu verallgemeinern braucht. Indessen findet man selbst unter den männlichen Ärzten nur wenige, die für den psychiatrischen Dienst geeignet sind, weil der Gegenstand zu verwickelt und abstrakt, außerdem der Dienst nur selten pekuniär lohnend ist; es bedarf einer schnellen Orientierungsgabe, großer Entschlossenheit und Konsequenz, sehr vieler Geduld und Hingabe — von all dem, was *Reil* in seinen Rhapsodien vorschreibt, ganz abgesehen. Aus all diesen Gründen ist für eine solche schwierige Qualifikation, wie gesagt, selbst die Auswahl unter den Männern nur gering und da doch die Zahl der weiblichen Ärzte an und für sich verhältnismäßig viel kleiner ist, wie sollte man darunter gerade zur Psychiatrie verwendbare finden? [1])

Da die Bohrung eines 515 m tiefen artesischen Brunnens erfolglos blieb, so wird *Claybury* gegen ein Entgelt von 1300 £ aus der Londoner Leitung mit Wasser versorgt. Die Fäkalien werden durch Filterbecken geleitet.

Aus dem Betriebe der Anstalt möchte ich nach dem letzten Ausweise [2]) noch folgendes erwähnen. Unter den gesamten Kranken waren 11,5 % Epileptiker und *3,5 % Paralytiker*. 32 % durften außerhalb der Anstalt, 20,1 % außerhalb der Gärten umhergehen und nur 16,3 % durften diese nicht verlassen; 36,7 % besuchten die Kirche und 20,1 % die Unterhaltungen. Von den Männern haben sich 76 %, von den Frauen 64 % nützlich beschäftigt. Im Jahre 1901 waren 2505 Kranke (1047 Männer und 1458 Frauen) vorhanden; 131 Männer und 295 Frauen wurden aufgenommen, geheilt wurden 148, gebessert 176 entlassen; verstorben sind 201. Die *Colitis* (Asylum Dysenterie) scheint für die Anstalt eine große Gefahr zu bilden, denn am 31. Mai 1901 wurden von einer Kommission 51 solche Kranke vorgefunden. Im ganzen Jahre erkrankten 40 Männer und 81 Frauen (10 %), wobei 21 verstarben, aus diesem Grunde wurde das ganze Drainagesystem der Anstalt rekonstruiert. Noch wichtiger scheint zu sein, daß man die Überfüllung zu

---

[1]) *Beca* schreibt, daß im Staate New York auf Grund gesetzlicher Bestimmung in gemischten Anstalten weibliche Psychiater angestellt werden *müssen*.

[2]) The 13 th. Annual Report of the asylums Comittee and the Sub-Comittees 1902. County of London.

vermindern suchte: 100 Plätze wurden kassiert und die Diarrhöefälle mehr isoliert.

Lungenschwindsucht lag bei 12% der Verstorbenen (8% Männer und 21% Frauen) vor, an *Paralyse* sind 50 verstorben (*41*% bei den Männern und *21% bei den Frauen*).

Von den Neuaufgenommenen waren übrigens 16% *Paralytiker, 11% Alkoholiker* (14% Männer und 9% Frauen), 5% hatten an dem Burenkrieg teilgenommen und 38% waren 60 Jahre alt.

Im Jahre 1901 wurden 6,08% des Durchschnittsbestandes geheilt, was 37,95% der Aufgenommenen entspricht (45,22% Männer und 34,91% Weiber).

Es ist lehrreich zu erfahren, *daß unter den männlichen Kranken bei 38% und unter den Frauen bei 26% nach 1 bis 7 Jahren in der Anstalt verbrachter Zeit die Heilung erfolgte.* Für die ohne Angehörige dastehenden Geheilten sorgt die *„after care association*".

Vom Pflegepersonal kommt je einer auf 9 Männer und 9½ Frauen.

Charakteristisch ist für die englischen Verhältnisse, daß, als im Berichtsjahre in *London* eine *small-pox Epidemie* ausbrach, vom Dienstpersonal diejenigen, die hierzu ihre Einwilligung gaben, und von den Kranken solche, bei denen man die Zustimmung der Angehörigen einholen konnte, geimpft wurden. Während meiner Anwesenheit in *Dublin* wiederholte sich der Fall, nur mit dem Unterschied, daß dort den Einwohnern durch Plakate anempfohlen wurde, sich impfen zu lassen.

Die *„no restraint*" *Statistik* der Anstalt ist sehr lehrreich und beinahe unglaublich. Nasse Einwicklung wurde nur in einem (!) Falle bei einer an hyperpyretischer Pneumonie leidenden epileptischen Frau angewandt. Isoliert wurden nur 11 Frauen in 18 Fällen, zusammen auf 31 (!!) Stunden. Aus dem Berichte ist nicht zu erfahren, was mit dem unruhigen Kranken geschieht, wieviel Medikamente sie verbrauchen, ob prolongierte Bäder oder trockene Einwicklungen verwandt werden?[1])

---

[1]) „Trockene Einwicklungen" würden ebenso wie feuchte als Restraint betrachtet und in der Statistik erwähnt werden. Prolongierte Bäder werden in Cl. nicht benutzt. E.

Bei schwangeren Geistesgestörten empfiehlt der Direktor, die Entbindung im Familienkreise abwarten zu lassen, da dies die Psyche des Kranken günstig beeinflussen kann.

Das Personal wird systematisch geschult, 88 haben 1 bis 3 verschieden schwierige Prüfungen bestanden. Es ist eine eigentümliche, aber gewiß gute Einrichtung, daß die Wärter wöchentlich einen anderthalbtägigen und die Wärterinnen jährlich einen besonderen dreiwöchigen Urlaub erhalten.

Der Ingenieur der Londoner Anstalten berichtet im Jahrbuche über Claybury, daß für die Dampfheizung 3408, für die Kamine 1136 Tonnen Kohle verbraucht wurde; die elektrische Beleuchtung verursachte 1000 £ Auslage; der bei der Gasbereitung als Nebenprodukt gewonnene Koks wurde zu Heizzwecken in der Anstalt verbraucht [1]).

Die Anstalt hatte außer dem Direktor noch fünf *Ärzte* mit je 1100, 375, 180, 180 und 150 £ Jahresgehalt. Der Assistent am Pathologischen Institut hatte 200 und der Apotheker 140 £ Gehalt. Der Direktor erhält außerdem nur noch Wohnung und für Heizung und diverse andere Unkosten 100 £; die anderen Ärzte erhalten freie Verköstigung und Wäschereinigung. Der Anstaltsclerk, der mit 5 Gehilfen (145 bis 75 £) arbeitet, bezieht 260 £, der Verwalter, der ebenfalls 5 Gehilfen (à 150 bis 65 £) hat, bezieht 400 £; die Oberwärter beziehen 62 bis 56, die Oberwärterinnen 41 bis 37, die Wärter 43 bis 29 und die Wärterinnen 33 bis 18 £ an Gehalt, außerdem Wäschereinigung und Uniform; die *Nachtwachen* als Ersatz für die Naturalien 33 £ und die auswärts wohnenden Wärter als Ersatz für Wohnung und für das Waschen 15 £.

Die Wartepersonen mit besonders guter Führung erhalten eine jährliche Gratifikation von 2 £ „*good conduct money*“ und solche, die sich das Prüfungszeugnis der Med. Psych. Associat. erworben haben, außer dem Origen noch 1 £.

In den *Werkstätten* gingen die Arbeiten flott vonstatten; es wurden 1800 Stück Röcke, 3700 Hosen und 89 Paar Schuhe verfertigt, außerdem 10 000 Paar Schuhe und Stiefel repariert, auch viel Tapezierarbeiten verrichtet. Auch hatte *Claybury* nebst zwei anderen Anstalten zur Einrichtung einer neuen

---

[1]) Das Gas dient vornehmlich für Koch- und Heizzwecke. E.

Anstalt 50 000 bis 60 000 Kleidungsstücke geliefert. Die meisten Arbeiter waren innerhalb der Anstalt beschäftigt; nachher kamen die Feldarbeiter und zum Schlusse die Tapezierer.

Der Umfang des Anstaltsgrundstückes beträgt 269 acres, wovon 40 auf die Gebäude und Höfe, 60 auf die Weide, 56 für das Ackerland, 49 auf die Waldungen, 10 für den Hühnerhof und schließlich 6 acres auf einen Kricketplatz entfallen. Die Ökonomie hatte für die Küche Produkte im Werte von 4500 £ (90 000 Mark) geliefert [1]).

Die *Wochenverpflegsgebühren* eines Kranken waren 12 sh 4 d. Es fielen hiervon auf:

Gehälter	3 sh	5,3 d
Verköstigung	4 „	7 „
Heizung	1 „	11 „
Beleuchtung	1 „	5 „
Chirurgische und Arzneimittel	1 „	49 „
Bekleidung	5 „	93 „
Einrichtung und Immobilien	2 „	63 „
Steuer	1 „	
Diverse	3 „	

Broadmoor.

Man kann auf zweierlei Wegen hierher gelangen; ich fuhr am 7. Juli von *Paddingtonstreet-Station* der *Great Western Railway* über *Reading*, welches Städtchen in der Grafschaft *Berkshire*, 36 Meilen von *London* entfernt liegt. Eine Sehenswürdigkeit bildet hier die weltberühmte Kakesfabrik der Firma *Huntley & Palmer* mit ihren 5000 Arbeitern, weiterhin die Samenzüchterei von *Sutton*. In *Reading* umgestiegen, gelangt man in einer halben Stunde nach dem *Wellington college*, über

[1]) *König* schreibt, daß die Erbauung der Anstalt 8 000 000 Mark gekostet hat; es sind 3 besondere Häuser für die Wärterinnen vorhanden und für die verheirateten Wärter sollen 20 erbaut werden. — Nach *Kolhaas* können in der Farm der Anstalt 600 Kranke beschäftigt werden und sie besitzt 600 (?) Kühe. In der Anstalt herrscht „fabelhafte Ruhe". (Die Zahlen sind ersichtlich falsch, es sind z. B. am 31. Mai 1903 55 Kühe vorhanden und 148 Kranke in Land- und Gartenwirtschaft beschäftigt gewesen. E.).

dessen prächtige Parkanlagen der Weg nach *Broadmoor*, der Anstalt für die Kriminalkranken, führt (Wellington College kann man von London aus, auf der *South-Western Railway* auch direkt erreichen) [1]).

Die Anstalt ist von einer großen Villenkolonie umgürtet, auf einem höheren Hügel aus roten Rohziegeln erbaut und macht den Eindruck eines sehr kostspieligen Gefängnisses. Ihr Terrain hat einen Umfang von 320 acres, wovon jedoch 94 acres unkultivierbares Steppenland sind; es kostete im Jahre 1863 167 000 £.

Der mich einlassende Portier hatte viel Ähnlichkeit mit einem Gefangenhausaufseher, eine Wachstube war beim Tore sichtbar und in dem düsteren Wartesaal sah ich nur ein schwarzes Kruzifix und eine eingerahmte gnädige Verordnung der Königin. Die Fenster sind dicht vergittert, teilweise horizontal drehbar, andere senkrecht verschiebbar; die schwarzen Gasröhren geben dem Raum einen noch unfreundlicheren Anstrich.

Die erste Frage des Portiers, ob ich eine vorherige Ge, nehmigung des Direktors eingeholt habe, mußte ich verneinen-da meine genau eingeteilte Zeit eine vorherige Anfrage nicht zuließ. Ich hätte es aber um so mehr tun sollen, da jetzt alles zu einer in der Nähe veranstalteten Regatta eilte; doch gelang es mir schließlich, auch so die Anstalt in allen ihren Teilen zu besichtigen.

Broadmoor ist im Korridorsystem erbaut, sein Hauptgebäude hat eine Länge von 240 Fuß; auf dem Anstaltsgebiete rings um die Anstalt liegen die Wohnungen für die Angestellten und die Schule für deren Kinder.

Die für die Kranken bestimmten Räume sind hier und da vollkommen heimähnlich; in den meisten Zimmern sah ich an den Wänden viele Bilder, durch die großen Fenster eröffnet sich in jeder Richtung ein schöner Ausblick. Eine natürliche Folge des Gefängnissystems sind die vielen Einzelzimmer. Sie haben neben der Tür ein schmales, durch eine starke Eisenstange geschütztes Fenster aus dickem Glas, durch welches

---

[1]) In *Bedlam* hatten die Kriminalkranken — für die *Falret* schon im Jahre 1868 die Benennung „gefährliche" statt „kriminell" empfohlen hatte, welche Auffassung auch heute bei allen Verfügungen maßgebend sein sollte — schon im Jahre 1840 eine besondere Abteilung für sich.

das ganze Zimmer überblickt werden kann; auf der Frauenabteilung waren diese Zimmer größer. „Zellen", im kontinentalen Sinne, konnte ich in der ganzen Anstalt nicht erblicken: Die Schlafsäle sind gesund und geräumig. Die Bettstücke liegen auch hier den ganzen Tag über aufgerollt; in den Spitalszimmern sind bei den Betten kleine Tische angebracht, ich sah auch mehrere Bücherschränke und einen großen Billardsaal; die Schutzgitter an den Türen machen keinen guten Eindruck. Die Waterclosets, obgleich mit besonderem Sicherheitsverschluß versehen, sind nicht vollkommen geruchlos und so eingerichtet, daß der Wärter bloß den Vorraum, nicht aber die Sitze überblicken kann. Die Sitze sind durch unten ein Stück über dem Fußboden beginnende und bis zur Decke reichende Scheidewände verdeckt.

Tucker erwähnte schon im Jahre 1887, daß die Bettbehandlung in der Anstalt eingeführt ist; äußerst gefährliche, unruhige und suizidale Kranke werden zu Bett gelegt. Prolongierte Bäder werden zu psychotherapeutischen Zwecken nicht gegeben. Interessant ist die Einrichtung, daß in den Bädern die *Wasserleitungshähne* zuerst immer nur auf „kaltes Wasser" gedreht werden können, wodurch man die Kranken vor Verbrühungen schützen will. Ich sah eine Badewanne — und so ist es auch gewiß am zweckmäßigsten — in der Mitte des Badezimmers; die Wannen sind aus Eisen und angeblich vorzüglich emailliert, doch sind die scheuerbaren Kupfer- oder weißen Tonwannen gewiß besser [1]).

Eine vorzügliche Einrichtung sind die *Veranden* der verschlossenen Höfe, wie ich dies schon in skandinavischen Anstalten sah, die verschlossenen *airing-courts* werden hier nicht viel benützt, da die Kranken bequeme, terrassenförmig aufsteigende Gärten zur Verfügung haben, von wo aus sich trotz der unten sichtbaren Umfassungsmauer ein prächtiger Fern-

[1]) Da die somit in England üblichen Fayencewannen pro Stück etwa 200 M. kosten und mit Leichtigkeit zerschlagen werden können, hat man in den Anstalten in großem Umfange die hier erwähnten Emaillewannen eingeführt, die aber fast 1 cm Dicke, oben rund umgelegte Wandungen haben und innerhalb ihrer Holzverkleidung von den Porzellanwannen kaum zu unterscheiden sind. Abgesprungenes Emaille habe ich nirgends gesehen. E.

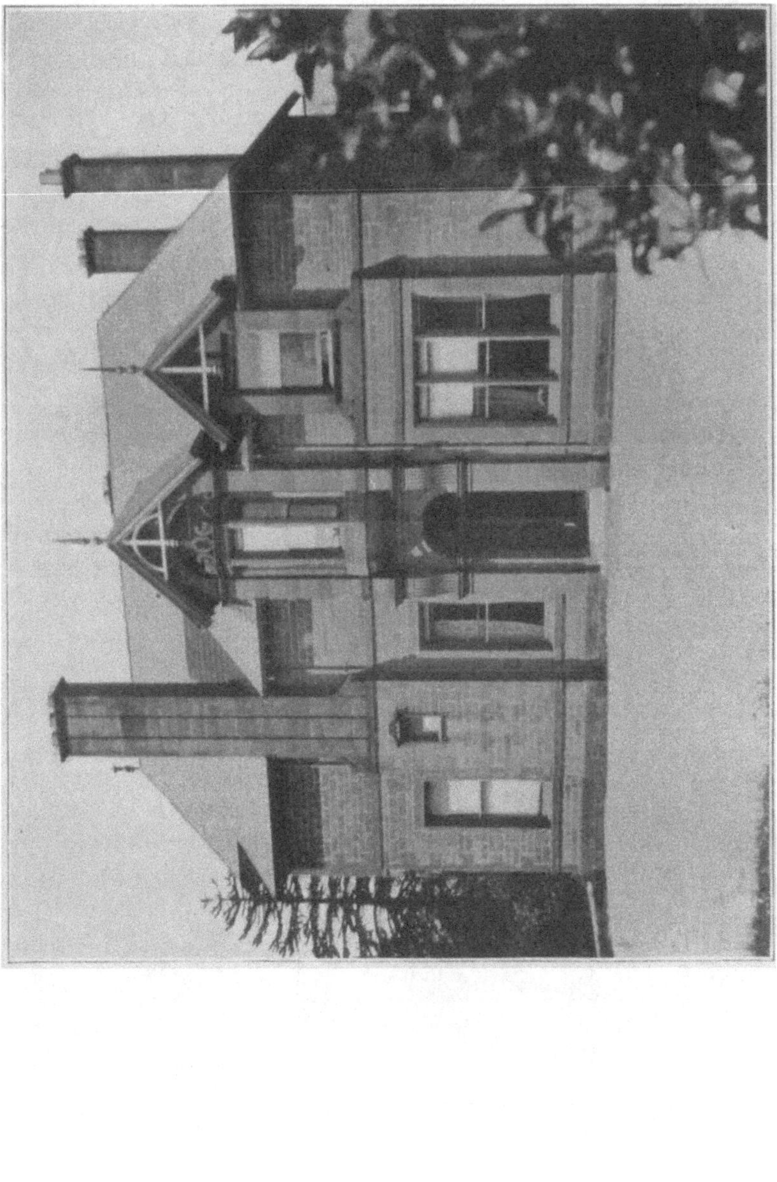

blick auf das ganze Tal eröffnet. Überraschende Zeichen von Humanität und Krankenfürsorge bis ins kleinste Detail kann man hier beobachten; jeder Kranker, der Lust dazu hat, erhält ein eigenes grünbestrichenes kleines Fensterbeet, wo er frei der Gärtnerei obliegt und seine Melonen und Blumen züchtet; eine andere Gruppe arbeitete in dem ebenfalls von einer Mauer umgebenen Küchengarten, andere arbeiten wieder auf dem Acker; auf einem der Höfe sah ich eine mächtige Dreschmaschine. Für die ruhigen Kranken ist eine 300 acre große Farm vorhanden.

Auch hier wird, wie ich dies bereits bei *Claybury* erwähnte, wöchentlich zweimal für die Kranken Kricket gespielt, in einem als Garten angelegten früheren airing court hatte ein Hilfsarzt mit weiblichen Kranken Tennis gespielt. Es ist auch eine aus Kranken und Wärtern zusammengesetzte Musikkapelle vorhanden, auf der Frauenabteilung sah ich Klavier und Staffelei, doch kann dies alles über das Gefängnissystem nicht wegtäuschen. Ich sah einen Hof mit einer Mauer von 18 Fuß Höhe umgeben. — Die zu dicht belaubten Bäume des kleinen Spazierplatzes der Frauenseite verdunkeln nicht nur den Garten selbst, sondern auch die ganze Abteilung. In diesem später erstandenen Teile sind die Korridore teilweise geräumig und die Schlafsäle mit Tagesräumen verbunden; doch waren hier wenig Bilder und Vorhänge zu sehen.

Es muß lobend hervorgehoben werden, daß *Lungenschwindsucht* nur *selten* und auch *keine Dysenteriefälle* vorkommen, was bei dem Alter der Anstalt gewiß den großen Fenstern, der peinlichsten Sauberkeit und Ordnung und dem Mangel an Überfüllung zu verdanken ist.

Die Gasbeleuchtung entspricht nicht mehr den heutigen Anforderungen der Technik, auch sah ich in der Küche und Waschküche nichts Erwähnenswertes; die Wäsche wird möglichst im Freien getrocknet. Das ganze Pflegepersonal ist uniformiert, das Schlüsselbund wird nicht an Ketten getragen. Unruhige Kranke konnte ich während meiner Anwesenheit nicht sehen; auf der Männerabteilung werden keine Wärterinnen verwandt [1]), die Speisesäle sind für jedes Geschlecht gesondert. —

[1]) Im Gegensatz zu Schottland ist das in englischen Anstalten bisher überhaupt nicht üblich. E.

Einen Anstaltsbericht konnte ich nur vom Jahre 1901 erhalten. Das Institut war mit 659 Kranken (458 Männer und 174 Frauen) belegt. Während dieses Jahres wurden 29 Frauen und 24 Männer aufgenommen, 13 Kranke bedingungsweise entlassen, 2 mußten nach dem Gefängnisse zurück, 8 wurden in andere Asylen überführt und 17 sind verstorben.

Nicht eigentlich kriminelle, jedoch besonders gefährliche Kranke werden hier auch aufgenommen [1]).

Unter den Kranken hatten 369 Mord-, 27 Totschlag-, 180 Mordversuch begangen, somit 60 % homicidium (52 % Männer, 8 % Frauen); 45 Männer mordeten ihre Frauen, jedoch nur eine Frau ihren Mann; ein Kranker wurde wegen Ermordung eines lunacy commissioner hierher gebracht.

Unter den Aufgenommenen waren 5 schon vor der gerichtlichen Untersuchung und 10 während dieser als geistesgestört erkannt; 33 wurden für schuldig, aber auch zugleich als geistesgestört erklärt; ein zum Tode Verurteilter wurde als Geistesgestörter eingeliefert und 4 waren bereits früher wegen Verbrechen bestraft.

Die Anzahl der Verstorbenen beträgt 2,58 %, ist somit sehr niedrig; alle Fälle werden seziert, und zwar in Gegenwart des Coroner's (öffentlichen Leichenbeschauers). Im Sektionsprotokoll wird auch die Anamnese eingetragen; nicht nur das Gehirn, sondern auch die Eingeweide werden gewogen.

Von den Männern waren 227, von den Frauen 146 mit nützlichen Arbeiten beschäftigt. Der Wert der Arbeiten wurde auf 5000 £ geschätzt, wovon $^1/_8$ für eigene Zwecke den Arbeitenden ausgezahlt wird bzw. zur Verfügung steht.

Der Inspektor der Geisteskranken sagt, daß 13 % außerhalb der airing courts frei herumgingen, 40 % nehmen an den allgemeinen Unterhaltungsabenden teil, 50 % werden beschäftigt, wovon 40 % nützliche Arbeiten verrichten. Während eines halben Jahres mußten 28 Männer in 119 Fällen isoliert

---

[1]) d. h. Geisteskranke, welche ein schweres Verbrechen begehen, während sie schon als geisteskrank begutachtet, eventuell auch in einer Anstalt untergebracht sind, z. B. Totschlag eines Wärters oder Mitpatienten. Sie werden im Wege des ordentlichen Gerichtsverfahrens als guilty but insane (schuldig, aber geisteskrank) zur Unterbringung in der Anstalt verurteilt; s. u. E.

(seclusion) werden. Hier bemerkt der Inspektor, daß diese Anstalt in erster Linie die Aufgabe hat, die geisteskranken Verbrecher „sicher zu verwahren", und kein eigentliches Krankenhaus ist. Auf je 5 Männer und je 5 Frauen kommt eine Pflegeperson. Allem Anscheine nach wären bei solch einem Stande manche Eisengitter überflüssig [1]). Für das Dienstpersonal ist hinlänglich gesorgt; 70 % der Wärter und 53 % der Wärterinnen dient länger als 5 Jahre, 20 % hiervon länger als 10 Jahre. Die Wärter haben alle 8 Tage Ausgang und jährlich 10 Tage Urlaub.

Seit der Eröffnung der Anstalt sind 7 Entweichungen vorgekommen, wo die Kranken nicht zurückgebracht werden konnten [2]); im Jahre 1873 gab es zwei solche und im Jahre 1888 einen. Verstorben sind im Jahre 1901 zwei Personen an akuter Tuberkulose, einer an progressiver Paralyse; die aufgenommenen Männer hatten ein Durchschnittsalter von 41 und die Frauen ein solches von 32 Jahren. In den Jahren 1895 bis 1896 wurde je ein Knabe unter 14 Jahren aufgenommen. Am 31. Dezember 1901 verblieb kein einziger Paralytiker, dagegen 36 Epileptiker in der Anstalt. Unter den Neuaufgenommenen waren 11, die weder schreiben noch lesen und 16, die bloß schreiben konnten.

Je ein Kranker verursachte eine jährliche Auslage von 43 £ 5 sh. Die gesamte Jahresausgabe der Anstalt betrug 28 500 £, wovon pro Jahr und Kopf für Gehälter 16, Verköstigung 4, Bekleidung 2, Medikamente 5, Heizung, Be-

---

[1]) Hierbei muß eben berücksichtigt werden, daß die Anstalt nur für geisteskranke Verbrecher, d. h. solche, die mit dem Strafgesetz in Konflikt gekommen sind, bestimmt ist, welche nicht *bestraft* werden können, sondern nach englischem Recht zur Anstaltsunterbringung auf unbestimmte Zeit gerichtlich verurteilt werden. Eben das Vorhandensein der Sicherungsmaßregeln, wie Gitter und Mauern sie darstellen, erlaubt es den Kranken selbst, *innerhalb dieser*, ein weit größeres Maß von persönlicher Freiheit zu geben, als das z. B. in einer modernen Wachabteilung möglich wäre. Über Broadmoor und die ganze Frage der Versorgung der Criminal Lunatics in England vgl. meinen Aufsatz in *Aschaffenburgs* Monatsschrift für Kriminalpsychologie 1904. E.

[2]) Als Entwichene werden Kranke in Broadmoor nur dann statistisch geführt, wenn sie innerhalb eines Jahres nicht zurückgebracht werden. Siehe: *Siemerling*, Über schottische, englische und französische Irrenanstalten. Archiv für Psychiatrie 1886, Bd. XVII.

leuchtung und Wasser 4 £ 8 sh.; für Waschen und Reinigung 10 sh entfielen. Weiterhin verausgabte die Anstalt das ganze Jahr hindurch für Bücher und Zeitungen 75, für Unterhaltungen 21, Zerstreuungen 16, Musikinstrumente 11, für Photographieren 2, für Tabakpfeifen 2 und schließlich für Kommunionwein 1 £.

Der Direktor bezog ein Gehalt von 1000 £ nebst Bearbeitung seines Gartens, sein Stellvertreter hat 428 £, der in der Anstalt wohnende Kaplan 350 £; 2 Hilfsärzte beziehen 200 resp. 175 £. 5 Bureaubeamte und 1 Steward (300 £) sind angestellt; 40 verheiratete Wärter wohnen in besonderen Häusern, die ihnen auf dem Anstaltsgebiet erbaut worden sind, und 37 beziehen wöchentlich 3 sh 6 d Wohnungsgelder.

Die Kranken bekommen frühmorgens Tee mit Butterbrot, zu Mittag Fleisch mit Gemüse, Brot und $^3/_4$ Pinte Bier; die Portionen der Frauen sind etwas knapper bemessen. Zur Vesper erhalten die Kranken wieder Tee mit Butterbrot oder statt letzteren auf Wunsch süßes Brot mit Kümmel oder Gebäck. Körperlich Kranke werden nach besonderer Verfügung des Direktors gespeist. Auch können die Kranken abends auf Wunsch Suppe bekommen; arbeitende Kranke erhalten vorschriftsmäßige Zulage.

* * *

Da der Hauptzweck meiner Arbeit die Untersuchung der Fürsorge für die unbemittelten Geisteskranken ist, so will ich mich auf Grund der mir zur Verfügung stehenden Daten mit dem *Irrenwesen in der Londoner Grafschaft „County of London“* befassen. Da London selbst beinahe so bevölkert, wie ganz Schottland und andererseits die Hauptstadt Englands ist, bietet es ein besonderes Interesse bezüglich der Irrenfürsorge dar. Ein ausgezeichneter Bericht hat mir zur Orientierung gedient: *„The thirteenth annual Report of the Asylums Committee and the Sub-committees of Banstead, Cane Hill, Claybury, Colney Hatch, Hanwell, the Heath (Bexley), the Manor and Horton Asylums. (For the Year ended 31. st. March 1902.)*

Am 1. April 1901 wurden in London 22 155 unbemittelte Geisteskranke gezählt, somit entfielen auf 1000 Einwohner 4,9 und auf 204 ein Geisteskranker. In welcher Art und Weise für diese gesorgt wird, ist nicht nur für den Psychiater, sondern auch für den Soziologen von Interesse.

Es waren am 1. Januar 1902:

In Irrenanstalten und in licensed houses [1]	16050	Kranke
In den Idiotenanstalten des Metropolitan Asylums Board[2])	5607	„
In den Irrenabteilungen der Armenhäuser	342	„
Bei Angehörigen oder Freunden	156	„
zusammen	22155	Kranke

Während eines Jahres vergrößerte sich die Zahl der Geisteskranken um 381 und der in Anstalten Untergebrachten um 816 (!).

Für die *gesamten* Irren Londons sorgt das *Asylum committee*, welches über 12 ständige Subkomitees verfügt, darunter eines für allgemeine Angelegenheiten, eines für Kontrakte, ferner eines für die Unterbringung und Heilung der Kranken und schließlich auch ein Subkomitee für die Pathologie.

Nach den Ergebnissen der seit langer Zeit angestellten Berechnungen vermehren sich die Geisteskranken in London jährlich um 500, was für die Gegenwart und Zukunft der Stadt bestimmenden Faktoren gewiß eine Sache von großer Tragweite ist.

London ließ die meisten (90%) Geistesgestörten der Stadt in folgenden eigenen Anstalten versorgen:

Banstead	2437	Kranke
Cane Hill	2142	„
Claybury	2304	„
Colney Hatch	2476	„
Hanwell	2511	„
Heath	2029	„
Manor	680	„

Im Jahre 1902 wurde auch schon das *Horton*-Asylum für 2000 Kranke eröffnet, trotzdem ergab die angestellte Berechnung, daß man bereits am 1. Januar 1903 für 180 Männer keine Plätze mehr haben wird und für Frauen nur disponible

[1]) Eigentliche Privatanstalten.

[2]) Die Idiotenanstalten und Armenhäuser stehen unter einem besonderen Board, der nicht von der Grafschaft, sondern von der Stadt ressortiert, und nehmen die Kranken auf, die unheilbar erscheinen und nicht gefährlich für sich oder andere sind. E.

46 Betten vorhanden sein werden [1]. Es ist in London eine ganz natürliche Folgerung, daß, wenn 8 Asyle nicht genügen, ein 9. errichtet werden muß, selbstredend nach humanen Grundsätzen und unter Inanspruchnahme aller Errungenschaften der Psychiatrie und ohne Rücksicht darauf, was bequemer ist.

Von den Londoner Kranken waren 491 Männer und 334 Frauen außerhalb der Anstalten bei Familien untergebracht.

Es ist lehrreich, daß das *Zentralbureau zur Unterbringung von Geisteskranken in 4277 Fällen wegen Plätzen befragt wurde, jedoch nur bei 2991 Kranken eine tatsächliche Notwendigkeit zur Anstaltspflege vorhanden war*; eine sehr bemerkenswerte Tatsache.

Eine Aufnahme der Kranken wird gewöhnlich unter dem Vorwande verlangt, daß „der Kranke nicht genügend gepflegt und versorgt wird“ oder daß er „herumvagabundiert“. Unter 191 als mittellos angemeldeten Kranken konnte man bei 90 konstatieren, daß sie zahlungsfähig, somit als Privatkranke zu betrachten waren.

Es ist lehrreich, daß, als kaum die Notwendigkeit der Erbauung eines 9. Asyles festgestellt worden, obwohl *Horton*-Asylum mit 2000 Betten gar nicht vollendet war, der Asylumsengineer *Clifford Smith* nach Schottland und nach dem Kontinent gesandt wurde, um sich mit den neuesten Errungenschaften bekannt zu machen. Es hat den Anschein, daß infolge dieser Studienreise tatsächlich etwas Hervorragendes geleistet wird (es soll eine Anstalt im Villensystem gebaut werden mit zentralem Administrationsgebäude). Allein für die provisorischen Pläne wurden 1000 £ votiert [2].

---

[1]) Hierzu ist von Interesse, daß, als der London County Council infolge des Irrengesetzes von 1890 die Londoner Anstalten in seine Regie übernahm, nur für 71,9 % der versorgungsbedürftigen Geisteskranken Plätze vorhanden waren. Diese Behörde hat also erreicht, daß trotz der erwähnten jährlichen Zunahme der Geisteskranken der Platzmangel bis zum 1. Januar 1903 von 28,1 % auf 2,8 % herabgedrückt wurde. Diese fehlenden Plätze werden auf dem Wege des Kontrakts in den Anstalten der benachbarten Grafschaften verfügbar gemacht. E.

[2]) Zunächst hat *Clifford Smith* eine Kolonie für geisteskranke Epileptiker, aus lauter offenen Villen bestehend, in Horton erbaut für 300 Männer. Außerdem hat er Pläne für eine ganze große Anstalt im Villenstil ausgearbeitet, deren Prüfung durch die Commissioners, die in

Für das *Manorasylum*, welches für 700 Frauen erbaut wurde, wird ein besonderes Haus für 60 Männer geplant, da ein großer Bedarf für Hausarbeiter vorhanden ist; für diese Pläne wurden 250 £ bewilligt.

Der Bericht erwähnt, daß in 3 Asylen (*Banstead*, *Colney Hatch* und *Hanwell*) klinische Vorträge gehalten werden.

Es ist interessant vom Standpunkte der Organisation des Anstaltsdienstes, daß das Verwaltungsbureau überbürdet befunden wurde, weshalb die internen und externen Arbeiten gesondert, ein Magazinverwalter für die inneren Arbeiten, ein Ökonomiebeamter für die äußeren angestellt wurde.

Die Direktoren erhalten neben ihrem Gehalt ein unmöbliertes Haus, steuerfrei, und freies Wasser, ebenso die Magazinverwalter.

Die leitenden Kreise wird es ganz besonders interessieren, daß die städtischen Anstalten von London (*22 000 Kranke*) mit Nutzen verwaltet werden, was dadurch ermöglicht wird, daß zwar die Gemeinde für einen Kranken wöchentlich 11 sh 8 d bezahlt, diese in der Wirklichkeit 11 sh 3,62 d kosten. Der Reinnutzen der gesamten Anstalten beträgt 13 978 £ [1]).

Die Geschäftstellen und Werkstätten der Lieferanten von Konsumartikeln werden kontrolliert, von Zeit zu Zeit besichtigt und die Kontraktbrüchigen mit 50 £ bestraft. Diesbezüglich möchte ich bemerken, daß ich es für notwendig halte, für das Wirtschaftspersonal der Spitäler Lehrkurse einzuführen, wobei Facharbeiten, wie Buchhaltung, Spitals- und Küchenwarenkunde, Erkennen von Fälschungen usw. vorgetragen würden. Diese Fachkenntnis müßte bei den Ernennungen maßgebend sein.

England äußerst konservativ sind, aber so langsam fortgeschritten ist, daß die Grafschaft London sich genötigt gesehen hat, nach den genehmigten Plänen von Horton noch eine weitere Anstalt, Long Grove, für etwa 2000 Kranke zu bauen. Vgl. Nachtrag. E.

[1]) Nach dem englischen Irrengesetz dürfen die Verpflegungs-Kosten bis zu 14 sh pro Woche gegen die Gemeinden usw. liquidiert werden; 11 sh 8 d ist der Durchschnittssatz der letzten Jahre, die Verpflegungskosten der einzelnen Anstalten sind aber verschieden. Die vollen 14 sh werden für solche Kranke liquidiert, die eigentlich in anderen Grafschaften gehören; ebenso muß für derartige Kranke in fremden Anstalten gleichfalls dieser höhere Satz bezahlt werden (out county patients). E.

Der Clerk des Zentralbureaus des Asylum-committees bezieht an Gehalt 1100 £, sein Vertreter 400 £ und außerdem erhalten noch beide Reisespesen. Die übrigen Angestellten beziehen 300 bis 80 £ Gehalt.

Eine gut dotierte Stelle ist auch die des Pathologist mit 1000 £, sein Assistent bezieht 80 bis 90 £, der *Anstaltsingenieur* 1000 £.

Eine Tabelle des Berichtes schreibt die *Arbeitszeit der Angestellten vor*; das Wartepersonal hat von 6 bis 8 Uhr, somit 14 Stunden, Dienst, Überstunden werden besonders honoriert; die Wäscherinnen dürfen nicht mehr als wöchentlich 54 Stunden arbeiten. Es ist auch für einen 10- bis 21tägigen Urlaub für das gesamte Personal im Jahre gesorgt, außerdem haben Wärter und Wärterinnen wöchentlich 1½ Tag frei. Die Nachtwärter haben wöchentlich eine Nacht frei (!) und die Portiers einen halben Tag. *Beurlaubte Angestellte bekommen für ihren Kostentgang eine Vergütung*, was bei den Ärzten wöchentlich 1 £ beträgt.

Von den Angestellten müssen diejenigen, welche das 65. Lebensjahr erreichen, in den Ruhestand treten; über 40 Jahre alte Personen werden im Beamtenstande, über 35 als Wärter nicht mehr angestellt. Verdienstvolle Wärter können ein vierteljährliches Geschenk „*good conduct money*“ von 10 sh erhalten.

Es ist auch eine interessante Bestimmung, daß die Kranken bis zur Teezeit (nachmittags 5 Uhr) ausschließlich für die Anstalt, nach dieser Zeit aber auch für den Eigenbedarf des Wartepersonals (!) arbeiten dürfen.

Auf das investierte Kapital kann man aus der 1½ Million £ betragenden Versicherungssumme schließen.

Der Jahresbericht enthält von sämtlichen Anstalten die Berichte der Besuchskommission (visiting), der Inspektoren, Direktoren und des Ingenieurs, aus denen ich folgendes erwähnen möchte.

Die 8 Asyle sind auf folgende Grundflächen verteilt:

Banstead	117	acres [1])	mit	2455	Betten
Cane Hill	155	„	„	2078	„
Claybury	269	„	„	2158	„
Colney Hatch .	165	„	„	2440	„

[1]) 1 acre = 0,40 ha.

Hanwell	185	acres	mit 2470	Betten
Heath	138	„	„ 2098	„
Horton	100	„	„ 2000	„
Manor	95	„	„ 700	„

Außer obigen besitzt „*Horton Estate*“ für die neue Epileptikerkolonie, für das zentrale Elektrizitäts- und Wasserwerk, für zwei Anstaltsbegräbnisplätze und Ökonomie 865 acres.

Für die Bauart ist von besonderem Interesse, daß ein Teil von *Heath*-asylum im *Villenstil*[1]) erbaut ist, der Superintendent, der die Anstalten der Vereinigten Staaten und Deutschlands studierte, befürwortet schon seit 12 Jahren diese Bauart und sagt jetzt, nachdem er die Vorzüge aus eigener Erfahrung kennen lernte: „I have no hesitation in pronouncing in the strongest terms in favour!“

Die Villen sind für 30 bis 60 Kranke vollkommen frei erbaut und mit *eigenen Küchen* versehen. In zwei Villen wohnen verheiratete Wärter, deren Frauen für die Kranken kochen. Ich habe dieses vorzügliche System bereits öfters rühmend hervorgehoben.

Ein besonderer Wert der Villen besteht noch darin, daß sie den Eindruck von privaten Wohnhäusern machen: „it is not in any way institutionized.“

In den gesamten Anstalten wurden zusammen 3621, durchschnittlich in einer 400 Kranke aufgenommen; die Pedikulosis bei 20% der Aufgenommenen ist charakteristisch für die Reinlichkeit des Aufnahmebezirkes der Anstalt *Heath* (Bexley).

Mit *Paralyse* wurden 338 Kranke (269 Männer und 69 Frauen) aufgenommen; diese soziale Gefahr richtet in *Hanwell* unter den aufgenommenen Männern 19%, bei den Frauen 4% zugrunde; bei *80*% wurde *Syphilis* konstatiert. Unter den verstorbenen Männern waren 41%, bei den Frauen 14% *Paralytiker*; in *Banstead* waren die *Paralysefälle* nicht weniger

[1]) Die Villen des Heath-Asylum bilden nur einen kleinen Teil der Anstalt, die selbst in dem gewöhnlichen System der völlig unter sich zusammenhängenden Blocks, wie die übrigen Londoner Anstalten erbaut ist. Die ganze Anstalt hat nach den mir vorliegenden Plänen Plätze für 1100 Frauen und 900 Männer und hiervon in 3 Villen für 120 Frauen und in einer Villa für 35 Männer. Ähnliche Villen haben auch andere Londoner Anstalten, z. B. Horton-Asylum. E.

zahlreich: 18 % bei den Männern und 3 % bei den Frauen, in *Cane Hill*: 14 und 1,6 %, in *Colney Hatch* bei den aufgenommenen Männern 24, bei den Frauen 2,3 % und schließlich in *Heath* waren 18,6 % der aufgenommenen Männer und 6,3 % der Frauen *Paralytiker*. Bei diesen waren bei 74,6 % der Männer, 55 % der Frauen zweifellose Spuren der Syphilis zu konstatieren. Im Vorjahre waren diese Prozentsätze bei den Männern 81 und 84,6 bei den Frauen, was der Berichterstatter dadurch zu erklären sucht, daß eine Syphilisdiagnose bei Frauen schwieriger ist — wodurch auch die Schwankungen der Statistik größer werden. Diese Zahlen beweisen jedoch ohne Zweifel einen Kausalnexus zwischen Paralyse und Lues „if not absolutely one of cause and effect".

Unter den aufgenommenen Kranken waren die meisten akute Melancholiker 628, akute Manie 543. Ich habe bereits bei den schottischen Anstalten auseinandergesetzt, daß wir unter Melancholie und Mania andere Krankheitsformen verstehen.

Die männlichen Kranken waren ihrem Berufe nach zum größten Teile Arbeiter; unter den Frauen waren 547 ohne Beruf, 529 waren in ihrer Hauswirtschaft tätig. Unter den 2072 weiblichen Kranken, worunter 69 *Paralytiker*, waren nur 2 amtlich oder ihrer eigenen Angabe nach als *Prostituierte* registriert, man muß jedoch hierbei wissen, daß gerade in England die Prostitution nicht als Gewerbe kontrolliert, sondern vollkommen frei ist und sich gewiß niemand, selbst in *London*, außerhalb ihres engeren Kreises als Prostituierte ausgibt; daß solche aber in großer Zahl vorhanden sind, davon können die Londoner Sommerabende reden.

Trunksüchtige waren:

in *Banstead*	unter	den	aufgenommenen	Männern	22 %,	Frauen 12 %
„ *Claybury*	„	„	„	„	14 %,	„ 9 %
„ *Hanwell*	„	„	„	„	32 %,	„ 16 %
„ *Heath*	„	„	„	„	30,7 %,	„ 16 %

In *Colney Hatch* Asylum [1]) kam seit 8 Jahren der erste Selbstmord vor, demgegenüber ist es eigentümlich, daß in

[1]) Über diese Anstalt schreibt *König*, daß hier für die polnischen Juden ein besonderer Dolmetscher angestellt ist.

Heath 95 Kranke gleich 4,9 % als *actively suicidal* betrachtet und unter ständige Aufsicht gestellt waren. In einem anderen Asyl wurden im Jahre 1885 unter den Neuaufgenommenen 30 % für suizidal und unter ständiger Aufsicht gehalten [1]).

Während meines 9 jährigen Anstaltsdienstes sind mir suizidale Kranke nur äußerst selten vorgekommen.

Auch die *Angaben über das Restraint* sind von Interesse. Ich habe mich bereits darauf berufen, daß *Claybury* bezüglich des no restraint beinahe in einer unerreichbaren Höhe dasteht; andererseits wird von den Inspektoren beanstandet, daß sie gelegentlich eines Besuches in Banstead-Asylum 20 Kranke in unzerreißbaren Kleidern (*strong dress*) gefunden haben.

In *Cane Hill* wurde während eines Jahres kein mechanisches Restraint angewendet; nur drei Frauen wurden insgesamt auf 19 Stunden isoliert.

In *Colney Hatch* wurde nur bei einem Kranken auf 188¼ Stunden Zwang angewandt, 33 Frauen wurden in 82 Fällen auf 409 Stunden isoliert.

In *Hanwell* wurden langärmelige Jacken oder Handschuhe mit Schnallen bei 30 Kranken in 827 Fällen zusammen auf 14 325¾ Stunden angewandt, 143 Kranke wurden in 3486 Fällen auf 13 246½ Stunden isoliert.

In *Heath* wurden nur Isolierungen angewandt, und zwar bei 119 Kranken in 741 Fällen auf 3350 Stunden.

In *Manor* wurden 20 Kranke in 85 Fällen auf 383 Stunden isoliert.

Von der *Anstaltshygiene* will ich bloß zwei Kennzeichen dieser, die *Phthisis* und die *Colitis*, erwähnen. Die eine ist ein Beweis für die gute Luft der Anstalt, die andere für die Pflege des Verdauungsapparates und für die Ernährung. Diesbezüglich fand ich folgende Angaben: *Lungenschwindsucht als Todesursache kam in Banstead-Asylum bei 20 % der Männer und 12 % der Frauen vor*; milde Dysenteriefälle waren 27 (7,41 %). *10 % der Frauen ist infolge von Krebs gestorben.*

[1]) Eine interessante Angabe über die suizidalen Kranken finde ich bei *Viszanik* von seiner Deutschlandreise (1845): In einer Anstalt ist ihm ein seichter Teich aufgefallen — lebensüberdrüssige Kranke hat man hierher geführt und sie dann scheinbar verlassen, um sie auf die Probe zu stellen, ob sie einen Selbstmord begehen wollen oder nicht.

In *Cane Hill* waren 201 Influenzafälle; als Todesursache kam Tuberkulose bei 21 % vor (die Kühe werden mit Tuberkulin geimpft). Unter den 4 Colitisfällen endete nur einer mit Tod. Dekubitus zeigte unter den 80 Verstorbenen bloß einer und unter den 40 bettlägerigen Kranken konnte ein solcher ebenfals nur in einem Falle festgestellt werden. Im Verhältnis zum durchschnittlichen Krankenbestande kamen 8,99 % Todesfälle vor.

Auch in *Colney Hatch* wurden sämtliche Kühe mittels *Tuberkulin* untersucht; unter 206 Todesfällen wurden bei 29 Lungenschwindsucht und bei 26 (!) (60 Erkrankungen) *Colitis* als Todesursache festgestellt. Die Gesamtzahl der Verstorbenen machte 8,22 % aus. 5,4 % der Verstorbenen haben Dekubitus gehabt.

In *Hanwell* verstarben 9 % der Männer und 10 % der Frauen an Lungenschwindsucht; Dysenterie verursachte 64 Erkrankungen und bei 3 % war dies die Todesursache. — 12,32 der Männer und 5,88 der Frauen verstarben.

Besonders groß war die Zahl der Verstorbenen 14,84 *in Heath*, nach der Meinung des Superintendenten wurde dies durch die vielen *Paralytiker* verursacht; an Phthisis sind 25 und an Colitis 16 Personen gestorben; unter den 332 Diarrhöefällen verliefen 47 tödlich[1]). Ein interessantes Licht werfen auf das Anstaltsleben die Angaben über die *Entweichungen*; in auffallendem Gegensatze zu den Berliner Anstalten kommt das hier äußerst selten vor.

Aus *Banstead* sind 3 Kranke entwichen, wovon jedoch 1 von selbst zurückkam und die 2 anderen in einigen Stunden zurückgebracht werden konnten. 2 Entwichene aus *Cane Hill* wurden am nächsten Tage wieder eingeliefert; aus *Claybury* entwichen nur 2 Männer, die jedoch in kurzer Zeit wieder in

---

[1]) Leider ist in der jährlich veröffentlichten sehr eingehenden Statistik über die Dysenteriefälle keine Angabe darüber enthalten, wie viele von den hieran Erkrankten Paralytiker oder sonst besonders dekrepide Kranke waren. Die sogenannte Asylumdysenterie (Pseudodysenterie der Irren), um die es sich hierbei handelt, kommt ja bei körperlich rüstigen, besonders nicht paralytischen Kranken kaum vor. Unter 592 klinisch als Dysenterie bezeichneten Fällen in allen Londoner Anstalten, in den Jahren 1901 bis 1903, betrafen nur 8 das Pflegepersonal. E.

die Anstalt gekommen sind. Aus *Heath* 13 Kranke, jedoch blieb nur 1 länger als eine Nacht aus.

Bezüglich der *Beschäftigung der Kranken* will ich nur so viel erwähnen, daß von 6118 Männern 3593 und von den 8993 Frauen 4458 beschäftigt wurden. Körperlich zwar arbeitsfähig, doch ohne Beschäftigung waren 995 Männer und 2849 Frauen; prozentuelle Angaben konnte ich nicht finden.

Die Angelegenheit des Pflegepersonales ist von besonderer Bedeutung und allem Anscheine nach in den Londoner Anstalten vorzüglich organisiert. Der einzig richtige Weg hierzu ist wohl die Wärterfürsorge und da ich diesbezügliche Details schon weiter oben erwähnte, so will ich hier nur noch anführen, daß in den meisten Anstalten Unterricht für das Personal erteilt wird und daß *die besser qualifizierten Wärter auch ein höheres Gehalt beziehen.* — In den meisten Anstalten bekommen die Wärter statt Bier 3 £ und die Wärterinnen 2 £ 10 sh. Uniformiert sind alle.

Es können wohl nicht viele der Anstaltsdirektoren das aussagen, was der Superintendent von *Hanwell-Asylum* in seinem Berichte schreibt: „To my fellow workers, the attendants I pay my annual tribute of praise for the admirable manner in which, with few exceptions they perform their ardous and harassing duties.“ Allem Anscheine nach rekrutieren sich in den englischen Anstalten, zu dieser außerordentlichen und einen „ganzen Menschen“ voraussetzenden Arbeit, nicht nur die Ärzte, sondern auch das Pflegepersonal aus den besten Kräften [1]).

Der Asylumengineer meldet, daß für die *Dekorierung der Anstalt zu Heath* 6500 £ bewilligt wurden, was wohl darauf hinweist, daß man das Schicksal der Londoner Geisteskranken nicht bloß durch Unterbringung in der Anstalt, sondern auch mit Verständnis und tiefem Gefühl zu lindern bestrebt ist.

---

[1]) Siehe bezüglich dieser Frage die außerordentlich wertvolle Studie von *Blatin*: „*Le petit personnel medical en Angleterre, réformes à introduire en France.* Thèse Paris 1904.“ Bezüglich *Female-Nurses* lese ich bloß etwas im Berichte des *Heath*-Asylums, *Tucker* erwähnt auch bloß eines der Yorkshire-Asylums, wo in den Schlafsälen für Männer unter Aufsicht von Wärtern weibliche Kranke arbeiten. (Die betreffenden Abteilungen sind verheirateten Wärtern und ihren Frauen unterstellt; *Tucker*, S.1066. E.)

Der *pathologische Anatom* der Anstalten legt in dem erwähnten Berichte besonders Rechenschaft ab. Er hat eine ungewöhnlich große Tätigkeit entfaltet, welche wohl zum Teil unmittelbaren praktischen Nutzen hat oder bald haben wird. Die *Asylumdysenterie* wurde (auch bakteriologisch) eingehend studiert, Tabes, Taboparalyse und diphtherische Toxaemie einer genauen Untersuchung unterzogen; auch sehe ich unter den Arbeiten ein psychophysisches Experiment; endlich wurden chemische Analysen vorgenommen. *Spuren von Tuberkulose* wurden in *Claybury* unter 760 im Zeitraum von 3 Jahren ausgeführten Sektionen bei *19%* gefunden. Es ist von besonderem Interesse, daß im letzten Jahre *bei 36 Paralysefällen 18 mal, somit bei 50%, Spuren von Syphilis gefunden wurden.* Die Tätigkeit kann mit jeder Klinik oder mit einer jeden wissenschaftlichen Anstalt der Welt wetteifern, wenn sie auch nicht von einer Universität, ebensowenig von dem Kultusminister, auch nicht vom Staate, sondern nur seitens der für die unbemittelten Londoner Geisteskranken sorgenden Kommission erhalten wird.

* * *

Das bisher Gesagte bezieht sich hauptsächlich auf die Londoner Verhältnisse, weshalb ich es für notwendig halte, einiges über das *Irrenwesen in England nach Letchworth* zu berichten.

Die Irrenfürsorge setzte hier mit dem Jahre 1547 ein und begann mit der Umgestaltung des zu Ehren Marias von Bethlehem benannten *Bethlem-Hospitals* zur Aufnahme von Geisteskranken (dungeon house for furious lunatics, d. h. Kerker für aufgeregte Geisteskranke). Im Jahre 1744, unter *Georg II.*, wurde gesetzlich festgesetzt, daß je zwei beliebige Richter gemeinsam befugt sein sollten, frei umherwandernde mittellose Geisteskranke zu verhaften und angekettet an irgend einem sicheren Orte hinter Schloß und Riegel zu halten. Bis zu dieser Zeit beschränkte sich die Irrenfürsorge hauptsächlich auf eine Verwahrung solcher Elemente, deren Verbleib in der Freiheit für gefährlich gehalten wurde.

Im Jahre 1751 wurde in London schon eine Heilanstalt für Kranksinnige errichtet und am Ende des 18. Jahrhunderts

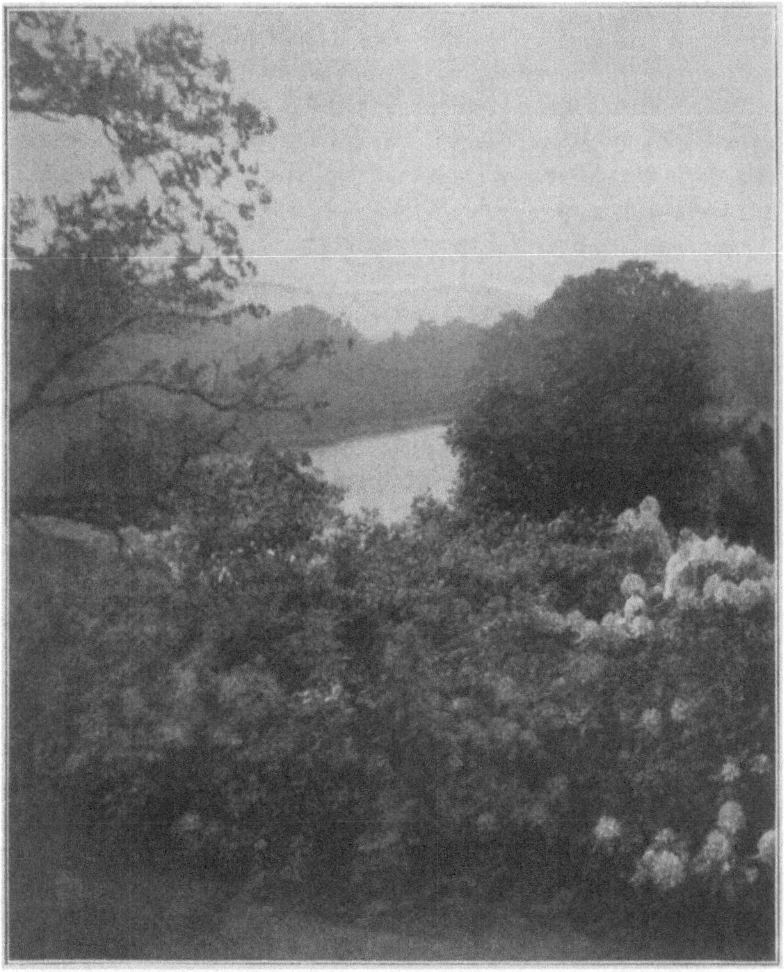

Aus den Anlagen von Dumfries.

hatte England bereits 5, meistens aus Stiftungen errichtete, öffentliche Anstalten. Doch manche von ihnen standen auf keiner besonders hohen Stufe, denn in *Bethlem* bildete bis zum Jahre 1770 das Sehenlassen der in Eisenkäfigen angeketteten Irren eine wesentliche Einnahmequelle.

Das Irrenwesen wurde sodann im Jahre 1774 durch den Umstand, daß König *Georg III.* selbst geisteskrank wurde, günstig beeinflußt. Das Londoner *Royal College of Physicians* wurde aufgefordert, zum Zwecke der Besichtigung und Errichtung von Irrenhäusern — mad house — eine fünfgliedrige Kommission zusammenzustellen; der Wirkungskreis dieser erstreckte sich im Anfange nur auf London und Umgebung, doch wurden später auch in anderen Orten solche Kommissionen gebildet.

Das englische Gesetz macht seit jeher einen Unterschied zwischen Idioten und Geisteskranken, das für die Erhaltung der ersteren nicht verbrauchte Einkommen fiel der Krone anheim, während das Vermögen selbst für die Erben erhalten blieb. Bei den Geistesgestörten dagegen wurde, wenn sie genasen, im anderen Falle ihren Erben über alle Einnahmen Rechnung abgelegt. Dieser Fürsorge wurden jedoch nur die Reichen teilhaftig, denn die Mittellosen kamen in Anstalten, wo es Ketten und Überraschungsbäder gab, und wo auch Brunnen zu finden waren, in denen die Kranken angekettet wurden, während man das Wasser steigen ließ, bis es ihr Kinn erreichte. Ein anderes, nicht minder quälendes Vorgehen war es, die liegenden Kranken an über ihre Schultern gebogene Eisenreifen zu binden, sodaß sie nicht aufstehen konnten.

Eine ähnliche Behandlung war noch in England, sogar 20 Jahre nach *Pinels* Reformen Mode, und vor einigen Jahren konnte man noch wenig Besseres von der *San Servolo*-Anstalt zu Venedig hören. Ähnliches erzählt *Tucker* vom Jahre 1887 aus Portugal.

Selbstredend trachteten die Beteiligten jederzeit darnach, ihr Treiben verborgen zu halten. Als eine Untersuchung gegen die berüchtigste aller englischer Anstalten, das *York-Asylum* im Gange war, geriet der elendste und alle Foltermittel beherbergende Teil der Anstalt in Brand und ging mit allen Kranken zugrunde. Man hat die Statistik der Anstalt gefälscht und es wurde festgestellt, daß die Kranken nicht einmal vor den Ratten genügend geschützt waren.

Im Jahre 1807 hatte ein Ausschuß des *House of Common* die Lage der unbemittelten Geisteskranken zum Gegenstand einer Untersuchung gemacht und im kommenden Jahre erschien eine Verordnung, nach welcher in ganz England und Wales die Provinzen und Städte verpflichtet wurden, auf eigene Kosten öffentliche Asyle zu errichten. Als Erfolg konnte man jedoch bis zum Jahre 1828 nur in 12 und bis zum Jahre 1841 in weiteren 6 Grafschaften die erwünschten Asyle finden. Das Parlament ließ zwischen 1808 und 1844 noch mehrfach Untersuchungen anstellen, bei denen mancherlei Mißstände zutage kamen. *So hatten mehrere Anstalten keinen Arzt*, es war zu wenig Kontrolle, um so mehr aber Mißbrauch vorhanden. Im Jahre 1828 wurde schon der „*Home Secretary*“ ermächtigt, jährlich 15 Komiteemitglieder, darunter 5 Ärzte, zu ernennen, denen die Aufgabe zufiel, die Londoner Anstalten zu konzessionieren und zu besuchen. 4 Jahre später wurde mit dieser Angelegenheit der *Lord Chancellor* betraut, endlich wurde im Jahre 1842 die Irrenfürsorgekommission der Hauptstadt aufgefordert, die gesamten Anstalten von England und Wales zu prüfen. Das Resultat dieser Untersuchung wurde im Jahre 1844 dem Parlamente unterbreitet und bildet die Grundlage für die spätere Irrengesetzgebung („*lunacy act*“).

Mit was für Widerständen man bei solchen Reformen in England zu kämpfen hatte, zeigt der Umstand, daß Dr. *Hill*, als er im Jahre 1838 in Lincoln einen Versuch machte, die Ideen *Pinels* zu verwirklichen, gezwungen wurde, die Direktion der Anstalt niederzulegen. Im folgenden Jahr erhielt dann *Conolly* die behördliche Erlaubnis zu einem solch „*gefährlichen*“ *Experiment* und seine Erfolge gewannen dann die Oberhand (übrigens hatte *William Tuke* mit „no restraint“ bereits im Jahre 1796 begonnen). — Im Jahre 1842 war es noch eine allgemeine Auffassung, daß baufällige Zuchthäuser nur eine geringen Umgestaltung bedürften, um zu Irrenhäusern geeignet zu sein.

Der Präsident der Kommission für Irrenangelegenheiten, *Earl of Shaftesbury*, sagte im Jahre 1877 vor dem Parlament, daß er vor dem Jahre 1844 noch 40 bis 50 Kranke an Wände gekettet sah, daß die Wärter mit Hand- und Fußschellen ausgerüstet waren und sie auch ohne Gewissensbisse anwandten. Der Arzt in *Bethnal Green* fand es überhaupt nicht inhuman, daß am Abend etwa 200 Kranke an ihre Lagerstätten gekettet wurden. Nach der Meinung des *Earl* waren die Menschen in jener Zeit auch nicht bösartiger als jetzt, nur war die Irrlehre allgemein verbreitet, daß die Geistesgestörten überhaupt nichts empfinden und deshalb schlechter behandelt werden können als die Tiere. *Letchworth* hörte von einem alten Anstaltsdirektor, daß dieser noch in einem single room 14 Kranke angekettet sah.

Im Jahre 1845 hatten endlich die Engländer eingesehen, daß die Überlassung der Irrenfürsorge an die Willkür der Gemeindebehörden in der Praxis nicht zu wohltätigen Resultaten führte. Es wurde hierauf eine Verordnung erlassen, durch welche die obersten Richter der Grafschaften und Städte binnen 3 Jahren für ihre Geistesgestörten zu sorgen verpflichtet wurden, wozu sie sich auch mit anderen Grafschaften oder Städten vereinigen durften. (Eine ähnliche Verordnung hatte bereits viel früher Kaiser *Josef II.* an die ungarischen Volksvertreter gerichtet, die dies natürlich zur Kenntnis genommen und — ad acta gelegt haben.)

Das neue Gesetz hatte alle bisherigen Verfügungen außer Wirkung gesetzt. Für das Irrenwesen wurden 11 Inspektoren ernannt, darunter bezahlte Stellen für 3 Ärzte und 1 Juristen. Diese Kommission hat jährlich über ihre Tätigkeit an den Lord Chancellor Bericht zu erstatten, und zwar so, daß dieser vor das Parlament gebracht werden konnte.

Trotz dieser Verfügungen waren die Verhältnisse im Jahre 1852 nur in 4 Grafschaften zufriedenstellend, aus welchem Grunde verschärfte Maßregeln getroffen wurden. *Es wurde bestimmt, daß diejenigen Bezirke, welche ihren Verpflichtungen nicht nachkommen, mit einem anderen Bezirk verbunden werden könnten oder aber der Staatssekretär verfügen könne, daß in der Grafschaft oder Stadt eine Irrenanstalt zu errichten sei.* Dort, wo ein ausreichender Platz zur Anlage einer Anstalt nicht vorhanden war, konnte sie in einer Nachbargrafschaft errichtet werden. *Zur Deckung der Unkosten wurden Grafschaftssteuern*

(County tax) ausgeschrieben, auch wurden die Grafschaften zur Aufnahme von Darlehen ermächtigt. Ferner wurde bestimmt, wie in Irland, daß zahlungsfähige Kranke nur dann aufgenommen werden dürften, wenn für die Unbemittelten genug Plätze vorhanden seien, jedoch wurde diese Bestimmung im Jahre 1886 durch die „*Amendements Bill*" aufgehoben.

Die englischen Irrenanstalten stehen heute unter der Leitung einer Besuchskommission „*Committee of Visitors*", die durch den Orts- oder Bezirksrichter ernannt wird. *Diese Kommission versieht die Anstalten mit Ärzten und mit dem gesamten Personale*, welches sie auch entlassen kann. Über Wärterentlassungen muß an die „*Commissioners in Lunacy*" berichtet werden. Anstaltsstatuten werden nach dem Vorschlage des Committee of Visitors vom Home Secretary bestätigt. Zwei Mitglieder der Besuchskommission haben mindestens zweimonatlich die Anstalt in allen ihren Teilen und, wenn irgendwie möglich, auch jeden einzelnen Kranken zu besichtigen. Die Resultate solcher Besuche werden in ein zu diesem Zwecke aufliegendes Buch eingetragen und den Commissioners abschriftlich eingereicht.

Weiterhin wird noch durch das Gesetz verfügt, daß auch alle nicht in Anstalten untergebrachten unbemittelten Geisteskranken vierteljährlich einmal vom Kreisarzt der Kirchengemeinde besucht werden sollen.

Mehr als ein Geisteskranker darf, sei dieser arm oder reich, ohne behördliche Licenz im Privathause nicht gehalten werden; solche Bewilligungen erteilen in 7 Meilen Umkreis von London die Commissioners selbst, anderwärts die Behörden. Derartige licensed houses (die eigentlichen Privatanstalten in England) werden von einer besonderen Kommission besucht. Diese wird von den Richtern der Grafschaft gewählt und enthält einen Arzt und drei oder mehr Richter. Das Verzeichnis derselben wird an die Commissioners eingesandt. Anstalten mit mehr als 100 Kranken müssen einen innerhalb der Anstalt wohnenden Arzt haben. (Anderswo auf dem Kontinent haben Anstalten selbst mit mehr als 200 Kranken keinen innerhalb wohnenden — um nicht zu sagen, überhaupt keinen — Arzt.) — Allgemeine Spitäler, die jedoch auch Geisteskranke beherbergen, müssen registriert sein und einen, innerhalb der Anstalt wohnenden Arzt besitzen [1]).

Die Anstaltsaufnahme eines zahlenden Geisteskranken kann in England derjenige verlangen, der befugt ist, gegenüber dem Erkrankten gesetzlichen Zwang auszuüben (Verwandte, Freunde oder hierzu autorisierte Personen). Zur Aufnahme sind Zeugnisse zweier qualifizierter und registrierter Ärzte notwendig. Das Gericht kann jemanden unter Beifügung eines ärztlichen Zeugnisses und Beschreibung der Umstände internieren lassen; es müssen jedoch hierbei die Tatsachen, auf Grund deren die Gutachten abgegeben wurden, aufgezählt werden, nebst Bestätigung, daß der betreffende im Sinne des Gesetzes geistesgestört [2]) und pflege- bzw. heilungsbedürftig ist. Es ist eine eigentümliche Institution, daß, wenn eine Geisteskrankheit nach dem Befunde des „*Master in Lunacy*" konstatiert ist, zur Aufnahme in einer Anstalt schon ein Auftrag der zuständigen Kommission für Geisteskranke genügt und es eines weiteren ärztlichen Gutachtens nicht mehr bedarf. (Das Amt des Master in Lunacy haben zwei Richter von sehr hohem Range inne, die mindestens 10 Dienstjahre hinter sich haben.) [3])

Bei zwei ärztlichen Gutachten muß jeder der Ärzte den Kranken getrennt untersucht haben. Die Angaben über die Tatsachen sind zweierlei und zwar entweder Selbstbeobachtetes oder Gehörtes. Zeugnisse, welche später als 7 Tage nach Besichtigung des Kranken ausgestellt wurden, sind ungiltig, und auch die, die Aufnahme verlangende Person kann den Antrag

---

[1]) Diese sogenannten *Registered-Hospitals* bilden eine besondere Klasse von Anstalten, die dadurch charakterisiert sind, daß alle Überschüsse nur zum Besten der Anstalt selbst verwendet werden dürfen. Es sind meist Stiftungen und wohltätige Vereinigungen, von denen sie erhalten werden. Berühmt ist das prachtvolle *Holloway-Sanatorium* am Südende des Parks von Windsor. E.

[2]) Unter *Lunatic* versteht das Gesetz einen Geisteskranken oder Idioten.

[3]) Dies ist der Fall bei den „*Lunatics so found by inquisition*". Das Verfahren findet vor einem höheren Richterkollegium statt, eventuell auch auf Antrag des Kranken selbst und steht an Stelle unseres Entmündigungsverfahrens. Die Vormundschaft wird nicht durch eine einzelne Person, sondern durch eine Kommission ausgeübt, die eben den Kranken, wenn sie es für nötig hält, einreihen kann. E.

nicht stellen, wenn sie den Kranken innerhalb eines Monates nicht gesehen hat. Der Kranke kann auch auf Grund *eines* ärztlichen Zeugnisses aufgenommen werden, jedoch muß ein zweites Gutachten innerhalb dreier Tage nachträglich eingereicht werden, sonst wird der Kranke entlassen. Für eine Internierung ist vor allem der verantwortlich, der den betreffenden einliefern (!) ließ; in Anstalten, an derem geschäftlichen Nutzen der Einliefernde beteiligt ist, darf der Kranke nicht aufgenommen werden, ebensowenig dürfen ärztliche Zeugnisse von Verwandten, Freunden, Kompagnons oder Gehilfen ausgestellt werden.

Die übernehmende Anstalt hat innerhalb 24 Stunden hiervon den *Inspector of Lunacy* zu benachrichtigen und auf dem Lande sogar den Schriftführer der Besuchskommission. Der Meldung müssen die Kopien der zwei ärztlichen Befunde beigefügt werden. Der Anstaltsarzt hat den Eingelieferten innerhalb der ersten Woche geistig und körperlich zu untersuchen, hierüber ein drittes Zeugnis auszustellen und an die Kommission einzusenden. Der Zustand des Kranken muß wöchentlich einmal im „*case book*" registriert werden.

Es ist interessant, daß ein mangelhaftes Zeugnis, auf das hin jemand in eine Anstalt aufgenommen wurde, innerhalb 14 Tagen zu ergänzen ist, widrigenfalls der Kranke entlassen wird.

Zur Sicherheit des Kranken dient eine Bestimmung, *nach welcher alle Briefe, die von den Kranken an Mitglieder der Besuchs- oder Aufsichtskommission geschrieben werden, diesen — wenn nicht anders bestimmt wurde — ungeöffnet befördert werden müssen.* Auch andere Briefe müssen befördert oder aber, mit Randbemerkung versehen, beim ersten Besuche der Aufsichtskommission vorgelegt werden.

Das Gemeindeamt oder der Arzt ist verpflichtet, die Unterbringung eines jeden Kranken, ob arm oder reich, in eine Anstalt herbeizuführen, wenn für ihn seinem Zustand gemäß nicht gesorgt wird (!).

Von der beabsichtigten Entlassung des Kranken muß derjenige, welcher die Einlieferung bewirkt oder die letzte Zahlung leistete, verständigt werden; wenn der Kranke nach 14 Tagen nicht abgeholt wird, so werden hierüber die Zentralinspektoren verständigt. *Wenn ein Anstaltsdirektor den Kranken nicht entlassen will, so kann gegen diese Verfügung eine Berufung bei den Inspektoren eingelegt werden* (eine sehr notwendige Bestimmung). *Kriminalfälle* können endgiltig oder bedingungsweise nur vom *Home Secretary* entlassen werden.

Die angeführte oftmalige und sorgfältige Prüfung der Anstalten ist der allein sichere Modus, um Kranke nicht länger als notwendig in Anstalten zu halten. Wenn jemand sich hartnäckig weigert, den Kranken nach Hause zu nehmen, so wird dieser vom Inspektor 2 Tage hintereinander untersucht und sodann entlassen. — Doch kommen solche Fälle nur selten vor.

Von großer Wichtigkeit ist die *versuchsweise Entlassung des Kranken.* Die Gesetze des Landes ermöglichen dem Kranken, auf Grund eines ärztlichen Zeugnisses seine Freiheit zu behalten, doch ohne dieses Zeugnis wird ein Ausbleiben als Flucht betrachtet. Diese Verfügung ordnet die Angelegenheit recht gut und wirkt außerdem psychisch auf manchen Kranken ganz vorzüglich.

Die Anstalten werden von den Inspektoren jährlich mindestens ein- oder zweimal, jedoch auch in vielen Fällen öfter besucht, gewiß keine leichte Arbeit, wenn auch die Besoldung von 1500 £ eine einträgliche ist. Die zwei „Masters in Lunacy" beziehen für the *Chancery cases* ein Gehalt von 2000 £. Auf diese Art verursacht die wirklich ideale Ordnung des Irrenwesens eine jährliche Ausgabe von 200 000 £. (Andere Länder könnten hierfür ebenfalls Geld aufwenden, wenn für ihre Kranken die Gemeinden resp. Bezirke sorgten und hierin vom Staate durch eine Beihilfe in entsprechender Höhe unterstützt würden.)

In England waren im Jahre 1887 insgesamt 80 000 Geisteskranke, wovon nur 7800 ihre Verpflegungskosten selbst bestreiten konnten, 12 000 waren in Armenhäusern untergebracht [1]).

Seit dem Jahre 1874 gibt der Staat zur Versorgung der unbemittelten Geisteskranken pro Kopf wöchentlich 4 sh. Zuschuß, die übrigen *Kosten* müssen durch die Gemeinden gedeckt werden,

[1]) Nach *Tamburini* (Rivista Sperim. 1904, I, 225) hat England 128 000 Geistesgestörte, deren Versorgung eine jährliche Ausgabe von 80 Millionen Shilling verursacht; die Anstalten, nebst Einrichtung repräsentieren einen Wert von 1500 Millionen Lire.

vorausgesetzt, daß der Kranke in einer eigentlichen Irrenanstalt, nicht auch etwa einem Armenhause untergebracht ist. In Schottland wird diesbezüglich kein Unterschied gemacht. (Sofern nur die Versorgung den Ansprüchen der Commissioners genügt. E.) Wahrscheinlich ist dies auch eine Ursache davon, daß die Familienpflege sich in England nicht recht entwickeln kann.

Vorübergehend war die eigentümliche und nicht empfehlenswerte Einrichtung getroffen worden, daß, wenn jemand von einer Irrenheilanstalt in ein Armenhaus verlegt wurde, der Anstaltsdirektor auch weiterhin ein Verfügungsrecht über den Kranken behalten sollte, was um so leichter zu Schwierigkeiten führte, da beide Häuser verschiedenen Oberbehörden untergeordnet sind. Dem entgegen werden wir bei *Berlin* der Anomalie begegnen, daß dort die in Familienpflege befindlichen Geisteskranken nach einer Zeit den Armenbehörden unterstellt sind, wodurch sie dem Wirkungskreise des Psychiaters entzogen werden [1]. (Die Angelegenheit der in Armenhäusern untergebrachten Geisteskranken ist am besten in Schottland geregelt, für die Familienpflege ist die Methode von *Lierneux* und *Uchtspringe* die einzig richtige.)

Im Jahre 1887 waren 60 % der auf den öffentlichen Registern geführten Geisteskranken in Kreis- oder städtischen Anstalten untergebracht und verursachten im Durchschnitt eine wöchentliche Ausgabe von 8 sh 7½ d.

Bis zu diesem Jahre vermehrten sich die Geisteskranken durchschnittlich jährlich um 1476. (Man darf nicht vergessen, daß die in besseren Anstalten untergebrachten Kranken länger leben.)

Im Jahre 1867 war das Verhältnis zur Bevölkerungszahl 1 : 441, doch stieg es auf 1 : 349. Die Geisteskranken machten 19 % der Armen aus, wobei jedoch zu berücksichtigen ist, daß in England jeder, der in entsprechendem Alter sich aus eigenen Kräften nicht erhalten kann, zu den Armen gezählt wird. Die Fürsorge für diese Kranken wird durch die zwei von mir be-

---

[1]) Vgl. *Nawracki*, Über Ziele und Erfolge der Familienpflege Geisteskranker nebst Vorschlägen für eine Abänderung des bisher in Berlin angewendeten Systems. Allg. Zeitschr. f. Psych. 1902.

schriebenen Anstalten illustriert [1]), zur Ergänzung will ich noch nach *Letchworth* und *Tucker* folgendes erwähnen:

Nach *Letchworth* beträgt die Armensteuer (poor rate) der Grafschaft *Middlesex* jährlich 11 Millionen Dollar. — Derselbe beanstandet bei der Beschreibung von *Colney Hatch*, daß in dieser Anstalt die Männer- und Frauenabteilungen von zwei verschiedenen Direktoren geleitet werden, deren Verwaltungsräume fast an den entgegengesetzten Enden des ganzen Gebäudekomplexes liegen. Es scheint aber, daß dieses System mit dem Jahre 1901 ein Ende gefunden hat, denn der Bericht dieses Jahres führt uns nur einen Direktor auf. *Letchworth* sah in Colney Hatch *Bettstellen für Epileptiker*, welche von der Erde bloß 5 Zoll Höhe und leinene Böden hatten. Er beanstandet, daß die Schlüsselbunde der Wärter an langen Riemen hängen, denn dies erinnert zusehr an Gefängnisse. Ich selbst

---

[1]) Es muß betont werden, daß die Kranken in *Broadmoor*, die ausschließlich „geisteskranke Verbrecher" sind, vollkommen auf Staatskosten erhalten werden, ohne Heranziehung der Gemeinden usw. Ferner ist an dieser Stelle darauf hinzuweisen, daß *jetzt* nicht mehr die hier zitierten Bestimmungen gelten, sondern daß im Jahre 1890 ein ganz neues *Irrengesetz in England* in Kraft getreten ist. Es mögen als charakteristisch daraus hier noch folgende Punkte Erwähnung finden:

Zur *Aufnahme* eines Geisteskranken ist jetzt in jedem Falle die Verfügung eines ordentlichen Richters notwendig, welche sich bei vermögenden Personen auf zwei, bei Armen auf ein ärztliches Zeugnis stützt und auf ein eigenes Verhör des betreffenden Kranken gegründet ist. Wenn der Richter sich durch die sonstigen Zeugnisse für befriedigt erklärt, kann er das Verhör unterlassen, der Kranke hat aber seinerseits das Recht, auf das Verhör zu bestehen. Bei vermögenden (privaten) Kranken ist der Anstaltsleiter verpflichtet, diese *schriftlich* auf jenes ihnen zustehende Recht aufmerksam zu machen. Er darf das bei hoher Geldstrafe nur unterlassen, wenn er in einem speziellen Attest an die Commissioners begutachtet, daß die Ausübung jenes Rechtes der Gesundheit des Kranken schaden würde.

Es ist für jeden Kranken am Ende des 1., 3., 6. Jahres usf. ausdrücklich nachzuweisen, daß er noch geisteskrank ist und weiterer Irrenanstaltspflege bedarf.

Das Vermögen eines Kranken darf *nur soweit* für Kostendeckung in Anspruch genommen werden, als es nicht zur Erhaltung der von ihm versorgten Personen notwendig ist. E.

Vgl. ferner: *Clerambault*, Notes sur le régime des aliénés en Angleterre. Ann. méd. psych. 1908.

habe diese häßliche und gräuliche Einrichtung seit Jahren abgestellt, ohne daß jemand hierbei zu Schaden kam.

Von *Hanwell* erwähnt er, daß *Conolly* etwa vor einem halben Jahrhundert dort wirkte. Im Jahre 1887 wurde auch diese Anstalt von zwei Direktoren geleitet, doch scheinbar nicht mit besonderem Erfolge, denn heute ist nur einer angestellt.

Der eine Direktor gab der Erfahrung Ausdruck, daß Kranke, *die sich viel im Freien bewegen, weniger zum Selbstmord neigen.* Eine komplizierte Ventilationsmaschine wurde in dieser Anstalt außer Gebrauch gesetzt, da eine natürliche Lüftung sich als besser erwies.

Banstead hatte eine Dame als Organistin, anderswo versah diesen Dienst ein Clerk der Anstalt. — *Letchworth* meint, daß in *Banstead* durch übertriebene Sparsamkeit der Kern der Sache geopfert wird und unter den Kranken ein Gefühl von Ungemütlichkeit und Eingesperrtsein herrscht.

Auf der Frauenabteilung von *Leavesden* waren in allen Tageszimmern Klaviere vorhanden, was vielleicht doch etwas zuviel ist. In derselben Anstalt ist der Jahresumsatz der Bibliothek 10 000 Bände, sie wird, wie in der Anstalt von *Upsala*, von einem Kaplan verwaltet.

Im Jahre 1887 waren in der Grafschaft *Surrey* unter den 1½ Millionen Einwohnern 42 000 Arme, wovon 11,54 % Irrsinnige.

In der Irrenanstalt zu *Brookwood* [1]) saßen an jedem Speisetische nur 8 Kranke, wodurch die Ordnung und die heimähnliche Gemütlichkeit beim Speisen sehr gehoben ward. Der Anstaltsdirektor machte *Letchworth* darauf aufmerksam, daß die Gruppierung der Kranken in den Irrenanstalten leicht in Übertreibungen ausarten könne. „*Classification might easily be carried to far.*“ — Dies habe ich im ersten Jahresbericht der Anstalt von *Gyula* selbst erwähnt. Auf einer sonst allzu ruhigen Abteilung halte ich absichtlich eine Gruppe von Kranken, die durch ihr lebhaftes Plaudern verhüten, daß die Ruhe zur Düsterheit ausartet. Die Beobachtungsabteilung bei mir ist

---

[1]) *Ripping* sah hier auf der Männerabteilung ausschließlich Wärterinnen.

mitunter die gemütlichste und ruhigste, was man sonst von ähnlichen Abteilungen nicht gerade immer behaupten kann. Direktor *Brushfield* läßt aus therapeutischen Gründen manche Maschinenarbeit mit der Hand verrichten und zwar empfiehlt er das Wäscheplätten für Melancholiker, das Waschen für Manische; restraint ließ er während seines ganzen Lebens niemals gelten oder anwenden, ebensowenig duldet er, daß die Kranken auf der Erde herumkollern, was man auch ohne besondere Schwierigkeiten durchsetzen kann. Bei uns erhalten die Kranken für das Liegen im Freien in der Anstalt hergestellte Strohbetten [1]). In Schottland haben sie für diesen Zweck den prächtigen Rasen zur Verfügung.

Tucker schreibt, daß man in der Anstalt zu *Cheshire* die Wasserklosetts mit Torfaborten vertauschte, woraus ersichtlich, daß man sich in England gar nicht geniert, statt des scheinbar Guten das wirklich Gute zu verwenden [2]). In den Irrenanstalten zu *Durham* erhalten die Kranken Milch statt Bier. Die bei uns sich erst langsam entwickelnde Abstinenzbewegung trug hier schon im Jahre 1887 so schöne Früchte. *Tucker* konnte darüber von Direktor *Maidestone* hören: „I feel it to be my imperative duty to stop alcohol in every form as an article of their ordinary diet and to give it to the feable and the sick only as a medicin." Derselbe war auch kein Freund der narkotischen Mittel, er verordnete anstatt solcher schwache Quassia- oder Menthainfuse mit vorzüglichem Erfolge. Er sagt hierüber: „The attendants were delighted, the patients were soothed and slept well or were much quieter just as under the old sedative — and all save the medical officiers, believe the most potent drugs are being administered" [3]).

---

[1]) Ich sah solche zu diesem Zwecke zuerst in der Anstalt Angyalföld zu Budapest in Verwendung.

[2]) Es handelt sich um den Ersatz der im Erdgeschoß gelegenen Klosetts, während für die übrigen die Wasserspülung beibehalten wurde. Die ganze Anlage ist sehr kompliziert und fällt dadurch auf, daß die Hauptfallrohre außerhalb der Gebäude durch verzinkte Eisendrahtkörbe unterbrochen sind, die als Siebe für das feste Material wirken und häufig geleert werden. E.

[3]) Ich habe seit ein paar Jahren als ein derartiges Suggestivschlafmittel eine dünne Chininlösung (0,2 auf 300) mit Zusatz von Sirup und ein paar Tropfen Pfefferminzöl in Gebrauch, und habe hierdurch bei

In einer Anstalt sah *Tucker* noch rote und blaue Zimmer, anderswo hat man wieder zur Beruhigung erregter Kranker die Verdunkelung ihres Zimmers für gut befunden, doch ist dieses alte klassische Rezept gewiß nur nach genauester Überlegung zu verwenden.

Über die Anstalt zu *Wakefield* (1409 Kranke) bemerkt *Letchworth*, daß von dort im Jahre 1886 nur *ein einziger* Wärter entlassen und einer pensioniert wurde. So manche Anstalt könnte von der Ordnung, welche im Wirtschaftshofe dieses Institutes herrscht, lernen, eine ganze Reihe von Kisten mit Aufschriften, wie „Knochen", „Blei", „Glasscherben", „Fetzen", „Küchenabfälle" usw. kann man dort sehen, die natürlich auch dementsprechend verwendet werden. Bei uns wird selbst eine dreifache Einteilung der Abfälle — brennbare, unverbrennbare und Fäulnisstoffe — schon als eine ideale Ordnung angesehen, obwohl mit ein wenig gutem Willen und Gefühl für Ordnung das angeführte Beispiel leicht erreichbar wäre.

Letchworth lobt ganz besonders die Anstalt zu *Prestwich*, welche unter Leitung eines geschickten Handwerkers von den Kranken selbst dekoriert wurde. Nach *Tuckers* Erfahrungen ist dies die *schönste englische Anstalt*: „it would ve difficult to find any asylum ward, which equal those of Prestwich in comfort, or are more tastfully decorated". Trotz alledem betragen die wöchentlichen Verpflegskosten bloß 8 sh 2 d, somit weniger, als z. B. in manchen anderen Anstalten, ganz zu schweigen von den Irrenabteilungen einzelner Spitäler, wo die Kranken nicht einmal Oberkleider bekommen und Sommer und Winter in ihrem langen Spitalsrock herumgehen müssen.

Lehrreich ist auch, daß in der Anstalt *Whittingham* ein Versuch, die gewohnten Kamine mit ihrem offenen Feuer durch Zentralheizung zu ersetzen, eine allgemeine Verstimmung unter den Kranken hervorrief, die sich nur in den Räumen wohlfühlten, wo es noch Kamine gab. Ich konnte während meiner

---

einer ganzen Reihe von Kranken Narkotika ersetzen können, die sie sonst erhielten. Ich bin zu diesem Versuch eben durch den Bericht über die oben erwähnte Anstalt angeregt worden. Mein Mittel führt offiziell den Namen „Narcol" und wird in gleicher Aufmachung aus der Apotheke geliefert, wie z. B. Paraldehyd. E.

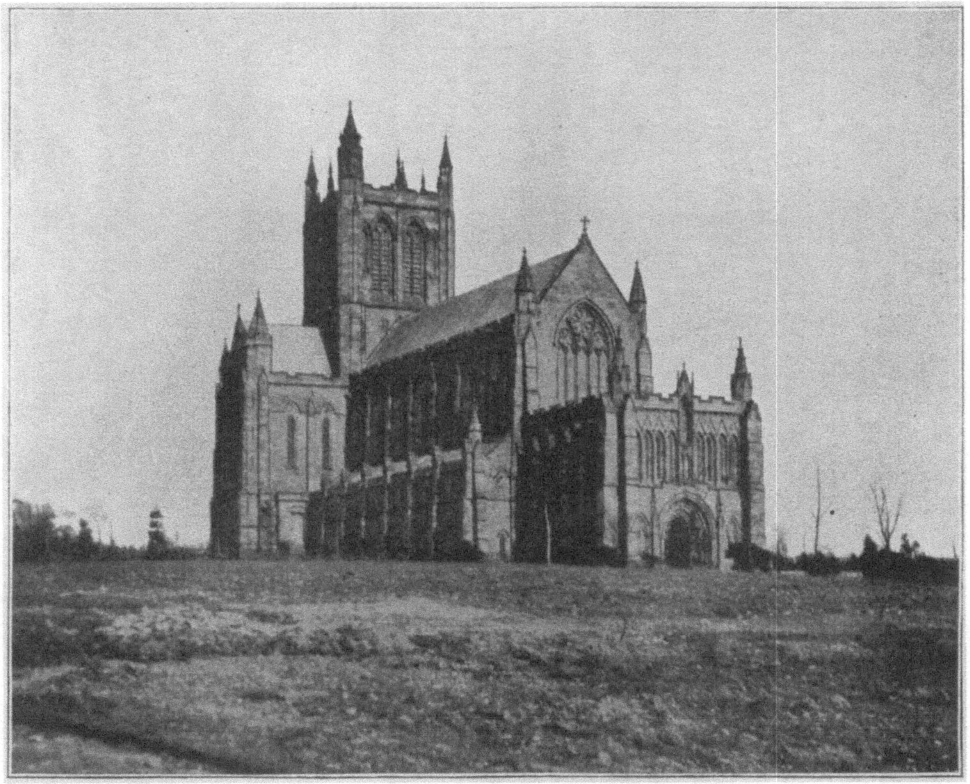

Dumfries. The Memorial Church.

ganzen Reise beobachten, daß eine gute Anstalt nur mit dezentralisierter Heizung zu denken ist [1]).

Tucker erwähnt bei der Beschreibung von *Colney Hatch* die rühmlichst bekannte *Brabazon society*, deren intelligente Mitglieder die Anstalten besuchen, um dort die Kranken zu zerstreuen und zu unterrichten; sie fordern die Kranken sogar zum Briefwechsel auf, der dann gewiß auch eine Brücke zwischen dem Leben und der Anstalt bildet.

Nachtrag.

Nach dem beim *Lord Chancellor* eingereichten Bericht (60. Report of Commissioners of Lunacy 1906) waren am 1. Januar 1906 in England und Wales 121 979 protokollierte Geisteskranke, 2150 Kranke mehr als vor einem Jahre. 73 % dieser Kranken war in County oder Boroughasylum untergebracht. Neben diesen hier untergebrachten 89 342 Kranken waren 17 742 in Armenhäusern (*16* %), 5618 (5 %) außerhalb der Anstalten und nur 4280 in registered (mit Recht der Öffentlichkeit versehenen Anstalten) und 3482 in den Privatanstalten (licensed house).

Es ist in dem Berichte bemerkt, daß es vorteilhaft sei, wenn in den öffentlichen Anstalten die Zahlungsfähigen etwas mehr zahlen als die Tageskosten der armen Kranken betragen, da man auch die Verzinsung des Kapitals und die Kosten der Instandhaltung der Gebäude in Rechnung stellen müsse.

Die außerhalb der Anstalten befindlichen Kranken werden von einem beamteten Arzt jährlich viermal besucht, derselbe verfügt nötigenfalls die Einlieferung des Kranken.

Die Zahl der Geisteskranken war im Jahre 1859 nur 18,6 auf 10 000, im Jahre 1906 ist diese Zahl auf 35,3 gestiegen — sie hat sich also beinahe verdoppelt. Diese Zahl wird noch bedeutsamer, wenn man auch die Zunahme der Bevölkerung berücksichtigt. Seit dem Jahre 1869 vermehrte sich die Bevölkerung von 22 Millionen auf 34 Millionen, hingegen erhöhte sich die Zahl der Geisteskranken von 53 000 auf 121 000. Dies bedeutet 129 % Zunahme, gegenüber 55 % Zunahme der Bevölkerung. Hier darf man aber nicht vergessen, daß die Geisteskranken heutzutage viel gründlicher registriert werden, als wie es im Jahre 1869 geschah [2]).

---

[1]) Man läßt in England und vor allem in Schottland die Kamine selbst neben der Zentralheizung in Gebrauch; in Schottland heizt man die Kamine abends fast den ganzen Sommer hindurch, besonders in den Abteilungen der Siechen. Die Kamine bringen eine eigenartige Behaglichkeit hervor, die sich wohl kaum anders erzeugen ließe. E.

[2]) Außerdem sorgt man mit allen Mitteln für ihre Erhaltung, ein Bestreben, das doch wohl zahlenmäßig noch größere Erfolge aufzuweisen hat, als die ja natürlich auch verbesserten Resultate der Therapie, wodurch der geringe Wert solcher Statistiken erkennbar wird. E.

In allen den Anstalten wurden 17 796 Kranke aufgenommen, 82 % davon waren Neuaufnahmen. 37,7 % der Aufgenommenen wurden geheilt entlassen, ungeheilt wurden 8,6 % der Aufnahmen entlassen.

In allen den Anstalten sind 9450 Kranke gestorben, was 9,8 % der Verpflegten entspricht.

Sehr interessant ist jener Teil des Berichtes, welcher die *Todesursachen* der *in der Anstalt* Verstorbenen mit den *Todesursachen* der Bevölkerung *außerhalb der Anstalten* vergleicht. Nach diesen Daten führen die meisten körperlichen Krankheiten in den Anstalten häufiger zum Tode als außerhalb der Anstalten. So sterben in England außerhalb der Anstalten an Herzfehler auf 1000 Einwohner im Durchschnitt 2, von den Kranken in den Irrenanstalten 9 und 11, an Pneumonie stirbt von 1000 Männern im Durchschnitt 1, von Geisteskranken in den Anstalten 7. An Lungenschwindsucht sterben in England von 1000 Männern 2, von 1000 Frauen 1,3, in den Irrenanstalten 16 bzw. 14. Auffallend groß ist der Unterschied auch in der Mortalität der Nierenkranken. Draußen sterben an Nierenkrankheit von 1000 0.49, Geisteskranke in den Anstalten 4. Selbstverständlich hat man bei der Zusammenstellung dieser Zahlen darauf geachtet, daß die Bevölkerung unter 15 Jahren, welche in der Anstaltsbevölkerung nicht vertreten ist, nicht berücksichtigt werde. Noch lehrreicher wären diese Daten, wenn die Gruppierung nach Quinquennien durchgeführt worden wäre. Jedenfalls beweisen diese Zahlen, daß die Geisteskranken nicht nur mit krankem Gehirn, sondern zugleich mit kranken Herzen und Nieren in die Anstalten gelangen, zweitens werden ihre organische Krankheiten (Tuberkulose) durch das Anstaltsleben begünstigt.

83 % der *Paralytiker* waren Männer, sonst bildet die Paralyse 6 % der Neuaufnahmen. Unter den armen weiblichen Patienten war die Paralyse 2.3, bei den zahlenden Patientinnen 0.9 (1900—1904). 7.7 % der aufgenommenen Kranken hatte Epilepsie gehabt, *dreimal soviel unter den Mittellosen als unter den Zahlenden.*

Die Verpflegungskosten betrugen im Durchschnitte 10 sh $4^1/_8$ d pro Woche.

In den bis 1904 vorhandenen 87 englischen öffentlichen Anstalten gibt es für 87 000 Kranke Platz. Diese 87 Anstalten entsprechen einem Kapitale von 19 Millionen Pfd. St.

Unter allen Kranken der öffentlichen Anstalten kamen 17 Todesfälle infolge von *Selbstmord* vor, und von diesen Kranken waren zur Zeit des Todes 9 Kranke auf Urlaub.

Eine schreckliche Tat ist in einer Londoner Anstalt vorgekommen, hier hat ein Mann seiner kranken Frau bei einem Besuch den Hals mit einem Rasiermesser durchgeschnitten. Der Mann wurde für geisteskrank erklärt.

In einer anderen Anstalt hat ein Kranker Blätter von Taxus baccata gegessen und ist gestorben; in einer anderen Anstalt hat sich ein Kranker erhängt, und im Laufe des Entschädigungsprozesses wurde die Anstalt verurteilt wegen mangelhafter Aufsicht, 1000 £ für die Angehörigen zu zahlen.

Bezüglich *der hygienischen Verhältnisse der Anstalten* wird erwähnt, daß in *Fullbourn asylum* in 2½ Monaten 68 Fälle von Typhus vorgekommen sind. In allen Anstalten zusammen sind 1100 Fälle von *Dysenterie* vorgekommen, wovon 247 (23,4 %) tödlich verliefen, meistens kamen diese Fälle in den übergroßen Anstalten vor.

In der Familienpflege (bei Angehörigen!) hat man 528 Kranke gehabt. Einer von diesen ist infolge von Vernachlässigung und Hunger gestorben. Als der Kranke 10 Monate (!) früher von dem Inspektor besucht wurde, war noch alles in Ordnung. Der Pfleger wurde wegen Tötung eines Menschen zu 2 Monaten Gefängnis verurteilt.

Den schottischen und irischen gleichzustellende, sehr sorgfältige Tabellen ergänzen den Bericht.

Aus dem Leben einzelner Anstalten sollen noch folgende Punkte erwähnt werden.

In *Bucks* County asylum wird beanstandet, daß in einer Frauenabteilung viele unruhige Kranke sich befanden; nach der Meinung des Inspektors könnte man hier dadurch helfen, daß man den Kranken mehr Bücher geben möchte, nicht nur 4, wie an jenem Tage auf der Abteilung zu finden waren. Es wird ferner beanstandet, daß sich auch Kinder unter den Erwachsenen befanden.

Im *Cambridgeshire* wird beanstandet, daß die Angestellten noch zusammen mit den Kranken speisen.

In *Carmarthen* finden es die Inspektoren zuviel, daß 21 % der Leichen Dekubitus hatten (21 % Paralytiker unter den Verstorbenen). Auffallend bleibt es doch, daß in der Anstalt zu *Upton*, wo unter 88 Toten 14,7 % Paralytiker waren, kein Dekubitus vorhanden war.

In *Parkside* asylum bemerken die Inspektoren, daß nur 14 % der Kranken freien Ausgang außerhalb der Anstalt haben, doch wird mit Befriedigung erwähnt, daß nur 7 % der Kranken auf geschlossene Höfe beschränkt sind, während 40 % regelmäßig auf dem Anstaltsterrain spazieren gingen.

In *Cornwall* asylum dient 74 % der Pfleger, 33 % der Pflegerinnen seit mehr als 5 Jahren. In *Cumberland* asylum wird beim Essen vielen Kranken eine Serviette um den Hals gebunden. Hier gehen 60 % der Frauen außerhalb des Anstaltsterrains spazieren.

In *Essex* asylum wurden noch 67 Kranke in 263 Fällen auf 11 718 Stunden isoliert; diese Zahlen halten die Inspektoren für viel zu hoch und sie empfehlen dem Superintendenten, daß er solche Fälle gründlich und oft nachprüft.

In *Brunswich* asylum wird beanstandet, daß es in den Tagesräumen keine offenen Büchergestelle gibt.

In dem *Rainhill* asylum waren 10 % der Kranken aktiv suizidal, diese große Zahl könnte man nach Meinung der Inspektoren durch eine bessere Verteilung der Kranken vermindern.

In *Bracebridge* wird beanstandet, daß die weiße Wäsche nur monatlich einmal gewechselt wird; die Messer und Gabeln wurden nicht oft genug gescheuert.

In *Northumberland asylum hat man 115 Kranke sehr bequem in 3 Villen untergebracht; diese Villen haben samt der Ausstattung pro Bett nur 2546 M. gekostet.*

In *Hellingly* asylum hat sich ein Kranker beklagt, daß er keine Tinte zum Briefschreiben bekommen hat, der Superintendent wurde darauf aufmerksam gemacht, daß das Gesetz vorschreibt, daß die Kranken mit Mitteln versehen werden sollen, durch die sie mit der Außenwelt verkehren können.

In *Warwich speist ein Teil der Kranken im Sommer draußen*; zu diesem Zwecke hat man hier offene überdachte Räume gebaut. Hier wurden für die Männerabteilung alle Stoffe zu Kleidungsstücken in der Anstalt selbst hergestellt.

In *Wilts* asylum wurden die Nottreppen (Feuergefahr!) wöchentlich zur Einübung benutzt. Hierzu gab wahrscheinlich Veranlassung das im Jahre 1903 in *Colney-Hatch* geschehene große Unglück. Hier kamen in einem provisorischen vergitterten Adnex von 320 Kranken 51 bei einem Brande um.

In dem Bericht von *Broadmoor* (1905) ist keine wesentliche Veränderung aufgeführt.

Londoner Anstalten (the 14, 15, 16, 17 annual report 1903—1906). Hier ist seit dem Jahre 1901 nichts Besonderes vorgekommen. Nach dem mir zugegangenen letzten Bericht vom Jahre 1905/1906 will ich nur folgendes erwähnen.

Am 1. Januar 1906 waren:

In öffentlichen oder Privatanstalten	18130	Kranke
In Asylen für Imbezille...........	6411	„
In Arbeitshäusern	264	„
Bei Angehörigen	152	„
Summa:	24957	Kranke

Unter 1000 Einwohner gab es 5,41 Geisteskranke.

Der letzte Bericht erwähnt, daß der Bau der *10. Anstalt der Stadt London* baldigst beendigt wird. Die Anstalt in *Long Grove*, auf 2000 Betten berechnet, hat etwa 400 000 £ gekostet. Für gelungen werden sie wahrscheinlich diejenigen, für welche *Alt-Scherbitz* das Musterbild des Anstaltslebens darstellt, kaum halten. Das ganze ist zu gedrungen, die Pavillons sind durch Korridore von ihren Ecken aus mit einem riesigen halbkreisförmigen Hauptkorridor verbunden. (Wie kann man dort Geisteskranke voneinander konsequenterweise trennen, wenn nicht einmal die Hauptgebäude getrennt sind!)

Um so erfreulicher ist, daß schon Pläne zu einer 11. Anstalt für London fertig sind, denen der Villatyp zugrunde liegt.

Im *Bexleyasylum* wurde ein Sonnenbad (Solarium) eingerichtet.

Interessant ist, daß aus den Londoner Anstalten entlassene Kranke, wenn sie wiederum erkranken, in dieselbe Anstalt zurückgebracht werden, was in den meisten Fällen gewiß zweckentsprechend ist.

Etwas altertümlich erscheint es, daß in *Banstead* für die Heilung gewisser Fälle von Manie ein besonderes blaues Zimmer gebaut wurde.

In *Claybury* hat man für die Frauen schwedische gymnastische Übungen mit Musikbegleitung eingeführt (siehe darüber in *Bicêtre* bei der Beschreibung von *Bournevilles* Abteilung).

In *Heath* hat man in äußerst lobenswerter Weise mit den sogenannten Reinigungs-(?)wannenbädern aufgehört und diese durch lauwarme *Duschen* ersetzt. Zu diesem Zwecke wurde ein Apparat konstruiert, der den Zufluß des warmen Wassers automatisch reguliert. In derselben Anstalt werden die Aufzeichnungen über den Kranken samt diesen auf die einzelnen Abteilungen weitergeschickt (siehe „schwedische Anstalten" S. 30).

In *Bexley* führte man die *Duschebäder* auch in der Frauenabteilung ein — sie haben sich vorzüglich bewährt, besonders bei hinfälligen, schwachen Kranken, welche man nur mit großen Schwierigkeiten oder gar nicht in Wannen baden lassen kann.

Der *Direktor* von *Claybury* erwähnt, daß die Inspektoren schon im Jahre 1841 verpflichtet waren, für die Beschäftigung und Zerstreuung der Kranken zu sorgen.

In *Horton* (2000 Kranke) gab man im Jahre 1906 kein Sedativum, nach der Ansicht des Direktors hat dieses *chemische Restraint* gar keinen Wert, verursacht manchmal sogar Schaden. *Die Vermeidung der Sedativa war bei den chronisch lärmenden und unruhigen Kranken von sehr guter Wirkung.*

Holland.

Meerenberg.

Dies ist die beste und (was allerdings kein Vorteil) größte Anstalt des Landes. Man kann von *Bloemendal* aus mittels elektrischer Bahn oder, was empfehlenswerter ist, über *Haarlem* Alkamar per Eisenbahn hierher gelangen; die Anstalt liegt von Station *Santport* 5 Minuten entfernt.

Die Anstalt ist nicht nur dadurch berühmt, daß sie das älteste, zur Heilung von Kranksinnigen errichtete Institut Hollands ist, sondern auch dadurch, daß das no restraint auf dem Kontinente zuerst hier eingebürgert und ununterbrochen bis zum heutigen Tage aufrechterhalten wurde. Ob dieser Ruf auf historischen Tatsachen beruht, konnte ich nicht erfahren.

Die Errichtung einer Anstalt für die Geisteskranken des Landes kam im Jahre 1842 auf dem Nordholländischen Reichstage zur Sprache, im Jahre 1844 waren die Entwürfe fertig, bei deren Zustandekommen auch der Stolz der holländischen Wissenschaft *Schroeder van der Kolk* sich beteiligte. Das Gelände für die Anstalt wurde bei *Bloemendaal* erworben, und am 1. Januar 1845 hat man mit dem Bau begonnen. Der zum Direktor gewählte Arzt wurde nach Deutschland, Schottland, England und Belgien auf Studienreisen gesandt. Die Anstalt wurde für 300 Kranke mit einem Kostenaufwand von 600 000 holländischen Gulden errichtet. Am 26. Januar 1849 wurde der erste Kranke aufgenommen, doch mußte die Anstalt schon nach einem Jahre um einen Seitenflügel vergrößert werden, und da dies auch nicht genügte, wurde im Jahre 1866 beschlossen, für die Unheilbaren ein neues Gebäude zu errichten, welches auch. von dem Stammhause (Oude Gesticht) ½ Meile entfernt, im Jahre 1890 vollendet wurde. Der Nachfolger von

Dr. *Evers* wurde Dr. *Persyn*, den im Jahre 1892 *van Deventer* ablöste.

Van Deventer hatte die Liebenswürdigkeit, mich persönlich durch die Anstalt zu begleiten, welches Amt dann nach Tisch seine Frau Gemahlin — die als Titularhilfsdirektor an allen Arbeiten ihres Mannes teilnimmt — übernahm. Sie zeigte mir hierbei auch die meines Wissens einzig dastehende Spezialität *Meerenbergs*, das Heim und die Erziehungsanstalt der Wärterinnen.

Beide Anstalten Meerenbergs sind freundliche Gebäude und liegen in einer von *Hobemma* oft gemalten Umgebung: Sandhügel mit Nadelhölzern und Laubbäumen reichlich bestanden, unter ständig bewölktem Himmel einerseits von *Haarlem*, andererseits vom Meere begrenzt. (In einem Anstaltsberichte ist hierüber zu lesen, daß hier aus Luft, Licht und Geruch ein Instinkt entsteht, der dem Holländer ständig zuflüstert, daß das Meer das allerbeste in der Welt sei, sogar das allerbeste für seine Erde.)

Die Gegend des Haupttores des Stammgebäudes ist mit einem kaum 1½ m hohen Lattenzaun versehen; Mauern sah ich nirgends. Auf dem Flächenraum von 48 ha sind 23 Gebäude errichtet. Das Hauptgebäude ist einstöckig erbaut, nur sein Mittelbau ist ein halbes Stockwerk höher, vorn mit 4 einfachen viereckigen Säulen versehen und durch einen kleinen Uhrturm mit einem Hahn darauf geziert.

Obwohl von Luxus keine Spur, macht das Ganze einen sehr guten Eindruck. Innen war mir aufgefallen — während ich sonst auf meiner Reise nur Ölanstriche und Tapeten an den Wänden sah — daß hier die Wände einfach mit Kalk weiß getüncht waren; trotzdem oder vielleicht eben deshalb kann *Meerenberg* an Reinlichkeit mit den glänzendsten Anstalten Schottlands wetteifern.

Die Schlaf- und Wohnzimmer sind gewöhnlich klein; ihre Insassen sind nach dem Pensionspreise in 5 Klassen eingeteilt: in Klasse V zahlen die Kranken pro Jahr 180 Gulden, sie schlafen zu 1 bis 3 bis 17 in einer Stube und es sind bei Tage, 20 bis 60 zusammen; Klasse IV Jahreskosten 400 Gulden, 5 bis 10 schlafen zusammen; Klasse III für 600 Gulden mit Wohnzimmern für 1 bis 3 Kranke; Klasse II mit 900 Gulden, wo in einem Tageszimmer 2 bis 12 Kranke sich befinden; in der ersten Klasse sind 1200 Gulden zu zahlen, es sind hier bei Tage 1 bis 8 Kranke zusammen. Außer diesen Beträgen sind in den 4 höheren Klassen noch 10 bis 25 Gulden Aufnahmegebühren und 2 bis 10 Gulden in die Krankencassa zu entrichten. Nach den Klassenstufen I bis V kommt auf 2, 3, 4 und 10 Kranke je eine Warteperson (für alle in der letzten Klasse befindlichen Unbemittelten zahlt die Kirchengemeinde oder der Vorstand des Armenwesens jährlich 180 Gulden, wozu noch der Staat 50 und die Provinz 50 Gulden beizusteuern haben).

Sämtliche Räume sind mit äußerster Sorgfalt ausgeschmückt, ohne jedoch irgendwie luxuriös zu wirken. Die Wärterinnen, lauter junge intelligente Mädchen, wetteifern darin, wer sein Heim schöner und komfortabler einzurichten versteht.

In einem Raume der Klasse V waren die Betten mit schönen Decken bedeckt, dies beabsichtigt man jetzt in allen Zimmern einzuführen. Die an einzelnen Wänden angebrachten Teller bilden einen billigen und leicht zu beschaffenden Wandschmuck. Für die Kranken sind hier und da Kleiderschränke [1]) mit doppelten Schlüsseln vorhanden, wovon den einen der Wärter, den anderen der Kranke im Besitze hat.

In dem Hauptgebäude ist das „*musis sacrum*" untergebracht, wo für die Kranken Theatervorstellungen und Gesellschaftsvergnügungen veranstaltet werden.

Die Kranken haben eine Bibliothek von 3920 Bänden, worunter besondere 663 Bände für die Katholiken; die medizinische Bibliothek ist ebenfalls reich.

Die Kranken können sich auch außerhalb der Anstalt heimisch fühlen, denn sie werden nirgends durch Gartenmauern gestört. Es ist ein klassischer Spruch des Direktor *Deventer*, daß *in einer wirklich guten Anstalt die Möglichkeit für das Entweichen der Kranken nicht nur scheinbar, sondern auch tatsächlich vorhanden ist*, denn wenn dies die Kranken auch hier und da benützen. so kommt ja dadurch doch niemand

---

[1]) *Beca* schreibt von einer amerikanischen Anstalt, daß dort an die Schlafzimmer kleine Kleiderräume anstoßen, in welchen die Kranken ihre Kleider verwahren können. Dies scheint die zweckentsprechendste Lösung der Frage zu sein.

zu Schaden, wie dies in erster Linie durch die äußerst offen gehaltenen Anstalten Schottlands bewiesen wurde.

Zur Wahrung der Sicherheit der Kranken sind an manchen Stellen geschlossene Kästchen angebracht, von wo aus die durch die Kranken hineingeworfenen Briefe zuverlässig an die Kontrollkommission gelangen. Von welch großer Tragweite diese scheinbar unbedeutende Einrichtung sein kann, brauche ich wohl vor Sachverständigen nicht besonders zu betonen.

Ein besonderer Vorzug *Meerenbergs* ist es, daß die Kranken sich selbst im Freien nicht stören, da sie 32 Gärten für Ruhe und Erholung zur Verfügung haben. Diese kleinen Gärten sind mit Sträuchern und Lattenzäunen umgeben, ganz nach holländischer Art und Weise. Es sind auch glasbedeckte Veranden vorhanden, und auch auf den Wegen des großen Parkes sieht man die Kranken und Besucher, hier und da einen Wärter, so daß selbst ein Psychiater es leicht vergessen kann, daß er sich eigentlich in einem Irrenhause befindet.

Auf dem 9000 qm großen Teiche im Park werden im Winter Schlittschuhwettläufe veranstaltet; ein kleiner aus dem Teiche fließender Bach gibt dem ganzen noch mehr ein holländisches Gepräge.

Außer für Ruhe und Vergnügungen ist auch für *Beschäftigung* der Kranken gesorgt. Für die Männer sind die Schneider-, Schuhmacher-, Tischler-, Korbflechter- und Buchbinderwerkstätten vorhanden; der Gemüsegarten wird mit holländischer Pedanterie gepflegt, die Frauen waschen, plätten und kochen.

Für die *Idioten* ist eine besondere Abteilung vorhanden, wo diese je nach ihren Fähigkeiten zu Handwerkern ausgebildet werden, die später zu den treuesten Arbeitern der Anstalt gehören.

Auch für die Kranken des neuen Hauses wird in der Küche des alten Gebäudes gekocht; die fertigen Speisen werden auf einer schmalspurigen Bahn dorthin befördert.

Das neue Gebäude, obwohl erst im Jahre 1890 erbaut, bedeutet vom Standpunkte der Psychotherapie aus keinen Fortschritt. Nach *Deventer* wurde dieses Haus ohne Psychiater erbaut; um etwaige Fluchtversuche zu erschweren, wurden die kleinen Schlafzimmerfenster zellenfensterähnlich hoch oben angebracht, so daß Licht und Luft nur spärlich Zutritt haben.

Die Aborte sind ohne Wasserspülung, es wird mit getrocknetem Seegras desodorisiert und gut gelüftet.

Die Anstalt besitzt Nieder- und Hochdruckdampfheizung, die Heizöffnungen sind, um die Wände nicht zu beschmutzen, 4 Fuß hoch angebracht.

Außer seinem offenen System und seiner äußerst wohnlichen Einrichtung — nach einem englischen Bauingenieur „not of an institutional character" — ist die wertvollste Sehenswürdigkeit Meerenbergs seine *Erziehungsschule für Wärterinnen.*

Diese wurde im Jahre 1898 für 150 Wärterinnen mit 112 000 Gulden Unkosten erbaut. Es sind vorhanden: 1 gemeinsamer Speisesaal, Gesellschaftszimmer, 2 bis 4 bettige Schlafzimmer für die Zöglinge, Wohnungen für die Wärterinnen in höherem Range, Bäder, Studierzimmer und eine kleine Bibliothek, welche Frau *Deventer* durch sämtliche Werke der Krankenpflegeliteratur zu ergänzen wünscht; übrigens kann die diesbezügliche große Literatur Hollands mit vielen großen Ländern würdig wetteifern.

Die 150 jungen Mädchen, deren typisch runde Gesichter um den gedeckten Tisch herum voller Zufriedenheit strahlten, gehörten dem Mittelstande an. „Im Anfange liefen die Mädchen davon, doch heute müssen bereits viele, die sich melden, abgewiesen werden", erzählte mir Frau *Deventer.* Um jedoch diese Ausmerzung schon vor den Türen des „*Zusterhuis*" vornehmen zu können, wurde in *Amsterdam* eine *Vorbereitungsschule* eröffnet. Im ersten Jahre arbeiten die Zöglinge in der Hauswirtschaft der Anstalt, im zweiten Jahre in den Wasch- und Plätträumen, und erst im dritten Jahre kommen sie auf die Krankenabteilungen, wo sie, abgesehen vom Baden der Männer, alle Arbeiten verrichten; so sind auch Wärterinnen auf der akuten und Spitalsabteilung der Männerklassen, wo auch an Stelle eines Oberwärters eine Dame angestellt ist. Dieses System hatte gerade vom sexuellen Standpunkte aus keinerlei üble Folgen, kleinere Beschwerden konnten durch Auswechslung des Personales leicht behoben werden. Diese unbedingt anerkennungswürdigen Verhältnisse finden teilweise darin ihre Erklärung, daß, wie ich dies bereits erwähnte, die Wärterinnen zum großen Teile aus der gebildeten Mittelklasse stammen, worunter die Töchter von Offizieren, Ärzten, Geistlichen usw. zu finden sind.

Wenn sie in einem solchen Berufe stehen, brauchen sie dann nicht um jeden Preis zu heiraten. Arbeit adelt auch das Weib und schützt es vor vielem besser als alle Polizei- und Reisepaßvorschriften der internationalen Vereinigungen zum Schutz der Mädchen. Man muß ihnen in einem entsprechenden und selbstgewählten Wirkungskreis Selbständigkeit geben und die Möglichkeit verschaffen, anstatt des unbedingten Strebens nach der Heirat auch andere, edlere Ziele zu verfolgen, dann werden sie sich selbst höher schätzen und auch von anderen höher bewertet werden.

Ein Hauptbestreben der Frau *Deventer* ist es, daß alle Arbeiten der Anstalt durch diese Mädchen verrichtet werden, und sie erreicht dies mit genau soviel Unkosten, als wenn sie mit ungebildetem, ungeschultem und zusammengeklaubtem Pflegepersonale arbeiten müßte. — Die Wärterinnen erhalten in sehr richtiger Weise gleich nach ihrem Eintritt Bezahlung, am Anfange monatlich 10 Gulden, während dreier Jahre hindurch immer steigend, doch nicht höher, als bei uns die üblichen Gehälter sind. Nach 3 Jahren haben die Wärterinnen vor einem fremden Komitee ihre Prüfung zu bestehen.

Wie systematisch der Unterricht eingerichtet ist, das beweist der folgende Lehrplan:

1. Einführungskursus (gehalten vom Direktor),
2. Bau und Leben des menschlichen Körpers, verbunden mit Gesundheitslehre (Oberarzt),
3. Pflege der chirurgischen Kranken,
4. Pflege bei inneren Krankheiten,
5. Pflege der Geistes- und Nervenkranken (Direktor),
6. Praktischer Kursus (Direktor),
7. Prüfungskursus,
8. Wiederholungskursus (Direktor).

Über das innere Getriebe von *Meerenberg* finde ich sehr interessante Angaben in dem mit außerordentlicher Sorgfalt redigierten *Berichte* [1]) vom *Jahre 1902.*

---

[1]) Verslag betreffende het Gesticht Meerenberg over het Jaar 1902. Weiterhin: II, III, IV, V de Jaarverslag van de Wilhelmina Vereeniging.

Die Angelegenheiten der Anstalt werden durch eine elfgliedrige Kommission kontrolliert; das ärztliche und Pflegepersonal besteht im ganzen aus 47 Männern und 184 Frauen; die administrativen Arbeiten nehmen 50 Angestellte in Anspruch; die häuslichen Arbeiten werden von 28 Männern und 32 Frauen verrichtet.

Das Pflegepersonal hat von 7 bis 9 resp. bis ½11 Uhr, somit wöchentlich 75 resp. 87½ Stunden Dienst zu leisten; *die Wärterinnen müssen* (!) *nach dem Mittagstische eine halbe Stunde im Garten spazieren.* Der Nachtdienst währt von abends 9 Uhr bis morgens ½9 Uhr, somit wöchentlich 80½ Stunden. Ausgang nur alle 14 Tage. Die Arbeitszeit des Dienstpersonals beträgt wöchentlich nur 55 Stunden.

Die *Veränderungen* im Personalbestande sind bis zum Jahre 1893 zurück angeführt. Im Jahre 1902 sind 30% der Wärterinnen ausgeschieden, im Jahre 1893 82% (neuer Direktor, neue Ordnung). Unter den Wärtern ist im Jahre 1893 bei 134% und im Jahre 1902 nur noch bei 79% eine Veränderung eingetreten. Am wenigsten (9%) wurden die auswärts wohnenden als Vorarbeiter tätigen Wärter gewechselt, während bei den als Arbeitern angestellten Wärtern die Änderungen ebenfalls 64% betrugen; von den weiblichen Dienstboten wechselten 34%, von den männlichen 28%, bei den Wäscherinnen (bleeken) stieg der Wechsel auf 267%.

Der Direktor bezieht 6000 Gulden [1]) Gehalt, nebst einer schönen separaten Villa auf dem Anstaltsterrain als Wohnhaus; 3 Ärzte beziehen nebst separaten Wohnungen zusammen 8200, 3 weitere zusammen 3700 Gulden. Ein außerhalb wohnender Amanuensis bezieht 495 und der Apotheker 1200 Gulden.

Die 6 Oberwärterinnen beziehen einzeln 500 Gulden, die 133 Wärterinnen durchschnittlich 142 und die 31 Lehrmädchen im Durchschnitte 131 Gulden Gehalt.

Der Verwalter bezieht 2000, der Sekretär der Aufsichtskommission 1000, der Buchhaltergehilfe 1180, ein Diurnist 325 und ein Magazinmeister 734 Gulden Gehalt. An der Spitze des ärztlichen Administrationsbureaus steht ein *Huismeister* mit 800 Gulden Gehalt, dessen 3 Clerks 600 bis 301 Gulden

[1]) 1 holländ. Gulden = 1,71 Mark.

beziehen. Der Anstaltsbaumeister hat einen Gehalt von 1400 Gulden, dessen Werkmeister ein solches von 950 Gulden. Die 15 (! E.) Gärtnergehilfen beziehen zusammen 7000 Gulden. Für die Brotschneidemaschine sind 2 besondere Diener mit 300 Gulden angestellt, ebenso ein Fleischhauer mit 145 Gulden. Der protestantische Geistliche bezieht 1500, der katholische 1000 Gulden. Ein Lehrer bezieht 500 Gulden. Für Uhrenreparatur wurden 175, für Stimmen der Klaviere 75 Gulden verausgabt. Bei den Beerdigungen müssen die Gärtnergehilfen mithelfen.

Die *Personalausgaben* verteilen sich folgendermaßen:

Ärztliche Gehälter	54151	h. Gulden
Administrative Gehälter	8556	„
Für Gebäude	16500	„
Heizung	6190	„
Beleuchtung	2960	„
Wasserversorgung	573	„
Ökonomie,	7768	„
Arbeiter	1611	„
Waschen	2303	„
Küche	2338	„
Diener für den Haushalt	2439	„
Gottesdienst	2741	„
Lehrer	500	„
Feldwächter	1000	„
Barbiere	1053	„
Mildtätigkeit	100	„
Reparatur für Uhren u. Klaviere	250	„
in Summa:	111029	h. Gulden.

Die *Arbeit der Kranken* wurde auf 20 000 Gulden geschätzt.

Die *Gesamtausgaben der Anstalt* gruppieren sich folgendermaßen:

Gehälter und Löhne	114178	Gulden
Verköstigung	174746	„
Bettzeug und Bekleidung	21871	„
Tischzeug	2062	„
Werkstätten	3525	„
Beleuchtung, Heizung u. Wasser	57055	„
Apotheke	3734	„
Pflegekosten außerhalb d. Anstalt	755	„
Bauwesen	14753	„
Ökonomie,	4262	„
Möbel	16909	„
Allgemeine Ausgaben	30664	„
zusammen	444500	Gulden

(Zahl der Verpflegungstage: 481 002). Rechnet man hierzu noch 3½% Zinsen des investierten Kapitals von 1 883 000 Gulden, so waren die Gesamtausgaben 487 348 Gulden; dem gegenüber stehen die eingenommenen Verpflegungsgebühren von 437 458 Gulden.

Die gesamten Posten sind für alle 5 Verpflegungsklassen gesondert berechnet; so hatte z. B. die Verköstigung eines Kranken der:

Klasse I	1,50	Gulden gekostet
„ II....................	1,08	„ „
„ III	0,79	„ „
„ IV..................	0,37	„ „
„ V	0,28	„ „

Die höchste Krankenzahl hatte die Anstalt am 28. Dezember 1902 mit 1356 Kranken. Im Jahre 1902 wurden 242 Kranke aufgenommen; entlassen wurden 61 als geheilt, 5 als gebessert und 10 ohne Besserung; verstorben sind 126.

In der Statistik werden 13 Krankheitsformen benützt: Mania, Melancholia, Insania cyclica, Insania epileptica, Insania hysterica, Insania neurasthenica, Insania toxica, Vecordia (Paranoia), Insania paralytica, Dementia, Imbecillitas, Idiotismus. Diese Krankheitsbilder sind in dem auf dem Kontinent üblichen Sinne zu verstehen; Manie und Melancholie sind bei ihnen sehr selten; mit *Paralyse* sind 22 Männer und 7 Frauen — 20,5 resp. 5,1% — aufgenommen worden. Syphilis lag bei 8 Männern, als Ursache vor, Alkoholismus figuriert 9 mal als direkte und 6 mal als indirekte Ursache der Paralyse bei den Männern und 4 bzw. 1 mal bei den Frauen; ein paralytischer Mann wurde geheilt entlassen.

Diese statistischen Daten begleitet der Direktor mit sehr interessanten Bemerkungen. Er bemerkt, daß *11 Kranke von uniformierten Polizisten eingeliefert wurden.* Auch seiner Meinung nach übt dies auf den Kranken einen sehr schlechten Einfluß aus; so hatte ein Kranker in der Meinung, daß er ins Gefängnis gebracht werden sollte, den Polizisten in den Finger gebissen, zwei andere blieben trotz aller Gegenrede dabei, daß sie im Gefängnisse seien, da sie doch „von Polizisten eingeliefert wurden“ [1]).

(Bei uns wurde versucht, diese mittelalterliche Anomalie durch Ministerialverordnung abzuschaffen, doch wirkte letztere

[1]) Schon *Viszanik* erwähnt einen solchen Fall (1845).

erst, als wir gegen jeden einzelnen Fall bei dem Vizegespan des Komitates Beschwerde erhoben. Es ist erwähnenswert, daß die Gemeinde *Orosháza* heute bereits für die Spitalstransporte einen ständigen gesundheitsamtlichen Angestellten hat. Ein solcher Diener sollte in allen Gemeinde- und kreisärztlichen Ämtern angestellt werden.)

Bei 6 Eingelieferten waren Zwangsmittel angewandt worden, was ebenfalls von nachteiliger Wirkung war. So glaubte einer, der sich für Christus hielt, da er angebunden ward, er werde jetzt einen Märtyrertod sterben müssen, ein anderer glaubte wieder, man führe ihn zum Richtplatz. Man könnte solchen Quälereien einfach dadurch, daß ein Ortsangestellter vom Gemeindearzt instruiert und eingeübt würde, vorbeugen oder aber, wie dies in *Edinburgh* der Fall ist, von seiten der Anstalt auf Kosten der Partei oder der Gemeinde eine Pflegeperson stellen, die dann den Transport sachgemäß auszuführen hätte. Selbstredend müßte vor allem jeder Arzt mit den Kranksinnigen genau Bescheid wissen.

Laut tabellarischem Ausweis wurden die 615 männliche Kranke von 44 Wärtern und 52 Wärterinnen verpflegt.

Eine andere Tabelle zeigt, warum die eingelieferten Geisteskranken für das gesellschaftliche Leben untauglich sind, in der langen Liste dieser „onmaatschappelijke“ Zustände werden neben Gewalttätigkeiten und Diebstählen auch das Lärmen und Nagelkauen aufgeführt.

Bei den Krankheitsursachen steht an erster Stelle die Trunksucht (26 Männer und 19 Frauen), selbst bei einem 77 und 78 Jahre alten Kranken waren unverkennbare Spuren von Alkoholvergiftung vorhanden. In einem Falle von *Paralyse* hat die Syphilisinfektion vor 18 Jahren stattgefunden. Zur Heilung der Epilepsie wurde auch die *Toulouse-Richet*sche Kur versucht, jedoch entsprachen die Resultate nicht den Erwartungen; bei einem Kranken, dessen Anfälle zuerst seltener wurden, vermehrten sie sich plötzlich, und der Kranke verstarb am folgenden Tage.

In der Apotheke wurden 46 078 Rezepte verfertigt.

Bei der Unterweisung der Wärterinnen wurde tunlichst alle Schulgelehrsamkeit und dadurch der Schein einer Prüfungsvorbereitung vermieden.

Die Wärter müssen zuvorkommend sein und den Kranken zu nützen suchen, was gewiß mehr von der Persönlichkeit als von ihrer Schulgelehrsamkeit abhängt. Es ist wohl gut, wenn das Pflegepersonal eine gewisse Bildung erlangt, und gewiß sollen sie sich eine solche aneignen, doch der Hauptzweck bleibt, daß sie die gute Behandlung der Kranken von den Ärzten unmittelbar lernen. Der Unterricht ist, wie wir bereits oben anführten, in 3 Teile geteilt:

a) Vorbereitungsunterricht,
b) Spitalspflege,
c) Pflege der Geisteskranken.

Es wirft ein schönes Licht auf die tolerante Gesinnung dieser protestantischen Anstalt, daß für die rituelle Totenwache bei jüdischen Verstorbenen ein besonderer Raum eingerichtet wurde.

Das Wasser wird aus Brunnen gewonnen und durch künstliche Filter geleitet, wobei pro Kopf und Tag 220 Liter (133 Millionen Hektoliter) verbraucht wird.

In der *Ökonomie* wurden 2300 junge Fichten gepflanzt und Küchenpflanzen im Werte von 8457 Gulden gezüchtet, weiterhin 166 Schweine im Werte von 11 694 Gulden geschlachtet. Das Institut war mit 1 827 000 Gulden gegen Feuersgefahr versichert. Die Strohsäcke werden allmählich durch Roßhaarmatratzen ersetzt.

Wie gut die Anstalt vom ärztlichen und wirtschaftlichen Standpunkte geleitet wurde, beweist die Tatsache, *daß 62% der Frauen und 71% der Männer beschäftigt wurden*, wovon 27 bei den Feldarbeiten, 28 um die Kühe, 130 mit Hausarbeiten, 26 beim Kartoffelschälen, 15 mit Schularbeiten (!) und 3 bei der Behandlung der Fäkalien behilflich waren. Interessant ist es, daß in einer Rubrik auch das *Vorlesen* als Beschäftigung vorkommt.

Selbstverständlich ist in der Anstalt die Bettbehandlung eingeführt, sie wird besonders gleich nach der Aufnahme der Kranken angewandt. Besuche werden nur mit Bewilligung der allernächsten Angehörige zugelassen. Es wird viel Sorgfalt darauf verwandt, daß sich die Kranken genügend viel im Freien bewegen; die Kranken der höheren Klassen dürfen ihre Besucher im Freien empfangen und dort mit ihnen zusammen speisen. Es werden auch Ausflüge gemacht, besonders gern wird die Insel *Heiloo* besucht, welche von dem Besitzer zu diesem Zwecke der Anstalt bereitwilligst zur Verfügung gestellt wurde.

Eine wahre Wonne muß es für die Kranken als Holländer sein, die erhaltenen Tulpenzwiebeln in ihren Gärten pflanzen zu dürfen.

Die zum Besuch der Anstaltskranken gegründete vornehme holländische Gesellschaft hat unter dem Präsidium der Baronesse *Sytzan* auch in diesem Jahre ihre segensreiche Tätigkeit fortgesetzt (eine gleiche Einrichtung habe ich bereits bei der Beschreibung meiner Reise in Schottland und England erwähnt).

Die *Gottesdienste* wurden von 150 protestantischen, 85 katholischen und von 17 israelitischen Kranken besucht. Während der Wintermonate werden allabendlich für die Protestanten biblische Vorlesungen gehalten, woran 140 Kranke teilnahmen, auch besuchen die Geistlichen die Abteilungen.

28 Kranke nehmen an dem Schulunterrichte teil. — Der Idiotenunterricht dürfte heute eigentlich in keiner Heilanstalt für Geisteskranke mehr fehlen, dann könnten auf diese äußerst wichtige Sache auch die Ärzte mehr Sorgfalt verwenden.

Bei dem Ausweise über die Isolierungen finde ich die Angabe der Konfessionen der Kranken etwas übergründlich, denn die Krankheitsformen sind wohl in Holland wie überall von der Religion unabhängig, und letztere daher bei Isolierungen nicht von Bedeutung. Zudem ist klar, daß die meisten Isolierten Protestanten waren, da überhaupt die meisten Kranken dieser Kirche angehörten.

Unter den Isolierten litten die meisten an Paranoia, Schwachsinn, Amentia und Epilepsie (zum größten Teile wegen Gewalttätigkeit und Lärmens isoliert); über 24 Stunden waren 28 Kranke isoliert, darunter betrug die längste Zeit 11 Tage. Während des ganzen Jahres kamen 282 — durchschnittlich monatlich 24 — Isolierungen vor.

Wenn auch anderwärts überhaupt keine Zellen mehr vorhanden sind, so kann man ein stetiges Abnehmen auch in *Meerenberg* feststellen, denn, während im Jahre 1892 noch 742 Isolierungen vorkamen, fanden solche im Jahre 1902 nur noch in 282 Fällen statt.

Was die Entweichungen anbelangt, so bemerkt der Direktor, daß ein absolutes Verhindern desselben durchaus kein gutes Licht auf die betreffende Anstalt wirft, denn solch ein System schade gewiß mehr, als es nützen könnte (diese richtige moderne Auffassung wurde auch in einem Berichte über das Irrenwesen in Ungarn vertreten).

In *Meerenberg* kamen immer Entweichungen vor, nur seit der Einführung des Offentorsystems — 1898 — ging keiner durch. Die 7 Kranken, welche im Jahre 1902 Fluchtversuche machten, kamen alle wieder zurück. Das Anstaltsterrain haben nur 2 verlassen, dagegen waren im Jahre 1893 48 entwichen. Selbstmordversuche kamen 4 mal vor, einer davon mit tödlichem Ausgang.

Betreffs des Verlaufs von Krankheitsfällen sind die Beobachtungen sehr interessant, daß bei 3 Kranken auf imbezillem Grunde Altersblödsinn sich entwickelte. Ein Kranker hatte während 16 Jahren an ausgesprochenen epileptischen Anfällen gelitten, bis endlich Erscheinungen von Dementia paralytica auftraten. *Ein Fall von Dementia alcoholica heilte nach 10 Jahren.*

Das Auftreten puerperaler Amentia wurde bei einer Patientin in 13 Anfällen beobachtet (ich beobachtete die Entwicklung einer *Paralyse* nach einer rezidivierenden puerperalen Verwirrtheit). Auch Imbezillität mit periodischen Verwirrtheitszuständen und neurasthenischen Exazerbationen wurde beobachtet. (Ich konnte selbst einen solchen sehr schönen Fall beobachten.) Ein interessanter Fall betraf einen 35 jährigen, stark disponierten Kranken, bei dem nach einem akuten Magendarmkatarrh Verwirrtheit auftrat.

Wichtig ist eine, übrigens wahrscheinlich von allen Psychiatern akzeptierte Äußerung des Verfassers, daß die Gefährlichkeit eines Geisteskranken davon ganz unabhängig ist, ob der betreffende ein Verbrechen begangen hat oder wegen eines solchen bereits abgeurteilt wurde oder nicht. Zurzeit waren in der Anstalt 25 kriminelle Kranke.

Malariafälle kamen in der Anstalt 12 vor. In betreff der Malaria ist die Tatsache lehrreich, daß sich in einer Anstalt von Amsterdam die Malariafälle so häuften, daß *Schneevogt* sich veranlaßt sah: „Carthaginem delendam esse“ zu rufen, doch die Anstalt blieb, und die Epidemie verschwand, trotzdem

Mücken und ihre Larven heute noch in großer Menge vorhanden sind [1]).

Lungentuberkulose kam in 17 Fällen, Magen- und Darmkatarrh in 60 Fällen vor. Bei einer Wärterin traten hysterische, bei einer anderen epileptische Krämpfe auf, weshalb sie als dienstuntauglich erklärt wurden. Prof. *Laufenauer* war anderer Ansicht. Seine besten Wärterinnen litten manchmal an Hysteria major, bei mir stand auch eine sehr gut verwendbare epileptische Wärterin im Dienste, und ich meine, man sollte diese Unglücklichen nicht so ohne weiteres a priori abweisen; unter meinen epileptischen Kranken beobachtete ich ebenfalls einige, die ihren Mitpatientinnen mit voller Herzensgüte und Treue Hilfe leisteten.

In etwa 100 Fällen erfolgte die Entlassung der Kranken aus der Anstalt nur versuchsweise, doch wurden die meisten bald definitiv entlassen; ein anderer Teil kehrte freiwillig in die Anstalt zurück.

Über die Familienpflege der Kranken spreche ich bald an anderer Stelle. — Direktor *Deventer* befürwortet diese Einrichtung, er erwähnte, daß ein in Familienpflege befindlicher Kranker tagsüber in die Anstalt kommt, um hier zu arbeiten.

Unter den in der Anstalt verpflegten Männern war die *Sterblichkeit* 8,7 %, unter den Frauen 7,6 %. Als *Todesursachen* wurden angeführt: in 13 Fällen Dementia paralytica (bei den Männern 23 %), 12 mal *Tuberculosis* (21 %), 18 mal Deg. cordis, 11 mal allgemeines Siechtum (Marasmus) und 9 mal Arteriosclerosis.

43 Kranke waren über 60, 27 über 70, 10 über 80 Jahre alt, 1 hatte 94 Jahre überschritten. Ein Paralytiker wurde länger als 15 Jahre gepflegt.

In den „Psychiatr. en neur. Bladen" vom Jahre 1899 veröffentlichen *van Deventer* und *Benders* eine Studie über die Tuberkulose in *Meerenberg*, woraus zu ersehen ist, daß daran im Jahre 1877 die höchste Zahl von 26,7 % verstarben, wogegen im Jahre 1860 nur 6 %, doch stieg dies im Jahre 1895 auf 9,4 % und im Jahre 1896 auf 19,5 %. Unter den Kranken sämtlicher

[1]) Dr. *Deventer* läßt aber unentschieden, ob die Mücken und Larven, die die umliegenden „Grachten" (Kanäle) bevölkern, wirklich zur Gattung Anopheles gehören. E.

holländischer Anstalten verstarben im Jahre 1852 an Tuberkulose nur 10,8 % und im Jahre 1858 25,9 %. Sehr interessant ist Tabelle VIII, nach der unter 1600 Toten 18, welche länger als 40 Jahre in der Anstalt lebten, von Tuberkulose verschont blieben. Die meisten Kranken starben an Tuberkulose nach 5 bis 10 jährigem Anstaltsaufenthalt, bei 349 an Tuberkulose Verstorbenen konnte in 57 Fällen schon bei der Aufnahme Tuberkulose konstatiert werden. Unter 349 Fällen war sie nur bei 8 außerhalb des Brustkorbes lokalisiert.

Sehr lehrreich sind auch die Obduktionsresultate, die in inhaltsreichen, übersichtlichen Tabellen dem Meerenberger Jahresberichte beigefügt werden. In einem Falle von Tuberkulose, wo Syphilis zugegeben war, wurden in der Lunge haselnußgroße Knoten gefunden. Lobend hervorzuheben ist, daß die Kontrollkommission die Anschaffung eines großen Mikrotoms für Gehirnschnitte beschlossen hat. Es wurden auch die Gehirngewichte bestimmt und mit Alter, Körperlänge, Gewicht des Körpers und der Hauptorgane und Schädelumfang (in 108 Fällen) tabellarisch zusammengestellt.

All dies zeigt, daß man in *Meerenberg* viel und äußerst gründlich arbeitet, so daß die Anstalt auch wissenschaftlich zu den besten gezählt werden muß.

Im nachfolgenden will ich, soweit meine Daten mir es erlauben, über *das holländische Irrenwesen* berichten.

Ich habe bereits erwähnt, daß die erste Anstalt im Jahre 1849 errichtet wurde. Bis dahin waren die Kranken in den Städten in Gebäuden untergebracht, die zu anderen Zwecken errichtet oder umgebaut waren, und zwar am 1. Januar 1848 etwa 1128 Kranke, welche Zahl in 50 Jahren auf 7722 gestiegen ist [1]). Die Verbesserungen im Schicksal der Kranksinnigen in Holland lassen folgende Daten erkennen: Während im Jahre 1849 nur 12 in Städten erbaute Häuser zur Verfügung standen, waren 50 Jahre später 11 in Städten und 11 auf dem Lande erbaute Anstalten vorhanden. *Heute werden städtische Anstalten oder Erweiterungen von solchen überhaupt nicht mehr bewilligt (!!) und die Anstalten werden im ganzen nach dem*

[1]) Siehe die Arbeit von *van Erp Taalman Kip* (Psych. neur. Wochenschrift vom 3. Juni 1899).

Pavillonsysteme erbaut. Die städtischen Anstalten sind jedoch ebenfalls gut eingerichtet und es wird darnach gestrebt, daß die Kranken das Anstaltsleben als eine Art Erholung empfinden, deshalb werden die Räumlichkeiten geschmückt und für Beschäftigung gesorgt.

Seit dem Jahre 1884 wird das Irrenwesen durch ein neues Gesetz reguliert, welches jetzt wieder vor einer Revision steht. Schon das erste Gesetz vom Jahre 1841 verfügte, daß *in Holland Anstalten zur ausschließlichen Pflege von unheilbaren Kranken nicht errichtet werden dürfen.* Nach holländischem Gesetze ist jeder, der nicht im Vollbesitze seiner geistigen Kräfte ist, als geisteskrank zu betrachten. Auch ist eine öffentliche Kontrolle durch das Gesetz vorgeschrieben, denn *jeder, der einen Geisteskranken in seinem Hause aufnimmt, hat dies dem Bürgermeister zu melden.*

An der Spitze des Irrenwesens stehen 2 *Inspektoren,* wobei jedoch nicht ausdrücklich bestimmt ist, daß diese Psychiater sein müssen, was auch tatsächlich gegenwärtig nur bei einem von ihnen zutrifft. Die Inspektoren haben dafür zu sorgen, daß den Kranksinnigen in den Anstalten, sowie außerhalb derselben eine ihrem Zustande angemessene Pflege zuteil werde. Sie haben das Recht, die Anstalten jederzeit zu besuchen, jedoch werden sämtliche Anstalten wenigstens alle 3 Monate durch einen Inspektor und einen Staatsanwalt an einem vorher nicht gemeldeten Tage besucht, wobei ganz besonders darauf geachtet wird, daß nicht geisteskranke Personen nicht in den Anstalten zurückbehalten werden. Alle Häuser, wo mehr als 2 Geisteskranke verpflegt werden, müssen als Anstalten konzessioniert sein. Bei Erteilung dieser Konzession werden die Pläne und Räumlichkeiten einer genauen (!) Prüfung unterzogen.

Die Bereitstellung von Plätzen für die Kranksinnigen ist auch hier, wie in Schottland, Aufgabe der Gemeinden, wie denn überhaupt das holländische Gesetz an das schottische erinnert; staatliche Anstalten sind 2 vorhanden. Die Aufnahme eines Kranken wird auf Antrag eines Verwandten oder des Staatsanwaltes vom Bezirksrichter (Kantonrechter) verordnet, auch hängt von ihm die Annahme des ärztlichen Zeugnisses ab. Eine Aufnahmeordre des Bürgermeisters gibt nur das Recht für eine 8tägige Zurückhaltung in einer Anstalt.

3 Tage nach der Aufnahme wird mit Beifügung der Papiere der Staatsanwalt verständigt, jedoch zur Internierung von länger als 4 Wochen ist die Einwilligung des Gerichtshofes notwendig, welche alljährlich erneuert werden muß. Über den Zustand des Kranken müssen 2 Wochen hindurch täglich Aufzeichnungen gemacht werden, später wöchentlich und nach einem halben Jahre mindestens monatlich einmal.

Geheilte Kranke können vom Direktor selbst entlassen werden, jedoch muß bei ungeheilten oder bei zweifelhaften Fällen die Zustimmung des Gerichtshofes eingeholt werden.

Zur *Unterstützung der entlassenen Kranken* (Patronage) hatte bereits *Schroeder van der Kolk* die ersten Schritte getan; bereits im Jahre 1860 bestand in *Utrecht* ein solcher Verein, und auch für Nordholland bildete sich im Jahre 1863 eine solche Vereinigung, welche nicht nur für zeitweilige Unterstützung, sondern auch für Beschäftigung der Kranken sorgt.

In *Amsterdam* und auch in anderen holländischen Städten können entlassene Kranksinnige in den Asylen für Obdachlose Unterkunft finden (*Deventer*). Nach demselben Autor müssen alle Gemeinden einen zur Aufnahme von Geistesgestörten geeigneten Raum zur Verfügung haben.

Van Erp Taalman Kip wirft dem holländischen Irrenwesen vor, daß eine Aufnahme gewöhnlich mit der Gemeingefährlichkeit und nicht mit dem Zweck der Heilung begründet wird. — Es ist ein großer Mangel, daß die praktischen Ärzte von der Psychiatrie nichts verstehen, da ihre Ausbildung diesbezüglich noch vieles zu wünschen übrig läßt. Manchmal hindern die Gemeindevorstände sogar die Unterbringung des Kranken in eine Anstalt, da sie die Unkosten scheuen.

Mangelhaft war bisher auch die Versorgung der Anstalten mit Ärzten, denn die leitenden Stellen wurden nicht mit Fachleuten, sondern sehr oft mit gewesenen Militärärzten besetzt. *Winkler*, der einzige holländische Professor der Psychiatrie demissionierte, da er keine Klinik erhalten konnte. und in Leiden wurde zwar ein Lehrstuhl, aber ohne Klinik errichtet. Doch gelang es neuerlich zu diesem Zwecke die *Endegeester* Anstalt zu erwerben, weiterhin in *Amsterdam* und *Groningen* psychiatrische Lehrstühle zu errichten.

Über die Entwicklung der Anstalten in Holland veröffentlichte *van Deventer* auf dem Antwerpener Kongresse sehr interessante Daten. (*De positie van den Kranksinnigenarts*).

Die Reformen des Irrenwesens hat der bereits öfters erwähnte *Schroeder van der Kolk begonnen*, der als Professor für Anatomie und Psychiatrie der Utrechter Universität zum Mitglied (Regens) der Aufsichtskommission des dortigen Irrenhauses ernannt wurde und so Gelegenheit hatte, über die traurige Lage der Kranksinnigen sich unmittelbar Gewißheit zu verschaffen. Nach Ablauf eines halben Jahres konnte er der Kommission einen Vorschlag unterbreiten, nach dessen Durchführung die Utrechter Irrenanstalt ein Musterinstitut wurde. Auf *Schroeder van der Kolk's* Geist weist auch die Verordnung des Ministers des Innern vom Jahre 1838 hin, nach welcher an der Spitze sämtlicher Anstalten je ein Regenskollegium von 7 unbesoldeten Mitgliedern steht, die alle Angelegenheiten unter sich verteilen; der *regent huismester* hat die Kranken aufzunehmen oder zu entlassen.

Im Jahre 1841 wurden die *Utrechter* und *Delfter* Anstalten zu Heilzwecken bestimmt, während die anderen für die Unheilbaren blieben.

Um den Satz *Esquirols*: „*Mit dem Arzte beginnt die Anstalt*" durchzusetzen, provozierte im Jahre 1842 Dr. *Ramaer* mit den anderen Regenten einen Wortstreit.

Prof. *Voorhelm-Schneewogt* gab der Sache endlich eine neue Wendung, und unter seinem Vorsitze wurde es *als Absurdität erklärt, daß die Irrenanstalten von Laien geleitet würden*, durch deren von außen wirkenden Einfluß die Tätigkeit der Ärzte in den Anstalten gehemmt und unmöglich gemacht werde. Aus diesem Grunde empfiehlt er, daß zwar die Kontrolle der Anstalten sowie die Anstellung und Entlassung der höheren Beamten in den Händen der Aufsichtskommission bleiben solle, daß jedoch die körperliche und geistige Behandlung der Kranken, die häusliche Disziplin, Administration und Bewirtschaftung zum Wirkungskreise des Arztes gehören. *Schneewogt* erklärte schon früher, daß *eine jede Teilung der Macht Stillstand und Rückgang verursacht* („Alle verdeeldheid van macht veroorzaakt oponthoud en achteruitgang").

Im Jahre 1880 wurden selbst in den Militärkrankenhäusern die Chefärzte mit der Leitung betraut, und die hier gesammelten Erfahrungen führten dazu, daß der Wirkungskreis der Direktoren auch in bürgerlichen Spitälern erweitert wurde.

Die praktische Bedeutung dieser Sache zeigt ein von *Deventer* erwähnter Fall lehrreich. In der Irrenanstalt zu Haag kamen — obwohl die Regenten hervorragende und vom besten Willen beseelte Menschen waren — allerhand Unzuträglichkeiten vor, aus dem einfachen Grunde, weil der Arzt außerhalb der Anstalt wohnte und nur in zweiter Linie Verfügungen treffen konnte. Noch interessanter ist jedoch das Schicksal der Dordrechter Anstalt. Hier mußte nämlich wegen Meinungsverschiedenheiten zwischen den Regenten und dem Arzte die Anstalt geschlossen und baldigst verkauft werden, sie wurde als Irrenanstalt für jüdische Kranke eingerichtet.

Daß nicht unter ärztlicher Leitung stehende Anstalten selbst aus Humanitätsgründen nicht geduldet werden sollten, dafür sprechen auch die Beschreibungen von *Tucker*, der in den Zellen einer solchen Anstalt mittelalterliche Barbarei fand.

Die zur Entwicklung des Spitalwesens gegründete Vereinigung in Holland hatte ebenfalls ausgesprochen, daß die administrative und ärztliche Leitung der Spitäler in den Händen einer Person konzentriert werden muß, da die einzelnen Teile des Spitallebens so eng miteinander verknüpft sind, daß sie ebensowenig auseinandergehalten wie getrennt geleitet werden können.

Es wird auch in Holland als wünschenswert betrachtet, daß, um eine gemeinsame Leitung der Administration und der Behandlung zu ermöglichen, nicht mehr als 500 Kranke in einer Anstalt sein sollen. *Tucker* kam nach seinen auf der ganzen Erde gesammelten Erfahrungen zur gleichen Ansicht, und tatsächlich geht man heute in Holland in dieser Richtung vor.

Vom sozialen Standpunkte erscheint es richtig, daß die für Trunksüchtige errichtete Heilanstalt *Hooghullen* vom Staate auch finanziell unterstützt wird. (Ps. Wochenschr. 1899, 227).

Zur stetigen Förderung der Krankenpflege wurde der *Wilhelmina-Verein* gegründet, welcher im Jahre 1902 über ein

Kapital von 24 000 Gulden verfügte [1]) und welchem jährlich 7000 Gulden Beiträge zufließen. Die Anstalt unterhält für die Wärterinnen 2 Erholungsstätten: „*Welgelegen*“ und „*Leemkoll*“ auch werden sogar einige nach *Davos* gesandt. Auf den guten Ruf der Anstalt weist auch der Umstand hin, daß im Jahre 1899 der Kolonialminister für Holländisch-Ostindien von der Anstalt Wärterinnen verlangte und auf einer Versammlung des Vereins im Jahre 1901 selbst der Minister des Innern erschien.

Der erste Bericht der *Wilhelmina-Vereinigung* führt noch darüber Klage, daß die Wärter sich aus den Trunksüchtigen und bereits Gestraften [2]) rekrutieren, doch heute haben sie bereits Vorbereitungskurse, prächtige Schulen und für die Töchter der gebildeten Mittelklasse bildet die erlernte Krankenpflege eine hochgeschätzte und sichere Erwerbsquelle.

Daß aber trotz alledem diese Frage selbst hier noch nicht vollständig gelöst ist, beweist wohl am besten ein Bericht des zu diesem Zwecke ausgesandten Komiteemitgliedes *van Deventer*, welchen dieser einer Versammlung der Chefärzte der Irrenanstalten vorlegte [3]).

Die Anstalten verschaffen sich ihr Pflegepersonal (Meerenberg nur die Wärter) größtenteils durch Zeitungsannoncen, in manchen Anstalten werden die Betreffenden vorgemerkt. (In Amsterdam herrscht ein so großer Zudrang, daß unter 144 Gemeldeten nur 16 angenommen werden konnten.) Zwei Anstalten haben, ohne daß sie annoncierten, so viel Meldungen, daß sie einen Teil der Bewerber abweisen müssen, in einzelnen Anstalten wird ein Beamter damit betraut, geeignete Wärter

[1]) *Blatin* schreibt, daß die Vereinigung der englischen Wärterinnen über ein Kapital von 16 Millionen verfügt.

[2]) Ein holländischer Autor schreibt, daß in Deutschland, England und Irland entlassene Sträflinge mit guter Aufführung als Irrenhauswärter angestellt wurden und daß in Irland ein jeder Sträfling, der sich hierzu meldete, als Wärter für ein Irrenhaus angestellt werden mußte (!), welches Vorgehen zu fürchterlichen Mißbräuchen führte (Elout. Woord en Beeld. Tweede Jaargang).

[3]) Rapport omtrent den actuellen toestand von het verplegend personeel in de Nederlandsche Krankzinnigen-Gestichten (Psych. en Neur. Bladen 1901). De opleidning van het verpleegspersoneel in de Nederlandsche Krankzinnigen-Gestichten. Door *J. van Deventer*, Sz. Antwerpen 1902.

zu werben und junge Personen auf diesen Beruf aufmerksam zu machen.

Vor ihrer Annahme werden die Bewerber strengstens gesichtet, auch wird ein ärztliches Zeugnis und in *Meerenberg* von drei Seiten Information eingeholt. Auf einem Fragebogen ist sogar eine Rubrik für das Körpergewicht vorhanden; die Bewerber werden aufgefordert, diejenigen namhaft zu machen, die über sie Auskunft erteilen können.

Die Bewerber werden im Alter von 18—35 Jahren eingestellt; sie sind zum großen Teile unverheiratet; in *Haarlem* dürfen sich die Wärterinnen nur mit Einwilligung des Direktors verloben, in einer anderen Anstalt darf sich ein diplomierter Wärter erst nach acht Dienstjahren verheiraten. Was die Vorbildung der Kandidaten anbelangt, so genügt regelmäßig eine Empfehlung. Ein Direktor bemerkt, daß man den Charakter eines Angestellten doch erst im Dienste erkennen könne. — Die Wärter werden durchschnittlich auf drei Probemonate angenommen, doch kann die Probezeit in manchen Anstalten von vier Wochen bis zu vier Jahren dauern; so beträgt z. B. die *Vorprobezeit* in Haarlem zwei und die eigentliche vier Jahre.

Die Angestellten werden nicht nur in der Krankenpflege unterrichtet, sondern sie machen außerdem Wiederholungskurse durch; auch wird das Personal im Lesen, Schreiben, sogar in einer Anstalt in Pädagogik (!) und in handwerksmäßigen Arbeiten unterrichtet. Eine Anstalt läßt ihre Angestellten bei einem Privatlehrer Stunden nehmen, eine andere trägt die Kosten des Wiederholungsunterrichtes, an einer dritten besteht eine Haushaltungsschule für die Angestellten.

Die Gehälter beginnen mit 100 Gulden und steigen je nach Dienstzeit und Leistungen bis 225 Gulden; das Gehalt des Oberwärters steigt bis zu 600 Gulden. *Für ein Ruhegehalt ist in allen Anstalten gesorgt.*

In den meisten Anstalten schlafen die Pflegepersonen nicht zusammen mit den Kranken, sondern es sind für sie besondere Schlafzimmer, möglichst für 1—2 Personen, eingerichtet.

Sehr wichtig ist, daß für das Personal ein jährlicher *Urlaub* von ein bis zwei Wochen regelmäßig gewährt wird; die Oberwärter erhalten einen solchen von drei Wochen. Es ist auch dafür gesorgt, daß das Personal während seiner freien Zeit sich weiter bilden, innerhalb der Anstalt zusammenkommen und sich zerstreuen kann. Zusammen mit den Kranken veranstalten sie Ausflüge, während des Winters Eisfeste; auch werden sie zeitweise bewirtet.

Eigentümlich ist, daß in den katholischen Anstalten Pflegepersonal aus anderen Anstalten keine Aufnahme findet, wovon ich eigentlich selbst kein Freund bin, da ich die Erziehung in der eigenen Anstalt für besser halte.

Ein *Personalwechsel* in einem gewissen Grade wird in Holland für die Anstalten als nicht besonders schädlich gehalten, denn man kann sich manchmal von ungeeigneten Leuten nur auf diese Art befreien, dem gegenüber jedoch wird, um in genügender Zahl ein geeignetes, ständiges Pflegepersonal zu besitzen eine bessere Bezahlung, seltener vorkommende Inspektionsdienste, besondere Wohnzimmer (!) und im allgemeinen eine *bessere Fürsorge für die Wärter* als notwendig erachtet. Auch hält man die Errichtung eines *Zentralbureaus* für notwendig, durch welches dann die Anstalten mit Pflegepersonal aus den hier geführten Listen versorgt werden könnten; dieses Bureau könnte, wie die *Wilhelmina-Vereinigung*, mit einer Vor- und Ausbildungsschule verbunden sein. *Meerenberg* wünscht die Lehrzeit auf fünf Jahre auszudehnen, was gewiß zuviel verlangt ist, da die heutige Qualifikation bereits eine so gute ist, daß aus Meerenberg die geprüften Wärterinnen überallhin für Privathäuser verlangt werden. Dies bietet, wie ich bereits erwähnte, nicht nur eine sichere Existenz, sondern es ist eine der Ursachen des Personalwechsels in den Anstalten.

Van Deventer bemerkt, daß die Ausbildung des Pflegepersonals auch die katholischen Orden dazu zwingt, ihre mit Krankenpflege beschäftigten Mitglieder ausbilden zu lassen [1]). Es kam sogar vor, daß sich ein solches zur Prüfung in einer protestantischen Gemeindeanstalt meldete.

---

[1]) Welche große Bedeutung auf diesem Gebiete die Fachkenntnisse haben, beweist wohl die Angabe *Blatins*, daß während des Krimkrieges die französischen Verwundeten von den bekanntlich ungeschulten Nonnen des St. Vinzens-Ordens gepflegt wurden, wobei die Sterblichkeit 22 % betrug, während bei den englischen Verwundeten, die von geprüften Warterinnen der *Miss Nightingale* versorgt wurden, die Sterblichkeit von diesem Zeitpunkt an von 33 % auf 11 % sank.

Zum Schluß hätte ich noch einige Daten über die *Zahl und Unterbringung der Geisteskranken in Holland* anzuführen (siehe Ps. en. neur. Bladen 1899 VII.—VIII.). Im Jahre 1849 kamen im ganzen Lande auf 10 000 Einwohner 3,8 Kranksinnige, welche Zahl im Jahre 1896 auf 15,06 gestiegen ist. — Die meisten waren im Nord-Holland-Bezirk: auf 10 000 Seelen 20, im Bezirk Utrecht 19, die wenigsten in *Drenthe* 8,85. — Im Laufe von 47 Jahren verschoben sich diese Zahlen nur unbedeutend.

Am 1. Januar 1896 waren von 8710 amtlich bekannten Kranksinnigen 7004 (80,41 %) in Anstalten und nur 1706 (19,58 %) außerhalb derselben, diesbezüglich sind die Verhältnisse in *Nord-Holland* mit 92,65 % günstiger und am schlechtesten in *Zeeland*, wo nur 54,35 % in Anstalten untergebracht sind.

Von den 4 800 000 Einwohnern *Hollands* fallen auf je 10 000 Seelen in *Utrecht* 19,01, in *Nord-Holland* 20,00 und in *Overijsel* 10,48 in Anstalten Untergebrachte, wobei jedoch, wie es *van Deventer* bemerkt, die Zahl der Kranksinnigen außerhalb der Anstalten gewiß größer ist, als dies die Ausweise anführten. Von *Nord-Hollands* Geistesgestörten sind 87 % Arme, fallen somit den Gemeinden zur Last.

Im Jahre 1901 hatte Holland 51 Irren- und Nervenheilanstalten (siehe *Van Andels* Buch)[1]), darunter waren zwei staatliche, eine provinziale und die übrigen munizipiale. Die Irrenanstalten sind nach Landesteilen eingeteilt, darunter 11 nach Pavillonsystem erbaut.

In *Veldvjik* stehen auf einem Gebiet von 70 ha in einem Fichtenwalde 25 Pavillons nebst 28 anderen Gebäuden. Hier werden *Kranke unter 15 Jahren nicht aufgenommen*; die Bedeutung dieser Maßregel habe ich bereits gewürdigt. Von den 440 Kranken der Anstalt sind 40 in Familienpflege untergebracht, die Angehörigen haben für sie 600 Gulden zu bezahlen, wovon jedoch $^1/_6$ der Anstaltskasse zufließt. In den Villen wohnen je 4—25 Kranke und in keinem der Schlafzimmer sind mehr als 12 Betten (*Clifford Smith*). In jeder der für Männer eingerichteten

[1]) Les établissements pour le traitement des maladies mentales et des affections nerveuses des Pays-Bas, des colonies Neerlandaies et la Belgique. Leiden-Antwerpen 1901.

Villen wohnt eine verheiratete Wärterin, welche die Tätigkeit einer Hausfrau versieht.

Die Pavillons werden durch Öfen geheizt, und nur ein Gebäude mit 40 Betten hat Dampfheizung. Dieses Institut wurde nach dem Muster von *Alt-Scherbitz*, dem besten Vorbild für eine Anstalt, erbaut. Nach *Clifford Smith* ähnelt es einer *Vorstadt-Villenkolonie*, in der ein jedes Haus nach dem Geschmack seines Besitzers erbaut wurde.

Holland besitzt auch vier Anstalten für Idioten sowie zwei *Trinkerheilanstalten*. In den Kolonien sind sechs Irrenanstalten vorhanden; nur in sieben von den genannten Anstalten sind Nonnen resp. Mönche angestellt. In einer Amsterdamer Anstalt werden ausschließlich Kranke jüdischer Konfession aufgenommen. Allem Anschein nach genügen die vorhandenen Anstalten nicht, denn nach *Schermers* mußten in den letzten Jahren, wenn auch nur vorübergehend, Kranksinnige in Gefängnissen untergebracht werden [1]).

[1]) Monatsschrift für Psychiatrie und Neurologie 1904, 466.

Belgien.

Am 12. Juli erreichte ich von Gheel aus, in *Heerenthals*, *Aerschot* und *Louvain* umsteigend, spät abends *Brüssel*.

Schon mittags fuhr ich weiter nach

Tournai.

Diese sehr alte, kleine und auffallend reinliche Stadt bestand schon zu Zeiten *Julius Cäsars*; die vielen seltsamen kleinen, fast schmucklosen gotischen Kirchen, nicht minder die große Zahl von Kapuzinermönchen die ich auf dem Wege von Gheel bis hierher antraf, deuteten an, daß ich in einem streng katholischen Land war, was mir um so mehr auffiel ,als ich vier Wochen hindurch fast ausschließlich protestantische Länder bereist hatte.

Die Irrenanstalt liegt außerhalb der Stadt an der Stelle der alten Zitadelle, wo der Staat 50 Hektar schwer verwertbaren, schlechten Bodens besaß; hiervon wurden 16 ha für die Zwecke der Anstalt bestimmt, wobei man annahm, daß sich infolge der Errichtung einer Irrenanstalt dort bald ein lebhafter Verkehr entwickeln und infolgedessen der Grundbesitz zu Bauzwecken leichter verwertbar werden würde [1]). Doch erwies sich diese Annahme als verfehlt, denn nach nunmehr 22 Jahren sind dort keinerlei Neubauten enstanden, und der einzige Nachbar der Anstalt ist immer noch die Infanteriekaserne, von wo aus die Fanfaren jederzeit, wenn auch nicht gerade zu psychotherapeutischen Zwecken dienend, herüberschallen [2]).

---

[1]) Notice sur l'asile des hommes aliénés à Tournai 1881.

[2]) Solche Fanfarenklänge aus der Kaserne gaben einst Gelegenheit zu einer Kontroverse bei der Wahl eines Platzes für eine deutsche Anstalt, wobei bemerkt wurde, daß die Anstalt nur fur solche bestimmt sein solle, die unempfindlich gegen Kasernenklange sind (*Mönkemöller*). Es wäre wohl schwierig, eine Anstalt mit solchen Kranken zu belegen.

Die Anstalt von *Tournai* ist in flamländischem Kasernenstil aus roten Rohziegeln, vorwiegend einstöckig erbaut; vor der Front liegt eine kleine Wachstube. Im Inneren findet man einen reinen architektonisch hübsch gegliederten Korridor. Der ganze Gebäudekomplex ist von einer Mauer umgeben, welche nur vor den Abteilungen der gänzlich Ruhigen durch etwas freundlichere Eisengitter unterbrochen wird. Nur der hintere Tract gewährt über die vertieft erbauten Mauern hin eine freie Aussicht auf Sandhügel und Wiesen. Innerhalb der Anstalt wird viel Sorgfalt auf die Gärten verwandt, auch für Pflanzen und gute Lüftung in den Krankenräumen gesorgt.

Rechts vom Eingange ist die Wohnung des Verwalters, links die des Direktors. Am Administrationsgebäude vorbei gelangt man zum Pavillon der kriminellen Kranken. *Aus ganz Belgien werden die männlichen Kriminalkranken hier untergebracht* [1]). Hierauf folgen auf der einen Seite die Werkstätten, auf der anderen die Spitalsabteilungen und, hiervon wieder durch einen Garten getrennt, bildet die Küche den Mittelpunkt des ganzen Gebäudekomplexes. Hieran reiht sich die Abteilung für Kinder und nochmals eine Spitalsabteilung. Im Kellerraum der Kapelle ist die Leichenkammer und der Obduktionsraum untergebracht. — Die Gebäude sind unter sich und mit den Bädern durch Korridore verbunden. Auf dem rechten Flügel sind die Ruhigen, die Halbruhigen und die Rekonvaleszenten, am äußersten Ende die Unruhigen und Unreinen untergebracht und die Zellen eingerichtet; auf dem linken Flügel ist die Einteilung ziemlich dieselbe, die Kranken der höheren Zahlungsklassen sind ebenfalls hier untergebracht. Das Mittelgebäude ist 2, das Seitengebäude und die äußersten Flügel nur 1 Stock hoch erbaut.

Die Hauptfront der Anstalt liegt an einer 20 m breiten Straße; die Höfe und Gärten haben einen Umfang von 90 460 qm und die Gebäude einen solchen von 16 600 qm. Das Regenwasser wird in einer Zisterne mit 1 Million Liter Aufnahmefähigkeit gesammelt. Die Anstalt hat Dampfheizung mit Niederdruck, gelüftet wird durch gegenüber den Fenstern angebrachte Ab-

[1]) Siehe eine sehr schöne Bearbeitung dieser Frage bei *Lenz*: „Les aliénés criminels. Bul. de l'académie roy. de médecine. Brüx. 1900.

leitungsröhren, welche zu dem 14—18 m hohen, mit der Heizung in Verbindung stehenden Rauchfange führen. Beim Bauentwurfe wurden 20 cbm Raum für einen Ruhigen, 25 für den Unruhigen und 30 für einen Unreinen berechnet.

Die Beleuchtung war für Gas projektiert, um damit zugleich auch die Anstalt mit warmem Wasser und die Heizung der Küche zu versorgen. Die Gesamtkosten wurden für 500 Kranke mit 2 Millionen Fr. veranschlagt.

Während meiner Anwesenheit waren in der Anstalt 800 Kranke.

Die inneren Räumlichkeiten sind höchst sorgfältig ausgestattet. Die Korridore sind voller Blumen und Blattpflanzen; von der Decke hängen Blumenkörbe herab, die Wände sind mit Bildern geschmückt, an den Fenstern hängen geschmackvolle Vorhänge. Der obere Teil der meisten Wände ist getüncht, der untere mit grauer Ölfarbe gestrichen. Wo ich Gelegenheit hatte, die Speisesäle zu sehen, gab es überall Blechteller und nur Gabeln für die Kranken. Diese erhielten auch täglich 2 mal, die Arbeiter 4 mal je ½ Liter *Bier*, welches in der *eigenen Brauerei* der Anstalt gebraut wird; ein Mönch zeigte mir die Keller und bemerkte hierbei, daß sie und die Beamten ein besseres Bier trinken als die Kranken.

Die Betten sind mit bunten Decken versehen, zwischen den Betten liegen kleine Laufteppiche, auch hat ein jeder einen besonderen Nachttopf. In den Schlafzimmern liegen im Durchschnitt 14 Kranke; nach *Näcke* sind die Matratzen mit Fisolenhülsen gefüllt. Aufgeregte und unruhige Kranke werden in Kellerzellen gebracht; ich hatte Gelegenheit, solchen zu begegnen, und da ich sie ganz still und ruhig sah, konnte ich es mir durchaus nicht erklären, warum gerade diese in unterirdische Zellen kommen mußten.

Zur Zerstreuung der Kranken sind sehr sorgfältig gepflegte Gärten vorhanden, in denen Fasanen, Tauben und anderes Geflügel gehalten wird. Die Wasserspülung der Klosettstühle in den Gärten wird durch Dornschlüssel in Tätigkeit gesetzt, wodurch zwar der Wasserverbrauch, jedoch nicht der Gestank vermindert wird. Die Wärter sind zwar mit großem Schlüsselbunde versehen, sie tragen es jedoch wenigstens nicht an langen Riemen.

Den unfreundlichsten Eindruck machen in der ganzen Anstalt die Ordensbrüder mit ihren dunkelbraunen Filzkapuzen, welche ihre mangelhaft rasierten unfreundlichen und wenig Vertrauen erweckenden Gesichter noch finsterer erscheinen lassen. Diese Mönche sind düstere, nicht sehr intelligent erscheinende Gesellen, mit denen das weltliche Personal nur kurzangebunden, widerwillig verkehrt. Allem Anscheine nach besteht zwischen diesen beiden Parteien ein unüberwindlicher Antagonismus und eine Rivalität, deren schlechte Wirkung auf die Kranken kaum durch Blumen, Fasanerie und Ermöglichung der Aussicht über die Mauer wenigstens nach einer Himmelsrichtung hin gutzumachen ist.

Welch ein trauriges Los unter solchen Umständen hier ein gewissenhafter Psychiater haben kann, das könnte am besten Direktor *Lenz* erzählen, der nach einem 40jährigen aufopfernden Dienste den in der Anstalt herrschenden Geist mit den Worten entschuldigte: „Ich habe zwar ein Verfügungsrecht, jedoch gehorchen die Mönche nicht" — und daran etwas zu ändern war unmöglich. Nur so läßt sich der unglaubliche Umfang der heute noch angewandten Tortur und des Zwanges erklären. Folgende Daten habe ich einem im Bureau aufliegenden Verzeichnis [1]) entnommen.

Während eines Jahres waren in Zellen isoliert bei Tage 528, über Nacht 816 mal; *Zwangsjacken wurden bei Tage in 217 und bei Nacht in 1217 Fällen angewandt*; *Zwangsgürtel wurden bei Tage 2544 und zur Nacht 1510mal angewandt*; *an den Händen oder Füßen gebunden waren Kranke bei Tage 618, bei Nacht 320 mal, an ihre Betten gebunden waren Kranke in 2044 und in Zwangsstühlen in 960 Fällen. Zusammen wurde bei Tage in 4865 und bei Nacht in 5907 Fällen Zwang angewandt.* All diese Tortur verteilte sich auf 55 Kranke für die Isolierung, auf 69 Kranke für die Zwangsjacken, auf 67 für das Binden, auf 16 für das Festbinden im Bett, auf 3 für das Sitzen im Zwangsstuhl. Hierdurch wird zweifellos bewiesen, daß einzelne Kranke monate-, möglicherweise jahrelang durch ein- und dieselbe Art, z. B. durch den Zwangsstuhl gequält werden; wer einmal

[1]) Es ist nicht ohne Interesse, daß hier die Kranken *bloß nach Zahlen* registriert werden, wie etwa in einem gräulichen Phalansterium.

hierfür bestimmt wurde, der blieb auch dort sitzen. Schon vor 100 Jahren — zu Zeiten *Pinels* — war die Behandlung der Kranksinnigen eine andere, um solche Sehenswürdigkeiten heute noch beobachten zu können, muß man sich an die Anstalten von belgischen, portugiesischen oder italienischen geistlichen Orden wenden.

Trotz der vielen Zellen und Binden oder vielleicht eben deswegen sind 7 entwichen, doch gelang es nur zweien zu entkommen.

Die Spuren von Zwangsmitteln konnte ich sogar in den *Baderäumen* finden, so die von den Wänden der Wannen herabhängenden großen Ringe zum Anbinden der Kranken oder der Wannendeckel; noch eine fürchterliche Sache: unter der Dusche ist eine Bank angebracht, daß man den Kopf des Kranken darunter festbinden kann. Ähnliches konnte man sonst nur von den Zeiten der Inquisition hören [1]).

Die Bäder sind übrigens gut eingerichtet auch sind lange Rinnen für Fußbäder vorhanden. Doch sind die englischen kleinen Wannen zweckmäßiger. Die Kranken erhalten zweiwöchentlich gemeinsame (!) Reinigungsbäder (?). (Ich denke, daß wöchentlich einmal oder zweimal verabreichte laue Duschen von sicherer Wirkung wären.)

Auch das Kochen besorgen Mönche; ich sah einen vorzüglichen, glasbedeckten Putzraum für Gemüse; der Küchenbedarf wird zum großen Teile in der Anstalt erzeugt, in der Wirtschaft werden Ochsen gemästet, für welche die Nebenprodukte der Brauerei verwertet werden können. Die Anstalt besitzt auch 125 Stück sehr schöne Yorkshire-Schweine.

Über den Krankenverkehr konnte ich keine näheren Daten erhalten; die Sterblichkeit der Anstalt beträgt 7 %.

Der Anstaltsdirektor, der in der Stadt wohnt, bezieht 12 000 Fr., außer ihm ist kein weiterer Arzt angestellt.

Dr. *Lenz*, dessen psychiatrische Tätigkeit durch die Mönche Schiffbruch gelitten, entwickelt eine große wissenschaftliche Tätigkeit, in dieser Hinsicht ist seine Anstalt sehr schön ein-

---

[1]) Über die belgischen Anstalten schrieb *Näcke* im Jahre 1893: „Für die Personen, die ich restringiert sah, schien nach unseren Begriffen absolut keine Indikation dazu vorzuliegen...“

gerichtet. Auf seine schöne Bibliothek (die Kranken haben eine besondere mit 1000 Bänden) werden jährlich 500 Fr. verwandt; außerdem gibt es Einrichtungen für Mikroskopie, Chemie Psychophysik und Elektrotherapie sowie Apparate für Photographie und verschiedene graphische Arbeiten. [1])

Bei meiner Verabschiedung wiederholte mir *Lenz*, daß man Geisteskranke nur heilen, ihr Schicksal nur erleichtern kann, wenn in einer Anstalt mit nicht mehr als 500 Kranken der Anstaltsleiter, die Seele des Ganzen, ein mit unbeschränkter Macht ausgestatteter Psychiater ist. *Pinel*, *Reil*, *Esquirol* und unter den vielen jüngeren *Tucker* und *Deventer* waren derselben Meinung.

Über das *Irrenwesen in Belgien* will ich noch nach *Tucker* erwähnen, daß dort seit dem Jahre 1850 ein *Irrengesetz* besteht. Trotzdem dieses im Jahre 1873 und 1874 modifiziert wurde, sind die Resultate doch sehr mangelhaft, in mancher Beziehung herrschen sogar beschämende Zustände; selbst ein Minister mußte bekennen, daß es in Belgien eine Unmöglichkeit ist, dem Gesetze Giltigkeit zu verschaffen [2]).

Nach belgischem Gesetze wird ein jedes Haus, worin ein Kranker durch eine andere Person als seinen Vormund, Pfleger oder provisorischen Sachwalter verpflegt wird, als Irrenanstalt betrachtet.

In einer Anstalt kann jemand untergebracht werden: 1. Auf Antrag der Angehörigen oder des Familienrates eines „Nichtverantwortlichen". 2. Auf Verlangen des Gemeindevorstandes. 3. In dringenden Fällen auf Anordnung des Bürger-

---

[1]) *Näcke* erwahnt: „*Lenz* verfügt über eine große Bibliothek und ein so großartiges Laboratorium im Werte von Tausenden von Franken, wie vielleicht kaum irgendwo eine psychiatrische Universitätsklinik".

[2]) Auch vom allgemeinen Standpunkte sind die Worte *Lenzs* beachtenswert: „....nous ne manquous pas de bonnes lois; l'essentiel est de bien les appliquer. Je rappellerais à ce propos que le pays où les Asiles d'aliénés semblent avoir atteint les plus haut degré de perfection, l'Allemagne, est précisement celui où n'existe aucune loi générale sur le régime des aliénés, mais où la loi est remplacée par une ardeur et une prosélytisme scientifique au dessus de tout éloge." „....Du jour où tout le monde pourra voir ce qui se passe dans nos asiles, comme tout le monde voit ce qui se passe dans nos hôpitaux, l'arsenal législatif se réduira à peu de choses."

meisteramtes, jedoch mu über eine solche Aufnahme innerhalb dreier Tage entweder der Friedensrichter oder der Staatsanwalt verständigt werden. 4. Angeklagte oder verhaftete Personen auf ministerielle Verordnung. 5. Auf Ersuchen einer beliebigen, als Verwandte legitimierten interessierten Partei, jedoch nur mit Zustimmung des Bürgermeisters. 6. In den Fällen 2, 3 und 5 wird die Ermächtigung durch einen Beschluß der ständigen Kommission der Provinzialverwaltung erteilt. In dringenden Fällen kann der Bezirkshauptmann (Governer) die Genehmigung auch selbständig erteilen, doch ist die Sache in der folgenden Sitzung des ständigen Komitees vorzulegen.

In allen Fällen muß das Zeugnis eines mit der Anstalt in keinerlei Verbindung stehenden Arztes — innerhalb der letzten 14 Tage ausgestellt — beigebracht werden. In dringenden Fällen kann das Zeugnis in 24 Stunden nachgeholt werden; *für unbemittelte Kranke muß der amtliche Armenarzt das Zeugnis ausstellen.* Nach 24 Stunden verständigt der Anstaltsdirektor den Governer, den Staatsanwalt des Kreises, den Friedensrichter, den Bürgermeister der Gemeinde und die Aufsichtskommission der Anstalt. Bei amtlichen Aufnahmen muß auch die Familie des Kranken verständigt werden.

Nach 6 Tagen erfolgt ein Bericht an den Staatsanwalt von seiten des Anstaltsarztes über die Resultate seiner Beobachtungen.

Je einmal innerhalb 6 Monaten wird die Anstalt ohne vorherige Anmeldung vom Bürgermeister des Ortes, alle drei Monate vom Staatsanwalt und jährlich einmal vom Governer revidiert (doch kann sich dieser von einem Mitglied der ständigen Kommission der Provinzialverwaltung vertreten lassen.)

Es ist bei dieser wenigstens auf dem Papiere so schön ausgearbeiteten Kontrolle bedauerlich, daß in den Anstalten eine *mittelalterliche Behandlung* blüht, daß die Kranken durch unterirdische Zellen, Zwangstühle, durch Binden an Händen und Füßen und Duschen auf den angebundenen Kopf geheilt (?) werden — wodurch die Besichtigung der Anstalten für Fremde beinahe unmöglich gemacht wird. (*Tucker* wurde trotz eines Erlaubnisscheines des Justizministers in zwei Anstalten nicht hineingelassen).

Tucker erwähnt, daß in einer Privatanstalt die Zellen zu therapeutischen Zwecken durch blaues Licht beleuchtet wurden[1]). Spuren hiervon kann man auch noch in Gheel finden. — Die Anstalt zu *Brügge* hatte im Jahre 1887 noch keinen Garten, man konnte Kranke sehen, deren Hände auf dem Rücken gebunden waren, und beinahe alle Betten waren mit Gurten versehen, um die Kranken fesseln zu können. In einer nach St. Michael benannten Anstalt erhielten *nur die zahlenden Kranken* Messer und Gabel, die Zimmer waren ungeheizt und das ganze Institut hatte sehr viel Ähnlichkeit mit einer „Penitentiary" (Zuchthaus). *Die Anstalt St. Dominique wurde von einem pensionierten Hauptmann geleitet*, und *Tucker* sah hier 5 Frauen an Stühle gefesselt.

Bezüglich der *Geschichte des belgischen Irrenwesens* will ich erwähnen, daß dieses bis zum Anfange der Reformation *Guislains* im Jahre 1835 in jämmerlichem Zustande war. „Bis dahin hatte man die Kranken gleich wilden Tieren behandelt, und in zahlreichen Städten wurden diese Unglücklichen an den Wenigstfordernden verdungen[2]). — Die Folgen dieses Systems waren entsetzliche Mißhandlungen der Kranken, von denen manche jahrelang angekettet und unter Verschluß gehalten wurden." Die Enthüllungen *Guislains* zwangen endlich im Jahre 1841 die Regierung zur Aussendung einer Untersuchungskommission, welche dann konstatierte, daß in 33 von 37 Anstalten etwa 3000 Kranke an Unternehmer ausgeliefert waren und man für manche Kranke für ein ganzes Jahr nur 25 Fr. Erhaltungskosten bezahlte; in 9 Anstalten waren noch Ketten in Mode. *Guislain* kämpfte für die Reform dieser Verhältnisse zwanzig Jahre hindurch; mit welch geringem Erfolge, werden wir weiter unten sehen.

Staatsanstalten sind in Belgien zwei: *Mons* und *Tournai*, provisorische und Übergangs- (!), zum großen Teile Adnexanstalten 22 und Privatanstalten 37.

Im Jahre 1897 wurden unter den 6 300 000 Einwohnern Belgiens 12 997 *Kranksinnige* (1 : 480) gezählt, wovon 3778 (28,50 %) in staatlichen Anstalten oder Kolonien untergebracht

---

[1]) *Näcke* sah in *Mons* blaue und rote Zellen.

[2]) Siehe *Kirchhoff*.

und alle übrigen (71,50 %) in Händen von Unternehmern waren. Einen interessanten Vergleich bietet *England*, wo 97 % der Kranken, und *Frankreich*, wo 79 % in öffentlichen Anstalten untergebracht waren. In Belgien sind die Verhältnisse gerade umgekehrt.

Dieses Verhältnis erscheint um so mehr im äußerst ungünstigen Lichte, als gerade die Unbemittelten in Anstalten eingeschlossen sind, die auf eigenen Vorteil arbeiten. Im Jahre 1896 sagte selbst ein belgischer Minister: „*Il est lamentable que le service des aliénés qui touche aux interets les plus graves de la société soit livré au mercantilisme et à l'exploition privée*... il faudrait centraliser entre les mains de l'État ce service — si d'insurmontables difficultés financières ne s'y opposaient."

Die Privatanstalten gehören in *Belgien* geistlichen Orden, von denen ein Teil uns kaum dem Namen nach bekannt ist: Celleten, Soeures Maricoles, Norbertiner, Benediktiner und die nach *Zola's* Buche nicht gerade christlichen „guten Hirten", weiterhin *Alexianer*, Ordensbrüder des *St. Nicolaus* usw.

Auf dem Kongresse zu Antwerpen wurde von *Le Père Amadée Stockmann* und von dem an einem Orden angestellten Arzte Dr. *Claus* dieses allerorts verurteilte System verteidigt, nach welchem die Verpflegungsgelder der Unbemittelten und die für ihre Arbeiten angehäuften Summen *ohne Kontrolle* für andere Zwecke verwandt werden. Ersterer erklärte, daß die Erhaltung von Irrenanstalten für den Orden eine große Last sei, deren sie sich gern entledigen möchten, da die Einkünfte so minimal seien, daß dadurch kaum die Zinsen des investierten riesigen Kapitals gedeckt werden könnten. Hierbei bleibt ganz unerklärlich, wie trotzdem die neueren Millionen verschlingenden Ordens-Anstalten entstehen können.

Am besten werden diese Verhältnisse durch eine belgische gerichtliche Untersuchung beleuchtet. Eine schlecht eingerichtete Anstalt mit 100 Betten, welche alle Klagen über die schlechte Behandlung der Kranken mit der Motivierung abwies, daß keine Mittel vorhanden seien, brannte ab, und in der Kasse der Anstalt wurden Wertpapiere im Betrage von 1½ Millionen vorgefunden [1]).

---

[1]) *Lenz*, Bulletin de l'Académie Royal de Médecine de Belgique 1904.

Außer der unkontrollierten Ausnutzung der Kranken [1]) ist ein Hauptfehler dieser in Belgien blühenden Irrenanstalten der geistlichen Orden, daß sie nicht unter Leitung von Psychiatern stehen, sogar die meisten überhaupt keinen sachverständigen Arzt haben — und daß, wenn auch ein solcher vorhanden, die Brüder (!) nicht ihm, sondern dem kirchlichen Oberhaupte gehorchen; *Lenz* sagte: „les frères n'obeissent pas" [2]).

In diesen Anstalten werden die Ärzte nach der Zahl der Kranken honoriert, so daß es in ihrem Interesse liegt, wenn möglichst viele zurückbehalten werden. Eine eigentümliche und unglückliche Verfügung ist, daß die Hilfsärzte vom Oberarzte bezahlt werden, ein Vorgehen, welches die Assistenten beinahe zum Verschwinden bringt. Das Gesetz schreibt nun vor, daß bei mehr als 150 Kranken auch ein Hilfsarzt vorhanden sein muß, dieser existiert ja doch öfters nur in effigie, — die Arbeitsleistung eines Hilfsarztes gegen ein äußerst minimales Honorar kann ebenfalls nur eine minimale sein. Das Gehalt des Oberarztes ist ebenfalls nicht vorgeschrieben, überhaupt ist die Stelle des Oberarztes nur da, um dem Buchstaben des Gesetzes zu entsprechen, *wohnt doch z. B. ein Chefarzt einer Irrenanstalt in 40 Kilometer Entfernung von der Anstalt.* Aus diesen und vielen anderen Gründen kann von einer Heilung oder einer Fürsorge für die Kranken keine Rede sein — noch weniger aber von einer wissenschaftlichen Tätigkeit.

Aus den Verhandlungen des Kongresses zu Antwerpen ersieht man, daß in den zwei staatlichen Anstalten keineswegs bessere Zustände herrschen, wobei — wenn dieses wirklich der Wahrheit entspricht — nicht vergessen werden darf, daß die Administration dieser zwei Anstalten ebenfalls in Händen der

---

[1]) Im Jahre 1899 hat sich in der Budapester königlichen Gesellschaft der Ärzte Prof. *Jendrássik* über diese Angelegenheit folgenderweise geäußert: „Es ist ein herzloser Gedanke, welcher aus der Kost dieser Armseligen Geld für andere Zwecke schaffen will, ... es wäre wünschenswert, daß der Minister für innere Angelegenheiten verordnet, daß die Pflegegelder der Geisteskranken bis zum letzten Heller nur für diesen Zweck verwandt werden dürfen.

[2]) Neuerdings wurden auch Laien als Wärter angestellt, trotzdem aber wurden die Verhältnisse nicht geändert, was sehr natürlich ist, denn wie könnte das bürgerliche Personal besser sein, als das kirchliche, von dem es bezahlt wird und dem es unterstellt ist.

geistlichen Orden sich befindet. Von den 1,32 Fr. Pflegegeld fallen 92 Cent ihnen zu, der Arzt dagegen verfügt, wenn auch nicht über die Mönche, doch immerhin nur über 40 Cent dieses Geldes.

Nach all dem, was ich sah, muß ich mich den Äußerungen von *Marie* und besonders denen von *Neisser* vollinhaltlich anschließen, welch letzterer auf dem Antwerpener Kongresse nach der amtlichen Besichtigung der belgischen Anstalten sich folgendermaßen äußerte:

„*Es darf kein Zweifel darüber gelassen werden, daß die Anstalten, welche wir gesehen haben, in ihrer Organisation modernen Anschauungen in keiner Weise entsprechen.*“ Der Zweck dieser Anstalten ist nicht die Heilung der Kranksinnigen und Erleichterung ihres Loses, sondern in einem religiösen Rahmen: „C'est l'esprit d'exploition (Ausbeutung), qui préside à tout“.

Dieser Geist wird nicht nur durch die oben bereits erwähnte, im abgebrannten Hause gefundene Million, sondern auch durch die entsetzlich große Zahl der angewendeten Zwangsmittel charakterisiert. Nach *Lwoff* ist die Zahl der angewandten Zwangsmittel vom Jahre 1888 bis 1892 von *140 049* auf *211 578* gestiegen, somit von 10% auf 33%. Die Zahl der einer solchen Behandlung unterworfenen Kranken betrug im Jahre 1887 nur 2454 und stieg bis zum Jahre 1893 auf 3445. Wenn man dies mit der Gesamtzahl der Kranken, 8696, vergleicht, so waren unter 100 Kranken etwa bei 40 Zwangsmittel angewandt worden; es ist sogar in einer Anstalt vorgekommen, daß zur Schonung des Fußbodens unreine Kranke an ihre Betten gefesselt wurden, obwohl unter einer sorgsamen Pflege unreine Kranke kaum vorkommen.

Ebenfalls *Lwoff* erwähnt, daß 841 Kranke in 59 814 Fällen an ihrem Bett festgebunden wurden, somit jeder Kranke 81 Tage oder Nächte lang. Dabei ist noch zu bedenken, daß sich dies alles nur auf die verbuchten Fälle bezieht, während in Anbetracht der Möglichkeit, daß der Chefarzt selbst 40 Kilometer von der Anstalt entfernt wohnen kann, diese Buchführung über die Zwangsmaßregeln kaum als maßgebend angesehen werden kann.

Die Arbeiten der Kranken werden im Durchschnitte mit 1 Fr. pro Kopf und Monat honoriert. Welch ein Nutzen hierbei für die Anstalten entsteht, das können wir am besten aus den Daten einer französischen Anstalt folgern, wo, wie dies *Morel* behauptet, in 5 Jahren 270 000 Fr., in einer anderen Anstalt 225 000 Fr. Reingewinn erzielt wurde. In Belgien sind die Verhältnisse um so günstiger, als überhaupt keine Kontrolle oder Aufsicht vorhanden ist — trotzdem können diese prächtigen Geschäfte aus „finanziellen Gründen" weder verstaatlicht, noch aber kontrolliert werden. Allerdings — res humana est. —

Zum Schlusse will ich noch erwähnen, daß auch in Belgien eine Einrichtung zur Unterstützung entlassener Kranker besteht. *Guislain*, der belgische Pinel, hat für die Kranken der Genter Anstalt eine städtische Subvention von 500 Fr. erwirkt, er selbst hinterließ für diesen Zweck 50 000 Fr., wobei lehrreich zu erfahren ist, daß man mit diesem Gelde nichts anzufangen wußte, so daß die Stadt ihre Hilfe einstellte. Heute hat die Stiftung eine Einnahme von 1305 Fr., was für obengenannte Zwecke kaum genügt [1]).

[1]) Siehe diese Daten unter den Schriften des Antwerpener Kongresses

Frankreich.

Früh morgens am 14. Juli fuhr ich von *Tournai* nach *Paris* — ich hatte von Belgien mit *Gheel* und *Tournai* genug gesehen — ohne die staatliche, von Dr. *Peters* mir wärmstens empfohlene und als hervorragend bezeichnete Frauenanstalt *Mons*, welche von *Tournai* 1½ Stunden entfernt liegt (Direktor *Morel*), besucht zu haben. Am folgenden Tage fuhr ich an der Seine entlang mit der elektrischen Bahn nach

Charenton

um die „*Maison nationale*", welche nach dem Prospekt: „. . . est destineé par l'État à servir de maison modéle pour le traitement des maladies mentales" zu besichtigen. Diese schönen Worte können wohl einst ihre Gültigkeit gehabt haben, den Anforderungen gegenüber der heutigen Psychotherapie bleibt *Charenton* weit zurück. In dieser Anstalt für Kranke höherer Stände fand ich selbst auf die Einrichtung und innere Ausschmückung viel weniger Sorgfalt verwendet als z. B. in der für unbemittelte Kranke errichteten Anstalt zu *Tournai*. Die Behandlung der Kranken ist veraltet. In einer der alten, finsteren übelriechenden Zellen der Frauenabteilung sah ich ein nacktes, schmierendes Weib, wobei die mich begleitende barmherzige Schwester bemerkte, daß sie keine Zwangsjacken (!) benützen könne, da dies der Herr Oberarzt nicht erlaube. Auf der Männerabteilung sah ich Kranke in Kamisolen, doch keine Bettbehandlung oder systematisch durchgeführte Dauerbäder; die Deckelbäder haben starke Holzdeckel. Regelmäßig gewogen werden die Kranken nicht, auch ist die Anstalt nicht besonders sauber gehalten, und ebensowenig findet man natürlich Wärterinnen auf der Männerseite.

Besonders unrein sind die Aborte, und der schwarze Anstrich der Türpfosten zeigt, wie wenig hier das erste Erfordernis einer

Heilanstalt — freundliche und heitere Räumlichkeiten — bekannt ist oder erfüllt wird. *Tucker* fand die Anstalt im Jahre 1887 überfüllt, an vielen Orten übelriechend und dunkel. Sehr gut ist dagegen die Einrichtung, daß im Speisesaale der Männerabteilung kleine, für 2—4 Personen berechnete Tische benutzt werden, während die *täglich verteilte Weinportion* in einer guten Anstalt doch wohl kaum geduldet werden dürfte. Ich sah auf der Männerabteilung Tageszimmer ohne irgendwelche Ausschmückung, weder Bilder an den Wänden noch Vorhänge, die Treppen ohne Läufer. Selbst in den höchsten Zahlungsklassen sah ich Zimmer ohne jedweden Schmuck. — Die Frauenabteilung ist etwas netter, da vor den Betten Teppiche liegen und an den Fenstern Vorhänge angebracht sind, auch viele Lehnstühle zur Verfügung stehen. Doch trotz alledem steht die Anstalt hinter der Bequemlichkeit und Geräumigkeit von *Meerenberg* zurück; das viele Türzuschlagen — verursacht durch die Türen ohne Klinken und durch das eilige Hin- und Herlaufen des Personals — wird sehr unangenehm empfunden. Die Wärter tragen ihre Schlüsselbunde ganz überflüssigerweise an langen Ketten, und man kann sich des Gefühles, daß die Kranken damit gezüchtigt werden, nicht erwehren. — (Auf der städtischen Beobachtungsabteilung in *Budapest* verschluckte vor dreizehn Jahren ein *Epileptiker* eine solche Kette, die wir nach einigen Tagen per vias naturales zurückerhalten haben.)

Im übrigen ist die Anstalt prächtig gelegen. Von dem Hügel aus, auf dem die Anstalt erbaut ist, hat man einen schönen Blick auf den mit Trauerweiden umsäumten, blaßgrünen Fluß, auf die buschige Ebene, auf die Waldungen von *Vincennes* und in der Ferne auch auf die *Seine* und *Marne*, doch wird diese schöne Aussicht den Kranken durch Mauern und merkwürdig konstruierte Eisengitter größtenteils versperrt. Die Höfe sind ringsherum von Säulengängen umgeben, doch auch hier ist alles überfüllt, denn die 610 Kranken haben nur 3 acres Fläche zur Verfügung; die acht Höfe für Spaziergänge haben eine Größe zwischen 100—200 Quadratfuß (*Letchworth*). Eine Aussicht eröffnet sich regelmäßig nur nach einer Seite hin, (die schottischen Anstalten kennen schon seit langem dieses Herz und Gemüt drückende Käfigsystem nicht mehr, auch in *Meerenberg* und *Uchtspringe* fehlen Mauern gänzlich); aus einem der Höfe eröffnet sich ein Ausblick auf *Paris*, doch der Insasse muß sich um so mehr als Gefangener fühlen, denn ihn erinnert dies an sein städtisches Heim, wo er und nicht der Oberwärter befahl.

Im Jahre 1871 wurde *Pelman* in der Anstalt von einem Kranken begleitet, der auf dem Wege zum Kirchhofe bemerkte: „Dies ist, mein Herr, der einzige Weg, auf welchem wir die Anstalt verlassen können."

Tucker schreibt, daß er, obwohl er seinen Besuch schon früher bekannt gab, nur von einem Oberwärter herumgeführt wurde, auch ein Straßburger Kollege klagte hierüber. Ich selbst wendete mich an den Oberarzt *Ritti*, der in der „Psych. Wochenschrift" die französischen Kollegen in Schutz nimmt: Derselbe verfügte auch, daß mich ein Interne begleiten solle — doch zum Schlusse — *Ritti* eilte nach Paris — hatte nur der Oberwärter Zeit für mich übrig [1]).

Nach den Eindrücken der früheren Besucher zu urteilen, entwickelt sich *Charenton* sehr langsam. *Letchworth* sah noch schmierende Kranke in Zellen, auch solche in Zwangsjacken und Stühle zum Anbinden. Auch beanstandet er, daß an den Wänden wenig Bilder und auf der Frauenabteilung geschmacklose Karikaturen aufgehängt sind. Seit dieser Zeit hat sich kaum etwas geändert, obwohl *Chyser* und *Niedermann*[2]) vom Jahre 1897 berichten, daß die Anstalt aus Ersparnissen bereits ein Kapital von einer Million Francs gesammelt hat. Man könnte wahrlich in einer Anstalt mit 120—200 Fr. monatlichen Verpflegungsgebühren den seit 20 Jahren sich immer wiederholenden Beschwerden leicht abhelfen. *Sérieux* tadelt die kaum glaubliche Einrichtung, daß die Internen nicht in der Anstalt wohnen.

Chyser und *Niedermann*, die manche interessante Daten über die Anstalt zu melden wissen, sahen Kranke in Zwangsjacken an ihre Betten gebunden, sie erwähnen auch den häufigen

---

[1]) *Wildermuth* wurde zwar im Jahre 1884 von einem Arzte begleitet, doch, wie er schreibt, „im Fluge durch die Anstalt" und mit der oftmaligen Bemerkung: „Voilà, monsieur, toujours la même chose". Im Jahre 1845 nimmt auch *Viszanik* daran Anstoß, daß die Anstalten unter der Leitung von Laien stehen, daß zum Besuche derselben kein ärztlicher Direktor die Bewilligung erteilt und daß die Besichtigung auch ohne eine ärztliche Begleitung stattfinden kann.

[2]) In einem ungarisch erschienenen Berichte.

Gebrauch von Zwangsbädern, die mit Linnen zugedeckt waren. Lehrreich ist die folgende ihrer Äußerungen: „.... Das Anbinden der Kranken ist gleichbedeutend mit der Vernachlässigung, jedoch bequem. Wir erwogen bei uns, wie es gegenüber den vielen Fortschritten (?) in Charenton möglich ist, daß das „no restraint" in so grober Weise vernachlässigt wird. Wir fanden hierfür keine andere Erklärung, als daß die Anstalt nicht unter der Leitung von Fachmännern steht ......". Leider aber stehen unsere unter dem Einflusse von *Chyser* und *Niedermann* errichteten heimischen Adnex-Irrenanstalten ebenfalls nicht immer unter der Leitung von Fachmännern. Wenn deren einige auch von Psychiatern geleitet werden, so sind diese auf die Privatpraxis angewiesen und dem nicht psychiatrisch geschulten Direktor untergeordnet. Unter solchen Verhältnissen ist, wie es schon *Reil* sagte: „der gescheiteste Arzt gelähmt, wie der Handwerker ohne Werkzeug." Für diese angeblich nach modernen (?) hygienischen Prinzipien errichteten Adnexe haben auch die folgenden Worte *Reils* Geltung: „..... In allen diesen Fällen fehlt es an frischer Luft, an Bewegung und Zerstreuung, kurz an allen physischen und moralischen Mitteln, die zur Heilung der Kranken erfordert werden. Welcher Kopf ist imstande, ein Krankenhaus und zugleich ein Narrenhaus mit nötiger Schärfe zu beachten."

Doch kommen wir auf *Charenton* zurück. Der vorletzte Direktor dieser Anstalt erhielt diese Stelle, weil er ein — Sekretär Gambettas war — selbstredend ist es nicht ausgeschlossen, daß er ein vorzüglicher Administrator war, da doch zur Leitung einer Irrenanstalt weiter nichts nötig ist (?). *Esquirol* hat seinem Minister des Innern im Jahre 1816 andere Ratschläge gegeben.

Esquirol beschreibt übrigens in seinem im Jahre 1835 erschienenen Werke: „*Mémoire historique et statistique sur la maison royale de Charenton*" sehr lehrreich die Geschichte dieser Anstalt.

Im Jahre 1602 zu Zeiten *Katharinas* von *Medici* siedelten 7 Mönche vom Orden des *Saint Jean de Dieu* nach Paris über und erwarben nach einigen Jahren bei *Charenton* einen Grundbesitz. Im Jahre 1641 erhielten sie mehrere wohltätige Stiftungen und verwendeten diese Summen auch, mit einigen

Privilegien ausgestattet, zu Spitalbauten, in welchen sie dann im 17. Jahrhundert eine Abteilung für Kranksinnige einrichteten. Eine provinziale Verordnung vom Jahre 1793 schreibt vor, daß die Mönche den aus den Kantonen anlangenden neuen Kranken die Füße und nach den Mahlzeiten auch die Hände zu waschen haben, daß die Speisen unter ihrer Aufsicht zur Verteilung gelangen und daß sie mit den Kranken milde umgehen sollen.

Aus Sparsamkeitsrücksichten wird im Jahre 1702 verboten, in der Anstalt Fremde zu bewirten. Die Verpflegungskosten schwankten zwischen 600—3000 Livres. Ein Satz von 4000 Livres wurde im Jahre 1789 für den berüchtigten *Marquis de Sade* bezahlt, der am Ende seinen wohlverdienten Platz hier erhalten hat. Es kam auch vor, daß Kranke von ihren Familien auf Lebenszeit in die Anstalt eingekauft worden sind, wofür dann ein für allemal 5—6000 Livres zu zahlen waren. Schon damals wurden Stimmen und Klagen laut, daß die auf Grund von „lettres de cachet" aufgenommenen Kranken die Brüder des Mitleides zu Gefängniswärtern und das Krankenhaus zu einer kleinen Festung umgestalten.

Abgesehen hiervon stiegen die Einnahmen der Anstalt vom Jahre 1644—1790 von 1208 Livres auf 21 278 Livres. Im Jahre 1790 wurden für 87 Kranke 125 000 Livres bezahlt. Im Jahre 1795 wurde das Spital durch die Wohlfahrtskommission geschlossen, welche die Mönche und Kranken zerstreute; im Jahre 1797 stellte indessen die Exekutivkommission die Anstalt wieder her und brachte sie unter unmittelbare Aufsicht des Ministerium des Innern.

Zum Direktor der Anstalt wurde *Mr. de Coulmier* — ein prämontreer Geistlicher — ernannt und als Arzt *Gastaldi* von der Irrenanstalt zu *Avignon* angestellt. Im Jahre 1802 wurde durch eine Ministerialverordnung bestimmt, daß Unbemittelte, die innerhalb dreier Monate nicht geheilt wurden oder hiezu keine Aussicht bieten, nach dem *Bicêtre* oder der *Salpêtrière* zu überführen seien. Schon damals wurden die von der Polizei aufgegriffenen Geisteskranken in das Zentralbureau des Spitales gebracht und nach Feststellung ihrer Geisteskrankheit von der Polizei untergebracht.

Seit dem Jahre 1807 wurden die Unbemittelten nicht mehr in *Charenton* gepflegt, sondern es kamen die Männer nach dem

Bicêtre, die Frauen nach der *Salpêtrière*. *Charenton* erlangte schon damals um diese Zeit durch seine schöne Lage und gute Leitung einen solch guten Ruf, daß seine Krankenzahl auf 415 stieg. Die Anstalt wurde im Jahre 1813 auch um eine Frauenabteilung vergrößert, doch scheinbar nicht gerade in glücklicher Weise, denn *Esquirol* schreibt: „il était impossible d'imaginer une construction plus mauvaise, elle était néanmoins montrée avec ostentation, tant on la trouvait magnifique. On ne connaissait point alors les vrais besoins des aliénés, on ignorait les principes, qui doivent présider à la construction des habitations destinées à ces malades". (Meine Reise im Auslande und die Entwicklung mancher heimatlichen Anstalten weisen heute, nach beinahe 100 Jahren, viele hierher bezügliche Tatsachen auf.)

Im Jahre 1833 traten in *Charenton* eiserne Betten an Stelle von Holzbetten, was ich jedoch nicht für unumgänglich nötig halte, denn ich sah reine Bettstellen aus Holz in *Meerenberg* und Schottland, dagegen an anderen Orten eiserne Bettstellen voller Ungeziefer [1]).

Ein dem Minister erstatteter Bericht vom Jahre 1804 enthielt interessante Angaben. Von 476 Kranken wurden 151 durch Leidenschaften und Erschütterungen der Seele krank; bei 52 waren Erblichkeit, bei 28 Onanie, bei 3 Syphilis, bei 32 Mißbrauch geistiger Getränke und bei 12 Exzesse in Venere Ursache der Krankheit.

Im Jahre 1815 wurde die Anstalt neu erbaut, jedoch: „..... Le directeur n'avait rien étudié, ni rien appris; il n'avait consulté personne sur les vices de ses premiers batiments; il n'avait point d'architecte et s'en rapportait à un maçon, qui n'en savait pas plus que celui, qui lui commandait!"

Und dieser Direktor war doch ein großer Herr: „Il percevait les revenus de la maison, sans rendre compte, il administrait, disait-il, paternellement, nommant ou présentant, à toutes les places, demolissant et batissant sans principes, ordonnant tout, se faisant obéir par tout le monde, depuis le dernier infirmier jusqu'au médicin en chef." — Allem Anscheine nach gibt es heute noch solche Direktoren — in Frankreich.

---

[1]) Daß eiserne Bettstellen allein ohne gebührende Reinlichkeit vor Ungeziefer nicht schützen resp. nicht besser sind als hölzerne, das hat bereits *Ideler* behauptet (*Viszanik* 1845).

Der Herr Direktor mengte sich sogar in die Behandlung der Kranken ein. Vereint mit *Marquis de Sade* wurden Festlichkeiten und Bälle arrangiert, zu welchem: „on ne rougissait pas d'appeler des danseuses et des actrices des petits théâtres de Paris. — Tout Paris y courut pendant plusieurs années." Doch wurden die Kranken durch diese Therapie nicht gesund und *Esquirol* bemerkt: „Solche Theatervorstellungen verursachten wohl viele Rückfälle und leidenschaftliche Ausbrüche." Alle die Klagen des Arztes beim Minister waren erfolglos, und erst im Jahre 1811 wurde dieser Unfug der Bälle und Komödien verboten.

Royer-Collard schaffte die in allen besserdirigierten Anstalten ausgiebig benutzten „Schreckbäder" ab, wobei der Kranke unverhofft in kaltes Wasser geworfen und am Boden der Wanne festgehalten wurde, bis er nahe am Ersticken war. Auch schaffte er die Verließe und Käfige ab, welche übrigens in Nordfrankreich, Belgien und Portugal heute noch in Gebrauch sind und merkwürdigerweise sogar noch in jüngster Zeit als pädagogisches Mittel angewendet wurden.

Unter *Royer Collard* werden in *Charenton* als Zwangsmittel nur noch die Kamisole verwandt, und die Kranken dürfen mehrmals in der Woche (!) sich im Freien bewegen. Einige können sogar ohne Begleitung außerhalb des Hauses sich bewegen.

Fremde durften in die Anstalt nicht hinein, wodurch jedwede Kontrolle unmöglich gemacht wurde. (Selbstverständlich stehen in einer wahrhaft erstklassigen Anstalt für intelligente Besucher die Türen jederzeit offen. Man sollte Schulen und Gesellschaften durch die Spitäler und Irrenanstalten führen, wodurch die Ansichten des Publikums geklärt und die Märchen der Zeitungen über Gespenster und Lebendigtote in diesen Häusern ins rechte Licht gestellt werden würden.)

Aufzeichnungen für die Krankheitsgeschichte wurden in *Charenton* nicht gemacht, und als ein neuer Oberarzt damit begann, wurde dies als Sünde betrachtet, denn es wurde beanstandet, daß der Arzt den Namen, gesellschaftliche Stellung, Vorleben, mit einem Worte alles, was er im Interesse der Kranken wissenswert fand, erfahren wollte.

Der Arzt war dem Direktor gegenüber machtlos, denn dieser war der Hüter der Ordnung, er strafte, er gab Ausgang für die Wärter, teilte den Dienst ein — sogar die moralische (!) Behandlung der Kranken lag in seiner Macht.

Mit dem neuen Direktor begann im Jahre 1815 eine neue Zeit für die Anstalt, und die Sorge für die Genesung trat an Stelle der Willkür: *Es wurde ein Ambulatorium für Unbemittelte errichtet*, und als Bedingung zum Krankenbesuch wurde die Erlaubnis des Arztes aufgestellt. Die Lokalitäten wurden (was bisher nicht für notwendig erachtet war) regelmäßig geheizt, in den Schlafsälen wurden an die Betten kleine Kleiderschränke und Fauteuils gestellt. — *Esquirol* beanstandet, daß die neuen Gebäude mehrere Stockwerke hoch erbaut werden, obwohl die *Irrenheilanstalten nicht höher als ebenerdig oder höchstens ein Stockwerk hoch sein dürften, da dies zweckentsprechender und auch nicht teurer ist.*

Im Jahre 1814 regelte *M. de Montesquieu* die ärztlichen, administrativen und hygienischen Angelegenheiten der Anstalt durch eine Verordnung. In manchen Ländern fehlt das heute noch. Diese französische Verordnung ist von klassischem Werte, und allem Anscheine nach wurde sie bei allen Gesetzen für das Irrenwesen als Grundlage benützt.

Die Geisteskrankheit mußte durch zwei Ärzte festgestellt und die Notwendigkeit einer Internierung durch ein behördliches Zeugnis bescheinigt werden. Eine Entlassung war nur unter Zustimmung der die Aufnahme bewerkstelligenden Partei möglich und die Behörde, welche die Internierung veranlaßte, mußte auch ihre Bewilligung zur Entlassung geben. *In dem Entlassungsschein wurde das Benehmen des Kranken beschrieben, und die den Kranken herausnehmende Partei wurde auf die eventuellen Gefahren aufmerksam gemacht.* Bei unter Kuratel gestellten Kranken war auch die Verfügung des Gerichtshofes zur Entlassung notwendig. Der Kranke mußte die Gebühren für einen Monat im voraus entrichten, für die weiteren Bezahlungen mußte jemand die Garantie übernehmen. Der Kassierer der Anstalt hatte eine Kaution von 10 000 Fr. zu erlegen; die Verköstigung der Kranken und Wärter war nach Gewicht genau vorgeschrieben. Dem System der Reservewärter („surnumeraires") können wir schon hier begegnen, doch wurde dieses von *Esquirol* als ein unrichtiges bezeichnet, denn: „..... *un individu, qui ne trouve point de l'ouvrage pour satisfaire au premier besoin de la vie est ordinairement vicieux ou parresseux.*“ *Esquirol* empfiehlt zugleich kurze bündige *Vorschriften für die Wärter.* Es ist interessant, daß schon im Jahre 1814 durch Verordnung bestimmt wurde, daß der einen Kranken besuchende Geistliche erst vom Arzte Auskünfte zu verlangen hat, um nicht etwa durch seinen Besuch dem Kranken zu schaden. Es ist lehrreich, daß während einer vierjährigen Periode in einem Teil der Anstalt die Zahl der Todesfälle geringer und die der Geheilten größer wurde, als während dieselbe Abteilung in einem anderen Teile der Anstalt untergebracht war; da die ärztliche Behandlung und Pflege überall die gleiche war, ist dies nur der verschiedenen Beschaffenheit des Hauses zuzuschreiben.

Esquirol gibt auch Rechenschaft über die Leichenöffnungen, was im auffallenden Gegensatze zu dem letzten Jahresberichte des Seine-Departement steht, da ich hier bloß eine einzige diesbezügliche Angabe fand, sogar einige Daten — so z. B. die auffallend kleine Zahl der Lungentuberkulosen — darauf hinweisen, daß nicht seziert wird. Dies spricht gewiß nicht für einen Fortschritt. In sämtlichen skandinavischen und englischen Anstalten wird auf diesem Gebiete eine rege Tätigkeit entfaltet. Die Sektionen sind ja auch tatsächlich unerläßlich für das ärztliche Handeln — sie bieten Grundlagen und Beweise.

Ville-Évrard.

Von St. Maurice fuhr ich mit der elektrischen Bahn nach Neuilly sur Marne resp. nach Nogent, von wo aus ich mit Wagenwechsel die Tore der Anstalt erreichte.

Das ganze Terrain, 15 km von *Paris* entfernt, im Jahre 1862 erworben, hat einen Umfang von 300 Hektar, wovon jedoch *Ville-Évrard* und die in der Nachbarschaft für zahlende Kranke errichtete *Maison speciale de Santé* nur eine Fläche von 13½ ha einnehmen [1]). Der Grundbesitz allein kostete 1350000 Fr. Er-

[1]) Die diesbezüglichen Zahlen entnahm ich aus dem Werke: „Notice sur les asiles publics d'aliénés et les colonies familiales“. Préfecture du Département de la Seine 1900.

baut wurde die Anstalt in den Jahren 1865—69. Im Jahre 1879 wurde ein Gebäude für Arbeiter errichtet, welches jetzt eine besondere Abteilung für Alkoholisten enthält. Die ganze für 1167 Kranke errichtete Anstalt kostete 6 Millionen Fr.

Am 1. Januar 1900 waren in der Extraklasse 220 Kranke in Pflege, die 1400—3000 Fr. bezahlten.

Die ärztliche Tätigkeit wurde von einem Oberarzt und zwei Internen, die administrativen Arbeiten von einem Direktor, einem Ober- und einem Hilfsschreiber ausgeübt. Auf der Abteilung der Unbemittelten sind drei Oberärzte, somit für 300 Kranke je einer; der Apotheker hat zwei Gehilfen (internes en pharmacie); die chirurgischen Fälle, auf welche wir noch zurückkommen, behandelt der Oberchirurg der Pariser Irrenanstalten. Sämtliche Abteilungen haben einen Oberwärter, sieben Klassenwärter (soussurveillant) und 25—33 Wärter. Im Jahre 1900 waren die Tagesverpflegungsgebühren 2 Fr. 10 Cent. Das Jahresbudget schloß mit einem Überschuß von 4342,60 Fr.

Die das Seinedépartement belastenden Kosten betragen	817 000	Fr.
Für I. klassige Kranke wurde bezahlt	111 000	„
Für II. klassige Kranke wurde bezahlt	139 000	„
Für III. klassige Kranke wurde bezahlt	113 000	„
Erträgnisse der Landwirtschaft	75 240	„
Einnahmen für die Arbeiten der Kranken	129 000(!)	„
Die *Gesamteinnahmen* waren	1 537 000	„
Gehalt des Direktors	8 000	„
Honorare für die Ärzte und Chirurgen	36 000	„
Personal der Administration	21 000	„
Ärzte und Apothekergehilfen	9 000	„
Für Fleisch	183 000	„
Für Brot	87 000	„
Für andere Speisen	27 500	„
Für Apotheke	33 000(!)	„
Für Bekleidung, Wäsche und Bügeln	87 000	,
Für Heizung	49 000	„
Für Beleuchtung	43 000	„
Für Bettzeug	6 500	„
Für Instandhaltung der Möbel und Instrumente	35 000	„
In der Wirtschaft	10 000	„
Instandhaltung der Gebäude	26 000	„
Versicherungsgebühren	2 400	„
Für Wasser	4 000	„
Für Drucksachen	11 000	„
Beerdigungen	2 000	„

Für Tabak[1]	1 600	Fr.
Ausbezahlt an die Arbeiter	43 000	„
Für die ärztliche Bibliothek.........................	4 500(!)	„
Für Zerstreuung der Kranken	4 000	„
Für unvorhergesehene Ausgaben	500	„

Ich selbst sah nur das für die Unbemittelten bestimmte Hauptgebäude resp. die Männerabteilung und die Sektion der Arbeiter. *M. Ballet* — der Direktor — gab mir bereitwilligst den Erlaubnisschein zur Besichtigung der Anstalt, doch wagte man mir die Sektion der Arbeiter erst nach einer nochmaligen Erlaubnis zu zeigen. — Ein uniformierter Oberwärter wurde mir zur Führung beigegeben. — Die Räumlichkeiten für die Administration, sowie die Wohnungen des Direktors und der Oberärzte sind im Hauptgebäude untergebracht, wo auch rechts und links ein Empfangssaal vorhanden ist. Hinter dem Hauptgebäude liegt inmitten eines Gartens die Kapelle, dann folgen die Küche, die Waschküche und das Leichenhaus. Zu beiden Seiten dieser Mittelachse sind je fünf gleiche Pavillons errichtet. Zwischen Küche und Kapelle liegen seitlich die Magazingebäude, in der Nähe der Krankenabteilungen die Bäder, und am äußersten Rande der Gärten sind die Zellenabteilungen errichtet, die man heute besser durch Pavillons für Unruhige ersetzen würde. Doch, wie ich erwähnte, ist eine weitgehende Auslese besonders dieser Kranken unzweckmäßig.

Die Räumlichkeiten sind sorgfältig dekoriert, an den Wänden viele Bilder und Teller, überall Blumen, am Plafond hängen rankende Pelargonien. — *Clifford Smith* bemerkt, daß man eine ähnlich dekorierte Anstalt nur selten findet.

Die Betten sind in den Schlafsälen ein Meter (!) von einander entfernt. (Es wäre wohl wünschenswert, wenn dies überall für Spitäler und Irrenanstalten behördlich vorgeschrieben würde.) In den Ecken stehen Statuetten und bei allen Betten Schränk-

[1]) Bei uns hält man es für ganz natürlich, daß die Kranken Tabak bekommen. Nach *Beca* erhalten in einer französischen Anstalt auch die Frauen Tabak, jedoch ist — wie er weiter erwähnt — in manchen englischen Anstalten nur zu gewissen Zeiten und dann auch nur im smoking-room das Tabakrauchen erlaubt; in einzelnen amerikanischen Anstalten ist das Rauchen gänzlich verpönt, und zwar nicht nur für die Kranken, sondern auch für die Wärter und Besucher; dieses Verbot beginnt schon auf dem Schiffe, mit welchem man zu den Anstalten gelangt.

chen und Stühle. Im Speisesaale hat man kleine Tische für je 6 Personen; die Räume haben Parkettboden und elektrische Beleuchtung; die Wasserspülungen der Aborte werden durch das Öffnen der Türe in Tätigkeit gesetzt, was gewiß für Irrenanstalten die praktischste Einrichtung von Wasserklosetts ist. Die blechernen Urinsammler unter den Betten der unreinen Kranken machen keinen besonders guten Eindruck — um so mehr, als genügende Sauberkeit durch regelmäßige Klystiere und Wecken der Kranken zu erzielen ist. An den Zellen sind Gucklöcher angebracht, was heutzutage nicht mehr für gut gehalten werden kann; in einer Zelle sah ich einen Epileptiker. — Durch die vor den Wohnräumen sich hinziehenden Veranden verlieren erstere viel Licht.

Die meisten Kranken waren im Freien; auch in den Höfen sah ich viele Blumen und Rasen, doch wenig Gebüsche, alles war etwas zu monoton und viel zu viel durch Mauern eingeschlossen; freie Aussicht hatte man nur nach einer Richtung, die scheinbar freie Seite des Hofes ist aber durch Drahtgitter, durch einen Graben und durch eine versenkte Mauer begrenzt — heute bereits eine veraltete Sache. Ich sah auch Kranke mit sogenannten unzerreißbaren Hemden „*maillot de Magnan*" herumgehen, deren Anblick schon peinlich war. In den Baderäumen werden interessante Mischvorrichtungen verwandt, bei denen, wenn das Wasser 40 Grad Wärme erreicht, eine Glocke ertönt. Diese Methode ist jedoch nicht absolut verläßlich, da im Falle eines Versagens der Glocke der Kranke sich doch verbrühen kann. Reinigungsbäder erhalten die Kranken nur alle 14 Tage, was gewiß zu selten ist.

Es sind sehr schöne Werkstätten vorhanden, in der Schlosserei konnte ich 16 Schraubstöcke zählen; auch die große Tischlerei, Wagner- und Tapezierwerkstätte sind gut ausgerüstet. Diese Abteilung erhielt ihren Namen zum Andenken an *Pinel* und *Esquirol.* An den Wänden sind Wahlsprüche gegen Trunksucht und Bilder über die schädlichen Folgen des Alkohols angebracht, deren Wirkung jedoch, wenn die regelmäßige Internierung der Kranken nur drei Monate dauert, keine besondere sein kann.

Tucker sah auf der Frauenabteilung Zellen, welche feucht und kalt waren, mit 2 Betten, und er erwähnt, daß zu jeder Zelle auch ein kleiner Garten gehörte. Er sah auch Kranke in

Zwangsjacken und viele Wärter mit den Händen in den Taschen faulenzen, während in der Abteilung Spektakel und Aufregung herrschte; männliche Kranke pflegen gruppenweise nach den Nachbarortschaften Ausflüge zu unternehmen. *Tucker* meint: „I did not consider the management of the Institution good."

Über die dem Hauptgebäude gegenüberliegende „*Maison de Santé*" schreibt *Clifford Smith*, daß sie im Villenstile erbaut ist, ohne daß die einzelnen Gebäude durch Korridore verbunden wären; jede einzelne Villa wird besonders geheizt; — jedenfalls vorzügliche Eigenschaften einer Anstalt.

In *Ville-Évrard* besuchte ich noch den durch seine Arbeiten wohlbekannten Kollegen *Marandon de Montyel*, und es blieb noch etwas Zeit übrig, um die auf demselben Territorium gelegene neueste Pariser Heilanstalt zu besichtigen.

Maison Blanche.

Diese Anstalt ist seit dem Jahre 1896 im Baue, doch bis heute erst zur Hälfte fertig und belegt. Die Fertigstellung des anderen Teiles ist nach der Bemerkung eines französischen Kollegen eine ebenso mythische Sache geworden, wie die der Opéra comique. — Heute beherbergt die Anstalt 700 Insassen.

Man kann bis zum Tore der Anstalt mittels der elektrischen Bahn gelangen; ein großer freier Platz trennt es von der Straße, zwischen dieser und der Anstalt liegen 5 Villen — jede mit einem netten Garten umgeben — für den Direktor, die Ärzte und den Apotheker; innerhalb des Tores liegen 14 Blockpavillons für die Kranken. Die Mitte des Terrains nimmt das Administrationsgebäude ein, dahinter liegt der nach englischem Muster errichtete, aber unpraktische, für 200 Menschen berechnete Speisesaal, weiterhin die Küche, Lagerräume, das Wasch- und Bügelhaus, die Bäckerei, die Bäder, die Abteilung für ansteckende Kranke und, weit von den anderen Gebäuden getrennt, das Leichenhaus; eine Kirche ist vorläufig noch nicht vorhanden. Das Maschinenhaus und die elektrische Beleuchtung hat die Anstalt mit *Ville-Évrard* gemein.

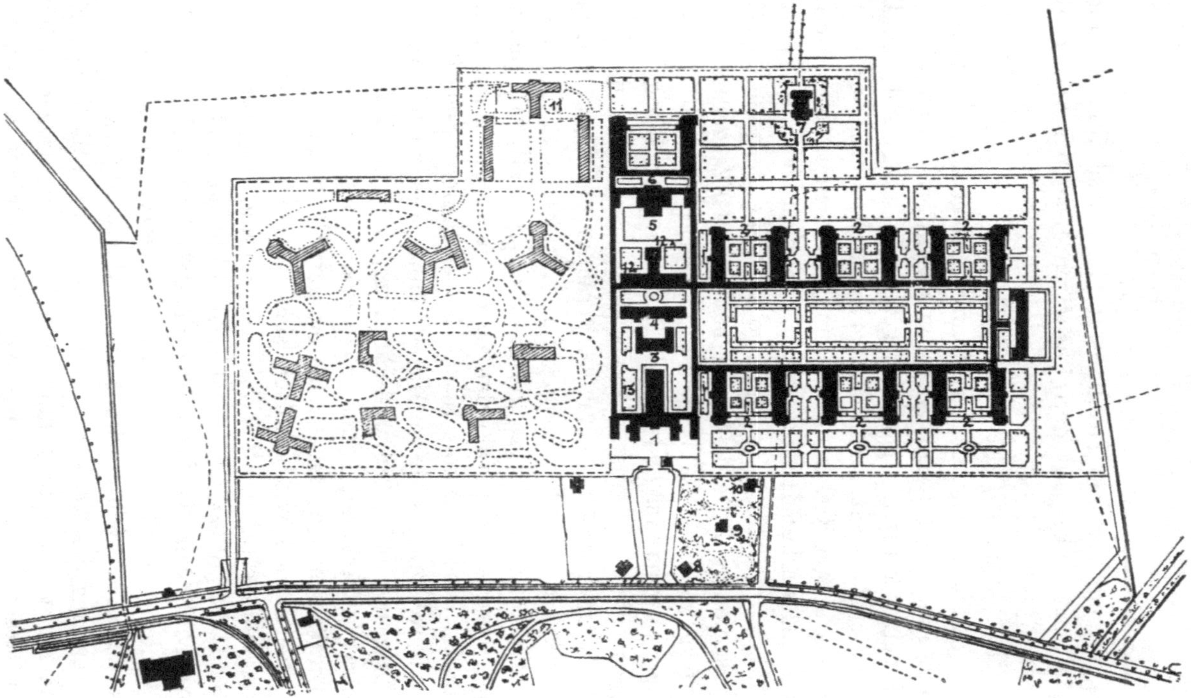

1. Verwaltungs-Gebäude.
2. Pavillon der Kranken.
3. Apotheke.
4. Küchengebäude.
5. Waschhaus.
6. Infektionsabteilung.
7. Leichenhaus.
8. Direktors-Wohnhaus.
9. Wohnhaus für d. Oberarzt.
10. Wohnhaus für d. Verwalter.

Die schon fertigen Pavillons machen durch ihre ermüdende Eintönigkeit selbst auf den flüchtigen Besucher keinen guten Eindruck.

Mein Verlangen, die Anstalt zu besichtigen, brachte das Bureaupersonal etwas in Verlegenheit, da gerade die Aufsichtskommission der Irrenanstalten anwesend war und die Ärzte dabei sein mußten, doch der gerade heimkehrende Direktor war höflichst bereit, mich zu begleiten, wodurch ich eine besonders günstige Gelegenheit fand, mit dem inneren Getriebe einer französischen Irrenanstalt bekannt zu werden. Vor allem besichtigten wir die „*lingerie*“, wo die reine, sorgsam geplättete und zusamemngelegte Wäsche — nach Art des Ziegeltrocknens — behufs gründlicher Lüftung und Trocknung mit Zwischenräumen aufeinander gelegt wird. — In der Küche wird in doppelwändigen Pfannen mittels Dampf — wobei das Wasser in 20 Minuten siedet — für 700 Personen gekocht. Seltsamerweise werden in der Küche nur Männer beschäftigt, und in dieser ausschließlich für Frauen bestimmten Anstalt sah ich keine einzige Kranke in der Nähe der Küche, sie werden wahrscheinlich nur in der Wäscherei und in den Bügelräumen beschäftigt.

Wir weilten gerade im Maschinenhause, als ein Angestellter den Direktor aufsuchte und ihn frug, „ob er etwas, was der Oberarzt angeordnet, auch zur Ausführung bringen dürfe.“ Der Direktor erwiderte — nach einigem Überlegen —: „Ja.“ — Ähnliche Szenen wiederholten sich während unseres Spazierganges noch öfter, so daß mir klar wurde, daß für das ganze Personal der oberste Herr der Direktor ist und die Wärter die Anordnungen der Ärzte nur mit dem Vorbehalte ausführen, daß auch M. le Directeur damit einverstanden ist. Im Hofe eines Pavillons wurde die Kanalisation hergestellt, und der Direktor frug die Arbeiter mit mir etwas unerklärlichem Eifer, ob sie nicht etwa ein gefährliches Werkzeug irgendwo hätten liegen lassen. Am Rande eines Rasenplatzes zwischen den Pavillons erzählte mir der Direktor, daß die Verwaltungskommission für Irrenangelegenheiten dort einen Tennisplatz errichten wollte, wogegen er jedoch, da dies nach seiner Meinung eine „gefährliche Sache“ sei, protestieren zu müssen glaubte.

Die Abteilungswärterinnen haben in ihrem betreffenden Pavillon nette kleine Stuben, sonst ist doch alles, wenn es auch vor Neuheit und Reinlichkeit glänzt, kalt und leblos. Ich sah kein einziges Bild, keine Vorhänge in den Zimmern; nur die drei Meter langen wagerechten Spiegel in emaillierten weißen Rahmen oberhalb der Waschtische sind eine sehr gute Sache — nach kompetenten Äußerungen des Direktors werden diese von den Kranken niemals zerschlagen. Die Schlafsäle werden durch gegenüberliegende und horizontal drehbare Fenster vorzüglich gelüftet. Die Fensterscheiben sind klein, jedoch kann man Eisengitter, abgesehen von den Zellen, nirgends bemerken. Die Pavillons sind so eingeteilt, daß die ruhigen Kranken (I, II) nach dem Administrationsgebäude zu liegen kommen, sodann die Unreinen (III), die Epileptischen (IV), die Unruhigen (V, VI) und zum Schlusse die Zellenabteilung.

Die einzelnen Pavillons sind außen mit Veranda versehen, innen liegt nach 2 Seiten je ein Schlafsaal mit 17 Betten, dazwischen ein separates Zimmer und am Ende der Säle sehr nette Waschräume, zwischen welchen sich das Klosett befindet. Den Abschluß des Pavillons nach dem freien Felde zu bildet der Gesellschaftssaal. In einem dieser Zimmer sah ich ein Klavier mit elektrischem Antrieb. Für eine vorzügliche Einrichtung halte ich, daß die Schmutzwäsche aus den Abteilungen täglich entfernt wird.

Zwischen den Pavillons liegen die Gärten für die Kranken, der Rasen ist hier an manchen Stellen vollständig niedergetreten, was man, wie ich bereits erwähnte, in Schottland niemals sieht, da dort das Verhältnis zwischen der Ausdehnung der Grasflächen und der Krankenzahl ein viel günstigeres ist. Es macht einen ungünstigen Eindruck, daß diese Gärten, da sie nach drei Seiten hin umbaut sind, nur nach einer Seite freien Ausblick gewähren.

Innen ist alles bis zur quälenden Langeweile einförmig — ein sicheres Mittel die Asylumdementia zu befördern [1]). Daran kann man mit einigen Fasanenkäfigen kaum etwas ändern.

---

[1]) Über diese schönen, mit monumentalen Fassaden und mit monotoner Symmetrie gruppierten Pavillons äußert sich *M. de Montyel*: „. . toute thérapeutique est devenue impossible dans les asiles français; on hospitalise là les aliénés, on les occupe et on les distrait, mais en réalité on ne les soigne pas; on ne les soigne pas, car, dans nos services trop vastes et trop encombrés, il n'est pas possible de les soigner, et cela parce qu'il n'est pas possible de les étudier et de les connaître individuellement."

Auch in der *Zellenabteilung* sah ich nichts besonders Gutes; von den 18 Zellen waren 9 besetzt; zu beiden Seiten befindet sich je eine Polsterzelle. Die Hintertüren gehen auf einen öden sandigen Hof, wo der Kranke sich selbst überlassen bleibt. Die freie Seite der Höfe wird durch einen hohen, oben halbkreisförmig zurückgebogenen Drahtzaun geschützt. Aussicht eröffnet sich von diesen Käfigen nur nach einer Richtung und gegen den Himmel. — In einer (Privat!) Anstalt anderswo wurde dies leider nachgeahmt.

Die Anstalt hat neben einer Niederdruck-Dampfheizung noch für jeden Pavillon separate Ofenheizung; dies alles wurde sehr kostspielig befunden.

Das Personal besteht aus dem Direktor, drei Kanzleibeamten, 2 Oberärzten, 2 Internen, 1 Pharmazeuten und dessen 2 Gehilfen — dieses große pharmazeutische Personal finde ich ganz und gar entbehrlich, mindestens kann die Psychotherapie dadurch nicht ersetzt werden. Die größten und vorzüglichsten schottischen Anstalten haben keinen Apotheker, denn diese Arbeit kann von den Ärzten gewiß mit demselben Resultate verrichtet werden.

Am nächsten Vormittage besichtigte ich die weltberühmte Idiotenabteilung des *Bicêtre*, wo ich mit einem italienischen Kollegen die äußerst gründliche Ordination für Unbemittelte anhörte und die einzelnen Abteilungen durchwanderte. Da wir erfuhren, daß die Anstalt für Fremde regelmäßig nur am Sonnabend offen steht, haben wir uns entschlossen, bei nächster Gelegenheit noch einmal vorzusprechen; mein Nachmittag war für die Schätze des Louvre bestimmt.

Hauptsächlich um mit dem Begründer der französischen Familienpflege Dr. *Marie* zusammentreffen zu können, fuhr ich am folgenden Tage nach *Villejuif*.

Villejuif.

Man gelangt hierher von der *Place du Châtelet* mit derselben Trambahn, welche auch zum *Bicêtre* fährt; außerhalb der Stadt hat man noch etwa 50 Minuten zu fahren. Das Ganze ist auf einem Terrain von 18 ha in den Jahren 1882—89 erbaut, jedoch wurde eine Abteilung bereits im Jahre 1882 eröffnet. Die Anstalt wurde für 1200 Kranke für insgesamt 7 300 000 Fr. erbaut, wovon 6 Millionen für die Bauten, das Übrige für die Einrichtungen verbraucht wurde. Für Zwecke der Landwirtschaft wurden 2 ha 55 are für 96000 Fr. erworben.

Über die Anstalt ist nichts Besonderes zu berichten: pavillonartiges Kasernensystem, Veranden mit dünnen eisernen Säulen, unversenkte Mauern ringsherum, die inneren Räumlichkeiten ebenfalls unfreundlich, mit spärlichen, nicht besonders gut gewählten Bildern. Alles einfarbig grau und dunkel.

Charakteristisch ist ein Bericht eines Oberarztes der Anstalt an den Préfet: „Ce n'est qu'um modeste tribut à offrir à la vérité de déclarer, que l'asile de Villejuif dans la disposition générale des constructions, pas plus que dans l'aménagement intérieur des locaux, n' a réalisé un progrès sur les établissements similaires de date plus ancienne. Enserrées entre des murs et des corps du bâtiment, les cours des différents quartiers — singulière anomalie dans un asile situé à la campagne — limitent de tous côtés la vue par un horizon de maçonnerie d'une uniformité mathématique, les locaux ne présentent aucun caractère spécifique, semblant les destiner à recevoir des aliénés plutôt que toute autre collectivité."

Interessant ist, daß sämtliche kranken Männer *zur Mahlzeit ein großes Glas Milch* bei Tische bekommen, nur die Wärter erhalten geistige Getränke. Letzteres steht kaum im Einklang mit dem im Vestibule sichtbaren alkoholgegnerischen Plakate; man sollte lieber mehr Abstinenz in der Wirklichkeit entfalten, als schöne Reden zu Papier bringen, deren Text übrigens folgendermaßen lautet: „R. F. Freiheit, Gleichheit und Brüderlichkeit." — *Die Trunksucht und deren Gefahren* (Auszug aus der Verhandlung des Aufsichtssenates der Assistance publique vom 18. Dezember 1902). Referenten: *Debove* und Dr. *Faisans.*

„L'alcoolisme est l'empoisonnement chronique qui résulte de l'usage habituel de l'alcool, alors même que celui-ci ne produirait pas l'ivresse.

C'est une erreur de dire que l'alcool est nécessaire aux ouvriers qui se livrent à des travaux fatigants, qu'il donne du cœur à l'ouvrage ou qu'il répare les forces; l'excitation artificielle qu'il procure fait bien vite place à la dépression nerveuse et à la faiblesse; en réalité, l'alcool n'est utile à personne; il est nuisible pour tout le monde.

L'habitude de boire des eaux-de-vie conduit rapidement à l'alcoolisme; mais les boissons dites hygiéniques contiennent aussi de l'alcool; il n'y a qu' une différence de doses: l'homme qui boit chaque jour une quantité immodérée de vin, de cidre ou de bière, devient aussi sûrement alcoolique que celui qui boit de l'eau-de-vie.

Les boissons dites apéritives (absinthe, vermouth, amers), les liqueurs aromatiques (vulnéraire, eau de mélisse ou de menthe, etc.), sont les plus pernicieuses parce qu'elles contiennent, outre l'alcool, des essences qui sont, elles aussi, des poisons violents.

L'habitude de boire entraîne la désaffection de la famille, l'oubli de tous les devoirs sociaux, le dégoût du travail, la misère, le vol et le crime. Elle mène, pour le moins, à l'hôpital; car l'alcoolisme engendre les maladies les plus variées et les plus meurtrières: les paralysies, la folie, les affections de l'estomac et du foie, l'hydropsie; il est une des causes les plus fréquentes de la tuberculose. — Enfin, il complique et aggrave toutes les maladies aiguës: une fièvre typhoïde, une pneumonie, un érysipèle, qui seraient bénins chez un homme sobre, tuent rapidement le buveur alcoolique.

Les fautes d'hygiène des parents retombent sur leurs enfants; s'ils dépassent les premiers mois, ils sont menacés d'idiotie ou d'épilepsie, ou bien encore, ils sont emportés, un peu plus tard, par la méningite tuberculeuse ou par la phthisie.

Pour la santé de l'individu, pour l'existence de la famille, pour l'avenir du Pays, l'alcoolisme est un des plus terribles fléaux."

Die Zellen sind von altem System; in einer sah ich einen unruhigen Kranken in Stroh herumwühlen. In den Schlafsälen entfallen pro Kopf 80, in den Tageszimmern 16, in den Speisesälen 11½ Quadratfuß Bodenfläche (*Clifford Smith*). Die Beleuchtung geschieht durch Auerbrenner, und ein jeder Pavillon ist mit Zentralheizung versehen. Der Direktor wohnt im Hauptgebäude, die zwei Oberärzte in besonderen Villen.

* * *

Am Nachmittage des 16. Juli besichtigte ich den gemeinsamen *chirurgischen Pavillon* der Pariser Irrenanstalten, welcher für 24 Betten mit einem Kostenaufwande von 360 000 Fr. ganz neu erbaut worden ist. — Im ersten Stockwerke sind besondere septische und aseptische Operationszimmer, außerdem wie im Erdgeschoß Krankenzimmer. Im Mezzanin eine ganze Reihe von Laboratorien („very liberal scientific equipment" sagt *Clifford Smith*). Sie sind auch für Tierversuche eingerichtet, für chemische Untersuchungen, für Bakteriologie, zur Verfertigung von Moulagen, Photographie, Röntgenuntersuchungen,

Mikroskopie usw., sogar eine eigene Vernickelungseinrichtung für Instrumente ist vorhanden.

Meiner Auffassung nach stehen die Kosten einer solchen Anstalt mit den chirurgischen Bedürfnissen der Kranksinnigen nicht im Einklang. Ich finde die Entwicklung der Chirurgie notwendig und kann sie auch gewiß in wissenschaftlicher Hinsicht würdigen, doch bleibt es mir unverständlich, warum sie anstatt an der Klinik eines Lehrers für Chirurgie gerade auf dem begrenzten Gebiete der Chirurgie der Geisteskranken vor sich gehen soll — um so mehr als unsere chirurgischen Fälle in kleinen mit wenig Unkosten hergestellten Zimmern operierbar sind. *Horsley* vollzieht die schwierigsten Gehirnoperationen mit bestem Erfolge in einfachen Wohnzimmern — andererseits sollte und dürfte man gerade Geistesgestörte nicht von dort wegschaffen, wo man sie kennt und je nach ihren Eigenheiten mit ihnen umzugehen versteht. Der chirurgische Pavillon von St. Anne hat zwar auch seinen Psychiater, doch hat dieser, da der Kranke naturgemäß nur für eine kurze Zeit in seiner Anstalt weilt, kaum Gelegenheit ihn kennen zu lernen. In diesem Pavillon mangelt es auch an einem für Geisteskranke geeignet geschulten Personal, und wahrscheinlich ist es diesem Umstande zuzuschreiben, daß ich während meines kurzen Aufenthaltes vier Kranke an ihren Betten angebunden sah.

Ich wohnte auch einem Operationsversuche — ich glaube, es war eine Epulis — bei, wobei der Chefarzt für Chirurgie und sein Gehilfe sich mit der Kranken eine Zeitlang herumbalgten, ohne etwas zu erreichen; der Oberarzt meinte: „C'est une dangereuse". Man kann wohl ähnliche Sachen mit weniger Szenerie und ohne große chirurgische Pavillons verrichten.

Die Anstalt gibt über die Chirurgie der Geisteskranken jährlich einen voluminösen Band heraus [1]). Diese Unterabteilung der chirurgischen Wissenschaften finde ich übertrieben und unbegründet, ebenso wie der vom Autor betonte Satz, daß sie durch Operationen Geisteskranken heilen, als illusorisch hingestellt werden muß. Etwa vor 20 Jahren tauchten auch bei uns in der Ärztevereinigung zu Budapest ähnliche Behauptungen auf, doch fanden sie eine gebührende Zurückweisung.

[1]) Chirurgie des aliénés Picqué, Dagonet. I. II. Paris 1901 bis 1902.

Abgesehen jedoch von all dem gehört diese chirurgische Abteilung zu den teuersten und sorgfältigsten Bauten. In allen ihren Teilen glänzt es von weißer Emailfarbe, Glas und Vernickelungen. Die oberen Fenster sind horizontal drehbar und durch Haken, die an Bambusröhren befestigt sind, zu öffnen. Die unteren Fenster sind größtenteils für Quintschlüssel eingerichtet und wegen ihrer Umständlichkeit nicht gerade zweckentsprechend. Die Asepsis wird mit peinlichster Genauigkeit befolgt. Ohne Erlaubnis des Direktors darf die Anstalt niemand betreten, und erst mit einem weißen Kittel versehen darf man die Lokalitäten durchwandern, wobei jedoch gegen die durch die Fußbekleidung unvermeidliche Einschleppung des Schmutzes nichts geschieht. Letzteres wäre doch, wie dies bei den bereits erwähnten schottischen und japanischen Anstalten geschieht, mittels Filz- oder Strohüberschuhen leicht zu verhindern.

Cl. Smith bemerkt, daß die Water Closets an ungeeigneter Stelle angebracht sind, und daß kein Luftzug den übrigen Teil des Hauses vor üblem Geruche schützt „they illustrate the difference that exists between sanitary practice in England and France."

Ich will noch erwähnen, daß die Verbandstoffe in der Anstalt selbst hergestellt und die Drainröhren nach der Sterilisierung in zugeschmolzenen Glasröhren verwahrt werden.

Die anderen Abteilungen von St. Anne interessierten mich gegenwärtig um so weniger, als ich dort schon vor zehn Jahren nicht gerade die erbaulichsten Dinge gesehen hatte worauf ich ebenso wie auf den chirurgischen Pavillon noch zurückzukommen gedenke.

Mein Interesse und meinen Neid erweckte nur noch eine aus Rohr erbaute Mohrenhütte, welche durch ihre Originalität einem jeden vornehmen Park zur Zierde gereichen könnte und wohl im Regen für die Kranken als prächtiger Schlupfwinkel dient.

* * *

Mit der Beschreibung der *Idiotenabteilung des Bicêtre* will ich mich nicht ausführlicher befassen, sondern nur *aus dem Jahresberichte der Anstalt von 1902* einige Daten anführen.

Am 1. Januar 1902 waren 438 Kinder in der Anstalt, wo für 25 nicht für geisteskrank gehaltene Epileptiker die assistance publique, für die übrigen das Budget départemental die Kosten bestreitet. Unter den Kindern waren 122 unrein, 14 gänzlich blind, 7 taubstumm, 44 pathologisch veranlagt, 21 kleptomanisch, 77 mit Tic behaftet, 47 hatten Klumpfüße und 32 waren hemiplegisch. Verstorben sind 21, und 29 wurden als gebessert oder geheilt ihren Familien zurückgegeben. (Der Direktor möchte die Kranken auch nach ihrer Entlassung — wie dies mit den aus *Dalldorf* entlassenen geschieht — unter Augen behalten, doch fehlen ihm die hierzu notwendigen Mittel.) Entsprungen sind aus der Anstalt 9, doch wurden alle wieder zurückgebracht. Es ist von Interesse, daß die Temperatur des Kindes vor der Einlieferung und auch nachher 5 Tage hindurch gemessen wird; durch dieses Vorgehen hofft man die Einschleppung von Infektionskrankheiten zu verhüten. Hier bemerkt *Bourneville*, daß er sich schon seit Jahren vergebens bemüht, in der Abteilung für infektiöse Krankheiten ältere erfahrene und nicht wie bisher, junge Wärterinnen anzustellen. Es ist traurig und charakteristisch für die französischen Anstalten, daß in solch einer grundlegenden Frage, wie der Wahl des Pflegepersonals, der Arzt nicht selbständig entscheiden kann.

Dagegen wirft ein gutes Licht auf die Hygiene der Anstalt, daß am Ende des Jahres nur 17 mit Ekzem behaftete Kinder übrig geblieben sind.

Die Augen der Kinder wurden von einem früheren Internen der Anstalt, der gegenwärtig Augenarzt ist, aus Gefälligkeit wöchentlich einmal untersucht. Im Jahre 1902 wurden in ambulatorischer Ordination 510 Kranke behandelt; auch gelang es dem Arzte, im selben Jahre bei der Administration zu erwirken, daß die ambulanten Kranken Bäder und Dusche erhielten. Wie *Bourneville* richtig bemerkt, verursacht dies keine namhaften Auslagen und gereicht zum Lobe der assistance publique.

Das Personal der Anstalt besteht außer dem Oberarzte aus einem Conservator (für das Museum), aus zwei Internen und einem Apothekergehilfen.

In der Schulabteilung sind in der sogenannten *großen Schule* vier Lehrer für Gesang, Turnen, Zeichnen und Tanzunterricht, sowie 2 Fechtmeister; in der *kleinen Schule* dagegen

2 Oberwärterinnen, 1 Abteilungswärterin und 11 Wärterinnen; in den Werkstätten 8 Meister und 2 Wärter, schließlich auf der Spitalsabteilung 35 Wärter und ebenso viel Wärterinnen angestellt.

Die Kranken werden in 3 Klassen geteilt:

I. *Die unreinen und auch körperlich fehlerhaften Idioten*, gleichviel ob sie Epileptiker sind oder nicht, mit 2 Unterklassen: a) solche, die vollständig verblödet sind und weder sprechen noch gehen. Sie gelten im allgemeinen — wenn auch irrtümlicherweise — als unheilbar, während sie nach *Bourneville* in bedeutendem Grade besserungsfähig sind. Sie werden systematisch (mit bewunderungswürdiger Geduld) im Sitzen, Gehen, Treppensteigen unterrichtet, wobei sie allmählich alle ihre Glieder einüben. — Diese Kinder haben mit Rücksicht auf ihre Unreinheit eigene, von *Bourneville* construierte Stühle. Die Unterklasse b) enthält die „idiots absolument incurables". In der ganzen Anstalt waren nur 15 (!) scheinbar vollkommen Unheilbare, doch werden auch diese von Zeit zu Zeit untersucht, und wenn eine Spur von Besserung vorhanden ist, in die Schule zurückversetzt.

II. Klasse für *körperlich gesunde Idioten*. Hier verblieben am Schlusse des Jahres von 174 Kindern 160. Sie erlernen den Gebrauch von Löffel, Messer und Gabel, fünf konnten schon allein essen, 3 haben fließend lesen gelernt und sechs waren auf dem schönsten Wege der Besserung. Mit äußerster Sorgfalt wird die Bekämpfung der Unreinlichkeit angestrebt: es werden nicht nur die Kranken zur Sauberkeit angehalten sondern auch die Wärter hierin besonders unterwiesen, ein Vorgehen, welches auch in Irrenanstalten nachgeahmt werden sollte. Die Kinder werden beim Aufstehen wie beim Niederlegen und nach jeder Mahlzeit auf das Geschirr gesetzt. *So war es möglich nach genauester Berechnung, in einem Jahre das Waschen von 7000 Hemden zu ersparen*, und dieses System wird schon seit 24 Jahren betrieben.

In die *kleine Schule* kommt ein jedes Kind, wenn es die Körperkräfte irgendwie erlauben; hier wird das Gehen auf Treppen und Leitern gelehrt; 18 Kinder konnten schon an den gymnastischen Übungen teilnehmen, 22 arbeiteten als Schneider, Schuhmacher, Korbflechter, Bürstenbinder, Setzer, Schlosser,

Tischler und Gärtner in Werkstätten; auch lernen sie sich waschen und ankleiden, ihre Kleider ordnen, essen, ihren Mund rein halten.

Es werden Übungen zur Gewöhnung und Erziehung der Sinne und der Sprache abgehalten, wodurch sie sich die elementaren Kenntnisse aneignen, worauf dann das Lehren der Dinge „leçon des choses" folgt, so in der Schule, wie in Werkstätten und beim Spazierengehen.

An der Seite des alten Meisters durchwanderte ich diese Schulen und konnte die apostolische Geduld, mit welcher man hier bestrebt ist, aus diesen elenden Geschöpfen etwas Nützliches oder zumindest weniger Lästiges zu machen, bewundern; denn es ist etwas Staunenswertes, in diese kaum lebenden Gehirne einen Strahl der Vernunft einzuführen, — ein größeres Maß menschlicher Güte habe ich noch nirgends vorgefunden. Der alte Professor, der dies alles selbst geschaffen hat und mit schwärmerischer Hingebung aufrechterhält, wird von den Ärzten Wärtern und von den armen Idioten inbrünstig verehrt, er gehört wahrhaftig zu den seltensten Aposteln der Seelenkunde.

Beim Unterricht wird großes Gewicht auf *Projektionsbilder* gelegt, auf gemeinsame Sprachübungen, Gesang, rhythmische Körperbewegungen und auf Freiübungen mit Musikbegleitung. In einem verdunkelten Zimmer, wo die Aufmerksamkeit der Kinder durch nichts gestört ist, wird das Bild eines Pferdes auf weißes Leinen projiziert, der leuchtende Name „cheval" wird im Chor abgelesen und dem Lehrer nachgesprochen, was das Pferd ist und zu welchen Zwecken es dient. Körperübungen geschehen nach einem Gesang oder nach lautem Zählen, wobei auch die Wärter und Wärterinnen in Reih und Glied stehen und den Unbeholfenen helfen die Glieder zu bewegen, um dadurch die Wege der Reize so anzubahnen, daß nachgeahmte und willkürliche Bewegungen entstehen können. Eine ähnliche Hilfe gewährt auch die Musikkapelle, wobei an der Arbeit das Pflegepersonal ebenfalls mit Freude und selbst einem Psychiater imponierender Sanftmut und Ausdauer teilnimmt.

Auch das Atmen lernen die Kinder besonders (was nebenbei gesagt nach Äußerungen von Lungenärzten auch vielen Erwachsenen nottäte), wobei sie leichte Lieder mit entsprechenden

Rhythmen singen. Eine außergewöhnliche Geduld beansprucht das Lehren von Farben, Formen und Maßen. Hier ist die Therapie, Unterricht und das Lernen jedes eine Welt für sich, woraus Lehrer und Psychiater selbst sehr viel profitieren können.

Welche Sorgfalt auf die Ausbildung des Personals verwendet wird, geht am besten daraus hervor, daß die Lehrer der Lehrabteilung um sich die Methode vollkommener aneignen zu können, ein Taubstummeninstitut besuchen, was um so notwendiger ist, als Taubstumme auch unter den Idioten vorkommen.

Die Mädchen und Knaben versammeln sich zur Gesangsstunde; an Sonnabenden werden sogar kleine Konzerte veranstaltet. — Es ist sehr rührend, diese von Herzen kommenden Lieder mit rein klingender Kinderstimme vorgetragen zu hören, es schleicht sich unwillkürlich eine Empfindung ins Herz, als ob auch diese Schwachsinnigen ein großes Register der Gefühle im Herzen trügen, als ob auch sie dort etwas Platz für ein wenig Seligkeit übrig hätten. An die Zuhörer werden kleine Büchlein verteilt, damit sie dem Gesang mit Aufmerksamkeit folgen können. Überraschend war bei dieser Festlichkeit daß weder von Gott, noch von der Religion die Rede war, um so öfter konnte man den mit hingebungsvollem Pathos ihres kleinen Herzens ertönenden Refrain: „Liebes schönes Frankreich — unser liebes schönes Vaterland“ hören. Über diesen auffallenden Atheismus hatte ich einen Assistenten befragt, der hat mir erwidert, daß bei ihnen die Kirche ein Feind des Vaterlandes ist, weshalb sie die Kinder statt Religion Ehrlichkeit und Vaterlandsliebe lernen lassen. Sie sind davon überzeugt, daß dies die Menschen wie das Vaterland noch sicherer beglückt. Hievon ganz abgesehen, fand ich tatsächlich während meiner ganzen Reise nirgends eine ähnliche fanatische Vaterlandsliebe, wie in Frankreich.

Es ist interessant, daß 50 Kinder sogar die Musiknoten erlernten, 35 im Musikchor auf Blasinstrumenten spielten und im Berichtsjahre 4 größere Konzerte veranstaltet haben, wobei zum Schlusse des Festes auch ein Theaterstück aufgeführt wurde. Auch die Einladungen und Programme wurden von den Kindern selbst verfertigt. Die Einkünfte der Konzerte wurden zur Anschaffung von Musikinstrumenten verwendet; denn, wie

Bourneville bemerkt: „L'administration n'a jamais de crédit pour faire les achats et réparations nécessaires." Es ist lehrreich, daß die Kinder während solcher Vorstellungen nur selten epileptische Anfälle bekommen.

Bourneville beklagt sich öfters, daß es ihm unmöglich ist, für die verschiedenen Lehrmethoden — Gesang, Musik, Zeichnen — brauchbares Pflegepersonal oder gar solche, die den Meister an seinen freien Tagen vertreten könnten, zu erhalten.

Auch Fecht- und Tanzunterricht haben die Kinder erhalten, wobei unter 139 Kindern 95 Polka, 27 Quadrille tanzten und 15 sogar auch Pas de quatre lernten.

In der Kinderbibliothek sind 606 Bände und 1890 Projektionsbilder vorhanden, welche auch bei den Vorträgen für die Wärter verwendet werden. Ein früherer Arzt der Anstalt hielt für die Wärter einen Vortrag über den Alkoholismus, ein anderer über die Parasiten des menschlichen Körpers, ein dritter über *Jenner* und die Schutzimpfung. — Anderswo konnte ich beobachten, daß Projektionsbilder auch beim Universitätsunterrichte ausgiebig verwandt werden.

Den Hauptpunkt des Unterrichtes der Wärter bildet die Erkenntnis, daß sie es nicht nur mit Kindern, sondern mit kranken Kindern zu tun haben mit denen man nicht nur gut umgehen muß, sondern die außerdem nach einem bestimmten System ständig zu beschäftigen sind — was übrigens auch für die Erziehung normaler Kinder seine Gültigkeit hat.

Auch beklagt sich *Bourneville* — obwohl kaum ein Arzt für Frankreichs Ehre und Ruhm mehr getan hat — daß seine Tätigkeit nicht genügend unterstützt wird; wenn eine amtliche Kommission seine Anstalt aufsucht, so wird sogar das bisher Gewährte für „solche" Kinder für zuviel gehalten. Statt dessen — meint *Bourneville* — sollte diese in seiner Schule befolgte Unterrichtsmethode auch in Schulen für normal veranlagte Kinder eingeführt und verbreitet werden; auch sollten für diese Zwecke in den öffentlichen Gärten von Paris die Bäume und andere Gewächse mit Merktafeln versehen werden, welche geeignet wären, die Aufmerksamkeit der Kinder und Erwachsenen von anderen Vorgängen des Parkes abzulenken. *Bourneville* strebt bereits seit 25 Jahren danach, daß die naturhistorischen Museen zu Unterrichtszwecken für die Schulen zur Verfügung gestellt werden damit statt des Buchstabens mehr der Anschauungsunterricht Platz greifen könne.

Die Kinder der „Bicêtre“ werden übrigens nicht bloß in Schulkenntnissen, sondern auch in praktischen Dingen für das alltägliche Leben unterwiesen; sie müssen Stuben und Werkstätten in Ordnung halten, in der Küche mithelfen, um so mehr als das für die Kinder nur eine Zerstreuung bedeutet.

Bourneville erwähnt, daß, da auf dem oberen Stockwerke kein Wasserbehälter vorhanden ist, die Kinder bisher beim Wassertragen halfen, wofür sie eine kleine Belohnung erhielten, doch wurde dies vom Verwaltungs-Direktor — ohne daß er darüber befragt wurde (!) — eingestellt. Dieses erweckt bei den Kindern Unlust und entwöhnt sie davon, daß sie es als wohltuend empfinden, sich für ihre Pflege dankbar zu erweisen.

Ganz abgesehen davon: „plus les enfants sont occupés, plus leurs occupations sont variées, plus leur physique, leur morale et leur intelligence en profitent, moins il y a des querelles, de rixes et de pratiques solitaires ou autres plus graves.“ — Dasselbe gilt auch für die erwachsenen Geisteskranken.

Es wurden Ausflüge unternommen und die Kinder im Tiergarten, botanischen Garten, Museen, Waldungen zu Belehrungszwecken umhergeführt, auch zu Theater- und Zirkusvorstellungen begleitet; diejenigen, welche sich mit Gartenarbeiten beschäftigten, haben eine Chrysanthemum-Ausstellung besucht.

Die Kinder haben eine Sparkasse (das muß auch gelehrt werden!), wo sie seit dem Jahre 1892 etwa 2184 Fr. gesammelt hatten. Die Kinder können jährlich einen Tag bis zu einem Monat beurlaubt werden (349 Kinder in 1599 Fällen), was nicht nur keine Schwierigkeiten verursacht, sondern die Ergänzung der Lehrmittel und die bessere Instandhaltung der Klassenlokalitäten ermöglicht! Auf solche Art konnten 7684 Fr. erspart werden, was nach Äußerungen von *Bourneville* „. . . . devraient être appliqués à l'entretien des bâtiments qui sont dans un état, de plus en plus déplorable.“ Über den auffallend baufälligen Zustand der Gebäude wird man sich nicht wundern, wenn man erfährt, daß das beste Idioteninstitut der Welt vor 600 Jahren ein Gefängnis war und auf die jährliche Reparatur augenscheinlich nur wenig Mühe und Geld verwendet wird.

Da die Administration um den Gesundheitszustand der Kinder sich nicht kümmert, wird dieser von der ärztlichen Leitung mit doppelter Fürsorge überwacht. Die Zähne der Kinder werden mit äußerster Sorgfalt gereinigt und wöchentlich vom Zahnarzte untersucht.

Die Hydrotherapie wird mit großer Sorgfalt angewendet, doch werden auch mit Medikamenten Versuche angestellt, wobei das Elixir polybromuré Yvon und Bromure camphre du Clin anderen Mitteln vorgezogen werden. Der Stuhlgang der Kinder wird streng überwacht.

Die hier skizzierte große erfolgreiche Tätigkeit hat außer den maßgebenden Faktoren Frankreichs die Anerkennung der ganzen Welt erworben, von aller Herren Länder strömen hier diejenigen zusammen, für die das auch vom sozialen Standpunkt so bedeutsame Schicksal der Idioten von Interesse ist. Im Jahre 1902 wurde die Anstalt von 60 Ärzten aus Rußland, Japan. Argentinien, vom Äquator, Böhmen usw. besucht.

Bourneville macht die Interessenten darauf aufmerksam, daß sie Sonnabend kommen sollen, an welchem Tage gewöhnlich er selbst das ganze Institut den Besuchern zeigt: „Les visites faites dans la journée en dehors de nous, ne permettent pas d'avoir une idée exacte de ce, qui se fait dans le service, on a une idée des bâtiments, mais non du traitement médicopédagogique.“

Diese *Sonnabendbesuche* tragen keimende und fruchtbare Kerne von *Bournevilles* Arbeit nach allen Windrichtungen in die Welt hinaus, und doch ist es nicht ausgeschlossen, daß mit der Zeit das Ganze in Frankreich selbst zugrunde geht: „Si nous disparu, notre œuvre périclite on disparait en France, comme a disparu tout ce qui *Leuret et Séguin* avaient organisé, car nous ne faisons pas d'illusion sur l'absence de conviction administrative, nous avons le ferme espoir qu'elle sera continuée développée, perfectionnée dans les autres pays et peut-être aussi en province. Notre plaidoyer en faveur de ceux qui ne peuvent plaider pour eux-mêmes n' aura pas été stérile.“

Das Sprüchlein „nemo est profeta in patria sua“ kehrt jedesmal und überall wieder. Die Tatkraft *Pinels* wurde durch den Verwaltungs-Direktor gelähmt; *Conolly* fiel durch, als er sich um die Leitung einer Irrenanstalt bewarb, das bewunderungswürdige System *Lalors* wurde in Richmond durch bodenlosen Schmutz und Unordnung ersetzt und auf meinem ganzen Wege konnte ich beobachten, daß durch ihre Intelligenz wertvollere Individualitäten gegenüber einer minderwertigen Umgebung nur sehr schwer zur Geltung kommen konnten und daß, wo doch dies der Fall war, ihre Werke dank der Epigonen mit ihnen zugleich zugrunde gingen. Aber wenn auch die Begabten nirgends und durch nichts ersetzbar sind, treiben doch die von ihnen gesäten Keime, wenn nur ein richtiger Boden dafür vorhanden ist.

Ich erwähnte bisher nicht, daß die *wissenschaftliche Sammlung* der Anstalt aus 480 Gegenständen besteht. Ein schnelles Wachstum wird seit dem Jahre 1887 dadurch ermöglicht, daß die Gemeinde *Gentilly* erlaubte, die in der Anstalt Gestorbenen nach 5 Jahren exhumieren zu dürfen. Der alte Professor, dessen ganzes Wesen ein durch ein langes Leben hindurch kristallisiertes Wissen repräsentiert, zeigte uns einen neuen Fall von Porencephalie, er machte uns aufmerksam auf den schon a priori absurden Irrtum eines Heilverfahren bei Idioten und Epilepsie durch die Kraniektomie, wozu man nur durch Furor operandi oder sinnlose Chirurgie verleitet werden kann. Nicht durch das Messer, sondern nur durch eine geduldige unerschöpfliche Psychotherapie können solche Übel geheilt oder gebessert werden. — In einer Werkstätte *Bournevilles* haben etwa 12 im Entwicklungsalter befindliche halbseitig gelähmte Idioten mit bewunderungswürdiger Geschicklichkeit Hosen genäht, — mit ihren verkrüppelten Händen haben sie die Hosen gehalten, in der gesunden Hand ging die Nadel flott herum, kein gesunder Mensch kann sie besser führen. Eine andere Gruppe versieht sämtliche Pariser Spitäler mit Bürsten und Besen, eine andere druckt die *Zeitschrift der Anstalt.* — Anderswo gehen diese Unglücklichen entweder betteln, vagabundieren oder bereichern zum großen Schaden des Gemeingutes die Privatanstalten oder sie vermehren die Zahl der Insassen in den sonstigen Irrenanstalten. Die *Arbeit der Kinder* in der „Bicêtre" wurde im Jahre 1902 amtlich auf 28 786 Fr. geschätzt, wobei die Gärtnerei noch gar nicht gerechnet wurde. Es konnten hiervon die Löhne der Meister, 4% Zinsen des in den Werkstätten investierten Kapitals und die Prämien für die Kinder (1560 Fr.) bestritten

Sainte-Anne.

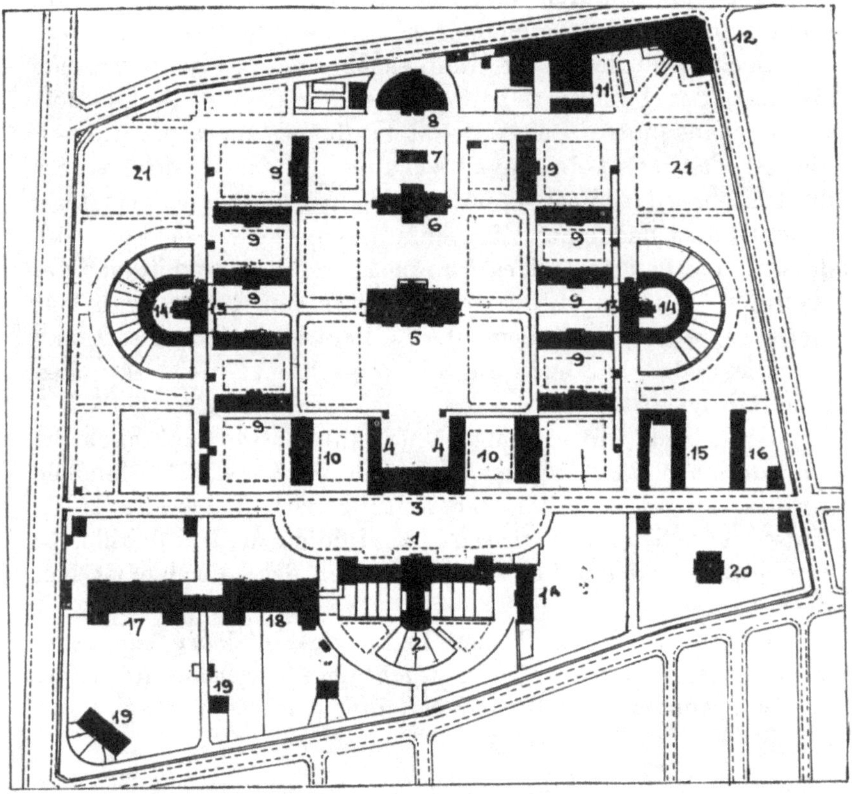

1. Pavillon für Aufnahme u. Beobachtung.
2. Einzelzimmer (Zellen).
3. Administration.
4. Besuchzimmer.
5. Magazine.
6. Kapelle.
7. Leichenhaus.
8. Waschhaus.
9. Pavillon der Kranken.
10. Krankenhausabteilungen.
11. Möbellager.
12. Gebäude für öffentliche Sprechstunden.
13. Bäder.
14. Zellen.
15. Werkstätte.
16. Stallungen.
17. Klinische Abteilung für Männer.
18. Klinische Abteilung für Frauen.
19. Zellen.
20. Wohnhaus des Direktors.
21. Küchengarten.

Nach Clifford Smith.

werden, und außerdem verblieben noch 2219 Fr. zur Verminderung der Anstaltauslagen. Ein nicht hoch genug anzuschlagender Verdienst der Anstalt bleibt es, daß sie aus den Idioten ihr ganzes Leben hindurch arbeitsfähige Menschen erzieht, die im schlimmsten Falle arbeitsfähige Insassen einer Anstalt bleiben.

Doch nicht dies ist die Hauptsache, sondern wie *Bourneville* erwähnt, der Kranke selbst: „Nous le répétons, ce qui doit primer dans notre service, c'est l'influence moral du travail, qui est l'adjuvant du travail scolaire, des exercices physiques du traitement médical et non le produit lui-même, bien qu'il ne soit pas à dédaigner. Les enfants eux-mêmes sont heureux de voir que leur travail est productif, qu'il se traduit par des résultats pratiques et que tout ce qu'ils font contribue à leur bien-être, à leur enseignement et à l'entretien de leur section."

Dies alles hat auch für die erwachsenen Geisteskranken seine Giltigkeit.

Schließlich will ich nicht unerwähnt lassen, daß auch die „*Fondation Vallée*", wo am 1. Januar 1902 etwa 216 Mädchen verpflegt wurden, unter der Leitung von *Bourneville* steht. Unter den Pfleglingen waren 162 Idioten und Imbezille, 53 Epileptiker und ein Fall von Hysterie; der Lehrplan ist hier derselbe.

Bourneville ist auch der Leiter des in *Vitry sur Seine* befindlichen „*Institut médico-pédagogique*", welches im Jahre 1893 für wohlhabende Kranke errichtet wurde.

* * *

Zur Besichtigung der weiteren Abteilungen des *Bicêtre* hatte ich weder Zeit noch Lust. *Tucker* fand sie schmutzig und ohne Ordnung; die einzelnen Zellen der Kriminalkranken fand er zweckentsprechend für — Elefanten [1]). In solch einer Zelle lebte ein Kranker 4 Jahre hindurch; der Chefarzt wohnt nicht in der Anstalt; die Kranken werden monatlich bloß einmal gebadet.

* * *

---

[1]) Auch *Wildermuth* schreibt: „Die Konstruktion ist als Modell für das Raubtierhaus eines zoologischen Gartens zu empfehlen".

Hiermit beschließe ich die Beschreibung der Pariser Anstalten, welche ich persönlich besucht hatte. *Chyser* und *Niedermann* berichteten auch über das *Asyl St. Anne* und über die *Salpêtrière*. Das Erstere war früher eine Kolonie, wo der berühmte Psychiater Dr. *Ferrus* die Kranken des Bicêtre mit Feldarbeiten beschäftigte; heute ist es bereits ganz zwischen Häusern eingebaut.

Die Anstalt hält auch öffentliche Sprechstunden für Geisteskranke ab. Im Jahre 1898 behandelte man hier 2269 Ambulanten, man gewährt auch Gratisbäder, wofür die Stadt Paris jährlich 25 000 Fr. Subvention zahlt. Von Interesse sind die großen Lagerplätze, wo im Bedarfsfalle die Möbel der eingelieferten Kranken untergebracht werden können.

Tucker berichtet über diese Anstalt, daß sie einer befestigten Burg sehr ähnlich sieht; er sah in einer Stube 47 weibliche Kranke unter der Obhut einer einzigen Wärterin, weiterhin waren in einem Isolierzimmer zwei Kranke mit akuter Manie zusammen, 4 im Kindbette erkrankte Frauen saßen in Zwangsjacken auf dem kalten Boden. Er bemerkt, daß er, obwohl er beinahe sämtliche Irrenanstalten der Welt besichtigte, doch nirgends solche ergreifende und peinigende Szenen sah, als hier — und dies war in der vielgerühmten Hauptstadt der Zivilisation, in Paris, in deren erster Anstalt für Geisteskranke.

* * *

Die bisher angeführten Daten können am besten durch den voluminösen *Bericht* [1]) der Präfektur des Seinedépartement über die Angelegenheit der Geisteskranken ergänzt werden, — was um so lehrreicher ist, als er nicht zu Irrtümern Anlaß gebende Angaben von Beamten enthält, sondern aus den Berichten der Anstaltärzte selbst zusammengestellt wird.

In der das Irrenwesen verwaltenden Kommission sitzt auch *Bourneville*, und sozusagen allein bei seinem Namen fehlt die Anführung des Kreuzes der Ehrenlegion oder einer anderweitigen Auszeichnung — aber wahrhaftig, er kann solche entbehren.

---

[1]) Rapport sur le service des aliénés du Département de la Seine pendant l'année 1902.

Beim Personalverzeichnis des Spitals zu *Villejuif* finde ich, daß Oberarzt *Colin*, der mich statt *A. Marie* bereitwilligst auf der Abteilung herumführte, mit der Organisation einer Abteilung für schwere (d. h. äußerst gefährliche) Fälle von Geisteskranken betraut wurde. (*Quartier des aliénés difficiles*). — Diese, in der Fachliteratur ständig unter der Bezeichnung „Kriminal-Geisteskranke" auf der Tagesordnung befindliche Frage kann meiner Meinung nach nur dann richtig gelöst werden, wenn nicht das schon vollbrachte Verbrechen für die zu ergreifenden Maßregeln die Direktive gibt, sondern einzig und allein die Beschaffenheit der Geisteskrankheit — ohne Rücksicht darauf, ob schon ein Unglück erfolgte oder nicht. — Für eine solche kleine Abteilung wäre in jeder Anstalt Bedarf vorhanden.

Der Pariser Bericht besteht aus vier Teilen: 1. Statistische Bemerkungen, 2. Tabellen, 3. Administrative Verfügungen, 4. Meldungen der Abteilungsärzte.

Im Jahre 1902 wurden 4681 neue Kranke aufgenommen, darunter 3221 mit polizeilicher Assistenz. Die Zunahme betrug in einem Jahre 446. In sämtlichen Anstalten war der Abgang um 314 geringer, und somit hat die Bevölkerung der Anstalten aus beiden Gründen zusammen mit 760 Kranken zugenommen.

Das ganze Jahr hindurch waren *18 338 Kranke* in ärztlicher Behandlung. Am *31. Dezember 1902* war die Zahl der Kranken 14 054, wovon 8350 in eigenen Anstalten des Seinedépartement, 5704 in anderen Départements untergebracht waren. Die Zahl der Verpflegungstage war 4 979 880 (im Vergleiche zum Vorjahre eine Zunahme von 120 562 Tagen). Was die Heilerfolge betrifft, so kam auf 12,45 Männer, 18,70 Frauen, durchschnittlich auf 15,04 Kranke eine Genesung. In den gesamten Anstalten kamen 5 *Selbstmordfälle* vor, 2 in Ville-Êvrard und 3 in den familialen Kolonien. Von den 63 Entwichenen waren 57 aus geschlossenen Anstalten und nur 3 aus den Kolonien. — Verstorben sind 1317 Kranke.

Auf 8,66 der männlichen und auf 11 der weiblichen Kranken kam ein Todesfall.

Am 31. Dezember 1901 waren in 4 Pariser Anstalten mehr als 1000 Kranke, die meisten 1343 in *Villejuif* und die wenigsten 665 in *Maison blanche*. In der Familienpflege waren 1080. Auch waren in 71 Anstalten anderer Départements Pariser

Geisteskranke untergebracht; somit sind die Verhältnisse nicht so günstig wie in London.

Seit dem Jahre 1866 waren 476 751 Kranke in Behandlung, wovon 54 383 verstorben sind, was einem Prozentsatz von 11,40 entspricht. Unter den Männern war die Sterblichkeit im Jahre 1870 am niedrigsten (7,41 %) und am höchsten (15,91 %) im Jahre 1871. Im Jahre 1902 war dieses Verhältnis 10,80 %. — Die wenigsten Sterbefälle unter den Frauen kamen im Jahre 1872 mit 7,18 % vor und die höchste Zahl im Kriegsjahre 1871 mit 14,15 %. — Im Jahre 1902 war es 8,37 %. — Beide Geschlechter zusammen ergaben im Jahre 1872 — 8,94 %, im Jahre 1871 14,91 und im Jahre 1902 9,46 % Todesfälle. Es wäre wohl richtiger und einer Beurteilung zugänglicher, wenn aus der Statistik ersichtlich sein würde, wie lange Zeit die in den einzelnen Jahren Aufgenommenen in der Anstalt zugebracht haben. In diesem Punkt sind die Tabellen der englischen und schottischen Anstalten besser verwertbar.

Laut Tabelle IV haben die in der Umgebung von *Paris* befindlichen Gemeinden zu den Verpflegungsgebühren der Kranken 20—40 % beigesteuert. Von den ganzen 1 347 000 Fr. betragenden Kosten haben (für 2597 Kranke) 45,000 Fr. die Angehörigen, 523 992 Fr. die Gemeinden und 804 908 Fr. das Département bezahlt.

Was die Gesamtkosten anbelangt, so wurden im Jahre 1867 für 5565 Kranke drei Millionen verausgabt; diese Auslagen sind im Jahre 1902 bei 13 643 Kranken auf 9½ Millionen gestiegen. Während 36 Jahren verursachte der durchschnittliche Bestand von 9440 Kranken jährlich mit 124 Millionen Verpflegungstagen 215 Millionen Fr. Ausgaben. Die Tagesverpflegungskosten betragen in dem Zentral-Aufnahmebureau seit dem Jahre 1870 für Männer 2 Fr. 43 Cent und für Frauen 4,42 Fr.; gegenwärtig ist das teuerste Institut die *Maison-blanche* (3,20 Fr.), das billigste die *Salpêtrière* (2,10 Fr.).

* * *

Sehr lehrreich sind die beigefügten Berichte der einzelnen Anstalten.

Der unter den französischen Psychiatern im Auslande am meisten bekannte Leiter des Asyle clinique *Magnan* berichtet, daß *die Zunahme der Aufnahmen hauptsächlich auf das Konto der Trunksüchtigen zu setzen ist.* Im Jahre 1902 wurden an Trunksüchtigen 125 Männer und 48 Frauen *mehr* aufgenommen als im Vorjahre. Unter 4055 aufgenommenen Kranken (2149 Männer und 1866 Frauen) waren 575 Wiedererkrankte, darunter 161 Alkoholisten. Seit Einführung der Bettbehandlung im Jahre 1896 kamen keine Selbstmordfälle vor. Unter den Krankheitsformen waren Melancholie und Manie bei 8,34 % der Männer und bei 30,31 % der Frauen vorhanden, *hereditäre Degeneration* auf der Männerabteilung bei 29,9, auf der Frauenabteilung bei 29,6 %. *Nach Erfahrungen Magnans wächst diese Erscheinung mit der Zunahme des Alkoholismus im gleichen Verhältnis.*

Mit alkoholischem Irresein wurden 645 (32 %) Männer und 184 (10,47 %) Frauen aufgenommen, wobei natürlich die anderweitigen durch die Trunksucht verursachten Geisteskrankheiten nicht mitgerechnet sind, denn inklusive dieser *war bei 47 % der Männer und 21 % der Weiber Trunksucht als Ursache* nachweisbar. Wie man gegen diese furchtbare Gefahr kämpfen kann und soll, kann man an den Beispielen von Schweden und Norwegen lernen.

Mit progressiver *Paralyse* wurden 289 (14 %) Männer und 163 (9 %) Frauen aufgenommen; dieses Verhältnis war in diesem Jahre bei den Männern 2 % günstiger als im Vorjahre. *Magnan* schreibt die Häufigkeit der Paralyse dem ausschweifenden Lebenswandel der Männer und der erschöpfenden Tätigkeit der Arbeiterinnen zu, welche letztere Annahme eigentlich unverständlich ist, da ja gerade die Pariser Arbeiterinnen nicht minder ausschweifend leben als die Männer.

Bei mehr als zwei Drittel der Aufgenommenen wurde die Bettbehandlung angewandt, und trotzdem seit dem Jahre 1896 etwa 30 000 Kranke aufgenommen wurden, waren die Zellen unnötig. Die beste Wirkung konnte bei der Manie beobachtet werden; gepolsterte Zellen brauchte man selbst bei Epileptikern nicht zu verwenden.

17 „*Aliénés méconnus et condamnés*" sind aufgenommen worden, worunter bei drei Kranken die Paralyse so vorgeschritten war, daß es die Aufmerksamkeit eines jeden Arztes unbedingt wachrufen mußte; ein anderer Kranker wurde zu 5 Jahren ver-

urteilt. Dieser Fall mahnt gebieterisch, daß nicht nur die Gerichts- sondern auch die Gefängnisärzte gut ausgebildete Psychiater sein sollten.

Joffroy, der Oberarzt der psychiatrischen Klinik macht einige Bemerkungen zu der von der Administration aufgeworfenen Frage der *landwirtschaftlichen Kolonie*. Er macht darauf aufmerksam, daß der größte Teil der Kranken aus *St. Anne* solche Arbeiten nicht versteht und daher dort keine Beschäftigung finden könne, dagegen empfiehlt er die Errichtung von Werkstätten für Geisteskranke, die auf dem Wege der Besserung sind, bei allen Anstalten als ein „*quartier spécial de convalescence*". Ähnliche Einrichtungen bestehen bereits bei Paris in *Vésinet* und *Vincennes* für die Kranken der allgemeinen Krankenhäuser. Er empfiehlt weiter die Errichtung von *patronage familial* d. h. systematische Beaufsichtigung der entlassenen Geisteskranken und die Besorgung von Arbeitsgelegenheit für dieselben. Eine „bedingungsweise" Entlassung „*sortie d'essai*" ist in Frankreich nicht eingeführt, — im Gegensatz zu England —, doch wäre dies auch ungenügend gerade in Fällen, wo der Kranke nicht wüßte, wohin er sich wenden sollte. Ein eigentümliches Licht wirft auf die Organisation der Klinik die Klage *Joffroys*, daß die auf dem Wege der Besserung befindlichen Kranken gezwungen sind unter Unruhigen und Deliranten zu leben; eine freiere ruhigere Abteilung müßte, ganz abgesehen von den Rekonvaleszenten, doch in jeder Anstalt vorhanden sein — denn, wie auch *Joffroy* bemerkt, für eine solche Abteilung eignen sich mehr als 25 % aller Kranken. *Joffroy* erwähnt ferner, daß das fertiggestellte klinische Laboratorium allen Wünschen der Ärzte entspricht, es ist groß, hat gut ventilierbare große Säle und ist auch für Photographie und Radiographie eingerichtet.

Dagonet, der Chef der *Konsultativabteilung* schreibt, daß in die Sprechstunde 7087 Kranke gekommen sind, denen in 6719 Fällen auch Medikamente verabreicht wurden. Die meisten unter diesen Kranken waren Neurastheniker, dagegen nur 38 Paralytiker oder 3,6 %, wobei man sich dann nicht wundern darf, daß *Holzinger* in *Abessinien* keinen einzigen solchen Fall konstatieren konnte — es steht doch außer allem Zweifel, daß die *Diagnose der Paralyse in Paris* leichter zu stellen ist, als in Abessinien, wo man die Sprache nur mühsam versteht und auch die Aufnahme der Anamnese nicht besonders leicht vonstatten geht.

Alle Pariser Anstalten haben ihre *eigenen Zahnärzte*, was selbst dann von Bedeutung wäre, wenn es sich nur um das Zahnziehen handeln würde; die Zahnärzte referieren über ihre Tätigkeit in einem besonderen Berichte. So beklagt sich der Zahnarzt des *Asyle-clinique*, daß er den Mangel einer modernen chirurgischen Einrichtung empfindet und daß ihm sogar unmöglich war, hygienische Spucknäpfe zu bekommen, was zu dem einige Schritte entfernt gelegenen luxuriösen *Pavillon de la Chirurgie* einigermaßen kontrastiert.

Von der Männerabteilung zu *Vaucluse* berichtet *Vigouroux*, daß unter seinen 367 männlichen Kranken 91 Paralytiker (24,5 %), unter den 371 Neuaufgenommenen 17 (!) Melancholiker und 104 (28 %) Paralytiker waren. Unter den 87 Verstorbenen waren 57 (65 %) Paralytiker und nur ein Tuberkulöser. Unter den Paralytikern haben 78 % noch nicht ein ganzes Jahr in der Anstalt verbracht — welche Angabe jedoch schwer zu verwerten ist, da nach den Einrichtungen der Pariser Anstalten nicht festzustellen ist, wie lange Zeit die Betreffenden schon in anderen Anstalten verbracht haben. — An einem Tage waren in einer für 320 berechneten Abteilung 430 Kranke, wobei man sich nicht wundern kann, daß 12 davon entwichen sind. Bettbehandlung wird angewandt, und im größten Teile des Jahres waren die Isolierzellen überflüssig. Während des ganzen Jahres wurden 162 Fensterscheiben zertrümmert, wovon 43 auf den Monat Dezember entfielen.

Auch dieser Bericht illustriert zur Genüge, wie unvollkommen in *Frankreich* die ärztlichen Wünsche mit der Auffassung der Administration harmonieren. So erhielten die einzelnen Abteilungen seit Monaten 2—15 Liter Milch weniger, als verordnet war; dies wollte man dadurch entschuldigen, daß die Ökonomie nicht mehr Milch zu produzieren imstande sei — jedoch konnte der Arzt *Champagner unbeschränkt* verordnen [1]).

[1]) Ähnliches kommt auch anderswo vor. — Ipecacuanha trotz seiner vollen Nutzlosigkeit, kann man ad libitum verschreiben, Milch jedoch, wenn sie auch weniger kostet, nicht. — In den englischen Anstalten wird schon seit den achtziger Jahren statt geistiger Getränke Milch verabreicht.

Welch wichtige Rolle jedoch der Milch zufällt, wird am besten durch die Bemerkung eines Oberarztes illustriert, daß unruhige Paralytiker mittels einer Milchdiät zu beruhigen sind, und doch können die Kranken zwar statt des Weines Milch bekommen, jedoch ist es unmöglich, das dem Werte des Weines entsprechende Milchquantum zu erhalten (!) [1]).

Es wirft ein sehr schönes Licht auf das Anstaltsleben, daß an Sonn- und Feiertagen von 2—5 h. etwa 80 Kranke auch außerhalb der Anstalt spazieren gehen durften. Auf allen Abteilungen fanden phonographische Produktionen statt, und in 100 Fällen wurden Kranke für zwei Tage bis zu einem Monat beurlaubt.

Der Chefarzt der Idiotenabteilung zu *Vaucluse* beklagt sich, daß er seit zwei Jahren vergebens versuche, eine Trennung der größeren von den kleineren Kindern zu ermöglichen. Er hatte 188 Kranke unter sich, die zum größten Teile mit Gartenarbeiten beschäftigt waren. Auf der *Abteilung von Dupain* stieg der Krankenbestand — bei einer Aufnahmefähigkeit von 310 — auf 478.

In *Ville-Évrard* wurde ein isolierter Kranker nach 3 Stunden aufgehängt gefunden. „..... Combien il est imprudent de mettre dans les chambres d'isolement les aliénés, qui ont des idées de suicide .....“ sagt hierzu der Oberarzt.

Auch hier wurde der Wein durch Milch ersetzt, es wurde an einem Tage sogar neben den statt des Weines verordneten 73 Liter Milch noch besonders 78 Liter verabreicht, und dieses alles nur für die dringendsten Fälle. Hierzu bemerkt der Oberarzt, daß es am praktischsten wäre, die Milch genau so aus der Apotheke zu verordnen, wie z. B. Arsen oder Opium — auch wird man hierdurch den Kranken wahrscheinlich noch mehr nützen.

Von der *Abteilung der Alkoholiker* derselben Anstalt schreibt *Legrain*: „Mon service est toujours en voie de transformation. Les desiderata impérieux formulés jusqu'ici, dans mes rapports depuis 1897, persistent.“ Somit auch hier eine Klage.

---

[1]) So wurde auch bei uns in einer Adnexanstalt bemängelt, daß für einen Kranken täglich eine feine Mehlspeise aufgeschrieben wurde, und die diesbezügliche Verordnung des Arztes wurde durch den Direktor (!) gestrichen, ohne Rücksicht darauf, daß der Kranke entsprechend seinem pathologischen Seelenzustande von seinem Verlangen nicht abzubringen war.

In der *maison spéciale de santé* sind 217 Kranke verblieben; nur 6% der Aufgenommenen waren Paralytiker. Die Anstalt hat einen Pavillon für Rekonvaleszenten, so wie es *Joffroy* in seiner schon früher zitierten Äußerung gewünscht hat. Es werden auch Nervenkranke aufgenommen. *Sérieux* hält es für notwendig, daß Geisteskranke auch *ohne ein ärztliches Zeugnis* aufgenommen werden können.

Es bedeutet einen praktischen Fortschritt, daß die für 20—21 Kranke bestimmten Schlafsäle in *Villejuif* in zwei Zimmer für je 10 und 8 Kranke aufgeteilt wurden.

Auf der Frauenabteilung mußte gegen die Wanzen — im Winter allwöchentlich, im Sommer täglich — ein regelrechter Krieg geführt werden, was jedoch nach den Äußerungen des Oberarztes nur dann von Erfolg begleitet wäre, wenn dies in der ganzen Anstalt geschehen würde. Hierüber könnten auch andere Anstalten manches erzählen.

In *Villejuif* veranstalteten zwei Mitglieder der Comédie française (M. *Truffier* und *Mme. Rachel Boyer*) mit der Erlaubnis von *Jules Lemaitre* eine Vorstellung für die Kranken.

Die zweite Frauenabteilung der Anstalt wird von *Toulouse*, einem der Erfinder des derzeit neuesten Heilverfahrens bei Epilepsie, geleitet. Er macht darauf aufmerksam, daß die Leitung einer Abteilung auf schriftlichem Wege d. h. unter Benutzung von Meldebüchern geschehen sollte. Ich kann mir kaum denken, auf welche andere Weise es möglich wäre, Ordnung zu halten oder aber die Verantwortlichkeit festzustellen. Eine ähnliche schriftliche Administration besteht bei uns in der Beobachtungsabteilung des Johannesspitals schon seit wenigstens 20 Jahren. — Auf der Abteilung von *Toulouse* kommt auf 13 Kranke 1 Wärter. Er ist kein Freund davon Festlichkeiten längere Zeit vorher aufzusetzen, da hierdurch die Kranken aufgeregt werden könnten. Er verabreicht mit Vorliebe für die Kranken Milch. Auf seiner Abteilung (347 Kranke) werden 71 759 Liter Milch verbraucht, was pro Verpflegungstag 0,11 Fr. Auslagen verursacht. Nach ihm müßte die Verabreichung von Milch einzig und allein der diskretionären Macht des Arztes unterstehen. Allem Anscheine beunruhigt diese *Milchfrage* den Conseil général allzusehr, obwohl, wie *Toulouse* behauptet, die aus

Laien bestehende Administration der Anstalten über diese Frage kein Urteil hat.

Auf der Abteilung von *Ad. Marie* werden die Kranken nach der Aufnahme von dem surveillant général untersucht und von diesem unter die Unruhigen, Unreinen usw. eingereiht. Die Abteilungswärter nehmen Messungen des Schädels, des Brustumfanges und der Körperlänge vor, bestimmen das Gewicht, lassen Schriftproben machen und untersuchen sogar qualitativ den Urin! — Die Kranken konnten auch außerhalb der Anstalt spazieren gehen, eine Werkstatt für dekoratives Zeichnen und Malen wurde eingerichtet, ein Gesangschor organisiert, woran auch weibliche Kranke teilnahmen; es wurden auch kleinere Theatervorstellungen veranstaltet. Zwangsjacken sind absolut verpönt, Einwicklungen wurden in 5 Fällen für 19 Tage nur auf ärztliche Verordnung, Isolierung nur in 3 Fällen angewandt. *Dormiol* hält man — entgegen unseren Erfahrungen — für ein hinreichend gutes Schlafmittel. *Marie* hält es für notwendig, daß *Ärztinnen* bei Bewerbungen nicht ausgeschlossen werden, während ihre Anstellung nach den bereits erwähnten schottischen und englischen Erfahrungen nicht eben wünschenswert erscheint. — Auch der Wert der Lumbalpunktionen wurde auf der Abteilung geprüft — mit einem Worte, es wurde in jeder Hinsicht eine vielseitige und rege Tätigkeit entwickelt.

Dr. *Taguet* von der *Maison-blanche* protestiert gegen eine Verminderung der Zahl des Pflegepersonals, denn auf der Spitalsabteilung kommt nur auf je 8 Kranke eine Wärterin, so daß, wenn man von der Abteilungswärterin absieht, für 40 Kranke nur vier Wärterinnen vorhanden sind, wovon jedoch eine in dem Beobachtungszimmer und eine im Hofe beschäftigt ist. Sollte nun von den zwei noch übrig Bleibenden eine ihren Ausgang haben oder erkranken, so bliebe die Abteilung so ziemlich ohne Aufsicht, was um so unerwünschter sein muß, da die Anstalt seit ihrer Eröffnung von Epidemien kaum frei war. Auf der I. Abteilung — ruhige Kranke — stehen 4 Wärterinnen für 50 Kranke zur Verfügung, somit für je 14 Kranke eine Wärterin, obwohl ein Ministerialerlaß vom Jahre 1866 nur für 20 Kranke je eine Pflegeperson vorschreibt. — Aufgaben und Arbeit hat das Personal doch auch an dieser Abteilung genug, andererseits werden die Wärterinnen der Unruhigen-Abteilung hieraus ergänzt, eine ist innerhalb, eine draußen beschäftigt, so bleibt auch hier keine überflüssig.

Auf der Abteilung für Unruhige sind die Verhältnisse ähnlich. Auf etwas mehr als 10 Kranke kommt eine Wärterin, wovon die eine auf dem Zellentrakt, eine im Bade beschäftigt wird, so daß dann während eines Monats mindestens an 15 Tagen für 56 unruhige Kranke nur eine Wärterin übrig bleibt. Die Bemerkung des Berichterstatters, daß bei einer so beschränkten Zahl von Pflegepersonal an eine Bettbehandlung nicht zu denken ist, widerspricht wohl der Erfahrung, welche feststellt, daß die Bettbehandlung durchaus keine größere Zahl von Wärtern nötig macht.

Bei den erwähnten Zahlen sind die gesondert organisierten *Nachtwachen* nicht mitgerechnet.

Auch auf der Abteilung von *Taguet* verursacht die Milch manche Unzukömmlichkeiten, denn es sind pro Tag und Kopf nur 0,20 Liter bewilligt, und der Chefarzt wurde von der Administration aufgefordert, dieses Maß einzuhalten, da die Milchlieferung für die Abteilung sonst ganz eingestellt werden würde. Nach dem Berichte des Oberarztes bekommen von den 102 Litern bewilligter Milch 13 Liter die Wärterinnen, 8 Liter sind zur künstlichen Ernährung notwendig, 81 Liter erhalten die somatisch Erkrankten oder solche, die ohne eine Erstickungsgefahr keine feste Nahrung zu sich nehmen könnten, weiterhin verlangen einzelne Frauen statt Suppe Milch, fièvre typhoide herrscht endemisch auf der Abteilung — und um nur mit der Milch auskommen zu können, müßte man sie auch solchen Kranken entziehen.

Das sind allerdings keine solchen Zustände, wie in England, wo die Inspektoren selbst bemängeln, daß die Kranken nicht genügend Butter zu ihrem Brote bekommen. Auf *Taguets* Abteilung waren auch abstinente Wärterinnen, doch war es bei diesen ebenso unmöglich, wie bei den Epileptikern, den Wert des verpönten Weines durch Milch zu ersetzen, denn man wollte die Rubriken (trotz des gleichen Endwertes) nicht abändern. Ähnliche Kleinigkeiten kommen leider doch gewiß anderswo ebenfalls vor.

Lehrreich schildert der Chef der zweiten Abteilung Dr. *Boudrie*, wie bei den Entlassungen außer den ärztlichen auch äußere Umstände berücksichtigt werden müssen. Manche werden versuchsweise entlassen, nicht etwa weil ihr Zustand sich gebessert hat oder weil es vom ärztlichen Standpunkte aus wünschenswert wäre, sondern um damit der Familie behilflich zu sein: „En s'en allant le père emporte le pain, la mère fait crouler le toit" sagt ein französisches Sprichwort. Solche Beweggründe einer Entlassung sind auch bei uns wohlbekannt.

Typhusfälle kamen dreimal vor, sie wurden dem Wasser der *Marne* zugeschrieben.

Der Chefarzt des chirurgischen Pavillons hebt als Vorzug desselben hervor, daß Infektionsquellen, wie benachbarte Krankenzimmer, Besuche, Verwendung gebrauchter Verbandmaterial bei Operationen, unsorgfältiges Personal usw., hier vermieden werden können. Nach meiner Meinung ist dies in jeder gut geleiteten Anstalt erreichbar, während eine absolute Gewißheit auch durch eine ideale Leitung eines chirurgischen Pavillons nicht gewährt wird. — Andererseits sind Asepsis und Psychotherapie in der eigentlichen Irrenanstalt leichter in Einklang zu bringen als dort, wo das ganze Streben nur auf die Asepsis gerichtet ist, während sich um den Geisteszustand — noch dazu um den kranken kaum jemand kümmert. — Meiner Meinung nach ist eine Heilung und Schonung des letzteren innerhalb der vitalen Grenzen wichtiger als die per primam intentionem zustande gekommene Wundheilung.

Wie viele Verkehrtheiten *Picqués* neue Anstalt zeitigt, beweisen die Daten seiner eigenen Berichte zur Genüge.

In Frankreich dürfen Geistesgestörte nur mit Bewilligung der Angehörigen und wenn dies von dem sie besuchenden Chirurgen für notwendig erachtet wird, operiert werden. Obwohl die hierauf bezüglichen Schriftstücke bei der Einlieferung des Kranken in den chirurgischen Pavillon im Dossier mitgegeben werden, kam es doch bei 11 unter 36 eingelieferten Kranken vor, daß diese unmittelbar vor der Operration ihre Einwilligung versagten, worauf sie schleungist nach der etwa 1—2 Stunden entfernten Anstalt zurückbefördert werden mußten, von wo aus die Einlieferung erfolgt war. Diese große Unannehmlichkeit wäre erspart geblieben, wenn man die Vorbereitungen zur Operation in der Anstalt selbst hätte treffen können.

Picqué bemerkt selbst über solche Transporte: „les transferts si delicats pour des malades, qui sont parfois dans un état grave“ und so muß der Versuch so oft wiederholt werden, bis sich der Kranke eines besseren besinnt. Jedenfalls wäre der Kranke in der gewohnten Umgebung und auf Zureden der ihm bekannten Wärter und Ärzte nachgiebiger und mutiger. Es kam auch in 4 Fällen vor, daß man in der Anstalt eine Operation für notwendig erachtete, welche man dann im Pavillon für Chirurgie als unausführbar erkannte.

In einem Falle von Harnröhrenverengung sollte der Kranke operiert werden, und erst nach der Einlieferung im Pavillon wurde eine Lungenentzündung mit 40 Grad Fieber konstatiert; in einem anderen Falle sollte ein maxillarer Tumor operiert werden, doch stellte es sich im chirurgischen Pavillon heraus, daß der Urin bedeutende Mengen Eiweiß enthielt; bei einem dringend erscheinenden Falle phlegmonöser Angina wurde nach einer Untersuchung im Laboratorium Diphtherie konstatiert, wozu die Einlieferung eines Stückchens der Schleimhaut genügt haben würde, wie dies z. B. in London für jeden praktizierenden Arzt durch Übersendung einer Probe an das zentrale Gesundheitsamt ermöglicht wird, welches die Untersuchungen vornimmt. Ein Kranker wurde wegen Urinretention eingeliefert, während in der Zentrale eine durch Infektion erworbene Anurie (Blennorrhœ?) gefunden wurde; ebenso wurde in einem anderen Falle ohne Vornahme einer Punktion pleuritis purulenta vermutet, und die im Pavillon vorgenommene Punktion ergab ein negatives Resultat. Solche und andere diagnostischen Untersuchungen, die von jedem Arzte vorgenommen werden können, sollten, ja müßten vor der Einlieferung des Kranken in den Pavillon de la chirurgie in der Anstalt selbst angestellt werden. Ein für einen Hodenabszess gehaltener Fall wurde 2 Tage hindurch beobachtet, worauf die Diagnose als irrtümlich erkannt wurde und der Kranke zurücktransportiert werden mußte.

Zwei Fälle bieten noch mehr Interesse: Es wurde im Pavillon mit verschiedenartigen Hilfsmitteln „avec les ressources diverses des laboratoires“ konstatiert, daß die angeblich im Magen befindlichen Tiere nur Produkte einer hypochondrischen Wahnidee waren. Daß eine solche unoperierbar ist, leuchtet wohl sofort ein. Weniger klar ist, warum man diese Diagnose nicht in der Irrenanstalt selbst stellen konnte. Es war noch ein Glück, daß unter den „verschiedenen Hilfsmitteln" keine Laparotomie gebraucht wurde. In zwei Fällen wurden die Symptome durch übermäßige Magensäure hervorgerufen, in einem anderen Falle war die — übrigens ohne jeden chirurgischen Eingriff mögliche — Untersuchung von negativem Erfolge.

Es ist auch von Interesse, daß in 5 Fällen noch vor der Einlieferung auf den Pavillon für Chirurgie eine Heilung erfolgte, und zwar konnte ein Darmverschluß durch laue Wassereingüsse behoben werden, bei zwei anderen Kranken kamen die verschluckten Nadeln auch ohne Operation zum Vorschein und zwei andere Patienten starben noch vor der Einlieferung.

So konnte denn in diesen Fällen von dem mit außerordentlichen, um nicht zu sagen, mit überflüssig reichlichen Mitteln errichteten chirurgischen Pavillon kein Gebrauch gemacht werden, und auch die anderen Fälle hätten gewiß um so mehr im Operationszimmer einer jeden Irrenanstalt erledigt werden können, als man mit den Kosten des Pavillon central de chirurgie (für 24 Betten 360 000 Fr.) alle Pariser Irrenanstalten mit reichlich ausgestatteten Operationszimmern hätte versehen können; von hier aus hätte man dann die Kranken nicht herumzuschleppen brauchen, sondern in der gewöhnten Umgebung belassen können. Dies wäre vielleicht für den Chirurgen — während er in seinem Pavillon besonders geschultes Personal zur Verfügung hat — ein wenig unbequemer, für den Kranken aber gewiß mit großen Vorteilen verbunden gewesen.

Auch ist es verkehrt, daß auf der einen Seite ein *Bourneville* seine Lehrmittel nur aus wohltätigen Gaben anschaffen kann und beinahe sämtliche Oberärzte darüber Klage führen, daß ihre dringendsten Wünsche für die Kranken kein Gehör finden, daß über die Lieferung der Milch geschmacklose kleinkrämerische Streitigkeiten geführt werden, während andererseits Mittel gefunden werden für ein zweck- und erfolgloses Luxusgebäude, wo selbst 9 Fr. 92 Cent. Tagesausgaben für einen Kranken nicht gescheut wurden.

Zur Spezialität dieses chirurgischen Pavillons gehört auch, daß der Oberarzt für geistige Getränke eine Lanze bricht: „Quelle que soit l'opinion que l'on ait sur le danger de l'alcool en temps ordinaire, ist est certain qu'il doit constituer la base de l'alimentation chez les opérés.“ Um jedoch auch die Psychiater zu versöhnen, wird, wo es nur angeht, der Alkohol durch Seruminjektion unter die Haut ersetzt. Ich kann mir allerdings schwer vorstellen, was das für ein Serum sein soll, andererseits müßten doch an Tieren Versuche angestellt werden, ob Alkohol überhaupt die Verdauung und hauptsächlich die Heilung der Wunden befördert. Aber auch dann bliebe bei etwaigen, aber nicht durchaus beweisenden Resultaten allerdings noch die Frage offen, ob diese auch für operierte Geistesgestörte gelten müßten. — Das Sterilisieren wird in Alkoholdämpfen unter hohem Drucke vorgenommen, wobei jedoch nicht ersichtlich ist, ob auch das mit den Instrumenten gewiß in Berührung kommende ganze Operationszimmer nebst Ärzten und Kranken jenem Verfahren unterworfen wird.

Chaslin vom *Bicêtre* berichtet, daß auf seiner Abteilung, wo nur Epileptische und Hysteroepileptische sind, Zellen erbaut(!) werden, wogegen gelobt werden muß, — was übrigens nach amerikanischem Vorbilde seit Jahren auch bei uns eingeführt ist — daß die Kranken statt Reinigungsbäder lauwarme Duschen bekommen, denn es ist sonst undurchführbar, daß eine Wanne Wasser nur von einem Kranken gebraucht werde.

Die V. Abteilung (section *Pinel*) der *Salpêtrière* ist die einzige, welche ausweist, daß unter 29 Todesfällen bei 22 die Obduktion stattfand. Dabei ist jedoch zu bedauern, daß auch hier die Sektionsbefunde nicht so mitgeteilt werden, wie in den dänischen Berichten oder wie in *Meerenberg* und *Uchtspringe.*

Auf der *Idiotenabteilung von Voisin* waren 116 jugendliche Mädchen, wozu der Oberarzt bemerkt, daß diese Kranken viel besser auf dem Lande bei niedrigeren Verpflegungsgebühren gepflegt und geheilt werden könnten.

Trotz der vielen außerordentlich interessanten Daten ist dieser Bericht doch in manchem lückenhaft und nicht einheitlich. So fehlt z. B. von der Abteilung *Magnans* die Statistik der Krankheitsformen, auch kann man die Daten der anderen Anstalten nicht richtig beurteilen, weil nicht ersichtlich ist, nach welchem Modus die Kranken von *Magnan* zur Verteilung kommen, ob nach Bezirken oder je nach den gerade vorhandenen Plätzen. Ich halte statt eines zentralen Verteilungssystems das Londoner

Verfahren für zweckmäßiger, bei welchem jede Anstalt ihren bestimmten Aufnahmebezirk hat. Für den psychiatrischen Unterricht ist auch so genügend Material vorhanden, was aber noch wichtiger ist, die Beobachtung wird gründlicher. Allem Anscheine nach wird in *Paris* bei der Verteilung sogar auf die Diagnose Rücksicht genommen, denn in einzelnen Anstalten sammeln sich mehr die Paralytiker, in einer anderen wieder mehr die Alkoholiker oder Epileptiker — welches Vorgehen ich nicht für zweckentsprechend halte.

Mit Ausnahme einer einzigen Anstalt fehlen bei sämtlichen die Resultate der Obduktion [1]) — wogegen die schottischen Inspektoren schon bemängeln, wenn die Zahl der gemachten Sektionen verhältnismäßig klein ist. — Tatsächlich bleibt ohne eine solche auch statistisch verwertete Tätigkeit nicht nur die Hygiene der Anstalten, sondern auch das Heilverfahren schwankend. Ich konnte über den Nachweis tödlicher Lungentuberkulose durch die Sektion in den Pariser Anstalten überhaupt keine Angabe finden.

Ein großer Vorteil der französischen Berichte ist, daß nicht nur die ganzen Anstalten, sondern die einzelnen Abteilungen über ihre Tätigkeit Rechenschaft ablegen; man vermißt dagegen die Berichte der Inspektoren, die in England und Schottland so nützlich und lehrreich sind.

Tucker berichtet, daß die 24 Anstalten, welche er in Frankreich besichtigte, zum großen Teile rein und in Ordnung gehalten waren und größeren Grundbesitz hatten; er fand die Einrichtung im allgemeinen sehr einfach, ziemlich schmucklos. Eine Schwäche der Einrichtungen bilden die nach französischer Art ohne Sitzgelegenheit konstruierten Aborte, wodurch die Reinlichkeit beeinträchtigt und der Gestank zu groß wird; an vielen Orten werden noch täglich zu entleerende Tonnen benützt. — In mehreren Anstalten werden prolongierte Bäder gebraucht, dagegen konnte er keine Bettbehandlung beobachten, jedoch an vielen Stellen Zwangsmittel. — Über eine Anstalt in der Nähe von *Marseille* berichtet er, daß die Betten um 2 Uhr nachmittags noch nicht gemacht, die Wände, die Ziegelfußböden und

[1]) *Beca* schreibt in seinem Werke, daß *Villejuif* ein für pathologanatomische, sogar für bakteriologische Zwecke gut eingerichtetes Laboratorium besitzt.

die Kranken selbst schmutzig waren, während die Wärter untätig herumlagen. Er berichtet über die merkwürdige Gewohnheit daß die Frauen kniend waschen. (*Mont Perrin*). — Wie die schlechten Verhältnisse einer Anstalt gebessert werden können, lehrt eine Anstalt zu *Bordeaux*, welche zuerst als Quarantäne, später als Gefängnis und jetzt als Irrenanstalt verwendet wird; aber es herrscht darin überall Ordnung und Reinlichkeit. Hier wie in der Anstalt von *Cadillac* sind an den Fenstern Vorhänge. Die Möbel sind weißlackiert, die größeren Zimmer sind durch *verstellbare Wände* teilbar.

Interessante Daten berichtet *Tucker* über die Anstalt zu *Clermont*, welche ich zu besichtigen leider keine Gelegenheit hatte. Diese liegt von *Paris* 40 km entfernt im *Département Oise*. 1500 Kranke — worunter 500 arbeitsfähig — 86—87 % Unheilbare sind hier auf einem Anstaltsgebiet von 60 acres untergebracht. Die Behandlung war nicht gerade mustergültig, denn *Tucker* sah Zwangsjacken in Verwendung, so auch Zellen und Zwangsstühle.

Die auf einer Fläche von 1000 acres errichtete und mit der Anstalt in Verbindung stehende *Fitzjames-Colonie* hat noch freiere Einrichtungen und hat keine Mauern. Dieses Institut wird auch von *Meynert* erwähnt. Selbst Karren und Lastwagen werden hier für die Kolonie hergestellt. Hier unter den im Freien arbeitenden Kranken kam kein Selbstmord vor, während in der nachbarlichen geschlossenen Anstalt jährlich mindestens ein Fall vorkommt. *Tucker* sah etwa 60 Kranke mit Schlaghölzern — with thick flat boards — waschen; er bemängelt, daß die Kranken nur mechanisch beschäftigt werden, ohne eine Spur von Zerstreuung, Erziehung, selbst ohne ein Bestreben die Räume freundlicher zu gestalten. Es hat den Anschein, als wenn die Leitung nur für Bodenkultur und die Werkstätten ein Interesse hätte und dies: „certainly with the most satisfactory results."

Letchworths Beschreibung, welche mit der von *Tucker* im allgemeinen übereinstimmt, erwähnt die interessante Sache, daß die unreinen Kranken auf mit einem Leintuch überdeckten Seegras liegen [1]), worunter eine vertiefte Eisenplatte angebracht

---

[1]) In anderen Anstalten werden zu diesem Zwecke auch Holzwolle, Sägespäne oder Torf verwendet.

ist. Das Seegras wird täglich erneuert, was gewiß ein besseres Vorgehen ist, als wenn solche Kranke ohne Leintuch einfach auf Torf oder Holzwolle gelegt werden. Unreine und unruhige Kranke wurden schon damals liegend gepflegt, doch wurden einzelne Unreine mit einer Art von Zwangsjacke[1]) am Bett befestigt.

Unter den Unreinen herrschte keine besondere Ordnung. — Einzelne Fenster sind hoch angebracht; gegenüber liegende Fenster werden auch über Nacht offen gehalten.

Die große Kaninchenzucht der Anstalt macht den Kranken viel Freude, und die vielen Auszeichnungen, die hierfür verliehen sind, bilden ihren Stolz. Die Anstalt besitzt Kübelsystem, doch ohne Desodorisierung, der Inhalt wird als Dünger verwertet. Sie hat ein eigenes Schlachthaus. — Alles in Allem konnte *Letchworth* die Anstalt mit vorzüglichem Eindrucke verlassen, er sagt: „nor can one forbear to note the admirable judgment and delicate tact displayed in adjusting the employments to the experience, physical capacity and mental condition of the patient." — In der an anderer Stelle ausgesprochenen Auffassung „..... nevertheless, the primary object of labor is the welfare of the patients "stimmt er mit *Tucker* und mit allen Psychiatern überein.

In einer anderen Anstalt (zu *Lyon*) wohnt der von dem geistlichen Orden angestellte Arzt im Gegensatz zu den belgischen Instituten in der Anstalt. Hier wird ein für Paralytiker bestimmtes Zimmer durch einen Porzellanofen geheizt, was ganz zweckmäßig sein kann; um so weniger lobenswert sind die gedeckten Bäder, wobei kaltes Wasser auf den Kopf der Kranken getropft wird. (*Tucker.*) Derselbe sah (80 Jahre nach *Pinel*) in einer Anstalt zu *Marseille* an allen Betten eiserne Ketten befestigt — doch waren diese vielleicht nicht mehr in Gebrauch. In dem Adnexum für 600 Betten des für 1500 Betten eingerichteten Krankenhauses zu *Orléans* war, trotz eines längeren Wartens, kein Arzt aufzufinden. Äußerst lobend spricht er über die *Vanveser* Anstalt des Dr. *Falret.* In der Privatheilanstalt zu *Jvry* speisen die Herren und Damen mit großem

[1]) Die Zwangsjacke oder euphemistisch „Schutzjacke" ist französischen Ursprungs, sie wurde, wie *Weil* und *Esquiros* aus den Jahrbüchern des Bicêtre nachweisen, im Jahre 1790 von *Quilleret* erfunden („Die Irrenhäuser, Findelhäuser und Taubstummenanstalten zu Paris" 1852).

Anstande und in bester Ordnung zusammen; in dem Institut zu *Passy* hielt man, wie *Tucker* gehört hat, Zwangsjacken für besser als Zellen, was jedenfalls viel für sich hat.

Aus dem *Bicêtre* berichtet *Tucker*, daß dort einzelne Epileptiker zum Schutz ihrer Köpfe mächtige Lederringe erhalten. In der Salpêtrière hinwiederum waren selbst im Speisesaale Kranke in Zwangsjacken, hier sah er in einem Badezimmer ein zellenähnliches hölzernes Bett, wie er es vorher nirgends hatte sehen können, wahrscheinlich eine ähnliche oder etwas bessere Vorrichtung als der *belgian cage*, belgischer Käfig, der von *Letchworth* auch abgebildet wurde. Solche sind in Belgien und Nordfrankreich heute noch in Gebrauch, ihre Verwendung wird damit erklärt, daß die Kranken selbst darnach verlangen (! ?). Nach *Kirchhoff* hat dieses Werkzeug seinen Ursprung in England, wo es aber heute nicht nur verpönt, sondern allem Anscheine nach bereits in Vergessenheit geraten ist. — In einem Zimmer der Salpêtrière sah *Tucker*, daß sämtliche Kinder an ihre Stühle gebunden waren, er sah auch 45 andere Kranke in ähnlicher Lage, weiterhin 20 weibliche Kranke so angebunden, daß sie, vom Essen abgesehen, nichts tun konnten; von allen Badewannen hängen Ketten herab. Die düsteren, dunkeln, nicht ventilierbaren Zellen wurden im Jahre 1880 erbaut, was wohl darauf hinweist, daß man in der *Salpêtrière* seit *Pinel* und *Esquirol* nicht mit der Zeit vorwärts geschritten ist. (*Wildermuth* schreibt: „Die Geschichte dieser Sektion ist die Geschichte des Kampfes der Ärzte mit der Verwaltung selbst um das Allernötigste.“)

Nach diesen herausgegriffenen Bildern kann ich das Charakteristische der französischen Anstalten kurz in folgendem zusammenfassen. Die Anstalten sind zum großen Teile im Kasernensystem mit halb offenen Korridoren oder als Blockpavillons erbaut, sie sind verschlossen, hie und da von gesenkten, aber gewöhnlich auch die Aussicht beeinträchtigenden Mauern umgeben. Selbst das neue Drahtgitter des *Maison-blanche*, welches sich oben bogenförmig nach innen wendet, ist käfigartig, schlecht und obendrein überflüssig, denn in Schottland, Altscherbitz und Uchtspringe kommt man auch ohne solche Einrichtungen gut vorwärts. — Man läßt in Frankreich bei der Psychotherapie nicht nur die umgebende Natur außer acht, sondern man versäumt es auch, die inneren Räumlichkeiten behaglich zu machen; ein Vorzug der Anstalten dagegen ist, daß sie von einigen Ausnahmen abgesehen weder die übergroßen Schlafsäle für 20—40 Betten noch die Speisesäle für mehrere hundert Kranke kennen. Die Einrichtung der Speisezimmer mit kleinen Tischen nach französischer Art ist praktisch und angenehm. — Die Aborte sind zum großen Teile äußerst primitiv.

Die Behandlung der Kranken steht, von einigen Ausnahmen abgesehen, nicht auf der Höhe der Zeit, denn es sind Zellen, Zwangsjacken, Anbinden an Betten und Stühle noch an der Tagesordnung, auch befremdet, daß man die in *Clermont* seit mehr als 20 Jahren gebräuchliche Bettbehandlung in *Paris* erst seit einigen Jahren anzuwenden beginnt. Interessant ist, daß in mehreren Pariser Anstalten *Alkoholabstinenz* besteht und statt Wein, sogar beinahe auch statt Wasser Milch verabreicht wird. Wie wir sehen werden, wird die Arbeit der Kranken sorgfältig zum Vorteile der Anstalt verwertet, wodurch die Verpflegungsgebühren niedriger gesetzt werden können. Die Anstalten des *Seine-Département* haben das große Verdienst, für ihre Fachbibliotheken viel zu verausgaben — wogegen von ihren Apotheken, was Kosten und Personal anlangt, etwa 75 % gespart werden könnten. Die Ärzte sind im allgemeinen unzufrieden; ihre Zahl ist zu gering und ihr Gehalt minimal. Durch die Laiendirektoren wird nicht nur das Heilverfahren und das ganze Anstaltsleben nachteilig beeinflußt, sondern geradezu die Entwicklung des Irrenwesens im ganzen Lande unwiderstehlich gehemmt; denn dort, wo an der Spitze des Irrenwesens nicht Psychiater stehen, ist — um ein Fachblatt zu zitieren — nur „ein krebsartiger Fortschritt" möglich. (Auf dem letzten Kongresse der ungarischen Psychiater hatte Dr. *Niedermann* unsere Adnexanstalten mit ähnlichen Einrichtungen des reichen Frankreichs verteidigt, wobei er jedoch übersieht, daß, wie er doch selbst beobachten konnte und wie von mir und von allen Fachleuten konstatiert wurde, das Irrenwesen in Frankreich hinter dem aller Kulturstaaten steht. Hieraus ergibt sich dann von selbst, daß — abgesehen von der Familienpflege — seine Einrichtungen nicht nachzuahmen sind. Übrigens vermehrten sich die Adnexe Frankreichs, nach Angaben von *Beca*, seit dem Jahre 1860 nur um einen.)

Welch ein Irrtum es ist, sich auf das Beispiel *Frankreichs* zu berufen, kann man aus den Worten des Präsidenten des Conseil général *Dubois* am besten ersehen: „Nous sommes, dans notre pays, audessous de toutes les autres nations au point de vue notamment de l'hospitalisation des aliénés.“ Obwohl, um ebenfalls die Worte *Dubois'* zu gebrauchen, die ersten Psychiater der Welt unter den französischen zu finden sind: ...... „et nous dépensons des sommes énormes peu en rapport avec la somme de bien-être et de liberté que nous donnons à nos malades.“ Das „Warum?“ wird von *Sérieux* [1]) dem ich diese Zeilen entnahm, dadurch erklärt, daß man um die Wahl der Psychiater, um ihre Ausbildung und um die Leitung dieser Angelegenheit durch Fachleute sich in Frankreich so gut wie gar nicht kümmert. — So werden denn selbst Millionen vergebens aufgewendet.

* * *

Was die *Geschichte des Irrenwesens in Frankreich* anbelangt, so will ich mit einigen Worten erwähnen, daß nach *Kirchhoff* die Salpêtrière im Jahre 1653 erbaut wurde. Die Geschichte von *Charenton* besprachen wir bereits, im Jahre 1660 wurden die Kranken auf Abteilungen des Hôtel Dieu und anderer Krankenhäuser untergebracht. — *Esquirol* hat im Jahre 1818 an das Ministerium über 33 französische Anstalten Bericht erstattet, und als eines der Resultate hiervon sei erwähnt, daß die Unterbringung von Irren in *Kellerzellen* der Anstalten im Jahre 1819 durch Ministerialerlaß verboten wurde. (Wir sahen, daß in einer übrigens äußerst luxuriösen und gelungenen Privatheilanstalt Norwegens erst jüngst solche Zellen errichtet wurden und solche in *Tournai* heute noch im Gebrauche sind.)

Im Jahre 1831 schreibt *Hölscher* über den Zustand der Anstalt *Maréville* — wahrscheinlich um das Jahr 1800 — folgendes:

„Die erste Revolution verpachtete diese Anstalt an eine weltliche Administration, die sie zu dem niedrigsten Preise entreprennierte und das Unglück der ihren raubgierigen, egoistischen Händen preisgegebenen Wahnsinnigen zum Gegenstand ihrer schmutzigen Spekulation machte; die Anstalt geriet dadurch in einen schauderhaften Zustand, so daß man sich

[1]) L'assistance des aliénés 1903.

genötigt sah, seine Zuflucht zu barmherzigen Schwestern zu nehmen. Ein Teil des Irrenhauses war verbrannt, und durch das zerfallene Dach stürmten Wind und Wetter in die Wüstenei des Überrestes. Die Wahnsinnigen lagen unrein, wie Schweine in dunklen Behältern, bis an den Hals in faulem Stroh mit wenigen alten Lumpen kaum halb bekleidet, und zwar in so schauderhafter Vernachlässigung und Verwirrung, daß man nicht wußte, welches die Männer, welches die Weiber sind, Das Ungeziefer hatte sie mit lebendigen Geschwüren bedeckt. Die Rasenden hatten sich tiefe faulende Wunden mit ihren Ketten geschlagen. Vielen waren die Füße durch Frost, anderen durch Brand verstümmelt und gefühllos und die hungernden Ratten fraßen, den Freunden der Menschheit, die hier gepflegt hatten nicht ungleich, den Leichen Augen und Nase hinweg. —

Es befanden sich ungefähr 300 Wahnsinnige im Hause. Die Schwestern hatten im Anfang nicht einmal einen geringen Tisch für ihren eigenen Bedarf, sondern mußten auf Brettern auf der Erde ihre Mahlzeit halten. Ja sie waren damals so wenig imstande die armen Wahnsinnigen zu kleiden und zu reinigen, daß sie dieselben vorerst nur mit alten zerrissenen Decken verhüllt, nackt im Stroh stecken ließen, um ihre Lumpen im Backofen vom Ungeziefer zu reinigen, dann zu waschen und mühselig zusammenzuflicken."

Ähnliche, sogar noch jämmerlichere Zustände kamen auch in anderen Weltgegenden, so in Wien in den Kellereien der Ordensbrüder und bis vor einigen Jahren in ähnlichen Irrenanstalten Italiens usw. vor.

* * *

In *Frankreich* ist das Irrenwesen schon seit langem durch *Gesetze* geregelt, diese haben so viele lehrreiche Bestimmungen, daß es lohnt, sich auch damit zu beschäftigen [1]).

Nach diesem Gesetze müssen die gemeingefährlichen und womöglich auch die sonstigen Geisteskranken untergebracht werden; diese Aufgabe fällt den 87 bürgerlichen Bezirken (Départements) des Staates zu; nach den Autoren besitzt der Staat nur die eine Anstalt „*Charenton*", doch sind meines Wissens heute bereits *Clermont* und *Fitz James* ebenfalls staatliches

---

[1]) Folgendes berichte ich nach Angaben von *Letchworth* und *Tucker*.

Eigentum. Die Verpflegungsgebühren der Geisteskranken, wenn diese mittellos sind, werden vom Département bestritten, wozu jedoch die Gemeinde im Verhältnisse zu ihrem Einkommen beizusteuern hat.

Eine Privatheilanstalt darf nur von einem Arzte mit tadellosem Leumund eröffnet werden, und wenn dies kein Psychiater ist, so muß er einen solchen anstellen, dessen Anstellung vom Präfekten genehmigt werden muß und der andererseits auf Anordnung des Ministers des Innern entlassen werden kann. — Direktor und Arzt müssen in der Anstalt wohnen. — Die Pläne und Organisation der Anstalten müssen vom Ministerium genehmigt werden, auch der Betrieb wird von hier aus kontrolliert und eine jede Privatanstalt hat eine Kaution zu stellen, aus welcher im Falle einer Suspendierung der Anstaltsleitung die Anstalt einen Monat hindurch weitergeführt werden kann. — Um zu verhindern, daß eine unerwartete Personaländerung im Betriebe der Anstalt keine Störung verursacht, muß der Eigentümer der Anstalt auch einen Vertreter nachweisen können. Wenn der Direktor stirbt und die Erben oder die gesetzlichen Vertreter innerhalb 24 Stunden keinen neuen Anstaltsleiter stellen, wird ein solcher von der Behörde ernannt, doch wird, wenn die Interessenten auch nach Ablauf eines Monats keinen neuen Direktor beschafft haben, die Anstalt geschlossen.

In einer Anstalt wird der Kranke entweder von Amts wegen: „*placement d'office*" oder aber nicht amtlich: „*placement volontaire*" aufgenommen. In letzterem Falle der freiwilligen Einlieferung durch die Angehörigen muß das Nationale des Kranken, sowie das des Einlieferers eingereicht, die Identität des Kranken und durch ein ärztliches Zeugnis die Geisteskrankheit und deren Détails nachgewiesen werden. Der Arzt, der ein Zeugnis ausstellt, darf weder dem Verbande der aufnehmenden Anstalt angehören, noch mit dem Kranken — auch im zweiten Grade nicht — verwandt sein.

Von einer Aufnahme wird innerhalb 24 Stunden unter Beifügung eines Zeugnisses des Anstaltsarztes der Chef des Kreises verständigt. Bei Privatanstalten muß der Kreishauptmann innerhalb dreier Tage einen oder mehrere Sachverständige zur Nachuntersuchung des Kranken entsenden; bei privaten wie bei öffentlichen Anstalten muß der Präfekt den Staatsanwalt des betreffenden Kreises, wohin der Kranke, und auch den, wohin die Anstalt gehört, verständigen; nach Ablauf von 15 Tagen hat der Anstaltsarzt an den Präfekten einen weiteren, ausführlichen Bericht über den Zustand des Kranken zu erstatten. Der Präfekt hat seinerseits an das Ministerium des Innern Bericht zu erstatten, und zwar über die Aufnahmen, über die Entlassungen oder die Verhinderung von solchen und endlich halbjährlich mittels Formular über sämtliche in dem Département gepflegten Irren.

Die Anstalten müssen periodisch, und zwar die privaten mindestens alle 3, die öffentlichen alle 6 Monate einmal vom Départementchef, vom Präsidenten des Schwurgerichtshofes, vom lokalen Staatsanwalt der Republik, vom Friedensrichter und schließlich vom Bürgermeister besucht werden. Die öffentlichen Anstalten haben ihre vom Départementchef ernannten fünfgliedrigen Aufsichtskommissionen, welche monatlich einmal Sitzungen abhalten, woran der Chefarzt und der Direktor der Anstalt zwar teilnehmen, aber ohne Stimmrecht zu haben.

Geheilte Kranke müssen aus der Anstalt entlassen werden; auf Verlangen der Angehörigen sogar die Ungeheilten; in diesem Falle wird jedoch, wenn der Kranke vom Arzte als gemeingefährlich angesehen wird und hierüber dem Bürgermeister Meldung gemacht wurde, eine Entlassung von diesem untersagt. Ein solches Verbot hat dann zwei Wochen lang seine Giltigkeit, falls der Départementchef, der sofort verständigt werden muß, nicht anderer Meinung ist, denn auf dessen Anordnung hin muß ein Kranker aus jeder Anstalt sofort entlassen werden.

Ein spezieller Zug des französischen Irrenwesens ist die „*Réclamation*", auf deren Grund der Kranke selbst oder dessen Angehörige eine Entlassung auch auf dem Wege des bürgerlichen Gerichts verlangen können. Dieses Verfahren hat wohl seine Vorzüge, besonders, wenn das Gericht — was aber durchaus nicht sicher ist — über gute psychiatrische Sachverständige verfügt, jedoch halte ich das schottische System für besser, bei dem solche Entlassungsversuche auf Antrag durch die Sachverständigen „Commissioners" angeordnet werden.

Die Angelegenheiten der in Anstalten internierten Kranken werden von einem hierzu autorisierten Mitgliede der Aufsichtskommission verwaltet, oder aber es kann von dem zuständigen

Gerichte auf Ansuchen der Familie ein Administrator oder Kurator ernannt werden, der dann darüber zu wachen hat, daß dem Internierten keine vermögensrechtlichen Nachteile entstehen, und daß er nicht länger interniert bleibt, als nötig ist. Diese einfache und prinzipiell einwandfreie Institution scheint ganz annehmbar — denn die bei uns obligate Kuratelverfügung verursacht wohl in den meisten Fällen eher Schaden als Nutzen, abgesehen von der vielen unnützen Arbeit der Behörden.

Gambetta und *Maquin* wollten die Gesetze über die Irrenfürsorge schon im Jahre 1870 reformieren, woran sie jedoch durch die Kriegsereignisse gehindert wurden, doch scheint man jetzt darangehen zu wollen.

Ein spezieller Fehler dieses Gesetzes ist, daß es die außerhalb von Anstalten befindlichen Geisteskranken vollkommen außer acht läßt, — während, wie wir sahen, die schottischen Gesetze ihre Aufmerksamkeit auch auf diese richten.

Bei der Revision des Gesetzes beabsichtigt man folgende Punkte zu prüfen:

1. Die Anstalten sollen unmittelbar unter der Oberaufsicht des Staates gestellt werden.

2. Der conseil général des Département soll in der Aufsichtskommission der Irrenhäuser unmittelbar vertreten sein.

3. Um ein verläßliches Personal zu gewinnen, soll die Ernennung der Ärzte und Beamten von der zentralen Behörde abhängig sein. (Selbstredend könnte dies nur dann von Erfolg begleitet sein, wenn diese zentrale Behörde für die Ziele und Bedürfnisse der Behandlung Kranksinniger Verständnis hätte und ihre Verfügungen darnach treffen möchte.)

4. Die Gefahren des placement d'office müßten durch ein vorheriges gerichtliches Verfahren vermindert werden. (In Schottland wurde dieses Problem gut gelöst.)

5. Errichtung eines Kriminalasyles. (Diese Frage wurde — ob gut, bleibe dahin gestellt — schon gelöst.)

6. Entsprechende Fürsorge für das Vermögen der Geisteskranken.

* * *

Ich will nur noch einiges über den wirtschaftlichen Betrieb der französischen Anstalten, über die Ausbildung ihrer Ärzte und Wärter bemerken.

Was die *wirtschaftliche Seite* anbelangt, so sind die vom Monser Direktor *Morel* publizierten Daten von Interesse, aus denen ersichtlich ist, daß die Verpflegung der Irren auch ohne Verminderung der Verköstigung verbilligt werden kann. Im Jahre 1874 bezahlte das Département in *Maréville* für je einen Kranken 0,75 Fr., in 7 weiteren Départements stellte sich der Satz auf weniger als 1 Fr., und selbst in den teuersten Anstalten waren die Verpflegungsgebühren nicht über 1,23—1,40 Fr. gestiegen. Diese billigen Sätze werden auf zweierlei Art erreicht: einerseits durch eine sorgfältige Verwertung der Krankenarbeiten andererseits durch die Aufnahme von zahlungsfähigen Kranken. Für die Arbeiten ihrer Kranken und durch ihre Ökonomie hatte die Anstalt zu *Bordeaux* eine Einnahme von 7000 Fr., dagegen *Bailleul* 195 000 Fr. In 42 Anstalten betrug die Einnahme aus den Arbeiten der Kranken und der Ökonomie im Jahre 1874 etwa *2 Millionen Francs*, welcher Betrag 2,4—34,3 % der Einkünfte der Anstalten ausmachte.

Es wäre um so bedauerlicher, solche Summen für den Staatshaushalt in Verlust geraten zu lassen, als eine tadellose Fürsorge für vermögende Geistesgestörte vom Standpunkte des Rechtsschutzes nur auf diesen Wege zu erreichen ist (*Kräpelin*); andererseits jedoch können staatliche Anstalten den Ansprüchen der Kranken ständiger und besser entsprechen; die meisten Privatheilanstalten können z. B. mit den Royal asylums in Schottland gar nicht zusammen genannt werden.

Durch die zwei bezeichneten Hilfsmittel hatten im Jahre 1874 unter den 42 Anstalten nur 5 zusammen ein Defizit von 21 000 Fr., wogegen der Überschuß bei den anderen [1]) Anstalten während dieser Zeit 785 000 Fr. betrug. (Unter den Auslagen dieser Zeit figurieren die Personalausgaben mit 8,44—22,30 %, die Verpflegungskosten, wozu auch die sehr geringen Sätze der Medikamente gerechnet sind, mit 32,56 %).

---

[1]) Siehe: *Morel* „La situation des asiles d'aliénés. Congress d'Antwerpen.

Wir bemerken noch, daß im Jahre 1882 auf Kosten der Départements 39,180 Geistesgestörte in Anstalten gepflegt wurden [1]).

Eine ganz eigentümliche Sache ist die *Ausbildung der Anstaltsärzte.* Diese ärztlichen Stellen werden in *Paris* jedesmal mittels Bewerbungskonkurrenz besetzt; die Bedingungen hierzu sind, daß der Bewerber französischer Untertan sei, sein Diplom auf einer heimatlichen Universität erworben und den militärischen Verpflichtungen nachgekommen ist. Auch darf er nicht über 32 Jahre alt sein und muß einen mindestens einjährigen Dienst als Hilfsarzt (interner) in einer Irrenanstalt hinter sich haben, eventuell können auch frühere chefs de clinique oder Ärzte mit gleicher Dienstzeit an anderen Spitälern berücksichtigt werden.

Die Konkurrenten haben vor einer vom Minister designierten Kommission eine Prüfung zu bestehen. Die Mitglieder dieser Kommission sind: ein Gesandter des Ministeriums, drei Professoren der Psychiatrie, drei Irrenanstalts-Direktoren und ein Ersatzmitglied aus den Direktoren oder Oberärzten.

Der Kandidat hat eine schriftliche Aufgabe über Bau und Leben des zentralen Nervensystems, eine weitere über die Organisation der Irrenanstalten und über die Gesetze des Irrenwesens zu lösen, dann eine mündliche Prüfung über allgemeine medizinische und chirurgische Fragen zu bestehen und muß zum Schlusse zwei Geisteskranke — darunter den einen vom gerichtsärztlichen Standpunkte aus — klinisch untersuchen.

Wer nach Bestehen der Prüfung angestellt wird, muß zwei Jahre dienen, bis er *médecin adjoint* wird; Oberarzt oder Direktor kann er erst werden, wenn er als adjoint mindestens 3 Jahre diente. Der Direktor erhält auf der „classe exceptionelle du cadre“ ein Gehalt von 8000 Fr., auf der dritten Klasse 5000 Fr.,

---

[1]) Erst nachträglich erhielt ich durch die Freundlichkeit des Direktors *Pedro Montt* aus Santiago de Chile das vorzügliche Werk: „Instituciones y servicios de enajenados en Europa y Estados unidos.“ Santiago de Chile 1898 — des Dr. *M. Beca,* nach welchem in Frankreich 60 000 Geistesgestörte in 107 großen Anstalten untergebracht sind, und zwar in 47 Bezirks- oder staatlichen Anstalten, 18 Privatanstalten für Arme, 17 Spitalsadnexen und schließlich 25 Privatinstituten „Maisons de santé“ für Kranke der höheren Zahlungsklassen.

der Oberarzt bezieht 2500—4000 Fr. Gehalt. Diese äußerst minimalen Bezüge tragen auch gewiß das ihrige dazu bei, daß die irrenärztliche Tätigkeit, wie überhaupt auch die ganze Psychatrie in Frankreich hinter jener der anderen Staaten zurückgeblieben ist [1]).

Eine nicht minder wichtige Angelegenheit ist die des *Pflegepersonals*. Allem Anscheine nach ist sie allein in Paris geregelt. Hier hat *Bourneville*, der verdienstvolle Nachfolger von *Pinel* und *Esquirol* nach langen und mühsamen Kämpfen Schulen organisiert, in denen mit sehr großer Sorgfalt für sämtliche Pariser Anstalten Pflegepersonal ausgebildet wird. Der Ausgangspunkt dieser Bewegung war die „*laïcisation*“ [2]), der Ersatz der zu geistlichen Orden gehörenden Krankenpfleger durch weltliche, um für diesen Beruf geschulte und gutgewählte Personen zu gewinnen. Das „*Programme de l'enseignement des écoles municipales d'infirmiers et d'infirmières*“ konnte im Jahre 1899 schon über eine 21jährige Tätigkeit Rechenschaft ablegen. Die Ausgabe dieser Schrift wurde von den „*enfants de Bicêtre*“ besorgt. Gegenwärtig gibt es 4 solche Schulen, und zwar in *Bicêtre*, *Salpêtrière*, *Pitié* und in *Lariboisière*; die Schule in der *Pitié* ist für eine höhere Ausbildung bestimmt.

Der Unterricht selbst ist in 7 Kurse eingeteilt, deren Programm auch über ihre Sorgfältigkeit Aufschluß gibt.

In 7 Lektionen wird die Geschichte der Laienwärterschulen (denn geistliche Schulen dieser Art gab es überhaupt nicht), von

---

[1]) Siehe über die Lage der Ärzte besonders bei *Sérieux*. Mit unverhüllter Aufrichtigkeit schildert er die traurigen Verhältnisse. Er erwähnt, daß es im Jahre 1902 unmöglich war, eine hilfsärztliche Stelle in einer der größten Pariser Anstalten zu besetzen: „Le service a dû être confié à un interne provisoire et à deux étudiants bénévoles.“

Siehe auch: *Malbois* „*Contribution du traitement actuel des aliénés dans les Asiles de Province*“. Thèse de Paris. — Dieses Heftchen publiziert über das innere Getriebe der Provinzanstalten Beispiele, die keiner Nachahmung würdig sind.

[2]) Im Jahre 1896 hatte diesbezüglich die Korporation der italienischen Irrenärzte mit Berufung auf die Unzukömmlichkeiten, mit denen die Anstellung von geistlichen Orden in Irrenanstalten verbunden ist, weiterhin unter Bezugnahme auf die Bologneser Kongresse der italienischen Psychiater im Jahre 1874 und den Frankfurter Kongreß der deutschen Irrenärzte beschlossen, daß in solchen Anstalten ein weltliches Pflegepersonal angestellt werden soll.

Zeiten *Ludwigs XII.* angefangen, vorgetragen, Vergleiche angestellt mit *Institutionen anderer Länder*, Aufklärungen erteilt über die materiellen Verhältnisse der Spitäler und des Armenwesens — überall mit historischem Rückblick. Es wird vorgetragen über *das Budget der Krankenhäuser*, es wird ein Überblick gegeben über die Geschichte der Spitäler, über deren verschiedene Arten, ferner über ambulante und private Krankenpflege gesprochen. In einem anderen Kurs wird ebenfalls mit historischem Rückblick über die Aufnahme von Kranken Aufklärung erteilt, wobei die Wärter lernen, was für einen Zweck die Kopfzettel haben, welche Drucksachen und Vormerkzettel man im Krankenhause benützt, was für Aufgaben beim Tode oder bei der Entlassung eines Kranken dem Wärter zufallen. Dann wird über die Hausordnung Vortrag gehalten, was man eigentlich unter „Spitalskehricht" versteht, wie eine Anstalt reingehalten wird, welches die logischen Methoden hierzu sind. Im Programm ist hier eine prinzipielle Äußerung eingefügt: „*Les laïques sont plus dociles, que les religieuses, elles ont plus d'instruction professionnelle, elles sont plus respectueuses de la liberté de conscience.*" — Dies ist auch meine Erfahrung.

Die Kandidaten haben an je 6 Lektionen über Anatomie und Physiologie teilzunehmen; 18 Lektionen sind mit peinlichster Sorgfalt über Krankenpflege in engerem Sinne ausgearbeitet. Der fünfte Kursus behandelt vom Standpunkte der Wärter die allgemeine Hygiene, erstreckt sich auf Wohnung, Luft, Wasser und Nahrungsmittelfälschung, der sechste Kursus befaßt sich mit der Pflege von Schwangeren und Neugeborenen, der siebente hinwiederum erteilt Aufklärungen über theoretische Pharmazie (Cours de petite pharmacie) [1]).

---

[1]) *Blatin*, der die Frage der Krankenpflege in Frankreich äußerst lehrreich und interessant behandelt, schreibt, daß in der *École de la rue Amyot*" über folgende Fragen der Moral vorgetragen wurde: „Bescheidenheit. Von wo kommen wir, was sind wir, wo kommen wir hin? Die Gefühle, welche uns teilen. Die Arten des Ausruhens. Die zeitgenössischen Größen. Die Taten der Geduld. Erziehung des Empfindens. Ordnung und Unordnung. Solidarité, mutualité, reciprocité. Moralische Auffassung. Das moralische Individuum. Der intellektuelle Mut. Das Brot und das Leben. Der Schüler und der Helfer. Über Angst und Mut. Hemmung unseres Willens durch Verhängnisse. Lektüre in der freien Zeit. — Alles das sind inhaltsschwere mit Geist und Gedanken durchtränkte Themen, worüber

Nach Bestehen der Prüfungen am Jahresschlusse erhalten die Pflegerinnen ein Diplom — einzelne hervorragende auch besondere Auszeichnungen. Über eine solche festliche Diplomerteilung lese ich, daß eine ältere Wärterin der Salpêtrière, *Mlle. Bottard*, zum Ritter der Ehrenlegion und Offizier der Akademie ernannt und daß für eine andere zu ihrem 50 jährigen Dienstjubiläum eine goldene Medaille geprägt wurde.

Die Resultate dieser so hoch entwickelten und eifrig betriebenen Bestrebungen sind noch immer nicht genügend, denn unter 5178 Wärtern haben bloß 1794 das Diplom, während andrerseits im Spitale *Lariboisière* 5 Jahre lang ausschließlich diplomierte Wärter angestellt waren.

Es ist äußerst bezeichnend für die französische Auffassung, daß diese Kurse vollkommen öffentlich sind und von jedem besucht werden können. Jeder, der sich dazu für befähigt hält, kann sich zur Prüfung melden. (Mit welcher Rigorosität erkundigt man sich dagegen in Holland nach den einzelnen Kandidaten!)

Der Unterricht allein wird aber auch in Frankreich zur Lösung der Wärterfrage nicht für genügend erachtet, sondern man trachtet auch darnach die Lage des Personals durch bessere Diensteinteilung, bessere Verköstigung und Unterbringung zu heben. Familienwohnungen für die Wärter, welche sich in Schottland als eine unerläßliche, aber sichere Hilfe erwiesen haben, gehören in *Frankreich* noch zu den Utopien, vorläufig haben hier wie auch anderswo auf dem Kontinent die Wärter noch kaum besondere Zimmer.

Der Kampf mit der *Laïcisation* hatte in *Frankreich* sowie in *Holland* die segensreiche Wirkung, daß auch die geistlichen Orden begannen, ihre mit der Krankenpflege beschäftigten Mitglieder darin zu unterrichten; das geistliche Personal fing an, den ärztlichen Verordnungen Folge zu leisten und sich sogar den Anforderungen der Antisepsis zu beugen [1]).

---

hervorragende Gelehrte und Professoren Vorträge halten. Derartiges ist zwar, wie *Blatin* richtig bemerkt, für die Wärterinnen nicht unerläßlich, doch ist es unbedingt nützlich und lehrreich in leichtfaßlicher Art, mehr unterhaltend als belehrend, auch über solche Dinge zu ihnen zu sprechen.

[1]) Es ist von Interesse, daß unser *St. Vinzenz-Nonnenorden* im Jahre 1672 nach Intentionen des Gründers sozusagen ein weltlicher war,

Wärterinnen auf Männerabteilungen, wie dies in skandinavischen und schottischen Anstalten, sowie in Richmond üblich ist, habe ich in französischen Anstalten nicht gesehen, noch habe ich derartiges erfahren.

Nachtrag:

Von hier konnte ich als letzten Bericht nur den von 1904 erhalten. Seit dem Jahre 1902 sind wesentliche Veränderungen kaum vorgekommen, — es wurde keine neue Anstalt eröffnet, weder die Zahl der Kranken noch die Aufnahmen oder Entlassungen der einzelnen Anstalten weisen erhebliche Veränderungen auf.

Die Chefärzte der einzelnen Abteilungen der Pariser Irrenanstalten beklagen sich fortwährend über „*pia desideria*“.

Folgende Daten dürften größeres Interesse bieten: *Magnan* erwähnt, daß es unter 3710 im Jahre 1904 aufgenommenen Kranken nur 8 Fälle von „*délire chronique à évolution systématique* gab, — demgegenüber ist die geordnete Paranoia, wo das ganze Denken der Kranken durch Illusionen, Halluzinationen oder durch Wahnideen beeinflußt und beherrscht wird, eine sehr häufige Erkrankung, in deren Rahmen meiner Meinung nach ohne Schwierigkeiten auch die erwähnte Fälle von *Magnan* Platz finden können.

Dupain will in der Mortalitätsstatistik eine „*mortalité nosocomiale*“ und eine *mortalité vesanique* unterscheiden. — Die erste soll nach ihm durch die erste in der Anstalt verbrachte kritische Zeit verursacht sein, die zweite hängt direkt von der Geisteskrankheit ab. — Diese Unterscheidung glaube ich kaum aufrechterhalten zu können, denn geistig beeinflußt die Anstalt in den meisten Fällen die Neuaufgenommenen günstig, und eine die Mortalität befördernde Wirkung kann nur von der Anstaltshygiene abhängen — was sich selbstverständlich erst nach längerem Anstaltsaufenthalt äußern wird.

In mehreren Anstalten wünscht man sich dicke Fensterscheiben — andererseits findet man eben dies in Deutschland vielerorts abnorm und glaubt, daß es bei den Insassen der Anstalt berechtigterweise einen schlechten Eindruck macht.

In *Villejuif* hat man die *Freiluftbehandlung* der Kranken eingeführt, eine ganz moderne und vorzügliche Art der Behandlung Geisteskranker.

Nach der Meinung *Picqués* soll die puerperale akute Verwirrtheit durch Septikaemie verursacht sein, weshalb man durch einen chirurgischen Eingriff heilend einwirken könnte.

---

was in den ersten Statuten deutlich ausgesprochen ist: „Vincent de Paula insiste sur le caractère non monastique de leur confrèrie; elles ne devraient avoir d'autre cellule qu'une chambre de louage, d'autre chapelle d'autre monastère, que la maison des malades, que l'église du pays. Les salles d' hopitaux étaient leur cloître, et leur sainte modestie leur voile ....“ „......Cette compagnie est devenue graduellement une congrégation religieuse ou la règle fut placée au-dessus des exigences du progrès“ — *Comte*: „Les auxiliaires médicaux et les district-nurses. Thèse de Paris 1904.

In dem sehr lehrreichen Bericht von *Bourneville* wird von neuem erwähnt, daß der Idiotenunterricht hauptsächlich daraus besteht, daß man sich mit den Kindern immerfort beschäftigt — das Kind soll nie unbeschäftigt bleiben. — Dies ist die Hauptsache auch bei der Erziehung normaler Kinder. — Bei dem Anschauungsunterricht wurden auch immer die neuen Weltereignisse berücksichtigt; so hat man zur Zeit der vulkanischen Ausbrüche in *Martinique* über die Vulkane überhaupt und über diesen besonderen Fall Vorträge gehalten. — Ebenso wurden seinerzeit über den russisch-japanischen Krieg Vorträge mit Projektionsbildern gehalten, ferner über Japan, China und über die Mandschurei. — Diese Methode sollte, wie *Bourneville* betont, auch beim Unterricht der Erwachsenen verwendet werden, wie sie jedenfalls auch in der psychischen Beschäftigung Geisteskranker einen vornehmen Platz finden sollte (s. „Rußland").

In seinem Bericht über die *Familienpflege* erwähnt *Truelle*, daß die persönliche Berührung des Arztes mit den Pflegefamilien, die unmittelbare Belehrung mehr Wert hat, als ein systematischer Unterricht, welchen er „*conférences décoratives*" nennt. Derselbe Autor mahnt, daß man nicht zu viele Kranke in einer Gemeinde unterbringen soll, da dies einem wirksamen Separirens der Kranken im Wege steht.

Nach *Truelle* ist die Pflege der geisteskranken Frauen besonders schwer, ein geisteskrankes Weib ist doppelt Weib — sie läßt sich schwer erziehen. (!?)

Trénel, der neue Direktor zu „*Ainay le chateau*" rühmt besonders die „*salle de réunion*" der Zentralanstalt. Ohne diese möchten viele Kranke durchgehen. — *Starlinger* in *Mauer Öhling* hat Ähnliches erfahren. (Ps. neur. Wochenschrift 1907.)

Deutschland.

Im Monat Juli fuhr ich von der Gare de l'Est über *Vitry Nancy* nach *Straßburg*, wo ich zur Nachtzeit ankam und von wo aus ich am folgenden Morgen mit der Bahn nach *Stefansfeld* fuhr, um die erste an meinem Wege liegende große deutsche koloniale Anstalt zu besichtigen. — Der Chefarzt Dr. *Heß*, der mich herumführte, äußerte sich über die Pariser Anstalten nicht besonders günstig.

Die Anstalt nebst der zugehörenden Ökonomie *Hördt* liegt auf einer freien Ebene. Einige Schritte von der bei einem großen Parke gelegenen Station ist das Tor der Irrenanstalt, links vom Eingange die Wohnung des Direktors inmitten eines schönen Gartens, rechts die Privatvilla des Apothekers.

Die Anordnung der Gebäude erinnert außerordentlich an die französischen Irrenanstalten; durch die langen offenen Säulengänge verlieren die Wohnräume viel an Luft und Sonnenschein. Gärten und Spazierplätze sind mit großer Sorgfalt im Stand gehalten, nur schade, daß die freie Aussicht überall durch Mauern beeinträchtigt wird. Sämtliche Räumlichkeiten sind überfüllt. Sehr hübsch ist ein Pavillon im Küchengarten, dessen Veranda von Schlingpflanzen übersponnen ist; der Sektionsraum wird durch die großen Bäume vor den Fenstern sehr verdunkelt, ebenso die enge Küche.

Die Anstalt macht im ganzen den Eindruck des Veralteten, aber die Kranken haben hinreichende Gelegenheit zur Beschäftigung, vorzügliche Pflege und können sich auf dem ganzen Terrain frei bewegen. Von den hinten gelegenen Krankenabteilungen, wie auch vom Küchengarten aus bietet sich nach allen Richtungen eine vollkommen freie Aussicht, denn es sind selbst lebende Hecken kaum vorhanden.

Ich halte es für besonders wichtig, zu erwähnen, daß die verheirateten Wärter kleine Familienhäuser bewohnen, die zu einer Kolonie vereinigt sind. Eine gewiß durch nichts zu ersetzende humane Einrichtung, wie ich sie nach England hier zuerst auf dem Kontinent beobachten konnte. *Stefansfeld* war übrigens schon unter französischer Herrschaft eine rühmlichst bekannte vorzügliche Anstalt.

Aus dem bis zum 31. Mai 1903 reichenden *Bericht* will ich über den Betrieb folgendes erwähnen: Die Anstalt hatte 1432 zur Hälfte männliche, zur Hälfte weibliche Kranke; neu aufgenommen wurden 397, 56 mehr als im Vorjahre und 160 mehr als vor 10 Jahren; diese Zahl ist in stetigem Steigen. Unter den aufgenommenen Männern waren 14,2 %, unter den Frauen 11,3 % *paralytisch.* Im Jahre 1900/01 war dies bei den aufgenommenen Männern 25 %, bei den Frauen 6,2 %. Nach der Meinung des Direktors *Vorster* hat ein solches schwankendes Ergebnis bei der Statistik der Paralytiker nichts Überraschendes an sich. Unter den paralytischen Männern konnte man bei 40,7 %, bei den Frauen bloß bei 15,7 % Lues nachweisen — im Vorjahre war dieses Ergebnis: bei Männern 20 %, bei den Frauen 31,2 %. Ich halte es nicht für ausgeschlossen, daß die zugrunde gelegten kleinen Zahlen zu solch einem schwankenden Ergebnis beitrugen.

13,2 % der Aufgenommenen kamen in Konflikt mit dem Strafgesetze und unter 24 waren 21 (!) trotz ihrer Krankheit bestraft.

Von Interesse ist die Angabe des Berichtes, daß eine alte Frau aufgenommen wurde, die von ihren Angehörigen, um die Verpflegungskosten zu ersparen, unter einer Treppe in einem hölzernen Verschlag, somit schlecher als ein Tier gehalten worden war. Diese in jämmerlichem Zustande halb verblödete Kranke wurde durch die Anstaltspflege körperlich und geistig sichtbar gebessert, so daß sie sogar leichtere Arbeiten verrichten konnte.

Unter den 157 Entlassenen waren 24,6 % geheilt, die übrigen gebessert; verstorben sind 107, was 5 % der Gesamtzahl entspricht. Die Anstalt kann sich — wie es scheint — vom *Typhus* nicht befreien; zwei Wärter und zwei Pfleglinge erkrankten daran. Um rechtzeitig eingreifen zu können, wurden bei allen Kranken

Temperaturmessungen vorgenommen — *25,2 %* sämtlicher Kranken verstarben an *Lungen-* und *Gedärmtuberkulose* [1]).

Über die Besuche wurden Protokolle geführt, die Kranken wurden von 2705 Personen besucht. — Für die Zerstreung der Kranken wurden Waldfeste und Gartenkonzerte veranstaltet, nach einem nachbarlichen Wallfahrtsorte Ausflüge unternommen, auch — was bei dem heutigen antialkoholischen Bestreben Unbehagen erweckt — zur Winterszeit *Bierabende* abgehalten.

Im Jahre 1902/03 wurden an die Kranken oder an deren Angehörige aus der Hilfskasse 795 Mark verteilt, auch zur Unterstützung der Hinterbliebenen verstorbener Pflegepersonen und Angestellter ein Hilfsfonds gestiftet, wozu die Anstalt selbst 3000 M. und der kaiserliche Statthalter 2000 M. beisteuerten. — Der Statthalter, der Kreishauptmann und der Staatsanwalt besuchten — entsprechend den Bestimmungen des Gesetzes — öfters die Anstalt. Dem Oberwärter wurde nach einer 42(!)jährigen Dienstzeit das allgemeine Ehrenzeichen verliehen. Der Direktor bemängelt den zu häufigen *Wechsel der Hilfsärzte;* dem kann seiner Meinung nach nur durch Gehaltsaufbesserungen abgeholfen werden.

Der Reinertrag der *Landwirtschaft* der Anstalten betrug 9367 M., was 8,3 % von dem 112 910 M. betragenden Schätzungswerte entspricht. (Stefansfeld hat einen Umfang von 29,30, Hördt einen solchen von 14,25 ha, doch sind noch 28 ha für 3587 M. jährlich hinzugepachtet.) Eine Haupteinnahmequelle bildete dabei die Molkerei, welche für Milch 23 000 M. erbrachte; Rindfleisch im Werte von 11 000 M., Schweinefleisch 18 000 M., Geflügel 2215 M., grüne Gemüse 9000 M., Kartoffeln 5665 M. und Kraut im Werte von 1597 M. wurden produziert. Die Geflügelzucht (800 Stück) ist berühmt, außerdem besitzt die Anstalt 141 Schweine, 42 Kühe, 9 Stück Ochsen und 6 Pferde. Der in der Ökonomie verbrauchte Dünger wird nach dem

---

[1]) Eine außerordentlich große Zahl, welche selbst in gutgeleiteten Strafanstalten nicht vorkommt; doch berichtet *Deiters*, daß in *Leubus* die Hälfte der Kranken an Lungenschwindsucht sterben, und ein noch schlechteres Verhältnis besteht in *Langenhagen*, wo 51 %, und in *Rastenburg*, wo 16 unter 17 Verstorbenen an Lungentuberkulose zugrunde gingen (P. Wochenschrift 1902, S. 215.). — (Die Anstalt zu Langenhagen (Prov. Hannover) ist in den letzten Jahren baulich reorganisiert worden. E.)

Werte des dazu benützten Strohes und Torfes mit 9500 M. bewertet.

An der Spitze der Anstalt steht ein Arzt, denn, wie bekannt, werden in Deutschland im Gegensatz zu Frankreich und Belgien keine Laien als Direktoren angestellt. Außerdem hat die Anstalt zwei Ober- und fünf Hilfsärzte (*Der Direktor und die Oberärzte halten die Abteilungsvisite abwechselnd.*) Unter den Beamten sind zwei Wirtschaftsführer, 1 Rechnungsführer, 5 Sekretäre, 5 Geistliche, 1 Rabbiner, 1 Lehrer, 1 katholischer und 1 evangelischer Organist, 1 Apotheker und 1 Architekt. Die Kranken werden von 43 Ordensschwestern, 84 Wärtern und 163 Wärterinnen gepflegt.

24,25 % der Auslagen wurden für Personalbezüge verwendet, welche per Jahr und Kopf 114,03 M. betragen; für Verköstigung wurde 52,89 % der Auslagen, somit per Jahr und Kopf 248,67 M., für Bekleidung und Bettzeug 5,38 %, somit per Jahr und Kopf 25,31 M. verausgabt.

Per Jahr und Kopf wurde verbraucht: 14,6 Liter Bier. 68,7 Liter Weißwein, 1,89 Liter Rotwein, 77 kg Fleisch, 187 kg Kartoffel, 96 Liter Milch, 229 kg Brot. Durch die Apotheke wurden 1465 Liter Wein verabfolgt und für Zubereitung von Tinkturen 3645 Liter (!) Alkohol verbraucht.

Zum Schlusse will ich noch bemerken, daß seit meinem Besuche der Direktor der Anstalt Dr. *Vorster* die Opfer unseres Berufes um eines vermehrt hat, indem er einer ihm von einem Kranken beigebrachten Stichwunde erlegen ist.

Ich fuhr bei großer Hitze (mit schlechter Verbindung und noch schlechterer Kost im Speisewagen) über *Stuttgart*, *Würzburg* und *Leipzig* nach *Berlin*.

Dalldorf.

Mittels elektrischer Bahn konnte ich die Anstalt erreichen. Diese liegt hinter einem mit niedrigem Drahtzaun umgebenen großen Parke vollkommen versteckt. Man bemerkt zuerst das Direktionsgebäude, sodann die Pavillons, hinter diesen das Spital, Bäder und Maschinenhaus, ganz hinten den Pavillon für Idioten und etwa 10 Minuten davon entfernt die Gebäude für die Landwirtschaft. .... Die Anstalt wurde auf einem Areal von 282 Morgen für 1120 Kranke erbaut, die Baulichkeiten kosteten 4 Millionen Mark. Die einzelnen Pavillons verbinden statt gedeckter Gänge asphaltierte Wege, und die Hauptverkehrslinie entlang führt eine schmalspurige Bahn, welche die Anstalt auch mit der Ökonomie verbindet.

Zu beiden Seiten der Administrationsgebäude liegen 10 Pavillons, welche nebst den Gärten für Spaziergänge von hohen Mauern umgeben sind. Die Gärten sind durch niedrige Drahtzäune eingeteilt und mit hohen Bäumen und üppigen Sträuchern bepflanzt, doch wird dadurch, sowie auch durch die Mauern und durch die schachbrettartige Einteilung des Ganzen den Kranken jedwede freie Aussicht benommen. Die Anordnung der Pavillons ist in *Tournai*, sogar auch in den neueren französischen Anstalten besser und in anderen deutschen Anstalten um vieles besser gelungen. In den kleinsten Pavillons sind 50, in den größten 160, in den 10 zentralen zusammen 1020 Kranke untergebracht. In der Mitte, bei manchen Pavillons auch an der Gartenseite liegen Gänge, welche auch als Tagesräume für die Kranken dienen. Bei einzelnen zentralen Korridoren, sogar bei einzelnen Zimmern mußte Oberlicht angewendet werden.

Die Männerabteilung enthält ein „*festes Haus*", in welchem kriminelle und die besonders gefährlichen Kranken verwahrt werden. Hier herrscht ein wahres Gefängnissystem; die übrigens großen Fenster haben außer Eisengittern auch noch einen Schutz von Drahtnetzen; die klinkenlosen Türen sind mit doppeltem Verschluß und außerdem noch mit Schlössern versehen. Die Kranken können in einzelnen kleinen Zimmern hinter Schloß und Riegel ihr Handwerk betreiben, auch Vögel im Käfig halten. Aussicht haben sie auf kleine, schmale von 4—5 Meter hohen Mauern umgebene Höfe. Das ganze ist ein zuchthausartiges Gebäude, welches einen viel ungünstigeren Eindruck macht als selbst *Broadmoor* [1]). — Übrigens auch auf den Spitalsabteilungen fehlt die nette, heimähnliche Einrichtung, welche die skandinavischen, schottischen, englischen und holländischen Anstalten kennzeichnet. Man sieht zwar Bilder, doch weder Vorhänge

[1]) Das ist selbstverständlich, da eben in Broadmoor auch eine große Zahl harmloser Kranker untergebracht ist, die mit dem Strafgesetze in Konflikt gekommen sind. E.

noch Blumen oder Nippsachen sind bemerkbar. *Clifford Smith* bemerkt, daß *Dalldorf* wie die deutschen Anstalten überhaupt im besten Falle den Eindruck eines Spitals, doch nicht den eines Heimes hervorruft. Das ist gewiß verfehlt, denn eine Heilanstalt für Geisteskranke müßte, wenn sie schon das Heim nicht ersetzen kann, doch wenigstens ein Gefühl davon hervorzurufen trachten, wozu gewiß mehr Sinn, guter Wille und Fürsorge als Geld nötig ist.

Auf der Abteilung für Bettbehandlung der Männer sind Wärterinnen angestellt, was mich überraschte; einen weniger günstigen Eindruck machten in dem erst vor einigen Jahren erbauten Gebäude die engen mit Ölfarben gestrichenen Zellen mit ihren kleinen hoch oben angebrachten Fenstern; dies ist eine schlechte, bereits überwundene Bauart.

Clifford Smith beanstandet mit Recht, daß die Oberärzte mit den Kranken in einem und demselben Gebäude wohnen, denn heute ist man in besseren Anstalten bereits bestrebt, selbst für die Wärter abgesonderte Familienhäuser zu errichten. Ein Arzt, der etwa 4—500 Schritte von der Anstalt im Kreise seiner Familie lebt, wird gewiß anders seinen Dienst versehen, als einer, der samt seiner Familie hinter die Anstaltsmauer gesperrt ist.

Auch eine moderne, ganz vorzüglich geleitete *Idiotenabteilung* gehört zu der Anstalt, deren ärztlicher Dienst von der Irrenanstalt aus versehen wird, während sie für die Unterweisung, Erziehung und Heranbildung der Idioten zu arbeitsfähigen Menschen ihren eigenen Lehrkörper besitzt. An den gut eingerichteten Werkstätten wäre nur auszusetzen, daß sie in Kellerlokalitäten untergebracht, nicht genügend hell und schlecht zu ventilieren sind. In der reichlichen Lehrmittelsammlung sah ich Schreibhefte, in denen die Grenzen der großen und langgestreckten Lettern mit roten Linien vorgezeichnet sind. Diese scheinbare Kleinigkeit, — wie so viele andere — mußte, trotzdem sie beim Unterrichte der Idioten von Bedeutung ist, lange entbehrt werden.

Es war für mich von besonderem Interesse, daß die ausgelernten, erwachsenen Idioten bei in der Umgebung wohnenden Familien untergebracht, vom Anstaltsdirektor regelmäßig besucht werden — eine besondere Form der Familienpflege, welche eine Dalldorfer Spezialität ist. Ich hatte Ähnliches mit erwachsenen Kranken versucht; ich ließ diese Korbflechten und ähnliche Hausindustrie erlernen, um sie leichter und mit weniger Spesen in häusliche Pflege geben zu können.

Die Anstalt besitzt auch eine schöne *Landwirtschaft*, wo die aus den nicht gerade geruchlosen Wasserspülaborten der Anstalt herstammenden Fäkalien als Dünger verwertet werden. In den hier befindlichen 2 Pavillons werden 70 Kranke vollkommen frei gehalten; hier wohnt ein Oberwärter und auf einem abgesonderten Hofe ein Wirtschaftsbeamter. Prächtige Rassehühner werden hier gezüchtet, Schweine gemästet, auch für den Verkauf, während Kühe nur zum Melken gehalten werden. Durch eine Äußerung der Wirtschaftsleitung, daß man den Kranken keine Sensen anvertrauen soll, wurde ich überrascht, denn in *Alt-Scherbitz*, sogar in *Richmond* und auch anderweitig konnte ich mich vom Gegenteil überzeugen.

Ich hörte, daß für die Wasserklosetts zu wenig Wasser vorhanden ist, weshalb wohl Torf empfehlenswerter wäre.

In dem Berichte vom Jahre 1902 lese ich, daß die Beschäftigung der Kranken in den Anstaltsbureaus vom Magistrate untersagt wurde, so daß zur Bewältigung der von 10 Patienten geleisteten Schreibarbeit 3 Beamte ernannt werden mußten. Wenn man bedenkt, daß jährlich etwa 31 000 Schriftstücke einlaufen und ebenso viele expediert werden, so drängt sich unwillkürlich die Frage auf, ob der Direktor außer seine Unterschrift zu geben noch für etwas anderes Zeit übrig behält. In Schottland wird diese Frage praktischer gelöst, andrerseits ist dies auch ein Hinweis darauf, daß gerade in unserem bureaukratischen Zeitalter die großen Anstalten nicht gerade auch die mustergiltigsten zu sein brauchen.

In dem Berichtsjahre ist in der Anstalt Feuer ausgebrochen, wobei ein pflichttreuer Wärter sein Leben verlor. Im Jahre 1901 ließ ein bestochener Wärter die Zellentüre zweier Kriminalkranker offen, wodurch ihnen das Entweichen ermöglicht wurde; der Wärter ist mit 2 Monaten Gefängnis bestraft worden. Auffallend sind die „vielen Fälle“ von Selbstmordversuchen und die 143 Entweichungen, welche vom Direktor wohl etwas euphemistisch als „*heimliche Entfernung*“ bezeichnet werden. In allen viel freier geleiteten, schottischen Anstalten zusammen kommen nicht so viele Entweichungen vor.

Die Kranken hatten während der Amtsstunden 54 000 und außerhalb dieser auch viele Besucher, — sie besitzen eine Bibliothek von 6219 Bänden. Die ärztliche Bibliothek wurde auch um 21 Bände aus der *Vogelsangschen*[1]) *Stiftung* bereichert.

Am Schlusse des Berichtsjahres, am 1. April 1906, waren in der Hauptanstalt 1690 Kranke, worunter 967 Männer und 723 Frauen, Durchschnittszahl: 1418; in Privat-Filialanstalten waren 1779, in Familienpflege, die Idioten inbegriffen, 420 Kranke untergebracht. Unter der Obhut des Direktors standen insgesamt 3889 Kranke.

In der Statistik werden nur 6 Krankheitsformen aufgezählt: Senile, paralytische, einfach chronische Geisteskranke, Idioten und Imbezille, Epilepsie, akute und chronische Alkoholisten. — Es bleibt unverständlich, wo Manie, Melancholie und Amentia untergebracht wurde. Unter den neu Aufgenommenen waren 236 (16,6 %) der Männer und 78 (12,92 %) der Frauen paralytisch. Diese große Zahl der letzteren wirft wohl ein Streiflicht auf das *Berliner Nachtleben.* Unter den Aufgenommenen waren 358 mit dem Strafgesetze in Konflikt geraten, davon 230 Alkoholiker; von den gesamten unter Aufsicht der Anstalt stehenden Kranken wurden 1146 als geheilt, 165 ungeheilt entlassen und 556 verstarben, welche Zahl einer Sterblichkeit von 9,6 % entspricht. An Tuberkulose sind 19 Kranke verstorben, die meist außerhalb der Anstalt erkrankt waren.

Das Unterrichtswesen der Idioten ist in 6 Klassen geteilt, wobei in den 3 höheren Klassen wöchentlich vier (!) Stunden mit Religionsunterricht ausgefüllt werden.

Über das *Budget* will ich nur folgendes anführen: Für Medikamente, Verbandstoffe und medizinische Weine sind 13 000 M., für ärztliche Instrumente 2800 M., für Holzwolle und Bettorf (welche, unpraktisch genug, ohne Leintuch den unreinen Kranken als Lager dient) 10 914 M., für Betteinlagen 1000 M., für fachwissenschaftliche Werke 1283 M., für zahnärztliche Behandlung 1800 M., für augenärztliche Behandlung 400 M., für ohrenärztliche Behandlung 300 M., insgesamt für ärztliche Zwecke 30 000 M. verausgabt worden.

---

[1]) Dieser Oberarzt testierte 58 000 M. für die Fachbibliotheken der Berliner Irrenanstalten.

Die Gehälter der Ärzte und Wärter betrugen 161 000 M., wovon, auf die 1769 Kranke der Mutteranstalt verteilt, auf den Pflegetag 0,24 M. entfielen. Die Beköstigung der Kranken kostete insgesamt 443 000 M.[1]) pro Kopf und Tag 0,85 M., die Beleuchtung 0,053 M., Heizung 0,167 M. Es wird erwähnt, daß an einem Tage 308 Zentner Kohle verbraucht wurde. Für das Wäschewaschen wurde 7000 M., die Besoldung des Personals mitgerechnet 14 550 M. verausgabt, wobei die gesamten 910 000 Stück Wäsche per Stück 0,010 M. Ausgabe verursachten (auch die 138 Fälle der Desinfektion eingerechnet).

Im Jahre 1902 wurden arbeitende Kranke auch bei Zigarrenfabrikation beschäftigt, 5 Arbeiter verfertigten 162 000 Stück Zigarren, dies hörte in den späteren Jahren auf. Die Arbeitsleistung der Männer wurde pro Tag auf 0,50, die der Frauen auf 0,25 M. geschätzt. Das ergab insgesamt 23 700 M., wovon 20 000M. an die Arbeiter ausgezahlt wurden, welche außerdem noch 500 kg Rauchtabak, 500 kg Kautabak, 50 kg Schnupftabak und 216 900 Zigaretten erhielten. — Zur Weihnachtsbescherung wurden durchschnittlich pro Kopf 2 M. verausgabt.

Zahlende Kranke hatte die Anstalt nur 165, die aber vorschriftsgemäß nicht anders behandelt wurden, als die Nichtzahlenden. Ein Kranker kostete in der Mutteranstalt M. 2,281, in der Privatanstalt M. 2,356.

Die Landwirtschaft, Acker- und Rieselfelder (22,8 ha) hatten per ha M. 816 eingebracht; dieser Teil der Ökonomie verursachte M. 150 Mehrausgaben, wogegen die Molkerei M. 4970 und die Schweinemästung 9442 M. Überschuß ergab. (Die Kühe gaben im Durchschnitte täglich 15,4 Liter Milch, die wenig Milch gebenden Kühe wurden mit Aufzahlung umgetauscht, die Tiere wurden geimpft.)

Tucker schreibt in seinem Werke, daß Dalldorf eines der besten deutschen Institute sei, die Leitung (damals *Ideler*) sei äußerst „perfekt", alles sehr rein, bequem und in bewunderungswürdiger Ordnung gehalten, nur findet er die Bilder und sonstigen Dekorationen etwas zu spärlich.

---

[1]) Es wurden verbraucht 7014 Flaschen bayrisches *Bier*, 14 000 Liter weißes oder braunes Bier, 16 950 Liter Jungbier, 380 000 Liter Milch, 900 Liter Wein.

Herzberge.

Auch diese Anstalt ist von der Stadt aus mittels elektrischer Bahn in $^3/_4$ Stunden erreichbar. Eröffnet wurde sie nach *Clifford Smiths* Angaben auf einem Terrain von 200 acres im Jahre 1893. Die Anordnung der Bauten ist auch hier etwas zu steif, doch da die Pavillons parallel und etwas weiter voneinander entfernt liegen, so ist ein besserer Luftwechsel möglich, als in *Dalldorf*; aber auch hier können die Kranken nicht ins Freie blicken, sie sehen aus ihren Fenstern nur die Nachbargebäude.

Die Pavillons sind aus roten Rohziegeln erbaut. Hinter der in der Mitte liegenden Administration folgen in der Hauptlinie Werkstätten, Bäder und Küchen. (In den Bädern sah ich zum Zwecke der prolongierten Bäder schwer zu handhabende unpraktische, abschnallbare Deckel.) Ganz hinten liegt die Infektionsabteilung. Zu beiden Seiten der Küche liegen die von hohen Mauern umgebenen Beobachtungs- und geschlossenen Abteilungen, deren Fenster nicht nur durch starke Eisengitter, sondern auch mit Drahtgewebe geschützt sind. Hier werden auch die kriminellen Kranken untergebracht. Von hier aus in der Richtung der Administrationsgebäude liegen drei Paar Pavillons, wovon der letzte zu Spitals- und Übergangszwecken dient, der zweite, dessen Fenster mit verzierten (!) Eisengittern versehen sind, als Aufnahmeabteilung und der vorderste als offene Abteilung benutzt wird. Grundsätzlich ist dies eine gute Anordnung. Zwischen den einzelnen Pavillons ist eine Entfernung von 59 Metern. Von 1200 Kranken werden 900 nach geschlossenem und 300 nach freiem System behandelt, wofür 13 Villen in der Umgebung gebaut wurden. In einer abseits gelegenen Villa wohnt der Direktor und in zwei anderen Häusern Anstaltsbeamte. Die größeren Pavillons sind im Korridorsystem erbaut. Die Schlafzimmer sind mit einem Meter freien Raum zwischen den einzelnen Betten für 7—10—14 Kranke berechnet. Die Wände sind mit Bildern dekoriert, die Fenster mit Vorhängen versehen; in den Tagesräumen der Pavillons sind im Durchschnitte 50, in den Pavillons im ganzen 100—165 Kranke untergebracht, was eine viel zu hohe Zahl ist. *Cl. Smith* bemerkt, daß zwar die Schlafzimmer in Herzberge geräumiger. doch die Tagesräume enger sind, als in englischen Anstalten.

Auch meiner Auffassung nach ist es günstiger, wenn die Schlafzimmer die engeren sind. Die 7 Villen werden durch Öfen geheizt; der Kehricht der Anstalt wird in einem hierzu konstruierten Ofen verbrannt. Die ganze Anstalt kostete pro Bett M. 6000, insgesamt 7 Millionen Mark.

Nach dem *Berichte* der Anstalt vom Jahre 1902 hat der inzwischen zum großen Verluste für die Psychiatrie verstorbene Dr. *Kaplan* für das Personal Kurse abgehalten, wobei auch einzelne Kranke zur Demonstration vorgeführt wurden. Ich halte aber im allgemeinen die Methode der schottischen, holländischen und französischen Wärterschulen für besser. — Ferner wird berichtet, daß das Personal 4 % des Wohnungspauschale für Wasserverbrauch bezahlen mußte — doch wohl eine etwas übertriebene Sparsamkeit; man versuchte auch durch Pflanzung von schattenspendenden Bäumen den Wasserverbrauch zu vermindern.

Am 31. März 1903 kam bei einem Krankenbestande von 1171 auf je 5—6 Kranke eine Pflegeperson. Die Höhe dieser Zahl ist teilweise daraus zu erklären, daß während meines Dortseins auf der *Kriminalabteilung* für 80 Kranke 28 Wärter Dienst taten. Die Nachtwärter können ihre freie Zeit in ihrem außerhalb der Anstalt für sie eingerichteten Hause in Ruhe verbringen. Übrigens ist der Direktor mit seinem Pflegepersonal nicht besonders zufrieden. Er erhofft eine Besserung nur von einer größeren *Berufsfreudigkeit*, wenn die Wärter Freude daran finden, ihre Person mit dem Dienst identifizieren zu können. Es ist wohl klar, daß zur Erreichung dieses Zieles nicht die Unterweisung der Wärter das Allerwichtigste ist, sondern man muß ihren Dienst zu einem auch für intelligente Menschen befriedigenden Beruf gestalten; dann wird es viel weniger Schwierigkeiten haben, solche Wärter zu unterrichten und zu behalten.

Im Jahre 1905 kamen in der Anstalt keine Selbstmorde vor. Die Zahl der Entweichungen war noch immer groß, 106 Männer und 5 Frauen, jedoch nicht soviel, wie im Jahre 1902 (244 Männer und 28 Frauen), die Entweichungen erfolgten größtenteils aus der offenen Abteilung und den Landhäusern. Von den Entwichenen wurden 44 durch die Polizei wieder eingeliefert, 27 kamen freiwillig zurück und 100 wurden unbehelligt als Entlassene betrachtet, — was wohl darauf hinweist, daß es

Herzberge.

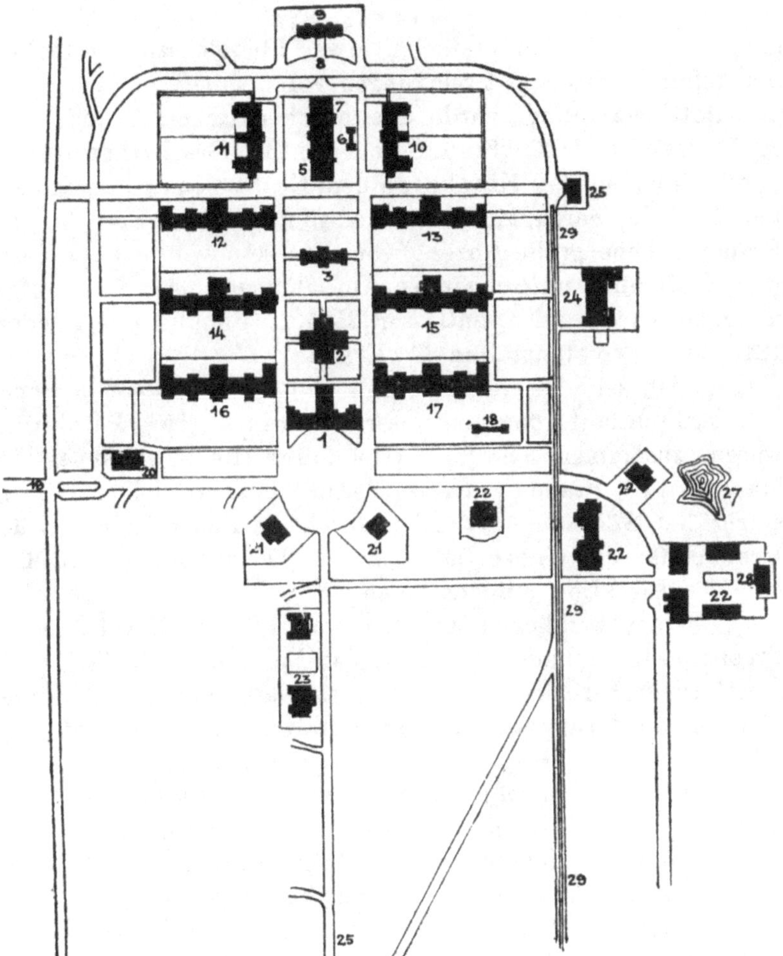

1. Administrationsgebäude.
2. Werkstätte.
3. Bäder.
4. Eiskeller.
5. Küchengebäude.
6. Wagenhaus.
7. Waschhaus.
8. Brückenwage.
9. Infektionsabteilung.
10. Geschlossene Abteilung für Kriminelle (M.).
11. Geschlossene Abteilung für Kriminelle (Fr.).
12. Krankenhaus u. Übergangsabt. (M.).
13. Krankenhaus u. Übergangsabt. (Fr.).
14. Aufnahmeabteilung (Fr.).
15. Aufnahmeabteilung (M.).
16. Offene Abteilung (Fr.).
17. Offene Abteilung (M.).
18. Kegelbahn.
19. Haupteingang.
20. Wohnhaus des Direktors.
21. Beamtenhaus.
22. Villen für Männer.
23. Villen für Frauen.
24. Maschinenhaus.
25. Sektionshaus und Laboratorien.
28. Gutshof.
29. Eisenbahn.

Nach Clifford Smith.

logisch wäre, die Entlassungen etwas liberaler zu handhaben, um dadurch vielen Entweichungen vorzubeugen.

Bettbehandlung wurde aus psychiatrischen Gründen bei 80 Männern und 140 Frauen angewandt. Beschäftigt wurden durchschnittlich 575 Kranke, an dem Gottesdienste nahmen 140 teil, Besuche waren 21 993 bei den Männern und 8243 bei den Frauen. Eine große Anzahl von Kranken wurde abgewiesen wegen offenbar ungenügender Aufnahmegründe. Neu aufgenommen wurden 2654, entlassen 2564, in Familienpflege waren 181 und in Privatanstalten 894 Kranke.

Es ist sehr interessant, daß unter den aufgenommenen Männern nur 5,41, dagegen unter den Frauen 7,65 % Paralytiker waren, zusammen 5,84 %. (Im Jahre 1902 waren es 7 % Männer, 14 % Frauen.) Dieses Verhältnis steht meines Wissens einzig da. 823 Kranke wurden durch die Polizei, 538 aus den Krankenhäusern eingeliefert und nur 995 wurden unmittelbar von der Direktion aufgenommen.

Von den weiblichen Kranken waren 9,88 % Berufslose und Prostituierte. Schade, daß diese Tabelle nicht auch die Krankheitsformen berücksichtigt, denn es wäre möglich, daß man hieraus den Zusammenhang von Paralyse und Prostituierte ersehen könnte.

Unter 166 verstorbenen Frauen waren 29 *paralytische* (17 %) und unter 151 Männern 37 (24 %); die häufigsten Todesursachen waren: Herzverfettung, Degeneration der Arterien, Herzlähmung; Tuberkulose kam nur bei 4,7 % vor.

Bei der Buchführung ist bemerkenswert, daß alles bis zum $^5/_{10}$ berechnet wurde. Dieses Verfahren ist durch die sehr große Zahl der Verpflegungstage begründet. Ein Verpflegungstag stellte sich auf 2,77 M. *Die Arbeiten der Kranken wurden mit 12 223 M. bewertet.* Bezüglich der Heizung ist interessant, daß an einem Tag, an welchem die Temperatur unter 17 Grad sank, 464 Zentner Kohlen verbraucht wurden; der Jahresbedarf an Kohlen betrug 78 000 Zentner. Im Jahre 1902 wurde die Erfahrung gemacht, daß man durch schlechtere, billigere Kohlen nichts ersparen kann, da der Verbrauch wächst, so daß infolge der erhöhten Transportkosten diese Kohle sich teurer stellt, als die bessere. Auch im Maschinenhause machte man die Erfahrung, daß bei besserem Öle der Verbrauch geringer war.

212 161 Kilowatt-Stunden elektrischer Strom sind verbraucht worden. Aus der städtischen Wasserleitung sind 178 000 Kubikmeter Wasser verbraucht worden (durchschnittlich im Sommer 550, im Winter 425 cbm täglich.) Auch hierin wurde durch Verwendung von geölten Pissoirs eine Ersparnis erreicht. Dagegen verursachte das eisenhaltige Wasser viel Schaden in den Heizungs- und Dampfleitungsröhren, welche nach 10jährigem Gebrauche durch Messingrohre ersetzt werden mußten.

Im Jahre 1902 wurden alle Reparaturen in der Anstalt von den Kranken verrichtet, dagegen mußte die Zigarrenfabrikation wegen Mangels an verläßlichen Arbeitern eingestellt werden. In der Milchwirtschaft wurden 246 000 Liter Vollmilch gewonnen, Schweine wurden im Jahre 1902 nicht gemästet; die Küchenreste und diversen Abfälle wurden für M. 4500 (pro Kopf M. 0,01) verkauft, ein Betrag, der ¼ der Ausgaben für Medikamente oder den größten Teil der Kosten der Weihnachtsbescherung deckt. Im Jahre 1905/06 hat die Schweinemästung 270 M. Gewinn abgeworfen.

Wuhlgarten.

Ebenfalls eine Berliner städtische Anstalt, jedoch nur für epileptische Kranke. Von *Herzberge* aus sichtbar, ist sie auch von dort durch eine Straße leicht zu erreichen. Die eigentliche Bahnstation ist *Biesdorf*, von wo aus die Anstalt in 12 Minuten erreichbar ist. Auch hier wurde, wie in *Dalldorf* und *Herzberge* aus einer Sandwüste durch Berieselung eine Oase geschaffen. Die ganze Anstalt hat einen Umfang von 240 acres, wobei die Gebäude allein 44 acres einnehmen (*Cl. Smith*). Der Krankenbestand vermehrt sich jährlich etwa um 50, so daß für eine Vergrößerung des Terrains gesorgt werden muß.

Die Einteilung der Anstalt ist viel besser, als die der zwei beschriebenen; das Ganze macht einen freien und freundlichen Eindruck; die Kranken haben aus den Pavillons nach allen Richtungen hin freie Aussicht; es sind prächtige Rasenplätze, herrlich blühende Linden und vorzüglich gepflegte Gärten vorhanden. Die Gebäude sind in Kreuzform verteilt, wobei die Administrationsgebäude das Zentrum bilden; nach einer Seite hin liegen die Kirche (die zwei anderen Berliner Anstalten besitzen eine solche nicht) und die Leichenkammer mit Sektionsräumen (wo ein jeder der Ärzte seinen Arbeitsplatz hat), auf dem anderen Flügel sind Küche, Waschhaus und Wasserturm errichtet. Auf der Langseite liegen zwei große verschlossene Pavillons für 200—250 Kranke. So sind die eigentlichen Räumlichkeiten für die Kranken nach allen Richtungen hin frei und weder von Aussicht noch von frischer Luft abgeschlossen. Von dieser Gruppe etwas weiter entfernt zu beiden Seiten der Hauptlinie des ganzen bebauten Grundes liegen zwei Gruppen von Villen, jede verschieden asymetrisch verteilt, 12 — worunter sich auch das Zentralbadhaus befindet — für weibliche Kranke, 10 für Männer; hier befindet sich ein größeres Gebäude für die Werkstätten. Noch weiter in der Richtung der Männerabteilung liegt die Ökonomie, zu deren beiden Seiten ebenfalls zwei für Männer bestimmte Villen errichtet sind. Außerhalb der Gebäude liegt ein umzäunter Fischteich. Nahe dem Eingange der Abteilung für erwachsene Epileptiker befindet sich das Haus der epileptischen Kinder, wo diese armen Geschöpfe Pflege und einen regelmäßigen Unterricht genießen. Sämtliche Gebäude sind durch unterirdische Gänge verbunden, in denen die Heizungsröhren, die Kabel für die elektrische Beleuchtung und die Wasserleitungsröhren liegen. Die Einteilung der Anstalt ist so geplant, daß von 1000 Kranken 400 in den geschlossenen Häusern, 500 in den Villen und 100 im Kinderhause untergebracht werden können.

Der ärztliche Dienst scheint nicht einwandfrei organisiert zu sein, denn ich konnte trotz einer telephonischen Verfügung des Direktors zur Führung nur einen jungen Arzt zugewiesen bekommen, der selbst noch nicht alle Teile der Anstalt gesehen hatte.

Die innere Einrichtung der Gebäude bietet nichts besonders Sehenswertes; an den Wänden wenig Bilder, an den Fenstern nach außen gebogene Eisengitter und Blumen; überall Ordnung und peinlichste Reinlichkeit, wenn auch wenig Komfort. Kleine nette Dekorationen, Abwechslung und Gemütlichkeit, wie stwa in *Meerenberg*, ist hier nicht zu finden. Die Schlafräume eind auch hier klein, Tobende werden in stark vergitterten Einzelzimmern gehalten. Auch hier schläft das Pflegepersonal

Wuhlgarten.

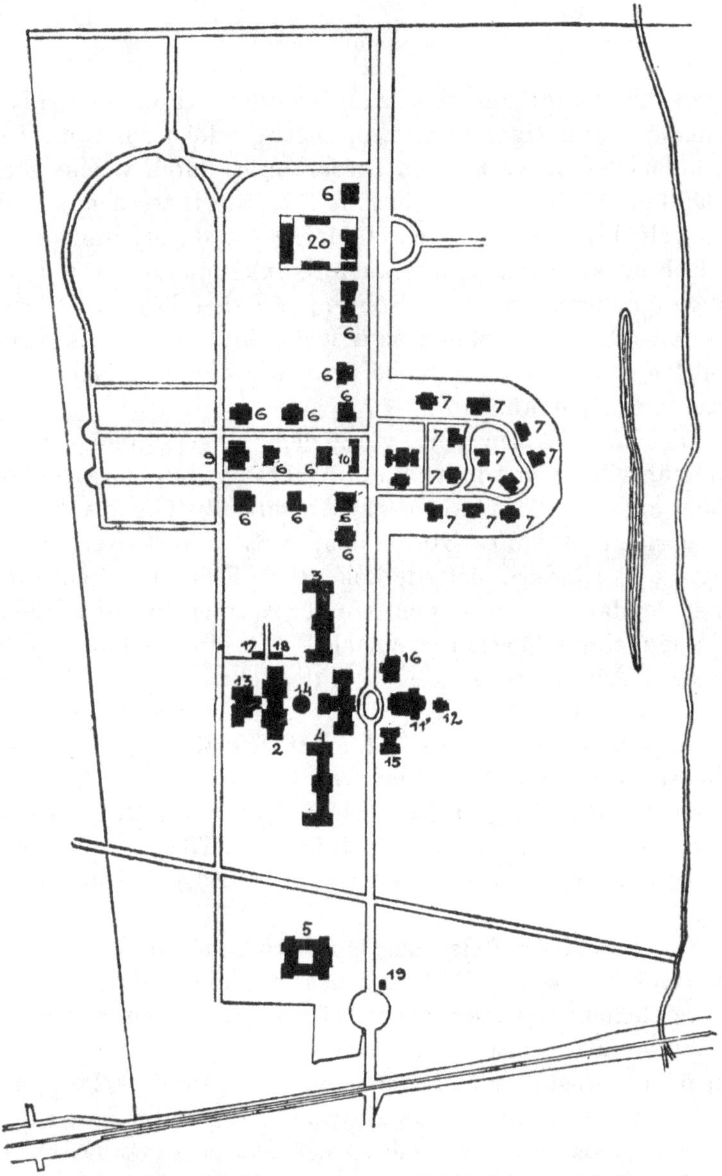

1. Administrationsgebäude.
2. Küche, Waschhaus etc.
3. Geschlossene Abt. (M.)
4. Geschlossene Abt. (Fr.)
5. Kinderhaus.
6. Villen für Männer.
7. Villen für Frauen.
8. Zentralbad.
9. Werkstätte.
10. Kegelbahn.
11. Kirche.
12. Leichenhaus und Laboratorium.
13. Maschinenhaus.
14. Eiskeller.
15. Haus des Direktors und des Verwalters.
16. Beamtenhaus.
17. Feuerwehrschuppen.
18. Wagenschuppen.
19. Pförtnerhaus.
20. Gutshof.

Nach Clifford Smith.

— wie überhaupt auf dem Kontinente — zusammen mit den Kranken. Eine eigenartige Einrichtung bilden die in die Keller führenden, innen verzinkten Eisenröhren, durch welche die gebrauchten Verbandstoffe hinunterbefördert werden, — doch halte ich dies für wenig empfehlenswert, da es unmöglich ist die Röhren zu reinigen und auch Kranke hinabstürzen können. (Eingeführt wurden diese Röhren, um den Wärtern Wege zu ersparen oder zu verhindern, daß das Material in die Klosetts geworfen werde — doch hätte man dies durch einfache Kisten besser erreichen können.)

Die Werkstätten sind vorzüglich eingerichtet. Auf der Kinderabteilung waren die Räumlichkeiten, ganz im Gegensatze zu den anderen Abteilungen der Anstalt, abstoßend schmutzig. Im übrigen ist alles vorhanden, was zum Unterricht von idiotischen Kindern erforderlich ist. Eine der Lehrerinnen bemerkte, daß das Zusammensein der Knaben mit den Mädchen viel Unannehmlichkeiten verursacht. — Das Pflegepersonal erhielt von zwei Ärzten regelmäßigen Unterricht.

Am 31. März 1906 beherbergte die Anstalt 1370 Kranke, neu aufgenommen wurden 782. Bei den Männern begann die Epilepsie bis zum Alter von 10 Jahren bei 12,5 %, bis 20 Jahren bei 37,1 % und bis zu 30 Jahren bei 21 %, bei den Frauen bis zum Alter von 10 Jahren bei 88 %. Unter den aufgenommenen Männern hatten 300 (53,9 %), bei den Frauen 7,1 % Vorstrafen.

Eine hereditäre Belastung (zum größten Teile Abstammung von Trinkern) war bei 45,3 % der männlichen und 43,17 % der weiblichen Kranken nachweisbar. Entlassen wurden aus der Anstalt 661, verstorben sind 68. Die Hilfsärzte scheinen nicht gern in der Anstalt zu bleiben, denn im Jahre 1902/03 gingen 7 ab, an deren Stelle 5 neue eintraten. Auch die Statistik des Pflegepersonals ist eine sehr ungünstige: 44 % hatten ihre Stellen verlassen, noch dazu solche (24,3 % der Männer und 33,3 % der Frauen), die schon länger als ein Jahr gedient. Zweifellos mit Recht sagt der Direktor: „Unser Pflegepersonal hat bei derartig erregten Kranken keine leichte Stellung und muß sehr behutsam und bedächtig und dabei mit großer Vorsicht vorgehen, um einerseits, während sie den Streit schlichten, nicht selbst zu Schaden zu kommen, andererseits sich der Nachrede der Mißhandlung nicht auszusetzen, wenn sie den Streitenden mit Nachdruck entgegentreten und sie trennen.“

Solche Mißstände weisen wohl darauf hin, daß es nicht zweckentsprechend ist, für Epileptische besondere Anstalten zu errichten, denn schon in gemischten Anstalten Untergebrachten ist es schwer auch nur mit 20—30 Epileptikern auszukommen, wieviel schwieriger muß sich da Alles gestalten, wo 1000 nur Epileptische beisammen sind.

Über Entweichungsversuche finde ich nur die Äußerung des Direktors: „Entweichungen kamen verschiedentlich vor“, obzwar es wohl von Interesse wäre, die Daten der Anstalt mit denen der beiden anderen Institute zu vergleichen.

Bezüglich der Einrichtungen wird bemerkt, daß mit besonderer Rücksicht auf die Epileptiker die Geländer der Treppen und die Brüstung des Kirchenchores höher erbaut werden mußten.

Die *Verpflegungskosten* eines Kranken betrugen im Jahre 1905/06 pro Tag M. 2,851 (brutto). Abstinenz wird allem Anschein nach nicht gehalten, denn allein an frischem *Bier* wurden *9207 Liter* verbraucht. Durch Umänderung der Pissoirs für Ölverschluß wurden im Jahre 1901/02 an Wasser 1418 M. erspart, dagegen für das Öl nur M. 208 verausgabt. Das in den Röhren der Warmwasserleitung abgekühlte Wasser wurde nach dem Kesselhause zurückgeleitet. Der elektrische Strom speiste 2485 Glüh- und 24 Bogenlampen, wobei eine Hektowattstunde, abgesehen von Abnützung und Amortisation, 1,78 Pfg. kostete.

Bei den wirtschaftlichen Berechnungen ist von Interesse, daß bei dem Verpflegungstage eines Pferdes 5 Pfg., bei einem Ochsen 7,5 Pfg., beim Schweine 2,5 Pfg. für den Dünger abgerechnet und unter diesem Titel 2335 M. als Einnahme verbucht wurden. Vom Wert der Ochsen werden 3,5 %, von dem der Pferde 10 % als Abnützung berechnet. In der Wirtschaft haben 92 Personen 26 875 Tage hindurch gearbeitet; der Ackerbau arbeitete mit Verlust, dagegen die Milchwirtschaft mit 1370 M., die Schweinemästung 5718 M., die Geflügelzucht mit 470 M., Fischerei und Jagd (4 Hasen 2 Wildenten, 1 Fasan, 58 kg Fische) mit 124 M. Nutzen (1901/02).

* * *

Diese drei Anstalten der Stadt Berlin stehen unter der Aufsicht einer „*Deputation für die städtische Irrenpflege*", welche durchschnittlich einmal im Monat Sitzungen abhält. Zu den gemeinsamen Jahresberichten der Anstalten hat auch diese Kommission einige Bemerkungen beigefügt. Hieraus geht hervor, daß, um dem Mangel an Hilfsärzten vorzubeugen, ihre Gehälter erhöht worden sind, und zwar steigen diese jetzt von 1200 M. in dreijährigen Intervallen auf M. 2400, wobei auch der Wert der Naturalien von 1000 M. auf 1500 M. erhöht wurde. Mit Rücksicht auf die Arbeitsvermehrung bei allen Anstalten wurde je eine neue Oberarztstelle geschaffen. So haben alle Anstalten neben dem Direktor noch 3 Oberärzte, in *Dalldorf* und *Herzberge* außerdem 10 Hilfsärzte. Doch hat jeder Oberarzt noch immer 4—500 Kranke unter sich — ganz abgesehen von der Kontrolle der Familienpfleglinge und der Privatanstalten. — Die Anstaltsapotheker führen den Titel „*Oberapotheker*" und beziehen ein Gehalt von 2300 M., welches sich bis zu 3100 M. erhöhen kann. In den Berichten wird einer Entwicklung des Berliner Irrenwesens öfters Erwähnung getan, wobei man vor allem bestrebt ist, für die in Privatanstalten zwar billiger, jedoch schlechter verpflegten Kranken zu sorgen. Man hat zu diesem Zweck ein großes, zur Gemeinde *Buch* gehörendes Rieselfeld erworben, auf dem man die Errichtung einer neuen Anstalt begonnen hat, nachdem Professor *Moeli* zu Studienzwecken nach Schottland und England gesandt wurde. Man hoffte diese Anstalt im Jahre 1905 eröffnen zu können, doch wurde schon im voraus beschlossen, im Jahre 1906 am gleichen Orte noch eine weitere Irrenanstalt zu errichten, wodurch man innerhalb 10 Jahren die Privatanstalten gänzlich entbehrlich zu machen hofft. Im Jahre 1906 erfolgte auch die Entscheidung über je eine für Epileptiker und Idioten zu errichtende neue Anstalt.

Interessant ist, daß die Kommission auf die Frage, ob eine Notwendigkeit bestehe, Bestimmungen über Aufnahme, Aufenthalt und Entlassung der Kranken gesetzlich [1]) festzulegen, mit

[1]) Bei diesbezüglichen Bestrebungen ist die Äußerung von *Pelman* (1897) zu beachten: „.....Mit einem Irrengesetz allein ist es nicht getan. — Das Irrengesetz soll auch nebenbei gut sein, und daß nicht alle Gesetze auf dieses kleine, aber doch sehr wichtige Eigenschaftswort Anspruch erheben können, ist leider nur zu wahr."

Nein antwortete. Auch die 3 Anstaltsdirektoren hielten keine gesetzliche Verfügung für notwendig. Wie übrigens diese Kommission die ärztliche wissenschaftliche Forschung zu würdigen weiß, wird wohl am besten dadurch bewiesen, daß 19 500 M. für ein in *Wuhlgarten* zu errichtendes Laboratorium bewilligt wurden. — Andererseits scheint mir eine Verfügung, daß auch die Wärter nach dem Vorbilde von Arbeitervereinigungen ihre Vertrauensmänner wählen können, welche dann die Wünsche und Beschwerden des Pflegepersonals vorzubringen haben und dem Direktor in Personalangelegenheiten ihre Meinungen abgeben, von zweifelhaftem Werte zu sein. Diese Funktion könnte ja auch vom Oberwärter versehen werden, und durch Erbauung von Familienhäusern und Aufbesserung der Löhne könnte man im Interesse der Wärter mehr Gutes leisten. So halte ich es auch für einen großen Fehler, daß in *Buch*, da die Plätze für Familienhäuser anderer Angestellter in Anspruch genommen wurden, die projektierte Errichtung von Pflegerwohnhäusern unterlassen wurde. — In Schottland ist sowohl die Auffassung, wie auch das Resultat ein anderes.

* * *

Selbstredend bildet das Irrenwesen der Stadt Berlin nur einen kleinen Teil der diesbezüglichen Daten von ganz Preußen. Laut *Hackls* jüngst erschienenem Buche [1]) sind in der ganzen Provinz *Brandenburg* 6 Irrenanstalten mit einer Aufnahmefähigkeit für insgesamt 11 000 Kranke, weiterhin 4 Anstalten für 1200 Idioten und 39 Privatanstalten; alle zum größten Teile in der Nähe von *Berlin* gelegen. Im ganzen Königreiche Preußen gibt es 240 Anstalten für 66 366 Kranke. Im Jahre 1895 gab es in Preußen 82 850 (auf je 10 000 Einwohner 26) Geisteskranke.

Da es nicht in meiner Absicht lag, die deutschen Anstalten eingehender zu studieren, habe ich nur noch die vorzügliche neuere Anstalt zu *Uchtspringe* und die seit langem weltberühmte Musteranstalt *Alt-Scherbitz* besucht.

---

[1]) *Hackl*: „Das Anwachsen der Geisteskranken in Deutschland." München 1904.

Uchtspringe.

Die Anstalt ist von *Berlin* aus in der Richtung nach *Hannover* mittels Personenzuges etwa in zwei Stunden erreichbar; sie liegt in einer lieblichen hügeligen Landschaft, wo Wiesen mit Ackerland und Kiefernwaldungen abwechseln.

Die Anstalt wurde im Jahre 1894 mit 40 Kranken eröffnet, doch im Jahre 1899 waren es schon über 1000, wie es im Berichte heißt: „Gesamt-Ist-Stärke 1012 156/365." Eigentlich war die Anstalt für Epileptiker bestimmt; doch heute findet man darin erwachsene Kranke jeder Art und außerdem eine schöne Kinderabteilung. Familienpfleglinge sind bei geprüften Wärtern untergebracht, — für welche von seiten der Anstalt Wohnhäuser erbaut wurden, außerdem wurde Familienpflege in größerem Maßstab in der benachbarten Stadt *Gardelegen* eingerichtet.

Die Anstalt liegt nicht gerade zu ihrem Vorteile unmittelbar an der kleinen Eisenbahnstation. Jedenfalls wäre es besser gewesen, eine Anstalt, die nach *Cl. Smith* 480 acres Boden besitzt, weiter von der Bahn entfernt zu erbauen.

Einen Portier oder eine Portierloge gesehen zu haben, kann ich mich nicht entsinnen. Das bebaute Terrain ist mit grünenden Sträuchern umgeben, und wenn auch auf dem Haupteingang ein Tor vorhanden ist, so fand ich dieses auch zur späten Abendstunde weit offen und ohne jedwede Bewachung.

Die Anstalt besteht aus zweistöckigen Häusern, in deren Zentrum die Küche und das Maschinenhaus sich befinden — welches wohl mit Rücksicht auf Ruhe und Reinlichkeit besser abseits stünde — dahinter die Spitalsabteilung, davor das ebenfalls zweistöckige Verwaltungsgebäude, welches außer der Direktorenwohnung im I. Stock, parterre Bureaus, die Räume zur Behandlung der ambulanten Kranken, weiterhin die vorzügliche elektrotherapeutische und Röntgen-Einrichtung und im Kellergeschoß Laboratorien und das Speisezimmer der Ärzte enthält.

Zwei verschlossene Pavillons bieten Raum für je 100 Kranke, 4 Pavillons sind für 40 Kranke eingerichtet, 1 für 50 Schulkinder, 2 weitere im Schweizerstil erbaute Pavillons für zahlende Patienten der I. und II. Klasse liegen in geringer Entfernung. In zwei weiteren Häusern wohnen die verheirateten Beamten; auch haben die Ärzte ihren besonderen Pavillon. Die Anstalt

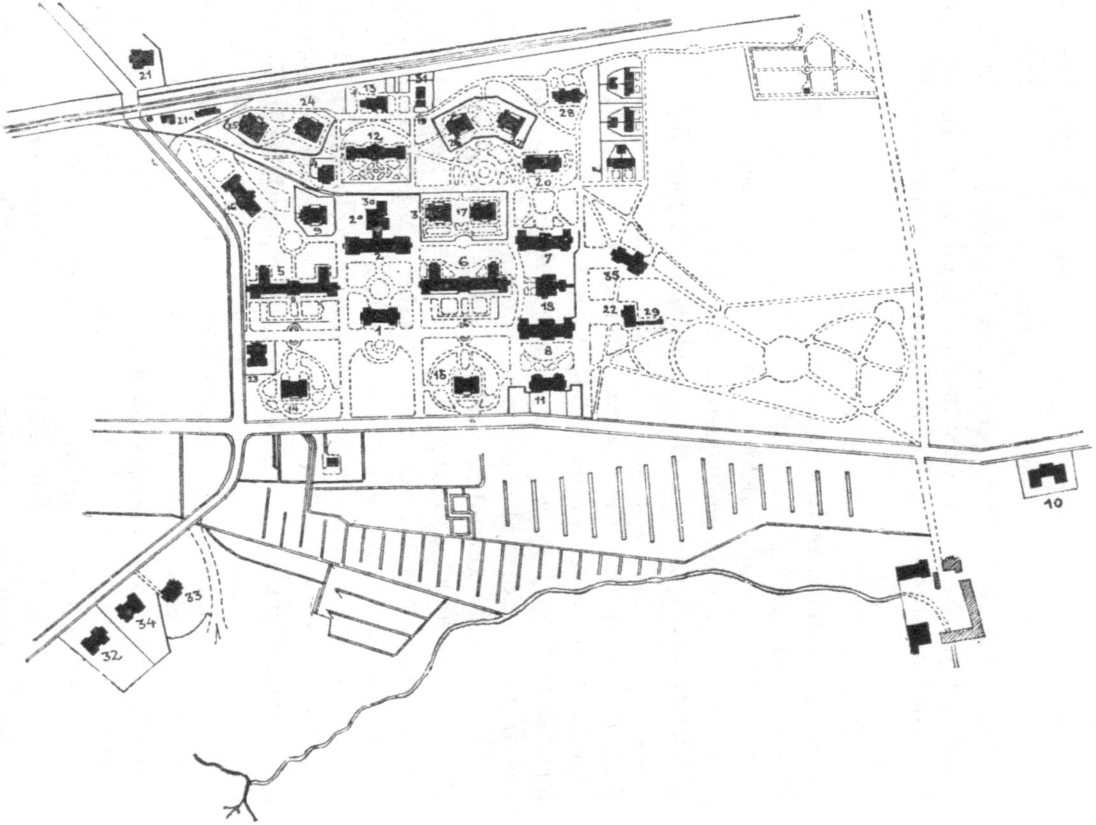

1. Verwaltungsgebäude.
2. Wirtschaftsgebäude.
2a. Maschinen- und Kesselhaus.
3. Wohnhaus für 40 arbeitsfähige Frauen.
4. Wohnhaus f. Maschinenmeister u. Heizer.
5. Anstaltsgebäude für 100 Männer.
6. Anstaltsgebäude für 100 Frauen.
7. Gebäude für 50 schulpflichtige Mädchen.
8. Gebäude für 50 schulpflichtige Knaben.
9. Villa für 40 Männer.
10. Wohnhaus für 50 Männer.
11. Beamtenwohnhaus.
12. Lazarett.
13. Sektionshaus mit Kapelle.
14. Villa für 25 Pensionäre.
15. Villa für 25 Pensionäre.
16. Gesellschaftshaus.
17. Wohnhaus für 40 arbeitsfähige Frauen.
18. Schulhaus.
19. Desinfektionshaus.
20. Kinderlazarett.
21. Unterkunftshaus.
22. Turnhalle.
23., 24., 25. Villa für 40 Männer.
26. u. 27. Villa für 40 Frauen.
28. Beamtenhaus.
29. Kegelbahn.
30. Kohlenschuppen.
31. Wagenschuppen.
32. Villa für 25 Pensionäre.
33. Ärztewohnhaus.
34. Villa für Pensionärinnen.

Nach Clifford Smith.

besitzt eine schöne Kirche. Inmitten des landwirtschaftlichen Betriebes an dem mit Obstbäumen bepflanzten Hauptwege liegt ein Haus für vierzig Kranke, die in der Landwirtschaft beschäftigt sind.

Clifford Smith, dessen Grundriß der Anstalt ich hier folgte, fand die Räumlichkeiten äußerst heiter, mit Bildern und Dekorationen geziert. Die Aborte fand er von den übrigen Teilen der Gebäude nicht genügend abgeschlossen. Wenn auch die für 20 Betten eingerichteten Schlafzimmer im Vergleiche zu den englischen klein sind, wäre es natürlich besser, wenn sie nur halb so groß sein würden. Ein großes Lob der Anstalt enthält die Bemerkung: ,,There is but little of an asylum character about the establishment and the two houses for men and children, which are illustrated are of design to be seen in the outskirts of many german towns.“

Ich kann ergänzend hinzufügen, daß selbst auf der Wachabteilung die Fenster unvergittert sind, trotzdem kommen Entweichungen nur selten vor. Die Fenster werden hier mittels Dornschlüssels geschlossen und sind mit großen Scheiben versehen. Die Oberfenster sind außer in den Isolierräumen horizontal drehbar; von außen sind auch dort gewöhnliche Fenster, innen Doppelfenster, mit 23 mm starkem Spiegelglas in Eisenrahmen wobei aber die Scheiben von gewöhnlicher Größe sind. Vor den Schlafsälen liegen gewöhnlich durch Schlingpflanzen beschattete Veranden, wodurch diese Säle, weil auch in der anderen Längswand des Gebäudes wegen der Isolier- und Baderäume zu wenig Fenster sind, sehr verdunkelt werden. Wegen dieser einseitigen Fensterverteilung ist auch kein ausreichender Luftzug zu erzielen. Die Gärten für die Kranken sind mit Sträuchern umzäunt, doch klein; in Schottland haben die Kranken zu diesem Zwecke äußerst große Terrains zu vollkommen freier Benützung. Auch die innere Einrichtung der Lokalitäten fand ich nicht so komfortabel, wie z. B. in *Meerenberg*.

Bei der Krankenbehandlung kommen alle Hilfsmittel der modernen Psychiatrie zur Anwendung. Selbstverständlich wird Bettbehandlung geübt; zwei Kranke sah ich auf je drei Stunden eingewickelt. Für prolongierte Bäder sind vorzügliche Wannen vorhanden, von Kupfer, innen verzinnt. Einzelne innen emaillierte Eisenwannen sind ebenfalls in Gebrauch und haben sich, wie ich hörte, seit 6 Jahren vorzüglich gehalten. Auf eine besondere Sorge für Ordnung weisen die besonderen Schränke für die Reinigungsinstrumente ihn.

Über die, bei unreinen Kranken mancherorts benützte Holzwolle hörte ich die Bemerkung, daß sie nicht empfehlenswert sei, da eine Auffrischung schwer zu kontrollieren ist. Die Lungenkranken werden in den Infektionsbaracken gehalten, Luftkuren nur bei Kindern angewendet. Die Kranken werden wöchentlich gewogen und erhalten statt der Reinigungsbäder lauwarme Brausebäder.

Eine Sehenswürdigkeit von *Uchtspringe* ist das *Wärterdörfchen*, wo verheiratete Wärter auch Kranke in Pflege haben. Jede Familie erhält 2—3 Kranke gegen eine tägliche Vergütung von 60 Pfg. pro Kopf, wodurch nicht nur für die Wärter ein anständiger Verdienst erzielt, sondern auch eine für die Allgemeinheit wichtige Einrichtung gefördert wird. 10 Minuten von der Anstalt entfernt stehen 7 solche Doppelhäuser [1]). Zu allen gehört ein kleiner Garten, Hof, Hühnerstall. Sie enthalten parterre 3 Stuben, eine kleine Küche, eine Treppe hoch für die Kranken eine größere und eine kleinere Stube sowie Boden und Keller; bei manchen ist der Boden für die Kranken eingerichtet. Für die Häuser haben die Wärter eine jährliche Miete von 50 M. zu bezahlen, wobei es ihnen erlaubt ist, ihre Mahlzeiten zu Hause einzunehmen, während sie ihre Verköstigungsbezüge bar von der Anstalt ausgezahlt erhalten.

Durch dieses System entstanden keinerlei Mißbräuche. Direktor *Alt* sagt: „Jedenfalls haben wir mit dieser Methode Glück gehabt. Wir merken es schon, daß der Pflegerberuf geachtet und gesucht wird, daß gerade die guten und tüchtigsten Elemente sich alle Mühe geben, hier eine Dauerstellung zu erlangen. Und in die Familie der älteren Wärter zieht unverkennbar nach und nach ein gediegener Wohlstand ein. — Man kann es von Jahr zu Jahr verfolgen, wie sich das Hauswesen ver-

[1]) Ein Jedes kostete M. 11 700. Für je eine Familie wird 700 qm Grund und 400 qm Gartenfeld berechnet. — (Neuerdings wurden auch in *Conradstein* acht Häuser für die Wärter errichtet.) — Die Zahl der Kranken in der mit Uchtspringe verbundenen Familienpflege beträgt heute bereits 422. (Psych. neur. Wochschr. 1905, 2.)

vollkommnet, wie die Wirtschaftsführung solid und rationell wird."

Solcherart kann die Frage des Pflegepersonals am sichersten gelöst werden. „*Ein Mann, der etwas leistet und etwas auf sich hält, kann und muß verlangen, daß er auch ein wirkliches Familienleben führen kann.*" — Die Wärter dürfen mittags auf 6/4 und abends auf 5/4 Stunden die Abteilung verlassen, um nach Hause zu gehen. Diese Methode befolge ich selbst; es wurde in *Gyula* gestattet, daß die Abteilungswärter und ihre Vertreter jede zweite Nacht bei ihrer Familie verbringen. So können sie sich nicht nur gehörig ausruhen, sondern sich auch ihrer Familie widmen und an der Erziehung ihrer Kinder teilnehmen. Für die schlafenden Kranken ist es ja nicht von Belang, wo der Abteilungswärter schläft. Auch meine übrigen verheirateten Wärter dürfen etwa eine um die andere Nacht oder, wenn dies nicht möglich, wöchentlich einmal bei ihrer Familie übernachten. Diese Wohltat gereicht auch der Anstalt zum Wohle.

Über den Betrieb von Uchtspringe will ich nach dem Jahresberichte von 1897/99 noch folgendes erwähnen:

Auf der Abteilung für Damen I. und II. Klasse wurde eine *besondere Küche* errichtet, in der sich auch die Kranken mitbeschäftigen können. — Ich habe bereits in der Beschreibung von *Dumfries* und auch seitdem öfters erwähnt, welche Bedeutung die *Dezentralisation der Küche* für die Kranken hat, denn es wird ohne Mehrausgaben ermöglicht, ihnen unvergleichlich bessere und abwechslungsreichere Nahrung zu bieten, wodurch dann viele Klagen und Übelstände beseitigt werden. Die Auffassung des Direktor *Alt*, daß Knie- und Fersenschmerzen, über welche das Pflegepersonal öfter klagt, durch die mangelnde Elastizität des Terrazzo hervorgerufen werden, ist bemerkenswert. Die Klagen hörten nach Legen von Linoleumteppichen auf.

Der Turnsaal der Anstalt wurde nicht nur von den Kindern, sondern auch von Erwachsenen benutzt. Auch wird die Errichtung eines medico-mechanischen Instituts geplant, was wohl vom Standpunkte der Psychotherapie aus wertvoll sein kann, wenn auch nach meiner Meinung Fußtouren, Bergsteigen, Schlittschuhlaufen usw. viel mehr Wert haben.

In den Jahren 1897—99 wurden 731 neue Kranke aufgenommen, somit im Durchschnitte täglich einer. Abgegangen sind 438, davon 134 verstorben. — Eine Erfahrung, welche auch wir zum Teile bestätigen können, ist von Interesse, daß nämlich äußerst unruhige oder schwer zu behandelnde Kranke anderer Anstalten sich nach der Verlegung als vollkommen harmlos und lenksam erwiesen haben, so daß sie sogar in Familienpflege gegeben werden konnten.

Auf den guten Ruf der Anstalt weist auch der Umstand hin, daß die Altmarker Ärztevereinigung jährlich sechsmal ihre Versammlungen hier abhält. Als Resultat dieser verbreiteten kollegialen Verbindung ist die bedeutende nervenpathologische Ambulanz, sowie unmittelbare Aufnahmen frisch erkrankter Psychosen, deren Heilungsaussichten hierdurch wesentlich verbessert werden.

Bei 11,8 % der Männer und 4,8 % der Frauen war Paralyse vorhanden. Über die *Sektionen* werden sehr lehrreiche Tabellen zusammengestellt, deren Bedeutung ich bereits bei *Meerenberg* erwähnte. — Aus diesen Tabellen erwähne ich, daß bei der Paralyse sehr oft eine Entartung der Aorta gefunden wurde.

Eigentümlich ist, daß man in Uchtspringe bei der Bekämpfung der Lungentuberkulose bei Kindern den Luftzug der Gänge verpönt, jedoch verdient die Lagerung der Kinder im Freien — wie ich sie zuerst in einem Züricher Kinderspitale beobachten konnte — vollste Anerkennung. Zahlreiche Kinder litten an „*Mumps*".

Ein Kranker hatte sich in der Anstalt erhängt, doch kamen während zweier Jahre bei einem auf dem Kontinente einzig dastehenden „open door" System nur acht Entweichungen vor. Von den Entwichenen hatte eine — wahrscheinlich hysterische Kranke — eine Broschüre erscheinen lassen, worin sie erwähnt, welch einen Aufruhr ihr Entweichen aus der Anstalt verursachte, von wo aus etwa hundert Menschen nach ihr ausgesandt wurden. In Wirklichkeit jedoch wurde nur ein einziger Wärter ihr nachgesandt, und als dieser den Aufenthaltsort der Entwichenen meldete, hat die Direktion eine Wiederaufnahme strikte abgelehnt. Solche Kranke gibt es in allen Anstalten und, was noch schlimmer, auch außerhalb dieser in großer Menge.

Der Direktor von *Uchtspringe* verurteilt auch aus finanziellen Gründen die ohne fachmännische Leitung und ohne ärztliche Kontrolle waltenden Anstalten: „*Denn viele der so-*

genannten „billigen" Pflegeanstalten werden dadurch in Wirklichkeit recht kostspielig, daß dort viele Dutzende von Leuten ein Menschenalter und noch länger verbleiben, die unter günstigen Umständen in relativ kurzer Zeit dem Leben und dem eigenen Erwerb zurückgegeben werden könnten!" Diese Zeilen können nicht nachdrücklich genug den Leitern der Irrenangelegenheiten empfohlen werden.

Bettbehandlung und entsprechende, man kann wohl beifügen, aktive und passive Beschäftigung sind die Zaubermittel, mit welchen man Geisteskranke zu heilen vermag und wodurch man auch der *asylum-dementia* vorbeugen kann. Das scheint mir noch wichtiger zu sein, als der Kampf gegen die Paralyse. Übrigens bemerkt hierzu *Alt*, daß der mildere und langsamere Verlauf der Paralyse ein Verdienst der ärztlichen Arbeit ist, denn dort, wo der Paralytiker sofort in die Zelle gesteckt wird, ist heute noch der Ablauf so vehement wie früher. Mit Recht hat Prof. *Laufenauer* wiederholt bemerkt: „Die Herren brauchen jemanden nur 3 Wochen in einer Zelle zu halten, und der Mensch ist sicher verloren."

Unter den neu aufgenommenen Epileptikern (319) wurden 12,5 % geheilt, 34 % gebessert und die übrigen bedürfen weiter der Anstaltspflege. Hiernach ist die Prognose der Epilepsie keine absolut schlechte; ich konnte selbst mehrere geheilte und sehr viele gebesserte Fälle beobachten, doch steht fest, daß kein wie immer gearteter Kranker der Behandlung gegenüber so empfindlich ist, wie ein Epileptiker. Ich sah Kranke, die in einer Anstalt in der Zelle gehalten wurden, während sie in einer anderen Anstalt die ruhigsten Kranken, oftmals auch vorzügliche Arbeiter geworden sind.

Die Angabe *Alts* — übereinstimmend mit *Féré* — daß man in Uchtspringe bei den Epileptikern durch eine Behandlung mit Kochsalz gute Resultate erzielte, zeigt einen Weg, die durch die kochsalzlose Bromtherapie in der Literatur hervorgerufene Erregung zu beruhigen; wie andere, haben auch wir gefunden, daß eine Bromentziehung und die Verabreichung von normaler, gutschmeckender Nahrung das Beste ist. *„Überhaupt ist nichts bei der Behandlung der Epilepsie verwerflicher als eine kritiklos angewandte Bromdarreichung"*, was noch verschlimmert werden kann durch eine kritiklose Salzentziehung;

so wurden auch schon Schädelöffnungen und Sympathicusresektionen gemacht, wenn auch jedesmal ohne Erfolg, während in den vorzeitigen Publikationen über erzielte neue und große Resultate berichtet wurde.

Auch in *Uchtspringe* wurden durch prolongierte Bäder und Liegekur bei den Epileptikern gute Resultate erzielt. — *Alt* hält das Zusammenhäufen der Epileptiker in einer Anstalt für nicht empfehlenswert. „*In einer Anstalt für Epileptiker sollte stets auch hinreichendes anderes Krankenmaterial vertreten sein.*"

Familienpflege bewährte sich nicht nur bei Epileptikern und Rekonvaleszenten, sondern auch bei imbezillen Kindern vorzüglich: „Drei Knaben sind nach Versicherung des Lehrers einfach nicht wieder zu erkennen, seit sie in Familien wohnen. — Eine geregelte Idioten-Fürsorge kann nach unseren Erfahrungen der Familienpflege nicht entraten." Andererseits wiederum gewöhnen sich manche Kranke an das Anstaltsleben so sehr und werden gegen die Außenwelt so abgestumpft, daß sie sich von hier gar nicht fortsehnen.

Auch eine umfangreiche *wissenschaftliche Tätigkeit* wird in Uchtspringe entfaltet; sogar für Chemie sind gute Einrichtungen vorhanden, die Brutöfen werden elektrisch geheizt. — Die Verstorbenen werden im Durchschnitte nach 5 Stunden, manchmal auch früher seziert. Mit dem Formolgebrauch wurde im Jahre 1893 begonnen.

Zur Herstellung der großen Gehirnschnitte wurde ein Pfleger angelernt, doch halte ich es für zweckmäßiger, wenn man die Pfleger den Kranken nicht entzieht und zu solchen Arbeiten, wie ich dies in Rom sehen konnte, intelligente Kranke heranzieht.

Auch die *Untersuchung der Nahrungsmittel* wurde im Anstaltslaboratorium vorgenommen. (Hierin müßte jeder Verpflegungsbeamter unterrichtet werden.) Wenn es die Witterung erlaubt, speisen die Kranken im Freien. — Mit äußerster Sorgfalt wurde die Ernährung der Kranken kontrolliert, diejenigen, welche an Körpergewicht zunahmen, machten auch in der Schule bessere Fortschritte.

Die ganze Anstalt wurde von Direktor *Alt*, der auch heute noch die Leitung innehat, organisiert; im Jahre 1899 gab es noch einen 2. und einen 3. Arzt, 5 Hilfs- und Volontärärzte, außerdem 1 Apotheker und 1 Geistlichen, in der Kanzlei 5 Beamte und 3 Gehilfen, für die kranken Kinder 3 Lehrer und 3 Lehrerinnen. Das Verhältnis der Wärter zu den Kranken war 1 : 7,5.

Die in Familienhäusern wohnenden Wärter können statt ihrer Verköstigung 300 M. erhalten; unter den Wärtern hatten 39,58 % länger als 1 Jahr, 28,42 % länger als 2 Jahre gedient. Nachahmenswert ist die Einrichtung, daß die Wärterinnen an nett gedeckten Tischen in einem besonderen Raume und zu anderer Zeit speisen, als die Kranken. Für das Personal werden durch den Direktor und die älteren Ärzte wöchentlich einmal Vorträge gehalten.

Eine spezielle Sitte ist es, daß die Wärter von ihrem Biergelde täglich 2 Pfg. in eine Vergnügungskasse geben, wozu auch die Ärzte und Beamten beisteuern.

Im Jahre 1898/99 hatte die *Landwirtschaft* in Uchtspringe 7200 M. Reinnutzen abgeworfen; an das Personal wurden Lebensmittel im Werte von 2674 M. verkauft; die Arbeiten der Kranken wurden mit 27 000 M. bewertet. Die Gehälter der Ärzte betrugen 20 083 M., die der Beamten 14 357 M., die der Lehrer 3943 M., die der Wärter 30 274 M. und die der Wärterinnen 14 269 M. — Die Verköstigung hatte 195 000 M., das Wäschewaschen 3713 M., das Reinhalten der Gebäude 6000 M. gekostet, für Heizung wurden 4400 M., für Beleuchtung 5700 M., für die Bibliothek der Kranken 427 M., für die wissenschaftliche Bibliothek 802 M., für ärztliche Utensilien und Medikamente 6890 M. und für Laboratoriumszwecke 971 M. verausgabt.

Die Verköstigung der Kranken I. Klasse und der Beamten stellte sich auf 1,50 M., die der II. Klasse auf 1,20 M. und die der III. Klasse auf 53,25 Pfg.

Ich verließ *Uchtspringe* mit dem Eindruck, daß es trotz mancher Baufehler zu den besten existierenden Anstalten gehört. Eine so freie Behandlung der Kranken konnte ich außer in *Alt-Scherbitz* nirgends auf dem Kontinente beobachten, wobei auch eine mustergültige Ordnung herrschte. Die Behandlung der Kranken und des Pflegepersonals ist eine vorzügliche, und auch die ärztliche Tätigkeit ist vielseitig und ausgiebig. Die bereits erwähnte nervenpathologische Ambulanz bietet der Anstalt eine große Hilfe und gereicht der ganzen Umgebung zur Wohltat. Solche ambulatorische Tätigkeit sollte womöglich in allen Anstalten errichtet werden. Auch was die Wärterfürsorge anbelangt, gehört *Uchtspringe* zu den vorzüglichsten Anstalten.

Alt-Scherbitz.

Von Leipzig fuhr ich nach dem nahen *Schkeuditz*, von dessen Bahnhof aus in 20 Minuten die Irrenanstalt *Alt-Scherbitz* zu erreichen ist.

Die ganze Ansiedelung wird durch die Landstraße *Halle—Leipzig* in zwei Teile geteilt. Rechts liegt ein prächtiger Gemüse- und Obstgarten, der Stolz der Anstalt, wie mir der Vertreter des Direktors bemerkte, der mich trotz des Sonntagnachmittags unermüdlich herumführte. Jenseits dieses Gartens sieht man die offenen Villen für weibliche Kranke liegen, während an der Straße die Wirtschaftsgebäude die (Küche, das Waschhaus, das Maschinenhaus) und das Gutsgehöfte folgen. Im Hintergrunde des letzteren liegt das alte Herrenhaus, jetzt die Wohnung des Direktors. Auf dem Gutsgehöft befinden sich Stallungen, Scheunen und Wirtschaftsgebäude, jenseits desselben folgen an der Straße wieder Gemüse- und Obstgärten. Hinter der Direktorwohnung liegt ein alter Park mit einem kleinen Teiche, nach unten durch die „weiße Elster" begrenzt. Das Terrain fällt nach der Elster zu ziemlich steil ab. Am Rande des Abhanges liegen die vorhin erwähnten Villen, ganz offene Verandenabteilungen. Ihre Lage erinnert an einen Badeort. Daß in diesen Villen nicht gerade nur absolut ruhige Kranke wohnen, wurde während meiner Anwesenheit durch das Einschlagen eines Fensters bewiesen. Solche Dinge sind auch in anderen Anstalten nicht selten, doch kommen, wie ich schon bemerkte z. B. in Schottland Zertrümmerungen der riesigen Fensterscheiben nur äußerst selten vor.

Auf der anderen Seite der Landstraße liegt die eigentliche Heilanstalt, welche so von dem störenden Betriebe des Wirtschaftshofes unberührt bleibt. Die Anstaltsgebäude sind durch ziemlich ausgedehnte, schattige Gartenanlagen von der Landstraße getrennt, in ihrer Mitte liegt der von wildem Wein hoch hinauf bedeckte villenähnliche Pavillon der Administration, dessen oberes

Stockwerk von einem Arzte bewohnt wird.[1]) Zu beiden Seiten und weiter nach hinten liegen in symmetrischer Anordnung die Männer- und Frauenabteilungen: vorn je ein sogen. Beobachtungspavillon, in der Mitte hinter dem Verwaltungsgebäude die beiden Lazarette, seitwärts davon je eine geschlossene Abteilung und weiter nach außen, immer in großer Entfernung voneinander, die eigentliche Aufnahmestation oder Überwachungsabteilung für ruhige Kranke. Ganz nach außen liegt eine weitere geschlossene Abteilung und eine Überwachungsabteilung für Kranke der I. und II. Verpflegungsklasse. Infolge dieser Anordnung befinden sich die unruhigen und lärmenden Kranken am entferntesten an der Peripherie, wodurch eine Störung der Neuaufgenommenen und der Besucher vermieden wird. Eine dieser entgegengesetzte Einteilung habe ich schon bei *Morningside* beanstandet, doch wurde auch die neueste österreichische Anstalt *Mauer-Öhling* so verfehlt gebaut. Solche Irrtümer wirken dann störend auf die ganze Funktion und Zukunft einer Anstalt.

Die betreffenden Pavillons werden „geschlossene" genannt, weil die Türen und Fenster verschlossen gehalten werden; Eisengitter sind indessen nirgends vorhanden. Die heute am Tage nicht mehr benutzten Isolierzimmer haben durchsichtige Hartglasscheiben in Eisenrahmen. Nirgends gibt es Mauern, und selbst die Gärten der geschlossenen Abteilungen sind nur von verhältnismäßig niedrigen Lattenzäunen umgeben. In schottischen Anstalten wird — bei einer praktischeren Terraineinteilung — selbst hierauf verzichtet.[2])

Die Pavillons sind einander ähnlich, aber doch wieder im Grundriß verschieden erbaut, wodurch jede Monotonie vermieden wird, und man meint freundliche Wohnhäuser einer

[1]) Das obere Stockwerk wird jetzt ganz zu ärztlichen Zwecken benutzt (Konferenz-Zimmer, Bibliothek, Laboratorium), während ein Wohnhaus für zwei verheiratete Oberärzte in der Nähe neu erbaut worden ist. E.

[2]) *Letchworth* berichtet, daß hier bei einer Anstalt die Mauern der Höfe umgebaut werden sollten. Als aber ihre Wiederaufrichtung sich verzögerte, merkte man, daß man sehr gut ohne sie auskommen konnte, infolgedessen wurden auch die übrigen entfernt. Seit dieser Zeit wurden auch bei anderen Anstalten keine Mauern mehr gebaut. Ein Anstaltsdirektor in Irland schreibt: „I think it will be admitted, that money spent upon these enclosures is not only uselessly but injuriously expended."

1. Überwachungsabteilung für Frauen 3. Kl.
1a. Überwachungsabteilung für Männer 3. Kl.
2. Überwachungs- und Pensionärabteilung für Frauen.
2a. Überwachungs- und Pensionärabteilung für Männer.
3. Erste geschlossene Abteilung für Frauen 3. Kl.
3a. Erste geschlossene Abteilung für Männer 3. Kl.
4. Zweite geschlossene Abteilung für Frauen 3. Kl.
4a. Zweite geschlossene Abteilung für Männer 3. Kl.
5. Beobachtungsabteilung für Frauen 3. Kl.
5a. Beobachtungsabteilung für Männer 3. Kl.
6. Frauen-Lazarett.
6a. Männer-Lazarett.
7. Verwaltungsgebäude mit Oberarztwohnung.
8. Arbeitsschuppen.
9. Sektionshaus.
10. Trockenschuppen für die Frauenabteilungen.
10a. Trockenschuppen f. die Männerabteilungen.
11. Wasserturm.
12. Küchengebäude.
13. Waschhausgebäude.
14. Dampfkessel und Maschinenhaus.
14a. Sammelbrunnen.
15a. u. b. Villen für Frauen 1. u. 2. Kl. mit Wohnung des 5. Arztes.
15c.—e. Villen für Frauen 3. Kl.
16. Eiskeller.
17. u. 17a. Gutsabteilung.
18. Wohnhaus des Direktors.
19. Gesellschaftshaus. 20. Beamtenhaus.
21a.—k. Dorfhäuser für Kranke.
22. u. 22a. Werkstätten-Gebäude.
23a. u. b. Villen für Männer 1. u. 2. Kl.
23c., d., f., g. Villen für Männer 3. Kl.
23e. Villa für Männer 1. Kl. mit Wohnung des 3. Arztes.
24. Beamtenhaus. 25.—25a. Siechenasyl.

Alt-Scherbitz.

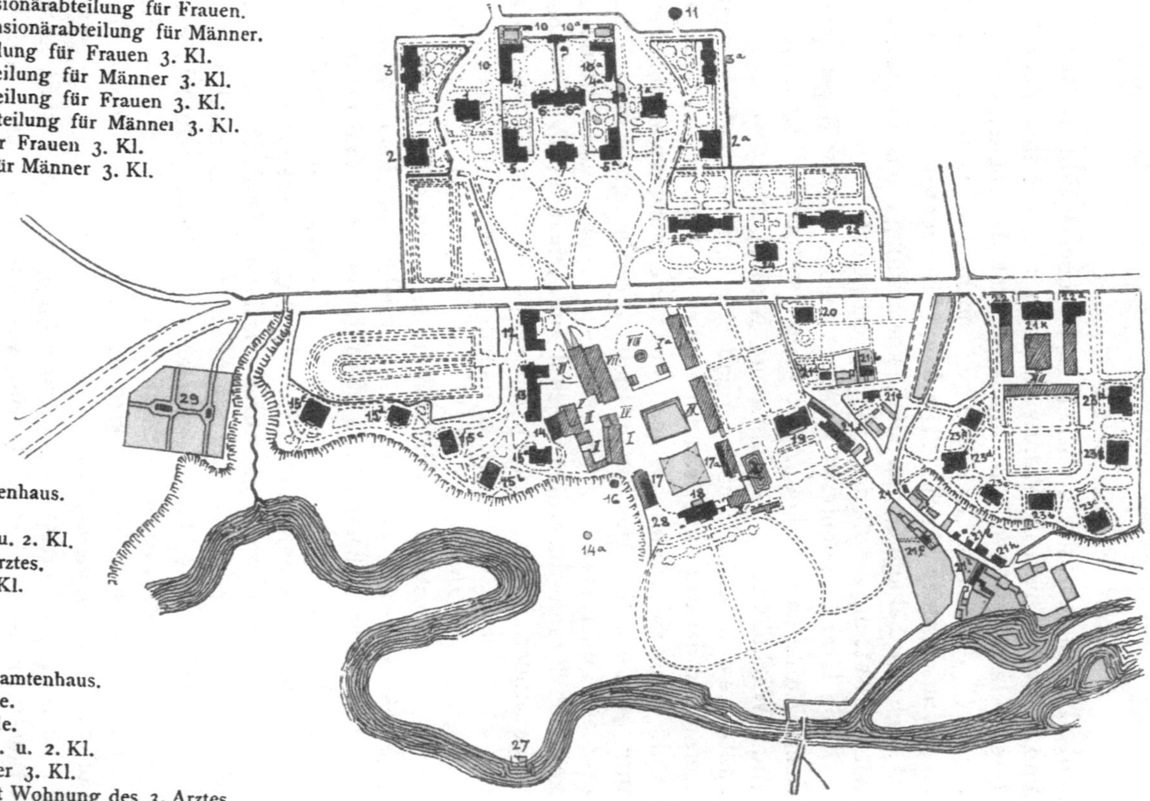

Nach Clifford Smith.

Villenkolonie vor sich zu sehen, denn überall gibt es Balkone und Veranden, und die Wände sind mit wilden Reben bedeckt. Das beste Lob ist wohl in dem Ausspruch des englischen Ingenieurs *Cl. Smith* enthalten: „there is nothing of the institutional character in their design.“ Die innere Einrichtung der Anstalt ist auch sehr behaglich, und auf die Vermeidung von Einförmigkeit der Ausstattung wurde der größte Wert gelegt.

Die Kranken kommen in Alt-Scherbitz in der Regel nach dem Aufnahmepavillon oder, falls sie erregt sind, nach einer Wachabteilung für unruhige Kranke, von wo aus sie später eventuell in eine „Beobachtungsabteilung“ verlegt werden, in der nur die Türen, nicht aber die Fenster verschlossen sind. Wenn sie sich hier als genügend zuverlässig erwiesen haben und somit geeignet erscheinen, findet ihre Verlegung in eine der offenen Villen statt. Auch aus der geschlossenen Abteilung kommen Kranke in großer Anzahl zur Arbeit ins Freie, wobei zu bewundern ist, daß kaum je einer entweicht. (In Alt-Scherbitz gab es unter 920 Kranken in einem Jahre 5 Entweichungen, dagegen in Herzberge bei 1171 Kranken 272.) Gegen Fluchtversuche schützt wohl am besten die genaue Kenntnis der Kranken, Ordnung und eine heimähnliche, anziehende Anstalt.

Die netten, villenähnlichen Krankengebäude sind nicht nur wegen ihrer freien Lage und ihrer mit englischen Anstalten rivalisierenden komfortablen Einrichtung bemerkenswert, sondern sind vor allem wegen ihrer relativen Kleinheit besonders zweckmäßig. Einige davon, darunter die Aufnahmeabteilung für ruhige Kranke, haben weniger als 20 Plätze, die übrigen beherbergen bis höchstens 57 Kranke. Eine Kirche hat die Anstalt nicht, statt dessen wird der große Saal im sogen. Gesellschaftshause verwendet.

Außer den bereits erwähnten gehören zu der Anstalt noch Häuser im benachbarten Dorfe, wo Angestellte und Wärter wohnen; *auch haben hier die Wärterinnen ihr ruhiges, sehr gemütlich eingerichtetes Heim,* wo sie sich ausruhen, kochen und Besuche empfangen können. Luxus ist hier ebensowenig, wie sonst in der Anstalt zu finden, desto mehr Güte, Ordnung und Erfolg überall. Eine ähnliche Organisation ist auf dem Kontinent, etwa *Meerenberg* ausgenommen, kaum zu finden. — Ich sah auch eine Kegelbahn, wo sich die Kranken am Sonntagnachmittag bei leichtem Biere vergnügten. (Meiner Meinung nach wäre dies auch ohne Bier eine gute Zerstreuung, denn geistige Getränke sollten in Geistesheilanstalten absolut verpönt sein.)

Auch die Pflegeanstalt „*Kaiser Wilhelm Augusta-Stiftung*" gehört zu der Anstalt, außerdem wurden vor kurzem zwei große Häuser im Blocksystem [1]) für Unheilbare und Unbeholfene erbaut, die jedoch keinen Fortschritt bedeuten.

Die ganze Anstalt hat Torfklosetts [2]).

Geheizt wird im ganzen und großen durch Öfen, und nur einzelne Pavillons [3]) haben ihre eigene Zentralheizung und manche zur Besserung der Ventilation Kamine.

Die Kranken werden in großer Anzahl beschäftigt; mit den Arbeitenden werden auch vielfach solche, die zunächst zur Arbeit noch nicht geeignet erscheinen, hinausgelassen; nach vier- bis fünftägigem Zuschauen greifen sie dann doch schließlich zur Arbeit. Natürlich bedarf es zu solchen Dingen großer Sorgfalt und vorzüglicher Ärzte, die nur für ihren Beruf leben.

Direktor *Paetz* hatte die Liebenswürdigkeit, mir den Bericht der Anstalt über die Jahre 1900/01—1901/02 zuzusenden, woraus ich über das Anstaltsleben einiges anführen will.

In der Anstalt sind 769 Kranke verblieben, darunter 11,6 resp. 3,8 % Paralytiker, die jedoch unter den Neuaufgenommenen

---

[1]) Das ist insofern nicht ganz zutreffend, als diesen Häusern, welche je für 50 Männer bestimmt sind, im wesentlichen der Grundriß der neuesten Männer-Villa zugrunde liegt, während sie allerdings wegen der Unzuverlässigkeit der dort verpflegten Kranken mit verschlossenen Türen und Fenstern betrieben werden müssen und je eine Wachabteilung enthalten. Hinzu sind vor drei Jahren noch zwei weitere sog. Pflegehäuser gekommen, welche für je 90 Kranke Platz bieten und je zwei Wachabteilungen enthalten, eine für Männer und eine für Frauen. Diese Gebäude sind zusammen als „*Pflege-Anstalt*" einem besonderen Oberarzte unterstellt worden. E.

[2]) Bis vor zwei Jahren bestanden die Torfstreuklosetts, welche mit oberirdischer Kübelabfuhr betrieben wurden. Das so erhaltene Material wurde, zu Kompost verarbeitet, in der Landwirtschaft verwendet. Jetzt besitzt die Anstalt eine einheitliche Kanalisation mit Kläranlage nach dem biologischen Verfahren. E.

[3]) Hierzu gehören vor allem die neuerbauten 4 Pavillons der Pflegeanstalt, welche mit Niederdruckdampfheizung ausgerüstet sind. Die erwähnten Kamine in den Beobachtungsabteilungen, die zu den ältesten Gebäuden der Anstalt gehören, dienen eigentlich nur dekorativen Zwecken, da mit der Zentralheizung Ventilation verbunden ist. E.

mit 30,8 resp. 8,3 % vertreten waren. Lehrreich ist, daß ein Alkoholiker, der zur Beobachtung seines Geisteszustandes in der Anstalt war, vor der Einstellung des Strafverfahrens bereits *25 Strafen* erlitten hatte.

Die Todesfälle der Anstalt schwankten während dieser 2 Jahre zwischen 6—7,33 %; unter den verstorbenen Männern waren im 1. Jahre 66,6 %, im 2. 54,28 % Paralytiker. Im letzten Jahre trat eine Ruhrepidemie (Pseudodysenterie der Irren E.) auf, woran 10 Kranke verstarben.

In der *Kaiser Wilhelm-Augusta-Stiftung* wurden 46 Kranke aufgenommen; 130 waren hier verblieben.

Gearbeitet haben in der Anstalt 828 304/365 Kranke 160 845 Tage hindurch oder, das Jahr zu 303 Arbeitstagen gerechnet, 531 Kranke ein ganzes Jahr hindurch. Pro Kopf wurden 25 Pf. als Taglohn gerechnet, wovon 15 % an die sog. *Arbeits-Verdienstkasse* abgegeben wurden, aus der Vergnügungen für die Kranken sowie der Tabak bezahlt werden. Die Landwirtschaft hatte 56 110 M. Nutzen getragen. Produziert wurden: 517 000 kg Kartoffeln, 450 000 kg Zuckerrüben, 40 000 kg Erbsen, etwa 200 000 kg Kornfrucht und 272 436 Liter Milch. Systematische Waldwirtschaft wird betrieben. Für Bücher [1]) wurden 1360 M. und für Kirchenzwecke 24 M. verausgabt. Die Beköstigung eines Kranken III. Klasse kostete 71 Pfennige. Verbraucht wurden 180 000 Liter Braunbier (fast alkoholfreies, obergäriges Bier) und 265 000 Liter Milch.

Welch guten Rufes sich die Anstalt erfreuen kann, geht am besten aus folgendem Worte des Berichtes hervor: „...... *fortgesetzt bei Errichtung von neuen Anstalten in allen Weltteilen die hiesigen Gründsätze und Einrichtungen zum Muster dienen und dem Anstaltsdirektor, wie früher, so auch jetzt des öfteren die ehrenvolle Aufgabe zufällt, als Berater und Gutachter bei dem Entwurfe und der Ausführung neuer Anstalten zugezogen zu werden.*"

Aus allen Weltgegenden werden Kommissionen hierher gesandt, sogar aus *Schottland* und *England*; in *Argentinien* und *Rumänien* werden ähnliche Anstalten errichtet.

---

[1]) *Mönkemöller* erwähnt, daß im Tollhause zu Celle schon im Anfange des 19. Jahrhunderts eine große Bibliothek zur Verfügung der Ärzte stand. Anderswo wird dies auch heute noch nicht als notwendig angesehen, und es heißt: „Wenn die Ärzte lesen wollen, so sollen sie sich Bücher kaufen."

Was die Geschichte und die sonstigen Verhältnisse dieser Anstalt anbelangt, so verweise ich auf das vorzügliche Werk von *Paetz*: „*Die Kolonisierung der Geisteskranken in Verbindung mit dem Offen-Tür-System, ihre historische Entwicklung und die Art ihrer Ausführung auf Rittergut Alt-Scherbitz. Berlin 1893.*" — Zu der Äußerung *Meyers*, daß es ein Verdienst Alt-Scherbitz' war, zu zeigen, wie vorteilhaft die meisten Irren in einfachen und billigen Häusern untergebracht werden können, will ich bemerken, daß dies bei uns schon in den sechziger Jahren von *Bolyó* betont wurde; *Alt-Scherbitz* wurde bekanntermaßen erst im Jahre 1876 vor dem Beginn des Anstaltsbaues mit den meisten Kranken belegt.

Somit schließe ich die Beschreibung der Anstalten, welche ich in Deutschland persönlich gesehen habe, will aber noch — nach *Clifford Smith* — über zwei neue im Pavillon-System erbaute Institute kurz berichten.

Gabersee.

Diese Anstalt liegt in Oberbayern, von München über Rosenheim in 3 Stunden zu erreichen, und gewährt eine prächtige Aussicht auf die bayerischen Alpen und nach Tirol. Sie wurde im Jahre 1883 eröffnet, wird aber noch ständig vergrößert. Im Jahre 1901 waren 500 Kranke vorhanden. — Ihr Terrain beträgt 296 acres; die Gebäude sind, auf einer Bogenlinie radial gestellt, sehr originell verteilt. Am äußeren Ende der Mittelachse befinden sich das Sektionshaus und die katholische Kapelle, nach innen zu folgt das Gesellschaftshaus, hierauf das Wohnhaus des Oberarztes und des Geistlichen. Von hier aus nach rechts liegen 3 Pavillons für Männer und kleinere Villen für zahlende Kranke; nach links folgen 3 Pavillons für Frauen, dann die Küche, weiter entfernt in einer besonderen Villa die Wohnung des Direktors und ganz abseits von den erwähnten Krankenabteilungen liegen die Administrationsgebäude, Lagerhäuser und die Villen der Frauen. Außer um die Gärten für die Beobachtungs-Abteilungen sind nirgends Umzäunungen oder Mauern sichtbar; bei den Arbeiten im Freien sind Männer und Frauen zusammen. In den Schlafzimmern liegen gewöhnlich 14 Kranke zusammen,

Gabersee.

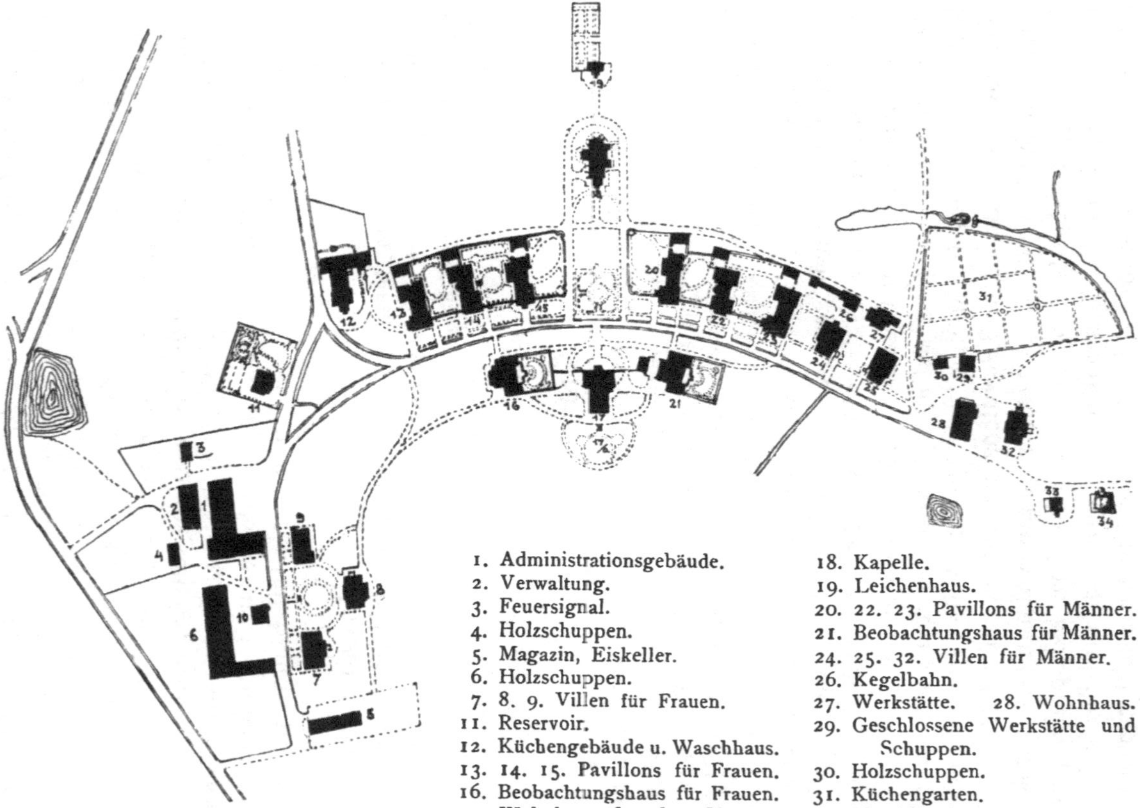

1. Administrationsgebäude.
2. Verwaltung.
3. Feuersignal.
4. Holzschuppen.
5. Magazin, Eiskeller.
6. Holzschuppen.
7. 8. 9. Villen für Frauen.
11. Reservoir.
12. Küchengebäude u. Waschhaus.
13. 14. 15. Pavillons für Frauen.
16. Beobachtungshaus für Frauen.
17. Wohnhaus für den Oberarzt u. für den kath. Geistlichen.
18. Kapelle.
19. Leichenhaus.
20. 22. 23. Pavillons für Männer.
21. Beobachtungshaus für Männer.
24. 25. 32. Villen für Männer.
26. Kegelbahn.
27. Werkstätte. 28. Wohnhaus.
29. Geschlossene Werkstätte und Schuppen.
30. Holzschuppen.
31. Küchengarten.
33. Maschinenhaus.
34. Reservoir für Regenwasser.

Nach Clifford Smith.

doch sind viele Zimmer für nur 2 Betten eingerichtet. Es sind auch *besondere Schlafräume für die Wärterinnen* vorhanden, doch schläft ein Teil noch mit den Kranken zusammen. Geheizt wird durch Öfen, ventiliert durch die Fenster. Für je acht Personen ist ein Abort gerechnet, doch sind diese, trotz einer peinlichen Reinlichkeit übelriechend, da neben Torf Fallröhren gebraucht werden. — Ein Kranker kostet pro Tag 1,30 M. Die Anstalt wurde nach dem Vorbilde von *Alt-Scherbitz* errichtet und gehört zu den besten der neueren Anstalten.

Galkhausen.

wurde im April 1900 eröffnet. Es liegt zwischen Köln und Düsseldorf bei der Station *Langenfeld* und ist für 800 Kranke berechnet, es hat 7 Ärzte. Der Direktor und zwei verheiratete Oberärzte wohnen in besonderen Villen; Verwalter, Oberwärter, Maschinist und Gärtner haben ebenfalls besondere Häuser.

Das ganze Terrain beträgt 250 acres, wovon 43 auf die Gebäude entfallen. Die einzelnen Häuser liegen zwar ziemlich weit voneinander, auch scheint es, daß man bei der Anordnung bestrebt war, jede Monotonie zu vermeiden, es scheint jedoch die Verteilung nicht so gelungen zu sein wie in *Gabersee*. Sämtliche Pavillons sind mit Veranden versehen; die Wärter schlafen mit den Kranken zusammen. Die Anstalt hat Zentralheizung. — Die Kosten haben im Durchschnitte pro Bett 4800 M. betragen. Was die Ausführung der Bauten und die Einrichtung anbelangt, so ist *Galkhausen* nach *Clifford Smith* die beste deutsche Anstalt im Villenstil; ihre Ausstattung und Möblierung ist vollkommen, und es gibt Details, auf welche man anderswo nicht bedacht war. Er meint, daß der Villentypus für körperlich gesunde Kranke ganz vorzüglich sei, während für erregte Fälle und somatische Kranke die Pavillons besser entsprächen (!).

* * *

Tucker rühmt ganz besonders *Laehrs* Privatanstalt *Schweizerhof* bei Berlin und nennt sie eine der vorzüglichsten, die er sah. — Auf eine Anfrage über die zweckmäßige Größe einer Anstalt antwortete ihm in der Charité Professor *Westphal*, daß

120—150 Kranke für einen Direktor hinlänglich genügend sind. — Die Architektur der Anstalt zu *Pirna* findet er unbeschreibbar; man hatte ihm die Anstalt nur ungern gezeigt, und es hatte den Anschein, als wollte man etwas verbergen (!). In der Anstalt zu *Hamburg* gehen die Kranken in schönen, mit Eisengittern umzäunten Gärten spazieren. — „As one walks about the grounds and sees the patients through iron screen-work or wooden palings, the idea of a park menagerie is disagreeably suggested. — It was asserted by the management that there was no „forcing" .....! (*Letchworth*).

Tucker sah in Ecksburg unzweckmäßig hoch angebrachte Fenster; auch beanstandet er, daß die Wärter große Schlüsselbunde tragen. Dr. *Zinn*, der Direktor der Anstalt *Eberswalde*, bezweifelte, daß Anstalten für chronisch Erkrankte billiger seien, als solche für akute Fälle. In der *Frankfurter* Anstalt erwähnt er, daß die Schlafzimmer außer den Betten nur noch Stühle enthalten. Er bemerkt, daß die Betten um 1 Uhr mittags noch ungemacht waren; aus der großen Anzahl der zum Trocknen aufgestellten Bettstücke gewinne man beinahe den Eindruck, als ob alle Kranken unrein wären. Vom Direktor der *Leipziger* Anstalt, der kein Freund von *Anstaltsfesten* ist, hat er die klassische Äußerung gehört, daß der Direktor einer Anstalt durch wissenschaftliche Forschungen so sehr in Anspruch genommen sei, daß er sich nicht auch noch um die Zerstreuungen für die Kranken kümmern könne. — (Doch haben die Kranken von einigen vergnügt zugebrachten Stunden gewiß mehr Vorteil, als von den schönsten Präparaten der Hirnfaserung.) — In *Guddens* Anstalt wurde ihm der Jahresbericht nur gegen ein Entgelt verabfolgt, auch Auskünfte nur sehr spärlich erteilt. Außerordentlich lobt er die Anstalt *Kahlbaums* zu *Görlitz*, wo allem Anscheine nach im Interesse des leiblichen und seelischen Wohlergehens der Kranken alles geschieht [1]). Man sieht sie rein, gut gekleidet und zufrieden, und er hebt als ein gutes Zeichen besonders hervor, daß Eisengitter an den Fenstern durch Anwendung dicker Scheiben ersetzt sind. Die *Bunzlauer* Anstalt verdingt ihre Kranken als Tagelöhner; *Chyser* und

---

[1]) Dies scheint auch in *Düren* der Fall zu sein, wo nach *Sérieux* die Nichtraucher ihre besonderen Räumlichkeiten haben.

Galkhausen.

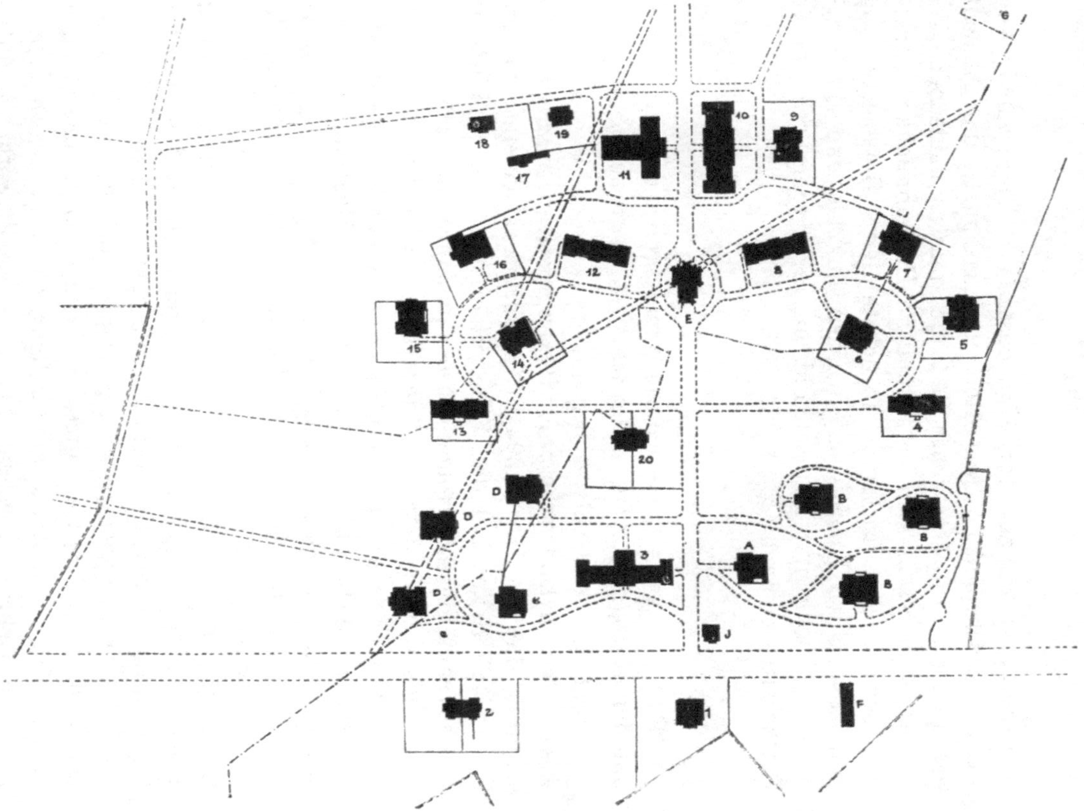

1. Wohnhaus des Direktors.
2. Beamtenwohnhaus.
3. Administrationsgebäude.
4. Aufnahmepavillon für Frauen.
5. Beobachtungspavillon für Frauen
6. Übergangspavillon für Frauen.
7. Haus für unruhige Kranke (Fr.).
8. Lazarett für Frauen.
9. Villa für Frauen.
10. Küche und Waschhaus.
11. Maschinen- und Kesselhaus.
12. Lazarett für Männer.
13. Aufnahmehaus für Männer.
14. Übergangshaus für Männer.
15. Beobachtungshaus für Männer.
16. Haus für unruhige Kranke (M.)
17. Backhaus und Badehaus.
18. Gärtnerhaus.
19. Wohnhaus für den Maschinisten und für den Oberwärter.

A. Villa für Pensionärinnen.
B. Villen für Frauen.
C. Villa für Pensionäre.
D. Villen für Männer.
E. Kirche.
F. Ausschank.

Nach Clifford Smith.

Niedermann erwähnen von *Hall* dasselbe. Die zwanzig von *Tucker* beschriebenen Anstalten sind geeignet, die Ansicht hervorzurufen, daß in jener Zeit die meisten deutschen Anstalten noch geschlossen waren und an Heimähnlichkeit hinter den schottischen Anstalten zurückstanden. Bettbehandlung und das „Offen-Tür-System" wurden nur hie und da angewendet. Doch hat Deutschland hierin seitdem sehr große Fortschritte gemacht.

* * *

Es bleibt mir nur noch übrig, einiges über die *Geschichte* [1]) und den *heutigen Stand des deutschen Irrenwesens* zu sagen.

Auch in Deutschland beginnt die Geschichte des Irrenwesens mit Schwärmern und Hexenprozessen. *Mönkemöller* schreibt, daß im Jahre 1394 in Osnabrück nach einer Feuersbrunst 160 Hexen auf den Scheiterhaufen kamen und daß in Hannover die Hexenverfolgungen erst im Jahre 1607 aufhörten. — Angeblich war in Metz schon im Jahre 1100 ein Stift, wo ausschließlich Geistesgestörte verpflegt wurden. Es ist von Interesse, daß schon im Jahre 1380 vom Nürnberger Magistrate Geistesgestörte nach Ungarn heimbefördert wurden, was gewiß ein schwieriges Unternehmen war. Im Jahre 1460 wurde von der Stadt *Nürnberg* ein „Narrenhäuslein" zur Unterbringung von Geistesgestörten errichtet. Im 15. Jahrhundert hatten in *Frankfurt* die Angehörigen von gemeingefährlichen Geisteskranken die Pflicht, sie zu Hause eingesperrt zu halten, und nur im Falle von besonderen Exzessen war es möglich, sie auf Kosten der Stadt nach dem Gefängnisse zu bringen. Für ein Gefangenhalten in Privathäusern waren käfigartige *„transportable Gefängnisse"* im Gebrauch, welche überall aufgestellt werden konnten. *Kriegk* schreibt, daß man schon im 15. Jahrhundert begonnen hat, auch in den Spitälern den Geistesgestörten besondere Räume anzuweisen, in welchen dann auch andere „ungehorsame" Kranke untergebracht wurden. (Auch bei uns kam es noch vor einigen Jahren vor, daß renitente Prostituierte in solche Zellen der Adnex-Irrenabteilung gesteckt wurden.) Vor den Fenstern

---

[1]) *Kirchhoff*: Grundriß der Geschichte der deutschen Irrenpflege, 1890, und *Mönkemöller*: Zur Geschichte der Psychiatrie in Hannover.

solcher Isolierzimmer wurden oft sogenannte „*Trichter*“ aus Brettern angebracht, die einen Ausblick nur gegen den Himmel ermöglichten. Im Jahre 1498 beabsichtigte man einen erkrankten Frankfurter Patrizier nach einem fremden Kloster zu bringen oder von dort einen Geistlichen zu erbitten, der entscheiden sollte, ob der betreffende durch den bösen Geist erkrankt sei. Sehr interessant ist, daß man schon damals die Heilung dadurch festzustellen suchte, daß der Kranke versuchsweise auf einige Tage entlassen wurde. Um diese Zeit herum wurden die Kranksinnigen in *Braunschweig* und auch anderswo in gewöhnlich vor den Toren der Stadt angebrachten Käfigen gehalten, welches Vorgehen, was die Wahl des Platzes anbelangt, gewiß besser ist, als wenn man Irrenanstalten drinnen in den Städten erbaut. Solche Käfige wurden „*cista stolidorum*“, Dordenkiste, genannt, von wo wahrscheinlich die dänische Benennung „Daarekiste“ der Irrenhäuser herstammt. Auch wurde das Irrenhaus „*Dollhauß*“ genannt, was auch aus dem von *Virchow* zitierten Satze: „Auch ward in diesem Jahre (1326) ein Dollhausz zu St. Georgen gestiftet“, ersichtlich ist. Dies ist insofern interessant, als nach anderen Daten das erste Irrenhaus im Jahre 1409 in *Valencia* erbaut worden sein soll, welches aber zugleich Heilanstalt war, während die deutschen Dollhäuser mehr zur bloßen Verwahrung benutzt wurden. Zu denselben Zwecken dienten auch die *Xenodochien.*

Im 16. und 17. Jahrhundert lebte in *Basel* der hervorragende Arzt *Plater*, unter dessen Aufzeichnungen (Observationes) über die Kranksinnigen manche wertvollen Angaben zu finden sind. So schreibt er, daß „ein im Anfange sehr unruhig gewesener Kıanker 40 Jahre hindurch in einem Keller auf Stroh nackt gehalten wurde und als Greis befreit, vernünftig sprach und handelte und niemandem etwas zuleide tat.“ — Es ist möglich, daß dies ein Geheilter war, den man vergessen hat, denn ähnliches kann auch in mit Psychiatern versehenen Anstalten vorkommen, wieviel mehr in Häusern, wo weder ein Psychiater, noch eine Kontrolle oder nur eine mangelhafte vorhanden war. (Eine Bemerkung *Kirchhoffs*, daß unter *Platers* Fällen kein einziger auf Dementia paralytica hinweist, steht vielleicht damit im Zusammenhange, daß zur damaligen Zeit Syphilis in Deutschland zu den Seltenheiten gehörte. — Demgegenüber waren unter den Völkern

Asiens wahrscheinlich schon zu *Hippokrates'* Zeiten *Tabes* und somit auch *Syphilis* verbreitet.)

Die Geschichte der Kranksinnigen in der Neuzeit nahm ihren Anfang in den Gefängnissen. Nach den Worten *Guttstads:* „*beherrschte der sicherheitspolizeiliche Zweck fast ganz allein die öffentliche Irrenpflege, und darum waren die Ärzte unnötig.*" Diese Auffassung ist selbst heute noch nicht überall ganz verschwunden.

In Deutschland hat eine reguläre Irrenpflege zuerst in *Braunschweig, Nürnberg* und *Frankfurt* begonnen. Die Käfige wurden von den Toren in die Spitäler transportiert und dort nach und nach durch Zellen (Kojen oder betrübte Kasten) ersetzt. Die Kranken mußten arbeiten, ebenso wie die in den Krankenhäusern untergebrachten Sträflinge, doch war dies nur für die letzteren obligatorisch. Auch für eine Zerstreuung der Kranken war gesorgt; sie durften an dem Gottesdienste teilnehmen, und wenn sie sich gut aufführten, so konnten sie am Nachmittage unter Aufsicht der Dienstleute Kegel schieben. Es ist seltsam, daß die Zellen exotische Namen erhielten: „*Ostindien, Ceylon, Brasilien, Virginien, Portugal*". — Vornehme Kranke wurden im Jahre 1678 „*Staatskostgänger*" genannt; auch Verschwender wurden als solche zur Besserung eingeliefert. Auf eine besonders humane Auffassung weist der Umstand hin, daß in *Celle* für einen Kranken jüdischer Konfession eine *besondere Küche* eingerichtet wurde. Die Räumlichkeiten müssen übrigens auch hier sehr eng gewesen sein, denn im Anfange schliefen *2 Kranke in einem Bett* und erst später, als man dies als nachteilig erkannte, ging man zum einbettigen System über [1]).

Interessant ist; daß der *Wärterdienst* als *kommunale Pflicht* angesehen wurde und hierzu alle Häuser abwechselnd je einen Wärter zu stellen hatten. Dies war das vermeintlich billigste System, dessen Spuren wir anderswo auch finden (s. oben S. 3).

Seit dem Anfange des 19. Jahrhunderts beginnt die Rolle *Reils,* eines der größten Geister der Irrenpflege, welcher in

---

[1]) *Beca* erwähnt in seinem oben genannten Werke, daß als *Pinel* im Jahre 1792 den *Bicêtre* übernahm, unter den 2800 Kranken nur 1500 in besonderen Betten, 230 zu zweien und die übrigen zu dreien oder in noch größerer Zahl zusammenschliefen.

seinem klassisch schönen Werke [1]) über die damaligen Zustände schreibt: „*In den meisten Irrenhäusern sind die Stuben eng, dumpf, finster, überfüllt .... es fehlt an geräumigen Plätzen zur Bewegung, an Anstalten zum Feldbau. Die ganze Verfassung dieser tollen Tollhäuser entspricht nicht dem Zweck der erträglichsten Aufbewahrung und noch weniger der Heilung der Irrenden.* Der bunte Haufe ist zu sehr an Schmetterlingssüßigkeiten gewöhnt, um diese Orte des Jammers zu besuchen, und begnügt sich mit einigen Anektoden aus seiner Heimat, die der Reisende am Spieltisch debütiert. Der Geschäftsmann hat wichtigere Dinge zu betreiben, und der Staat geht wie der Pharisäer kalt und fühllos vorüber. .... Wo sind die Früchte unserer gerühmten Kultur, Menschenliebe, Gemeingeist, ächter Bürgersinn und edle Resignation auf eigenes Interesse, wenn es auf Rettung anderer ankommt."

Schon im Jahre 1730 wurde in Deutschland, als eine mittellose Gemeinde die Kosten für ihre Geisteskranken nicht aufbringen konnte, auf dem Verordnungswege bestimmt, daß diese vom ganzen Kreise bestritten werden sollten. — Im Jahre 1750 wurden die Gemeinden verpflichtet, nicht mehr nach der Zahl ihrer Geistesgestörten, sondern nach der Zahl ihrer Pflüge zu zahlen. Im gleichen Jahre wurde der Dollwärter zu Neumünster entlassen: „da er nicht nur den Pfleger und dessen Frau, sondern auch öfters die Kranken geprügelt: „wie nicht weniger seine Bosheit an denen Wahnwitzigen ausgeübet und sie ohne Ursache tractieret; wie nun zwar einigermaßen Furcht bei solchen Leuten sein muß, so wird doch solches zu rechter Zeit und mit Maßen erfordert."

Die Praxis, sich von Geistesgestörten zu befreien, indem man sie nach der Grenze brachte und einfach dort ließ, wurde schon damals geübt. So wurde einer nach Neuschottland, andere wieder nach Südkarolina und Philadelphia gebracht. Manche Rekonvaleszenten wurden als Bettler ausstaffiert entlassen.

In der Anstalt zu *Celle* wurde der Arzt *nur nach den geheilten Kranken* bezahlt und auch in diesen Fällen erst, wenn die Heilung der Entlassenen nach 3 Monaten vom Gemeinde-

[1]) Rhapsodien über die Anwendung der psychischen Kurmethode auf Geisteszerrüttungen. Halle 1803.

vorstand bestätigt wurde. — Daß übrigens mit den Ärzten nicht besonders gerecht verfahren wurde, beweist zur Genüge der Fall des Hofmedicus Dr. *Heine*, der sich im Jahre 1801 beklagt, daß er die Gebühren für die Geheilten niemals erhalten kann, während die Teuerung immer größer wird und trotzdem er vom Direktor die besten Zeugnisse (!) erhalten hat.

Als ein Zeichen der Zeit ist es aufzufassen, daß man im Jahre 1759 den Grundsatz aufstellte, an einem Orte, wo eine Irrenanstalt erbaut werden sollte, solle sich im Interesse der Sicherheit auch eine Garnison befinden. Andererseits wurde richtig bestimmt, daß der Ort nicht zu klein sein dürfe, damit die Kranken ärztliche Hilfe finden können. — Dies hat auch heute insofern noch seine Giltigkeit, als in einer Irrenanstalt die Hilfe eines Chirurgen, eines Augen-, Ohren- oder anderen Spezialarztes erforderlich ist; da solche nur in größeren Städten anzutreffen sind, sollte die Anstalt schon aus diesem Grunde in der Nähe von größeren Städten liegen, um so mehr als andererseits die Einwohner und die Gerichtshöfe der größeren Städte öfters die Hilfe der Fachmänner der Irrenanstalt in Anspruch nehmen müssen. — Neben all diesen Gründen sollte eine Anstalt doch vor allem in der Nähe der Kranken bezw. der Orte liegen, wo die meisten Erkrankungen vorkommen.

Am Anfange des 19. Jahrhunderts waren die Zustände selbst in Berlin noch nicht ideal. *Langermann*, ein hervorragender Zeit- und Fachgenosse Reils, sprach zuerst die Forderung nach besonderen Heilanstalten für die Kranksinnigen, die dann im Jahre 1818 durch Gründung der *Charité* erfüllt wurde. Die Therapie entwickelte sich jedoch sehr langsam. *Ideler* hielt an Gruppen von 50 Kranken Predigten, und wenn dann einer Buße tat, wurde dies als eine Heilung betrachtet, wenn einer jedoch eine ausweichende Antwort gab, so kam er auf den *Drehstuhl* [1]) oder wurde stundenlang in gerader Stellung gespannt gehalten, wodurch man das Allgemeinbefinden des Kranken wieder „herstellen" wollte. „Es sei billig, einfach und leicht anwendbar." Das *Einsacken* war eine andere bequeme Methode, um den

---

[1]) Vor einigen Jahren gelang es in Berlin durch Drehmaschinen bei Tieren künstlich eine paralyseähnliche Hirnerkrankung hervorzurufen (*Mendel.*) — Siehe die künstlerische Abbildung dieser Coxschen Maschine bei *Letchworth.*

Kranken ungestörter und besser als in der Zelle und doch von der Außenwelt genügend abgesperrt beobachten zu können (worauf ein großes Gewicht gelegt wurde). Solch ein „Sack“ imponierte den Kranken ganz gewaltig, und *Horn* gelang es angeblich, viele *Lebensüberdrüssige* in dieser Weise zu heilen. Derselbe Meister ließ Frauen unter Leitung von geheilten Soldaten Marschübungen ausführen, andere mußten wieder mit Sand gefüllte Tornister schleppen.

Eine große Rolle spielten auch die *Ekelkuren*; *Reil* beschreibt die kalten Überraschungsbäder, in welche die Kranken plötzlich hineinfielen [1]).

Der Mund des Kranken wurde mit der *Autenriethschen Maske* oder mit einer eingebundenen *Birne* verschlossen. Auch hatte *Autenrieth* eine *Pallisadenstube* — eine Zelle ohne Bedachung — im Freien aufgestellt, jedoch war selbstredend das Hauptbehandlungsmittel die Kette, wobei, *um das Geklirre zu mildern*, ein Lederüberzug empfohlen wurde. Gegen das Anbinden begann im Jahre 1817 *Hayner* eine Propaganda zu entfalten, wobei er auch empfahl, die Autenriethstube *auf dem Hofe des beamteten Arztes aufzustellen*, damit dieser den Kranken ständig beobachten könne. — (Dieser „modus procedendi“ ist jedenfalls viel wohlwollender für den Kranken, als wenn der Anstaltsarzt nach belgischem Muster etwa 40 km von der Anstalt entfernt wohnt oder ein Anstaltsarzt überhaupt nicht vorhanden ist.) In Deutschland kündeten diese Zeiten schon den Beginn einer modernen, humanen, auf einer hohen Stufe stehenden Irrenfürsorge an, doch beweist der *Borkumer Fall*, wie langsam dies alles von statten ging. Dort wurde nämlich ein verführtes Mädchen, nachdem sie eines Kindes genaß, von ihren Angehörigen verstoßen und irrsinnig im Stalle des Armenhauses angekettet, wo sie volle 42 Jahre beinahe ständig nackt auf dem Fußboden verbrachte, bis sie dann (1866) vom mors benevolens erlöst ward. Ob die guten Borkumer von einer Irrenanstalt keine Ahnung oder keine Mittel hatten, oder ob es an jedweder behördlichen Kontrolle mangelte, darüber wird nicht berichtet, nur soviel steht fest, daß im Jahre 1857 erwogen

---

[1]) Schon *Boerhave* empfahl: „Praecipitatio in mare, submersio in eo continuata quamdiu ferri potest, princeps remedium est contra maniam.“

wurde, ob es nicht ratsam wäre, die Unglückliche in einer Anstalt unterzubringen, — sie blieb aber an den Ketten.

Die erste wirkliche Irrenheilanstalt wurde im Jahre 1811 auf dem sächsischen *Sonnenstein* (Mönkemöller), eine zweite im Jahre 1820 in *Schleswig* und eine dritte im Jahre 1825 unter der Leitung *Jacobis* in *Siegburg* errichtet. Die meisten Anstalten wurden, aus Klöstern umgestaltet, als geschlossene Anstalten eingerichtet, wenn auch der Brieger Arzt Dr. *Glanwig* [1]) schon im Jahre 1804 empfohlen hatte, die Kranken mit Landwirtschaft zu beschäftigen und zu diesem Zwecke geeignete Anstalten zu errichten. — Im Anfange wurden — bis zu den dreißiger Jahren — hauptsächlich Heilanstalten errichtet, doch infolge der Schriften *Damerows* und *Reils* gelangte man zu der Überzeugung, daß das gemischte System von Heilung und Pflege das vorteilhaftere sei.

Es ist kaum glaublich, daß selbst heute noch, trotz eines Reichsgesundheitsamtes, über die Geistesgestörten im Deutschen Reiche keine reguläre Statistik geführt wird, trotzdem hierfür, wie *Mönkemöller* erwähnt, ein Vorbild vorhanden war, da in *Hannover* schon, ehe man diese Angelegenheit zu ordnen begann, im Jahre 1812 die Irren gezählt worden sind. (Bekanntlich wird in Deutschland die Irrenstatistik von jedem Bundesstaat gesondert bearbeitet. E.). Es wurden zwar bei der Volkszählung vom Jahre 1871 auch die Geisteskranken und Idioten rubriziert, seit dieser Zeit jedoch außer acht gelassen (! ? E.)[2]), wenn auch, wie *Hackl* bemerkt, sonst alles Mögliche gezählt wurde: „So Zählung der Gewerbetreibenden, ferner wurde gezählt das liebe Vieh und die Obstbäume, sogar die leblosen Objekte, die Gebaulichkeiten.“ Nach der Volkszählung vom Jahre 1871 entfielen auf je 1000 Einwohner 22,77 Geisteskranke und zwar die meisten in Oldenburg: 34,4 und die wenigsten in Koburg-Gotha: 14,9 [3]).

---

[1]) Vgl. hierfür und für die folgenden Daten über Deutschland *Hackl*: „Das Anwachsen der Geisteskranken in Deutschland.“ München 1904.

[2]) *Hackl* sagt wörtlich: „Es hat bis jetzt in Deutschland nur eine einzige derartige Zählung stattgefunden. ... Und seither hat man nicht mehr daran gedacht, eine so eminent wichtige Erhebung neuerdings zu veranstalten.....“

[3]) *Hackl* berichtet auch über andere Weltteile: Nach ihm gibt es die meisten Geistesgestörten in Argentinien 47,19 und die wenigsten in Afrika:

Das Deutsche Reich hatte im Jahre 1885 eine Bevölkerung von 42 100 000, wobei auf rund 10 000 Einwohner 9,9 in Anstalten untergebrachte Geistesgestörte entfielen; im Jahre 1895 waren unter den 52 200 000 der Bevölkerung 64 324 in Anstalten untergebrachte Kranksinnige, somit kamen auf 10 000 Einwohner 12,3 Kranke in Anstalten. Wenn man die Zahl der gesamten Geisteskranken nach dem Verhältnis 1 : 300 bestimmt, so waren 36 % der Irren in Anstalten untergebracht.

Beim Besprechen der Statistik der deutschen Geisteskranken macht *Hackl* auf das Grassieren der Paralyse aufmerksam, deren Verhältnis in den öffentlichen Anstalten während 12 Jahren von 10 auf 12 % gestiegen ist. Auf dieses Übel, welches in seiner verheerenden Wirkung mit der Lungenschwindsucht wetteifert, die des Alkohols übertrifft und dessen Bekämpfung am schwierigsten ist, müssen nicht nur die Psychiater, sondern auch die Soziologen ihre Aufmerksamkeit richten. In den deutschen öffentlichen Anstalten litten im Jahre 1898 unter 29,252 männlichen Kranken 2373 an Paralyse und nur 213 an Alkoholpsychosen, was um so betrübender ist, als die Paralyse fast immer außerordentlich rasch zum Tode führt, beinahe stets die gänzliche Arbeitsunfähigkeit zur Folge hat, während Leute mit delirium tremens oder mit andersartigen Alkoholpsychosen regelmäßig nach kurzer Zeit ihre Arbeitsfähigkeit — wenigstens in der Anstalt — wiedergewinnen. Selbstredend will ich hierbei die Gefahren des Alkohols nicht geringschätzen. Gerade bezüglich des Alkohols verweise ich auf die oben zitierten Angaben *Magnans*.

Über die *deutschen Irrenanstalten* gibt *Laehr-Lewalds* Buch [1]) die besten Auskünfte. Nach diesem waren im Deutschen Reiche im Jahre 1898 bereits 142 öffentliche Anstalten [2]) mit 559 Ärzten und 55 877 Kranken, 120 Privatanstalten mit

4,75. In England ist dies Verhältnis 30,73, in Norwegen 30,43, in der Schweiz 29,09, in Frankreich 26,03, in Ungarn 20,51, in Italien 16,56. Diese Zahlen sind gewiß mit Vorsicht aufzunehmen, denn sie zeigen eher die mehr oder weniger große Genauigkeit der Zählung, als die tatsächlichen Verhältnisse.

[1]) Die Heil- und Pflegeanstalten für psychische Kranke des deutschen Sprachgebiets. Berlin, Georg Reimer 1899. Die letzte Auflage erschien 1907 konnte aber nicht mehr berücksichtigt werden.

[2]) Im Jahre 1903 bereits 395 Anstalten mit 108 004 Pfleglingen.

182 Ärzten und 18 210 Kranken. Somit entfallen auf je 100 000 der Bevölkerung 154 Anstaltskranke, wobei auf 105 Kranke je ein Arzt kommt. Für Schwachsinnige und Idioten gab es im Jahre 1887 32 Anstalten.

Die entlassenen Geisteskranken wurden von 13 Vereinen unterstützt; 11 wissenschaftliche Vereine und 8 Zeitschriften dienten der Förderung der Psychiatrie (1898).

Das Irrenwesen im Deutschen Reiche ist nicht einheitlich, sondern in den einzelnen Staaten selbständig geregelt. Die Anstalten stehen gewöhnlich unter der Aufsicht von besonderen Provinzialbehörden die kollegialen Charakter haben und einem „Landeshauptmann" unterstellt sind; in Preußen werden die Anstalten von den Oberpräsidenten der einzelnen Provinzen kontrolliert, die Direktoren der Anstalten sind ihnen unterstellt und werden vom Provinziallandtag gewählt. Bis zum Jahre 1890 brauchten die preußischen Provinzialanstalten nur heilbare oder gemeingefährliche Geisteskranke aufzunehmen, seitdem müssen die Provinzen für die Unterbringung *aller* Geisteskranken sorgen, welche der Anstaltspflege bedürfen.

Die Errichtung und Erweiterung von Anstalten geschieht auf Kosten der Provinz, der größte Teil der Unterhaltungskosten muß von den Kreisen gedeckt werden, welche sie von zahlungsfähigen Angehörigen wieder einziehen, während für die Unbemittelten der Satz auf etwa die Hälfte der wirklichen Kosten ermäßigt wird. Das Übrige steuert die Provinz in ihrer Gesamtheit bei.

Das Budget wird von den betreffenden Provinziallandtagen genehmigt.

Bei der Krankenaufnahme sind im allgemeinen folgende Punkte maßgebend:

1. Ein ärztliches Gutachten nach vorgeschriebenem Fragebogen (s. u.) muß die Anamnese und den gegenwärtigen Zustand schildern und feststellen, daß der Kranke der Anstaltspflege bedarf (Heilbarkeit, Gemein- oder Selbstgefährlichkeit, Unheilbarkeit, Hilflosigkeit);

2. Der Gemeindevorstand muß die äußeren Verhältnisse des Kranken, ebenfalls nach vorgeschriebenem Fragebogen, mitteilen, sowie bezeugen, daß behördlicherseits gegen die Unterbringung in einer Irrenanstalt nichts einzuwenden ist. Auf Grund

Alt-Scherbitz.

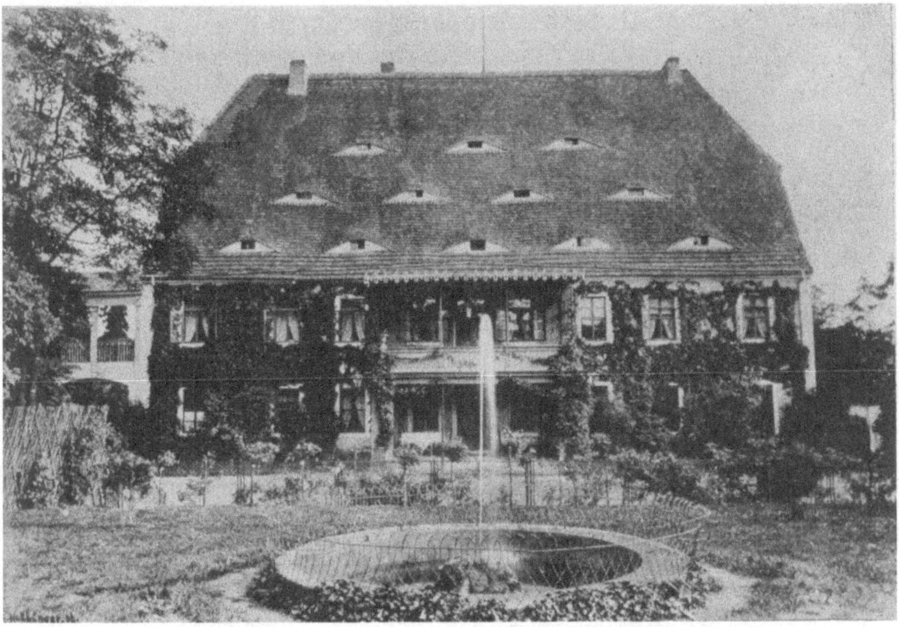

Wohnhaus des Direktors.

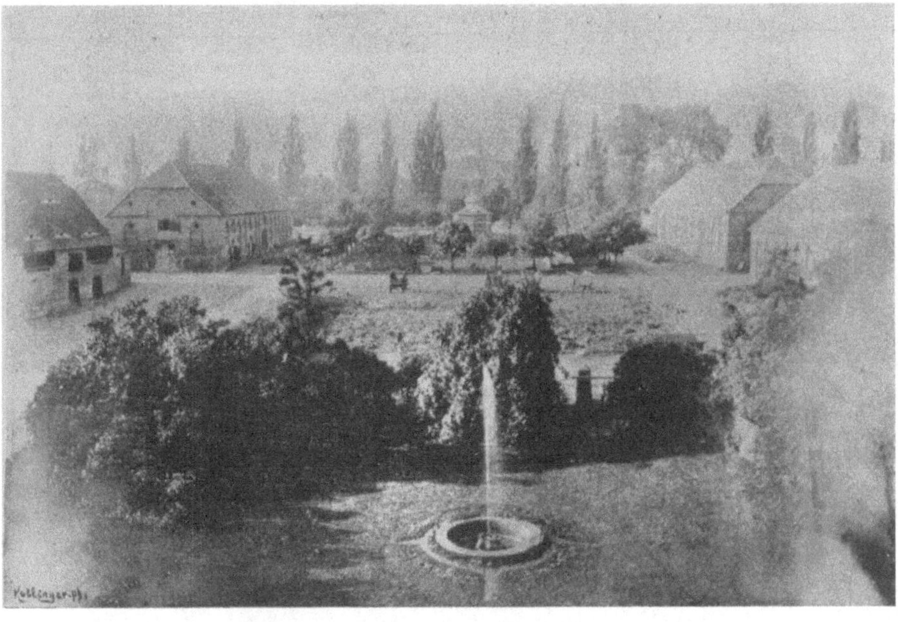

Gutshof vom Wohnhause des Direktors aus.

dieser Unterlagen beantragt der Landrat des betreffenden Kreises die Aufnahme beim Landeshauptmann, welcher sie nach Begutachtung durch einen Anstaltsdirektor genehmigt. Der ärztliche Fragebogen[1]) ist in der Regel vom Kreisarzte auszufüllen, die Unterschrift wird an Eides statt gegeben.

Ärztliches Gutachten

betreffend d............ in eine der Landes-Heil- und Pflegeanstalten der Prov. Sachsen aufzunehmende..... (Vor- und Zuname, Stand)............................ ....Jahre alt, aus ....

1. Findet eine Familienanlage oder ererbte Disposition zu Krankheiten überhaupt und zu welchen statt?
Sind die Eltern (beide unter sich) oder die Großeltern blutsverwandt? Litten sie oder deren Seitenverwandte oder die Geschwister des Kranken an Geistes- oder anderen angeborenen oder erworbenen Gehirn-, Rückenmarks- oder Nervenkrankheiten? Kamen Selbsttötungen, Trunksucht, Verbrechen oder besonders auffallende Charaktereigentümlichkeiten unter ihnen vor? Ist der Kranke unehelich geboren?

2. Sind durch das intrauterine Leben und die Geburt prädisponierende Momente gegeben? Ist die weitere Entwicklung (Gehen, Sprechen usw.) normal gewesen?
Hemmungs- und andere Mißbildungen?

3. Welche Erziehung hat der Kranke gehabt, welchen Grad von Geistesbildung hat er erlangt und womit hat er sich überhaupt und vorzugsweise beschäftigt?

4. Litt der Kranke an Epilepsie und wie lange? Wie und wie oft traten die fallsüchtigen Anfälle ein und in welchen Beziehungen standen sie zu den psychischen Funktionen?

---

[1]) *Mönkemöller* schreibt, daß im Tollhause zu *Celle* schon im 18. Jahrhundert solche Fragebogen in Verwendung standen, und fügt folgende Bemerkung hinzu: „In den auch von den Ärzten zu beantwortenden Fragen haben wir den ersten Ursprung jener bandwurmartigen Fragebogen zu erkennen, die auch jetzt noch eine so große Rolle spielen und bei welchen man nicht weiß, ob der unglückliche praktische Arzt, der sie auszufüllen hat, oder der Anstaltsarzt, der sie durchlesen muß, mit tieferem Entsetzen erfüllt wird."

5. Durch welches Zusammentreffen innerer Anlagen und äußerer Verhältnisse und Veranlassungen hat sich wahrscheinlich die jetzige Krankheit entwickelt?
Sind Schädlichkeiten in der Umgebung, Wohnung, Beschäftigungsart, Ernährung nachzuweisen? Sind körperliche Veranlassungen vorhanden und welche?

a) in der Kindheit:

die gewöhnlichen Kinderkrankheiten: Exantheme, Skrophulose usw.?

b) in der Pubertät:

Zeit des Eintritts? Störungen?

c) im späteren Alter:

Sexualleben (Ausschweifungen?)
Menstruationsbeschwerden und Frauenkrankheiten überhaupt, ferner Schwangerschaften, Geburten und Wochenbetten, klimakterische Vorgänge?

d) im allgemeinen:

Kopfverletzungen (einschließlich Gehirnerschütterung) und mit welchen Folgen, Gehirn-, Rückenmarks-, und Nervenkrankheiten, Krankheiten der Brust- und Unterleibsorgane, Hautkrankheiten, Parasiten, Infektionskrankheiten (Typhus, Malaria, Gelenkrheumatismus, Syphilis usw.), Einfluß von Giften (Alkohol, Morphium, Nikotin Quecksilber usw.?)

6. Sind psychische Veranlassungen zu den Krankheiten vorhanden und welche?

a) in der Kindheit:

Erziehungsfehler, früher körperliche und geistige Anstrengung?

b) in dem reiferen Alter:

Heftige Gemütsbewegungen und unter welchen Umständen? Wirkten auf den Kranken heftiger Zorn? Kummer? Hoffnungslose Liebe? Nahrungssorgen? Ehrenkränkung? Vermögensverluste? Prozesse? Verfehlter Lebensberuf? Getäuschte Hoffnung oder Verlust geliebter Personen? Wirkten auf den Kranken heftiger Schreck oder Angst oder Furcht, oder Aberglauben, religiöser Zweifel, und unter welchen Umständen? Vielleicht übermäßige oder anhaltende geistige Anstrengung, oder langgewohnter Müßiggang?

7. Fand früher schon und wann eine ähnliche Krankheit, ein vorübergehender Anfall statt und mit welchem Ausgange? Erschien sie periodisch? In wie langen Zwischenräumen? Wie lange dauerten und wie äußerten sich die periodischen Anfälle? Behielten sie wesentlich den gleichen Charakter? Wie befand sich der Kranke während der verschiedenen Zwischenräume? Oder erschien die Krankheit jetzt zum ersten Male? Plötzlich? Mit Vorboten? Wie befand sich der Kranke vor dem Ausbruche derselben? Gingen andere Krankheiten unmittelbar voraus? und welche?

   Ist der Kranke schon in einer anderen Anstalt behandelt worden? Event. wann und mit welchem Erfolge?

8. Wie, wann und unter welchen Umständen fing das gegenwärtige Leiden an? Welche Veränderungen des Benehmens, der Reden, der Handlungen usw. des Kranken im Verhältnisse zu den früheren in gesunder Zeit sind wahrgenommen, als man die Krankheit erkannte? Wie war der bisherige Verlauf?

9. Wie ist
   a) der gegenwärtige psychische Zustand, namentlich in bezug auf die Stimmung (heiter, gedrückt, auffälliger Wechsel usw.)?
   in bezug auf die Vorstellungstätigkeit (Vorstellungsablauf gehemmt oder beschleunigt. Sinnestäuschungen. Wahnvorstellungen. Gedächtnis. Urteilsfähigkeit usw.)?
   in bezug auf die Willenstätigkeit (Verkehrte Handlungen. Neigung zur Selbstbeschädigung, zu Gewalttätigkeit. Sammeltrieb. Vernachlässigung der Reinlichkeit, der Nahrungsaufnahme usw.?)

b) der gegenwärtige körperliche Zustand des Kranken, namentlich in bezug auf Störungen im Bereiche des zentralen wie des peripheren Nervensystems (Reflexe, Lähmungen usw.) und der Sinnesorgane, Krankheiten der Brust- und Unterleibsorgane usw. sowie auf den allgemeinen Ernährungszustand? Schlaf?

10. Welche Mittel, besonders arzneiliche und psychische, sind gleich beim Ausbruche und späterhin im Verlaufe der Krankheit angewendet worden? Wie lange und unter welchen Bedingungen hat man eine bestimmte Heilmethode fortgesetzt und mit welchem Erfolge?

11. Wie ist der Kranke von seiner bisherigen Umgebung behandelt worden? Sind etwa Zwangsmittel angewendet worden?

12. Schließlich ist eine gutachtliche, mit Gründen belegte Äußerung hinsichtlich der Heilbarkeit oder Unheilbarkeit des Kranken, sowie seiner Aufnahmefähigkeit abzugeben, bei Unheilbaren unter näherer Darlegung: ob eine Gemeingefährlichkeit, sowie die Unmöglichkeit, dieser in der Heimat zu begegnen oder bei nicht vorhandener Gemeingefährlichkeit aus sonstigen Gründen die Notwendigkeit der Anstaltspflege vorliegt. Zur Begründung dieser Äußerung müssen soviel als möglich Tatsachen angegeben werden, und es ist zu bemerken, ob diese Tatsachen durch eigene Wahrnehmung oder wie sonst konstatiert sind.
Datum.

(Unterschrift des Kreisarztes oder Unterschrift des approbierten Arztes unter eidesstattlicher Versicherung der Richtigkeit des Gutachtens.)

* * *

Alt-Scherbitz.

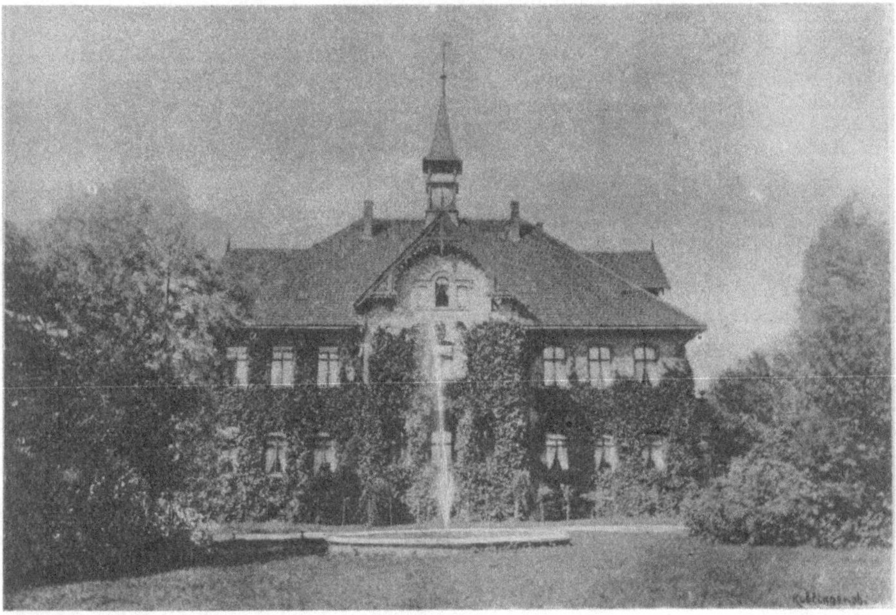

Verwaltungsgebäude.

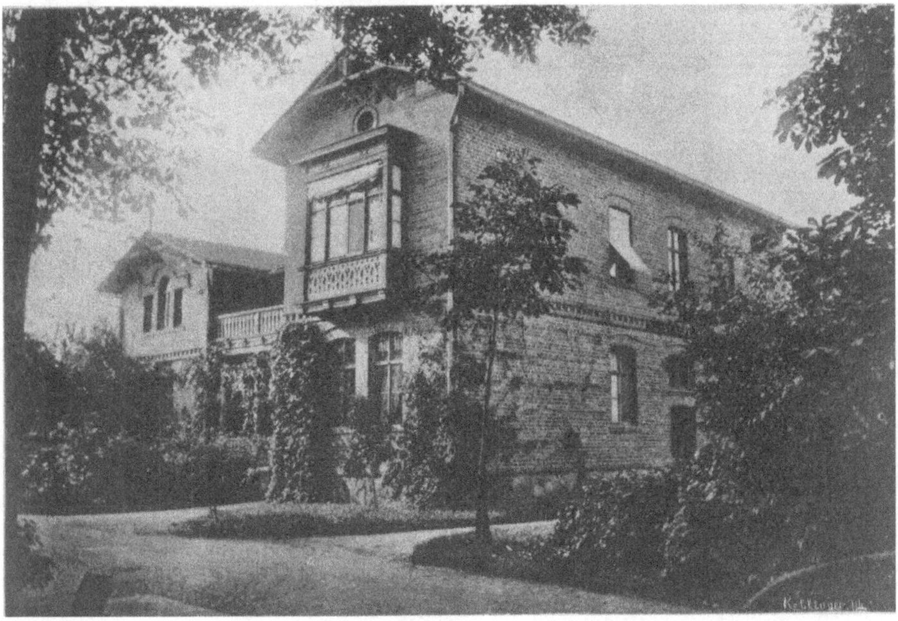

Krankenvilla.

Es ist eine schwierige Aufgabe, das *Irrenwesen Deutschlands* zu überblicken, um sich darüber eine Meinung zu bilden; doch ist zweifellos die hohe Entwicklung Schottlands bisher nicht erreicht, sogar in der prozentuellen Fürsorge steht Deutschland hinter anderen Staaten zurück. Im Gegensatz hierzu ist jedoch die wissenschaftliche Tätigkeit der deutschen Psychiater allen Nationen der Erde überlegen, auch in der Therapie der Geisteskrankheiten haben sie in mancher Beziehung die Führerschaft inne, und es steht fest, daß sie den Verhältnissen in Frankreich in jeder Beziehung überlegen sind. Dies hat unlängst *Sérieux* bestätigt, und sein Werk wurde trotz seiner schonungslosen Kritik in der eigenen Heimat (!) mit einem großen Preise ausgezeichnet (ein schönes Zeichen französischen Freimuts!). Es ist eigentümlich, daß innerhalb weniger Dezennien die Führerschaft von Frankreich — wenigstens auf dem Kontinente — auf Deutschland überging. — Ein im *Erlenmeyer*schen Zentralblatte (Nr. 189) erschienenes Referat berichtet, daß es *Parchappe* war, der die in der modernen Seelenheilkunde kaum mehr entbehrlichen Wachsäle zuerst forderte; und doch sind solche gerade in Frankreich noch kaum vorhanden. Wenn auch permanente Bäder in Frankreich schon im Jahre 1840 angewandt wurden, sind sie dort heute kaum im Gebrauch, in Deutschland dagegen überall verbreitet. *Parchappe* hat auch die Verwendung von Zellen gemißbilligt (1875), welche in seiner Heimat heute noch beinahe überall benutzt werden.

Übrigens blieb, wie der Referent *Aschaffenburg* schreibt, auch in Deutschland manches zu wünschen übrig; so finde man die Bettbehandlung und Beschäftigung nicht überall genügend entwickelt, auch haben die Dauerbäder noch viele Gegner, das Restraint dagegen, wenigstens in leichterer Form, hat noch seine Freunde. Ich könnte hinzufügen, daß man auch in der Ausgestaltung der Familienpflege weder *Belgien* noch *Paris* erreicht hat, endlich, daß für die Heimähnlichkeit der deutschen Anstalten noch so manches zu tun wäre. Über die Fürsorge für die Idioten berichtet *Weygandt* (Psych. Wochenschrift 1905, Nr. 7). Er findet daran manches auszusetzen: Nur ein kleiner Teil der Anstalten stehe unter ärztlicher Leitung, nicht einmal bei der Mehrzahl der staatlichen Idioten-Anstalten sei das der Fall. Bei einer für 2000 Betten eingerichteten Anstalt wohne der nächste Arzt in einer Entfernung von mehreren Kilometern. — Es komme viel Othämatom und Wundliegen vor, an vielen Orten sei der Gesundheitszustand in den Anstalten ein schlechter, auch seien Zwangsjacken und -Stühle in Gebrauch. (Übrigens sind von den 150 000 Imbezillen Deutschlands 23 000 in Anstalten untergebracht, worunter 5000 Unterricht genießen und 8000 arbeitsfähig sind.) In der Organisation des Idiotenunterrichts steht Deutschland hinter *Frankreich* und *England* zurück — doch schreitet man zweifellos mit Riesenschritten vorwärts, nicht nur weil in Deutschland überall und immerfort gelernt wird, sondern weil man auch seine Fehler einsieht und kennt [1]).

[1]) Einer der hervorragendsten Irrenärzte, *Kraepelin*, hat sich in der weiter oben bereits erwähnten kleinen Schrift über die psychiatrischen Aufgaben des Staates folgendermaßen geäußert: „*Daß ich mir durch die rückhaltlose Darstellung auch der Unvollkommenheiten unseres Irrenwesens Dank verdienen werde, erwarte ich nicht. — Wir pflegen niemanden zu lieben, der uns auf Fehler und Schwächen hinweist, am wenigsten dann, wenn er recht hat. Gleichwohl ist kein Fortschritt möglich, ohne Erkenntnis der Verbesserungsbedürftigkeit, ohne Unzufriedenheit und ohne weit gesteckte Ziele. Uns Irrenärzten, denen die tägliche Erfahrung in unendlichen Beispielen die Mängel unseres Irrenwesens aufdeckt, erwächst daher die selbstverständliche Pflicht, immer wieder zu prüfen, wo der Hebel zu neuen Verbesserungen des großen Kulturwerkes anzusetzen ist. Wir tun das in der frohen Zuversicht, daß am letzten Ende das Vernünftige und Zweckmäßige doch immer den Sieg davontragen muß.*“

Österreich.

Am 28. Juli fuhr ich über *Pilsen* nach *Dobřan*, um dort die berühmten mit einer Landwirtschaft verbundene Anstalt zu besichtigen, wozu ich einen halben Tag übrig hatte.

Dobřan.

Die Anstalt wurde in den Jahren 1876—1880 mit einem Kostenaufwand von 1 800 000 Gulden für 600 Kranke erbaut. Nach dem Muster hervorragender Anstalten wurde das Beste geschaffen, wobei nicht nur der Direktor der Prager Irrenanstalt und der Professor für innere Medizin, sondern auch der Direktor und Oberarzt der Irrenanstalt für Niederösterreich zur Beratung herangezogen wurden. Die neueren französischen und englischen Anstalten dienten als Muster für den Bau, und als Grundsatz wurde aufgestellt, daß die Kranken nach einer freieren Art und individueller behandelt werden können, daß die Anstalt nicht kasernenmäßig sein, daß keine Überfüllung stattfinden und schließlich, daß sie leicht und ohne viele Kosten erweiterungsfähig sein solle.

Projektiert ward die Anstalt zur Hälfte mit 6 Pavillons für je 33—75 Betten nach geschlossenem System und zur Hälfte mit 11 Pavillons nach offenem System für je 15—80 Betten.

Zur Anstalt gehören 75 Morgen Grundbesitz, wobei die Gebäude von 1 Meter hohen Lattenzäunen umgeben sind, welches nach außen noch durch Gebüsche verdeckt ist. — Die einzelnen Gebäude sind genügend weit voneinander entfernt und hindern somit einen freien Luftdurchzug nicht; untereinander sind die Gebäude — von den Villen abgesehen — durch überdachte Wege verbunden.

[1]) Beschreibung und Plan im Jahresbericht über die kgl. böhm. Landesirrenanstalt in *Dobřan* für das Jahr 1897.

Zu beiden Seiten des Direktionsgebäudes liegen die Pavillons für die ruhigen Kranken, hinter diesen und zu beiden Seiten die Halbruhigen. Von dem Direktionsgebäude ziemlich entfernt liegt die Kirche und unweit davon Küche und Maschinenhaus, zu deren beiden Seiten die Pavillons für die Unruhigen erbaut sind, welche durch einen, von einer zwei Meter hohen Mauer umgebenen Hof ergänzt werden; noch weiter nach außen liegen die zwei Spitalsgebäude; hierauf folgen seitwärts die Villen. In einer hinteren Ecke des eigentlichen Anstaltsgebietes liegt der Wirtschaftshof und entfernt von allen bewohnten Gebäuden die Gasfabrik und das Pumpenhaus.

Alle Gebäude sind mit kluger Einsicht möglichst einfach und, mit Ausnahme des zweistöckigen Pavillons für die Ruhigen, ein Stock hoch erbaut. Die Kranken nehmen ihre Mahlzeiten in den Tagesräumen; die Schlafsäle sind sehr groß und für 16—40 Betten eingerichtet. Im allgemeinen sind die Gebäude mit Korridoren versehen, welche dunkel und unfreundlich sind. Der große Zellentrakt ist heute veraltet und nicht mehr ausnutzbar. In den Pavillons der Unreinen besitzen die Zimmer keine Decke, sondern die Wände reichen bis zum Dache, wodurch allerdings die Zimmerluft besser als in den Nachbarlokalitäten, aber noch immer nicht genügend gut ist, denn selbst der größte „Luftkubus“ genügt nicht ohne entsprechenden „Luftwechsel“. Man kann durch sorgfältige Benutzung horizontalneigbare Fenster bessere Luft schaffen, als durch die Größe der Räumlichkeiten allein. — Die *Bettbehandlung* wird hier schon seit langem geübt. *Tucker* sah sie schon vor 22 Jahren. Auf der Spitalsabteilung wurde ich auf ein vorzügliches Zimmerklosett mit glänzenden Eisenfüßen, niederer Rücklehne und tadellos reingescheuertem Sitzbrett aufmerksam, welches selbstredend bei einer guten Fürsorge vollständig geruchlos war; dies war das beste Modell, welches ich bisher zu sehen Gelegenheit hatte. — Die Fensterscheiben sind klein und in Eisenrahmen gefaßt; auf der Abteilung der Unruhigen kommen noch starke Eisengitter hinzu. Die Fußböden bestehen teilweise aus vorzüglichem, in Asphalt verlegtem Parkett, aus rein gescheuertem Weichholze oder aus einfachem und eben deshalb mehr Geräusch und Staub verursachenden Parkett. Die Wände sind bis zur halben Höhe mit Ölfarben hell gestrichen. Die Wärter schlafen mit den

Kranken und das Baden geschieht schon seit dem Jahre *1895* durch laue Douchen. Auf den Gängen sah ich zur Aufbewahrung der Kleider Kästen; die einzelnen Pavillons werden durch eigene zentrale Warmwasserheizung geheizt, aber in einzelnen sind Öfen. Im neuen Pflege- und Arbeitshause sind die Fensterscheiben sehr groß und machen einen viel günstigeren Eindruck als die kleinen Scheiben der anderen Häuser. Die Zimmer sind hier bis in die Ecken hell und sonnig; das Arbeitshaus der Männer ist im Bauernstile möbliert — massives Holz mit Brandverzierungen — darunter eine große Standuhr und ein Geschirrschrank. Die geschmackvollste Zimmereinrichtung, die ich auf meiner ganzen Reise gesehen habe. Im übrigen ist aber Wandschmuck außer ein bis zwei Bildern im Versorgungshause kaum zu sehen. Schon *Tucker* bemerkte im Jahre 1887: „There was also a striking abscence of pictures and other ornamentation“ — anscheinend hat sich seitdem nicht viel geändert.

Die Kirche diente im Anfange, — wie dies an manchen Orten z. B. auch noch in *Mauer-Öhling* geschieht — auch für Versammlungen und Festlichkeiten, doch wird sie heute nur zum Gottesdienste verwendet. — Die Küche ist sehr hell, rein, groß und als Zentralküche äußerst gelungen.

Der Sezierraum ist auch für wissenschaftliche Tätigkeit eingerichtet; u. a. sind Apparate zur Photographie vorhanden, doch werden sie, wie der Direktor sagt, nur selten gebraucht.

Das Personal der Anstalt besteht aus dem Direktor, zwei Ober- und fünf Hilfsärzten; die Ärzte sind übrigens unzufrieden, ihre Stellen sind schwer zu besetzen, da die Besoldung schlecht, dagegen ihr Dienst in der überfüllten Anstalt zu anstrengend ist. Im Jahre 1897 erhielt der Direktor an Gehalt 3000 Gulden nebst 600 Gulden persönlicher Zulage; der erste Oberarzt bezog fl. 2400, der zweite fl. 2100. — Im Jahre 1897 entfiel auf sieben Kranke je ein Wärter; im Jahre 1896 verblieben in der vergrößerten Anstalt 1428 Kranke, wozu 613 neu aufgenommen wurden. — (Aus dem letzten Bericht vom Jahre 1897 ersehe ich, daß die Irrenanstalten in Böhmen in sehr richtiger Weise ihre Kranken aus bestimmten *Aufnahme-Bezirken* erhalten. Im Jahre 1897 bestanden drei solche Bezirke: der *Prager* mit 2 700 000, der *Dobraner* mit 1 700 000 und der *Kosmanoser* mit

1 406 000 Einwohnern, doch gehörten zu Dobřan noch etwa 200 000 Ausländer.)

Die Statistik der Krankheitsformen beginnt eine Ähnlichkeit mit der unsrigen zu gewinnen, doch findet man Mania, Melancholia und Amentia nicht angeführt. Im Jahre 1897 waren unter den aufgenommenen Kranken 12,40 %, unter den Männern 14,1 % Paralytiker (59 Kranke); viele wurden aus Wien, — im Berichtsjahre 21 — im Jahre 1898 sogar 56 eingeliefert.

Entwichen sind aus der Anstalt vier Kranke, worunter drei die Wärter bestochen hatten; ein vom Gericht überwiesener krimineller Kranker hatte 1000 Gulden in seine Kleider eingenäht. Der Direktor der Anstalt hält für Kriminalfälle die Adnexe an Irrenanstalten für das Beste (!), doch sollen diese von der Mutteranstalt weit entfernt sein und auch zur Aufnahme von nicht kriminellen verbrecherischen Kranken dienen. Auch meiner Meinung nach ist dies die beste Lösung der Frage. — Unter 270 Verstorbenen wurden 236 seziert; Paralytiker waren 28,89 %, ein Kranker verstarb an Sulfonalvergiftung.

An *Dysenterie* litten fünf, an *Tuberkulose* zwanzig und an *Trachom* dreizehn Kranke. Ein Pannus wurde nicht beobachtet.

Ein Drittel der Kranken arbeiten. Der Direktor erwähnte mir gegenüber, daß eine Ackerbau betreibende Anstalt ein sehr großes Terrain zur Verfügung haben muß, da sonst eine Beschäftigung der Kranken unmöglich sei [1]). Männer und Frauen arbeiten gemeinschaftlich und als Belohnung erhalten sie auch *Bier*; ihr Verdienst (im Jahre 1897 fl. 6500) wird in einer Arbeiterkasse gesammelt.

Die Kranken haben eine Bibliothek mit 906 Bänden. Jährlich zweimal konzertiert eine Militärkapelle, auch werden Theatervorstellungen und Ausflüge arrangiert. Während meiner Anwesenheit waren vier Wagen mit Kranken auswärts.

Bezüglich eines Unterrichts des Pflegepersonals finde ich keine Angaben; ausgedientes Militär wurde zum Pflegerdienst geeignet befunden, dagegen erschienen die Städter unbrauchbar,

[1]) Nach amerikanischen Autoren muß für je einen Kranken 1 acre berechnet werden (*Letchworth*), doch fand man in Schottland selbst dies ungenügend. — Hierüber siehe übrigens *Pätz'* weiter oben zitiertes Buch, ferner den *Sammelatlas* von *Kolb*.

denn diese sind, wie der Direktor bemerkte „unbeständig und für solchen Dienst untauglich".

Verpflegungstage hatte die Anstalt 528 628, wofür 492 294 Gulden eingezahlt wurden. — Bei den Medikamenten erhält sie vom offiziellen Preiskourant 45 % Nachlaß. — Der Grundbesitz hatte 10 000 Gulden Gewinn abgeworfen. *Dobřan* besitzt einen prächtigen Obst- und Gemüsegarten, die Felder sind vorzüglich bebaut; während meiner Anwesenheit waren die Kranken gerade mit der Ernte beschäftigt.

Tucker schreibt über die Anstalt: „the Institution is in excellent condition and admirably managed and conducted," nach der Meinung *Bähr's* kann die Anstalt mit Recht als die schönste, zweckmäßigste und größte in Österreich bezeichnet werden.

Tucker sah außer *Dobřan* noch die *Prager* [1]) und *Kosmanoser* Anstalten. In ersterer wollte man ihm eine stark vergitterte Abteilung nicht zeigen und Auskünfte erteilte man ihm überhaupt nur sehr widerwillig; die Anstalt war rein, jedoch ohne Spur einer Beschäftigung, Zerstreuung oder Schmuck. Die *Kosmanoser* Anstalt war auffallend rein und bequem, doch mangelte es auch hier an Zerstreuung, Arbeit und Heimähnlichkeit.

Mauer-Öhling.

Liegt zwei Stunden von Linz entfernt und hatte als die neueste Anstalt Österreichs für mich ein besonderes Interesse.

In Österreich häuften sich — wie auch in anderen Ländern — die alten ruhigen Kranken allzusehr; trotzdem es notwendig wäre, die Kranken in Gemeindepflege zu geben, gelang eine solche Organisation ohne Familienpflege auch hier nicht. Man fand schließlich die Überfüllung der Anstalten doch unerträglich und der Landtag für Niederösterreich beschloß, zum Andenken

---

[1]) Das Ganze ist mit einer hohen Mauer umgeben und erinnert, trotz der schönen Gärten, an ein Strafhaus. Die Anstalt bestand schon im Jahre 1790 als Spitalsadnex und wurde unter Dr. *Riedel* vollkommen selbständig: „*Der Fortschritt in ihrer Entwickelung manifestierte sich durch ihre Loslösung vom allgemeinen Krankenhause und durch ihre Unterstellung einer selbständigen Direktion.*" (*Isensee.*)

des 50jährigen Regierungsjubiläums des Kaisers diese Irrenanstalt erbauen zu lassen. Zuerst wurde eine Verwahrungsstätte für 600, nachher für 1000 Unheilbare mit 480 000 respektive mit 1 280 000 Gulden Kosten geplant, doch schließlich erachtete man eine „*Pflegeanstalt*" nicht für zweckdienlich und kam überein, mit einem Kostenaufwande von zwei Millionen Gulden eine *Heilanstalt* nach gemischtem System für 1000 Betten zu errichten.

Über die Art der Vorbereitung sind die Worte *Starlingers* lehrreich: „*Die Irrenheil- und Pflegeanstalt in Mauer-Öhling ist das Produkt mehrfacher Expertisen zahlreicher Fachleute. — Was immer zur Begutachtung spezieller Fachkenntnisse bedurfte, wurde besonderen Experten zuerst vorgelegt. Wohl selten dürfte eine Krankenanstalt jemals so eingehend erwogen worden sein als diese Jubiläumsanstalt!*"

Zur Anstalt gehört 160 Morgen Grundbesitz, wovon fünfzig Morgen Wald. Der Boden ist in den oberflächlichen Schichten leicht, darunter liegt 6—9 Meter tief reiner Kies. Diese sehr günstige Bodenbeschaffenheit trachtet man durch Düngung mit Fäkalien und Verwendung des Kieses zu Beton- und Terazzoarbeiten zu verwerten.

Die Anordnung der Gebäude bildet auf dem Lagerplane ein auf ein schräges Viereck gestelltes Trapez. Von der Station aus erreicht man etwa in 5 Minuten das Direktionsgebäude, an dessen beiden Seiten, jedoch schräg nach außen gerichtet, die Villen für Ärzte und Beamte liegen. Die Seiten des ersten Viereckes sind mit je einem Pavillon — zwei zur Beobachtung und zwei für Epileptiker — besetzt. Die hierzu gehörenden Gärten für Spaziergänge sind mit gesenkter Mauer umgeben. Den Aufgang zum ersten Stocke in den Epileptikerhäusern bildet statt einer Treppe eine schiefe Ebene. — (Es wäre wohl praktischer gewesen, diese Häuser überhaupt einstöckig zu bauen, denn selbst von der schiefen Ebene kann der Kranke herunterkollern.) Die Veranden des ersten Stockes sind durch weitmaschiges Drahtgewebe abgeschlossen. (Während meiner ganzen Reise hatte ich kein so peinliches Gefühl, als an dem heißen Nachmittage auf der engen vergitterten Veranda die Kranken wie in einer Menagerie herumtummeln zu sehen.) Im Zentrum des Terrains liegt die prunkvolle Kapelle, welcher

Mauer-Öhling.

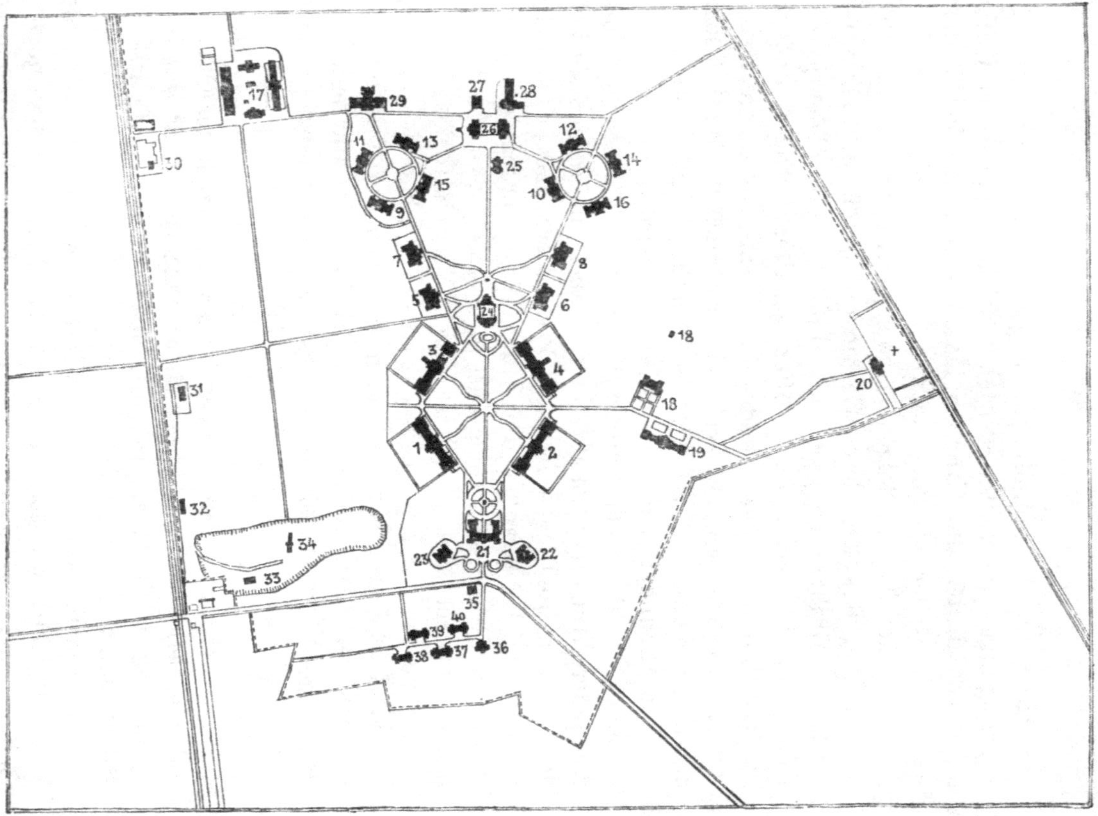

1. 2. 3. 4. Beobachtungsabteilungen (für je 100 Kranke).
5.—6. Übergangsabteilungen.
7.—8. Dasselbe für höhere Zahlungskl. (für je 50 Kranke).
9.—16. Pavillons für arbeitsfähige Kranke (für je 50 Kranke).
17. Gutshof.
18. Infektionsabteilung.
19. Lazarett.
20. Leichenhaus.
21. Wohnhaus des Direktors.
22.—23. Wohnhaus für Ärzte und Beamte.
24. Kapelle und Gesellschaftshaus.
25. Wohnhaus der barmherzigen Schwester.
26. Küche, Waschhaus und Backhaus.
27. Eiskeller.
28. Kesselhaus, Desinfektion, Badehaus.
29. Werkstätte.
30. Kläranlage.
31. Kohlenschuppen.
32. Magazin.
33. Gärtnerhaus.
34. Glashaus.
35. Postamt.
36. Waschhaus für Angestellte.
37.—40. Wohnungen für Wärterfamilien.

das Haus für Versammlungen angegliedert ist, in dem die Vergnügungen abgehalten werden. Bei Gelegenheit der Unterhaltungen dürfen die Kranken bis 11 Uhr nachts aufbleiben, was gewiß weder gut noch notwendig ist.

Nach der Kapelle folgen je zwei „Zwischenpavillons" (für je 50 ruhige Kranke), deren Gärten nur durch mit Gebüschen verdeckte Drahtzäune geschützt sind; hierauf folgen je vier Kolonialhäuser, vollkommen offen gehalten. Die Grundlinie des erwähnten Trapezes bildet die Küche, in deren Kellerräumen die Bäckerei untergebracht ist; auch die Waschküche, deren Trockenraum mit vier elektrischen Ventilatoren versehen ist, befindet sich hier; im Sommer wird in der Sonne getrocknet. In der Nähe sind noch das Eishaus, Kesselhaus und die Bäder. Alle diese Lokalitäten sind auch auf einem außerhalb der Krankenabteilungen liegenden Weg zu erreichen, so daß eine Belästigung der Kranken durch den Wagenverkehr vermieden wird. Das Eishaus mit einem Fassungsvermögen von 80 Waggon hat betonierten Keller und ist durch Korkplatten isoliert, — ob der Nutzen der Kostspieligkeit entspricht, habe ich nicht erfahren. Das Wasser wird aus einem Brunnen von 20 Meter Tiefe und 5 Meter Weite gewonnen. In der Nähe der Männerkolonie liegt das Werkstättenhaus und für sich abgesondert an dem von der Kirche nach der Kapelle führenden Wege der kleine „Schwesterpavillon". *Nur Küche und Lager werden von barmherzigen Schwestern besorgt*, doch ist man, wie sich der Oberarzt äußerte, selbst hier mit ihnen nicht ganz zufrieden; mit ihrer Anstellung wollte man nur der österreichischen Politik (!) Konzessionen machen.

Außerhalb des bisher beschriebenen Gebiets liegt der Wirtschaftshof mit den Stallungen für Pferde, Schweine und Geflügel und noch weiter entfernt, beinahe an der Eisenbahnstation, ist die biologische Kläranlage. Die Fäkalien werden zur Poudrettebereitung verwendet, wobei der flüssige Teil zum Begießen verwandt oder nach Reinigung in einen nahe gelegenen kleinen Fluß geleitet wird. — Ich halte ein System mit Torfklosetts für viel besser und billiger, wobei man gerade durch die Einrichtung Tausende ersparen kann.

Als ganz gelungen muß der mit weißer Emailfarbe gestrichene Spitalspavillon bezeichnet werden, der auch einen schönen

Operationsraum besitzt; der Pavillon für Infektionskrankheiten liegt im Walde und ist jetzt mit Tuberkulösen besetzt. Die Kosten dieses Pavillons sind durch eine auch sonst unerläßliche, gründliche Lüftung gänzlich zu ersparen.

Zur Ergänzung meiner Skizze will ich noch erwähnen, daß sich vor dem Direktionsgebäude in entgegengesetzter Richtung zu der beschriebenen Häusergruppe das aus fünf Häusern bestehende kleine „*Wärterdorf*" befindet, wo verheiratete Wärter wohnen, welche je drei Kranke in Familienpflege erhalten können. Einzelne kinderlose Wärter wohnen mit ihren Frauen auch in Krankenpavillons, wo die Frau beim Aufräumen mithilft; es ist fraglich, ob dieses System notwendig und gut ist. Ähnliche Einrichtungen habe ich bereits bei den skandinavischen Anstalten erwähnt [1]).

Alles in allem halte ich die ganze Einteilung bei weitem nicht für so gut, wie die von *Alt-Scherbitz, Gabersee* oder gar wie die von *Gartloch* oder *Dumfries*. Überall in *Mauer-Öhling* ist noch die althergebrachte Anstaltseinteilung sehr augenfällig. Man kann es keinesfalls als gelungen bezeichnen, daß die Abteilung der Unruhigen ganz vorn liegt, so daß die Besucher, wie auch die ruhigen Kranken, wenn sie in das Innere der Anstalt gelangen wollen, zwischen diesen Pavillons hindurch müssen. Nicht nur bei den bereits erwähnten Anstalten, sondern auch in *Dobřan* wurde diese Frage besser gelöst. — Daß die mit Drahtgewebe abgeschlossene Veranda der unruhigen Kranken auch von den Arbeitern und von den zu Wagen Verkehrenden gesehen werden kann, macht nicht nur keinen Eindruck von „Freiheit", sondern bietet gewiß mehr das „Bild eines merkwürdigen und unheimlichen Kerkers."

Eine interessante Spezialität von *Mauer-Öhling* bilden die flachen Holzzementbedachungen ohne Dachböden; hohe Dächer haben nur die Wirtschaftsgebäude. Die Wände der einzelnen Gebäude sind weiß mit rohen Ziegeleinlagen geziert, wodurch unleugbar das Ganze ein heiteres Aussehen bekommt, doch fand ich die mit wilden Reben bewachsenen Villen in *Alt-Scherbitz* viel freundlicher.

[1]) Die gleiche Einrichtung findet sich mehrfach in Schottland, sowie auch in England (Horton Epileptic Colony). Die Frauen der Pfleger sind frühere Pflegerinnen. E.

Innen sind die Wände bis zur Höhe von ein und einem halben Meter mit Emailfarbe gestrichen und mit einer roten Linie in Ölfarbe abgesetzt; die Fußböden bestehen, von einigen parkettierten abgesehen, aus Terazzo, worüber viel Linoleum- und Cocusteppiche gelegt sind. Die Oberfenster sind um die Horizontalaxe drehbar und einfach durch eine Stange zu öffnen.

In den Räumen der unzuverlässigen Kranken bestehen die Fensterrahmen aus Eisen, einzelne haben auch unzerbrechliche Scheiben.

Der Pavillon für die unruhigen Kranken ist in vier Abteilungen geteilt; auf je 25 Kranke kommen zwei Schlafsäle und ein Tagesraum, so daß sie genügend verteilt sind; doch sind von den Unruhigen schon 25 für einen Raum zuviel; in den Schlafsälen sind die Betten zu dicht gestellt.

Die Einrichtung der Zimmer wurde grundsätzlich abwechslungsreich und wohnlich gestaltet. Der Grundanstrich der Wände der einzelnen Zimmer, sowie die Farbe der Türen und Fenster sind je nach den Pavillons verschieden; die Möbel hierzu passend, so z. B. grüne Eiche, mattes Nußholz mit erbsengrünen und rosa Verzierungen, helles Fichtenholz, amerikanischer Nußbaum; wie ich bereits erwähnte, ist dies in *Dedichens* Anstalt und auch in *Alt-Scherbitz* seit jeher so eingeführt. Das Mobiliar besteht in *Mauer-Öhling* nicht nur aus der gewöhnlichen allernotwendigsten Spitalseinrichtung, sondern man sieht Schreib- und Spieltische, kleine Schränke, Etagèren, Sofas und Bücherbehälter — doch trotzdem gewinnt man in einzelnen Räumen den Eindruck, als wenn die Einrichtungsstücke dutzendweise geliefert worden wären.

Die Pavillons sind im allgemeinen mit separater Zentralheizung versehen, um jedoch mit weniger Heizern auszukommen, wurden je zwei der Pavillons durch einen unterirdischen Gang verbunden, an dessen Mitte eine Öffnung für Kohlenabwurf gelassen wurde. Einzelne Pavillons werden indessen durch Öfen geheizt. Die Schmutzwäsche wird durch weite Röhren in die Keller befördert, was ich, wie schon früher erwähnt, für keine gute Einrichtung halte. Die Badewannen und Waschtische sind aus Terazzo, dessen schmutzig graue Farbe die Reinheit nicht feststellen läßt; wahrscheinlich erhalten sie auch leicht Sprünge. Badewannen sollten aus scheuerbarem, weißem Blech, Kupfer oder aus Steingut verfertigt werden. — Den elektrischen Strom bezieht die Anstalt aus einer Nachbargemeinde, wobei $^{3}/_{5}$ zur Beleuchtung und $^{2}/_{5}$ für Betriebskraft verwandt wird; eine eigene *Apotheke* besitzt die Anstalt nicht. — Dagegen ist ein teuerer, jedoch vom hygienischen Standpunkte tadelloser Wirtschaftshof vorhanden, große Schweinezucht sowie ein *eigenes Schlachthaus.*

Der Verdienst der arbeitenden Kranken fließt in eine *Arbeitskasse,* worüber der Direktor verfügt und aus der für die Kranken Privatkleider angeschafft, Unterstützungen an die Angehörigen gezahlt, Ausflüge und gemeinschaftliche Vergnügungen arrangiert sowie endlich einzelnen Kranken besondere Prämien gezahlt werden.

Auf der offenen Abteilung haben alle Kranken ihre besondere Seife, Bürste, Kamm, Zahnbürste; abends erhalten sie Fußbäder.

Geistige Getränke sind in der ganzen Anstalt ohne Ausnahme für alle Kranken streng verboten, was, wie ich wiederholt erwähnte, eine hochwichtige und notwendige Verfügung ist.

Einige Kleinigkeiten sind für den Bureaukratismus der Anstalt charakteristisch. In einem Frühling kam, als die Heizung bereits eingestellt war, unerwartet kaltes Wetter. Der eine Oberarzt ersuchte die Direktion heizen zu lassen, doch bis von hier aus die Genehmigung einlief, war die Kälte vorbei; der andere Oberarzt ließ, ohne zu fragen, sofort heizen, so daß seine Kranken vor der Kälte geschützt wurden. Wenn einer der ledigen Ärzte der Anstalt in der Werkstatt eine kleine Kleiderreparatur vornehmen lassen will, so geht seine diesbezügliche schriftliche Meldung zum Verwalter, dann zum Direktor, von dort aus wieder zurück zum Verwalter, Kontrolleur, Arbeitsaufseher und endlich kommt sie zum Werkmeister. Das ist gewiß ärgerlich und zeitraubend und, wenn man noch dazu bedenkt, daß die Ärzte die Arbeit in der Anstalt nicht entbehren können, da es in der Nähe keine anderen Handwerker gibt — gewiß sehr unangenehm. — Eine Abhilfe wäre mit Hilfe eines zuverlässigen Werkmeisters und etwas weniger Bureaukratismus nicht allzuschwer zu schaffen. Die schottischen Anstalten blühen alle, trotzdem es den Angehörigen und den Kranken sowie den Ärzten und Beamten freisteht, aus den Magazinen nach Belieben Käufe zu besorgen.

Im ersten *Jahresberichte*[1]) der Anstalt von 1902 lese ich, daß der Direktor in die VI., die Oberärzte in die VII. und der ordinierende Arzt in die VIII. Rangklasse der Staatsbeamten gehören; außerdem gibt es noch einen Sekundararzt II. Klasse und fünf Assistenzärzte.

Der Verwalter der Anstalt gehört in die VII., sein Vertreter jedoch schon in die X. Rangklasse; außerdem sind ein Offizial der X., zwei Gehilfen und ein Ingenieurgehilfe der XI. Rangklasse, — endlich noch zwei Aspiranten, Hilfsoffiziale und ein Anstaltsgeistlicher angestellt.

Über die Gesundheitsverhältnisse berichtet die Anstalt einheitlich mit den anderen niederösterreichischen Anstalten vierteljährlich, der Krankenverkehr war zur Zeit der Abfassung dieser Zeilen noch nicht zu beurteilen[2]). Während eines Vierteljahres kamen vier Typhusfälle vor; auch während meiner Anwesenheit hatte man mit diesem Übel zu kämpfen.

Mit den Obduktionen wurde regelmäßig ein Hilfsarzt betraut, obwohl dies eher eine Arbeit für die Oberärzte, noch besser für einen hierzu besonders ausgebildeten Oberarzt wäre. Es ist schade, daß die Resultate der Sektionen überhaupt nicht einmal tabellarisch publiziert werden, wie dies die dänischen Anstalten, *Meerenberg* und *Uchtspringe* tun.

Ein Beweis der guten ärztlichen Behandlung und des hohen Niveaus des Instituts ist der Umstand, daß während eines halben Jahres bei einem durchschnittlichen Krankenstand von 1100 kein einziges Mal eine Isolierung notwendig war. Bei Aufregungen wurde Bettruhe, prolongierte lauwarme Bäder, ein bis zwei Stunden dauernde Einwicklungen und hie und da Opiuminjektionen angewendet. Schutzröcke brauchten nur in vier Fällen, und zwar bei anders nicht zu bekämpfendem Selbstbeschädigungstrieb oder bei chirurgischen Eingriffen angewandt werden. Eine gelegentliche Notwendigkeit solcher Mittel kann, wie *Epstein* in seinem hübsch geschriebenen kleinen Artikel

---

[1]) Siehe: Bericht des niederösterreichischen Landesausschusses über seine Amtswirksamkeit vom 1. Juli 1902 bis 30. Juni 1903 VIa. Wohlfahrts-Angelegenheiten.

[2]) Nach *Gerényi* war projektiert, daß alle sich freiwillig meldenden mittellosen Nerven- oder Geisteskranken aufgenommen werden sollten (Ps. Wochenschrift 1901, 82). Ob dies auch eingehalten wurde, weiß ich nicht.

Alt-Scherbitz.

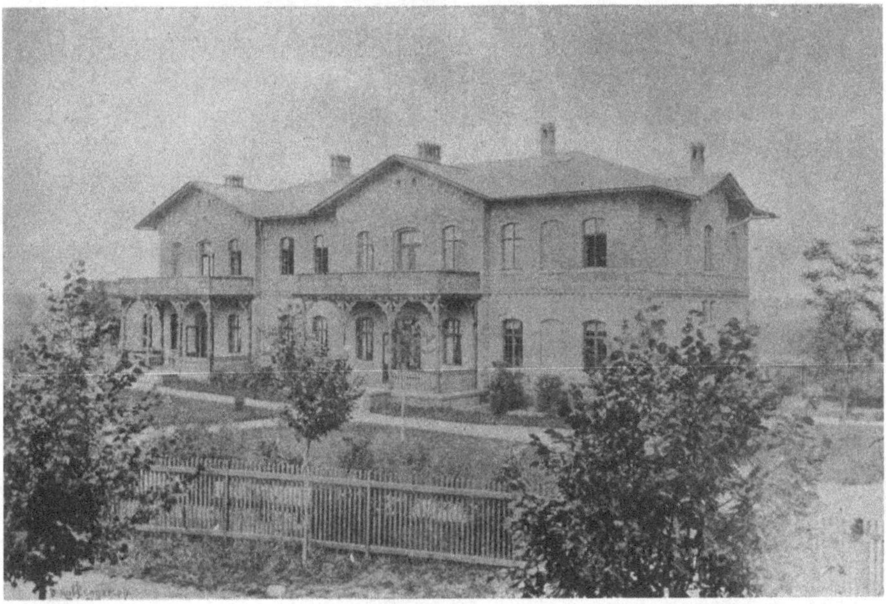

Geschlossene Abteilung.

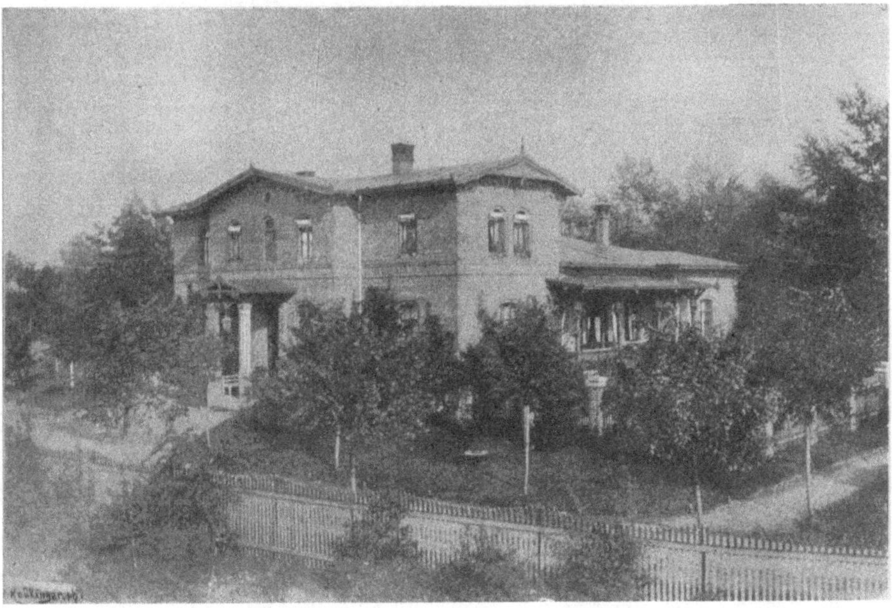

Überwachungsabteilung für III. Klasse.

über die Grenze des „no restraint“ so richtig auseinandersetzt, kaum bezweifelt werden.

Zwei Drittel des aus 178 Personen bestehenden Pflegepersonals waren geprüft, doch ist nicht ersichtlich, welche Vorbildung verlangt und was für Ansprüche bei der Prüfung gestellt wurden. Von dem kleinen Leitfaden über die Krankenpflege, der zu Prof. *Laufenauers* Zeiten auf der Beobachtungsabteilung in Budapest üblich war und aus welchem alle neu eingetretenen Wärter nach sechs Wochen eine Prüfung abzulegen hatten, bis zur Prüfungsordnung der schottischen oder der Pariser Anstalten ist der Weg allzulang. Zu sagen, welcher Rang hierbei der Anstalt *Mauer-Öhling* gebührt, ist mir nicht möglich. Der Unterricht des Personals ist heute bereits in Österreich auf dem Verordnungswege vorgeschrieben, doch halte ich es für wahrscheinlich, daß man selbst in Österreich von den schottischen oder holländischen Zuständen weit entfernt ist. Das Pflegepersonal scheint sich aus denselben Kreisen zu rekrutieren, wie an anderen Orten: 28 der Wärter waren früher Diener, Kutscher oder Ackerbauer, unter den Wärterinnen waren 59 Dienstmägde und 10 Fabrikarbeiterinnen.

Während einer Hälfte des Jahres 1902 sind aus dem Institute 12, während des Jahres 1903 elf Kranke entwichen. Ein Teil der Kranken nahm auch in der Gemeinde *Öhling* an der Fronleichnamsprozession teil. — Die ärztliche Fachbibliothek hat 493, die belletristische 570 Bände. Die Anstalt ist auch mit einem bakteriologischen und mit einem besonderen chemischen Laboratorium versehen, wo allmonatlich das Trink- und das Waschwasser untersucht wird; über die Laboratoriumstätigkeit wird ein Tagebuch geführt. Der Anstaltsdirektor hat für das pathologisch-anatomische und histologische Laboratorium etwa 1000 Präparate zum Geschenk gemacht. Elf Zeitungen erhielt die Anstalt von den Verlegern gratis. Auch auf Vorführung von *Lichtbildern* hat sich die Anstalt eingerichtet, welche nicht nur für die Kranken, sondern auch für das Personal großen instruktiven Wert besitzen; heute wird für derartige Dinge sogar schon in russischen Anstalten gesorgt; in Ungarn hat sich die Anstalt in *Gyula* einen Projektionsapparat und, wie ich höre, die zu *Angyalföld* einen Kinematographen angeschafft. Die Vortragenden werden sich meistens unter den Ärzten finden, außerdem dürften die Anstaltsgeistlichen, Lehrer oder einzelne Beamte hierzu geeignet sein. (Siehe die schwedischen Anstalten.) Die Fenster haben, wie der Direktor bemerkt, keine oder nur mit den Fensterflügeln in Verbindung gebrachte und mit diesen zusammen zu öffnende Eisengitter. Er meint, daß dadurch die Fensterfrage durchaus nicht gelöst ist, denn diese Konstruktion sei nicht nur teuer und mehr oder weniger kompliziert, sondern sie erschwert auch die Lüftung, und der Eindruck ist für die Kranken zu befremdend. Meiner Meinung nach sind Gitter heute bereits ganz überflüssig, wie auch Uchtspringe und Alt-Scherbitz beweisen.

Lehrreich ist es, daß nach der Meinung des Direktors von *Dobřan* — wie ich bereits erwähnte — die Kranken ohne Belohnung von Bier nicht recht arbeiten, während in *Mauer-Öhling* alles am besten ohne Alkohol geht. Hier wird die Tätigkeit der Kranken durch Kostaufbesserung belohnt; im Budget ist auch eine Summe für Unterstützungen und Belohnungen vorgesehen. Eine ganz vorzügliche Einrichtung ist, daß jugendliche Personen in der Anstalt zu Handwerkern herangebildet werden, worüber ich mich übrigens auch bei der Beschreibung von *Meerenberg* und *Dalldorf* äußerte [1]). Auf den Wirtschaftshöfen der Anstalt arbeitende Kranke erhalten einen Tagelohn von 10 Hellern. — Arbeitstage ergaben sich 84871, wovon 12479 für Bodenkultur und 22000 auf innere Arbeit entfielen. *Zur Beschäftigung der Kranken wurde aus dem Personal eine besondere, ambulante Abteilung organisiert, welche dies als spezielle Tätigkeit betreibt.* (Siehe die *Lalor*sche Organisation in *Dublin* und die Tätigkeit der *Brabazon-Society* in Schottland.)

Die Anstalt wurde (und zwar nicht nur als Sehenswürdigkeit) von Notabilitäten, Erzherzögen nebst Gemahlinnen und bei der Eröffnung sogar vom Kaiser besichtigt. Auch wurde der ganze Betrieb regelmäßig kontrolliert und, wie bei allen anderen österreichischen Anstalten, auch von Zentralinspektoren öfters geprüft — doch sollten die Befunde, wie in Schottland und England, wenigstens in den Jahresberichten veröffentlicht werden.

---

[1]) Auch in Uchtspringe wird das systematisch betrieben und ist hier für die heranwachsenden Imbezillen von besonderer Wichtigkeit. E.

Vom wirtschaftlichen Betriebe der Anstalt sei erwähnt, daß man scheinbar mit Erfolg versucht hat, das verhältnismäßig teure Leinenzeug durch billigere Baumwollstoffe zu ersetzen. Die Wäsche wurde zum großen Teile in der Anstalt selbst angefertigt, die Sommer- und Winterkleider wurden in der Anstalt zugeschnitten, aber von einem Schneider in *Amstetten* genäht. (Merkwürdig ist hierbei, daß sich eine österreichische Anstalt ihren Bedarf an Fußbekleidung nicht selbst besorgen kann.) Die dreiteiligen Matrazen werden vom Tapezierer gesteppt und mit Haferstroh gefüllt, da dies weicher und schmiegsamer ist. Die abgenutzten Holzbetten aus der Anstalt zu *Ybbs* werden in *Mauer-Öhling* repariert, neu gestrichen und in der Familienpflege verwertet, wobei das Stück für 9 Kronen verkauft wird. In der Wäscherei wurden Versuche angestellt mit *Seifenextrakt* und *Seifenpulver*, welche weder Chlorkali noch Wasserglas enthalten; sie sind jedoch noch nicht zum Abschlusse gelangt.

Verzehrt wurden 88 000 kg Fleisch und 89 000 kg Wurstwaren; in der eigenen Fleischerei der Anstalt stellte sich das Kilo Rindfleisch auf 1,04, das Kalbfleisch 1,13, das Schweinefleisch auf 1,01 Kronen. In der Küche wurden Rohprodukte im Wert von 244 000 Kronen gebraucht.

In Verbindung mit *Mauer-Öhling* steht die „*Pflegeanstalt*" zu *Ybbs*, deren Direktor erwähnt, daß dort Erkrankungen der Atmungsorgane nur selten vorkommen, was man der peinlichen Reinlichkeit zuschreibt. Es wurde verfügt, daß die Kranken vor dem Schlafengehen ihre Zähne zu reinigen haben (was beinahe soviel Wert hat wie ein ständiger Zahnarzt).

Merkwürdig ist, daß man die „Gitterbetten" nicht entbehren kann: „Wenngleich von mehreren Seiten angestrebt wird, die Gitterbetten, als den ästhetischen Anforderungen nicht entsprechend, aus den Wachabteilungen zu entfernen, erwiesen sie sich dennoch als ein fast unentbehrlicher Behelf in der Irrenbehandlung." Trotzdem sieht man, etwa mit Ausnahme von *Belgien* und *Nordfrankreich*, kaum mehr diese Antiquitäten [1]).

Andererseits hat der *Ybbser* Bericht zweifelsohne recht, wenn er behauptet, daß die Unsauberkeit der Kranken durch

---

[1]) Leider ist das nicht zutreffend; es soll wohlrenommierte deutsche Universitätskliniken geben, in denen Gitter- und Kastenbetten im Gebrauch sind. E.

bloße Einläufe und hauptsächlich durch häufiges Abführen zum Klosett sicher bekämpft werden kann. Auch in Ybbs herrschte Abstinenz von geistigen Getränken, wobei sich die Kranken ganz wohl fühlen. — Eine Verköstigung durch häusliche Regie begann im Jahre 1888. — Ein Seifenextrakt (pro Kilo 40 Heller) wurde zweckentsprechend befunden.

* * *

In Niederösterreich besitzt *Wien* die größte Irrenanstalt. Vor 15 Jahren hatte ich Gelegenheit, diese beinahe im Zentrum der Stadt inmitten eines schönen Parkes liegende Anstalt zur Zeit von *Krafft-Ebings* Vorträgen zu besichtigen.— Die Tage dieses Instituts sind bereits gezählt, da eine neue Anstalt außerhalb der Stadt mit einem Kostenvoranschlage von Kr. 13 800 000 bereits im Bau begriffen ist[1]). — Im Berichtsjahre 1902/03 wurden 1193 Neuerkrankte aufgenommen, darunter 217 männliche Paralytiker (31,8 %), 13,1 % weibliche. *Säuferwahnsinn kam bei 19,7* der *Männer und 2 % der Frauen vor.* Die meisten Fremden waren aus Böhmen, Mähren und Ungarn. Unter 727 aufgenommenen Männern waren bei 185 die Syphilis, bei 150 die geistigen Getränke die Ursachen der Krankheit, und nur bei 66 wurde sie vererbt. An Tuberkulose sind 11,5 % verstorben; auf der Abteilung herrschte endemischer Darmkatarrh. Merkwürdig ist, daß, wie erwähnt, in Mauer-Öhling überhaupt kein Bedarf an Zellen vorhanden war, während zur gleichen Zeit in der Anstalt zu *Wien* 592 Männer und 642 Frauen zusammen auf die Dauer von 7117 Tagen isoliert wurden. Dagegen sind Schutzjacken bloß in 11, Schutzfäustlinge in 10 Fällen — jedesmal aus chirurgischen Gründen — gebraucht worden. Der *Hilfsverein* hat an entlassene Kranke K. 13 000 Unterstützungen gewährt. — Entweichungen kamen in sieben Fällen vor.

Eine andere, ebenfalls ältere (1870) Anstalt in Österreich ist die in *Klosterneuburg.* Sie hatte am Ende des Jahres 1902/03 588 Kranke. Unter den aufgenommenen Männern waren 29,9, unter den Frauen 10,9 % Paralytiker, *10,9 % der Aufgenommenen litten an Alkoholismus.* 1636 Männer und 653 Frauen

[1]) Die Kosten sind durch den Verkauf der Grundstücke der alten Anstalt gedeckt. — Zur Zeit der Korrektur der deutschen Ausgabe ist die Anstalt *am Steinhof* schon eröffnet worden.

haben 35 000 Tage hindurch gearbeitet, also ebenso viel wie in der Wiener Anstalt mit ihrer doppelt so großen Bevölkerung. — Isolierungen wurden nicht vorgenommen; Erregungszustände wurden durch Bettbehandlung und durch prolongierte Bäder bekämpft. Da an den Abortwänden der Emailanstrich abbröckelte, wurde er versuchsweise durch glasierte Tonplatten ersetzt. — Bei der Verköstigung wurden auch eingesalzene Seefische verwendet; auch wurden *Pflanzenfette* als brauchbar befunden, wodurch trotz der Schweinepest in Ungarn und des größeren Ochsentransportes nach Deutschland, in deren Folge der Preis des Schweinefleisches um 11 %, der des Rindfleisches um 12,5 % und des Kalbfleisches um 17,8 % gestiegen war, eine billigere Verköstigung ermöglicht wurde als vorher. Es wäre wohl praktisch mit gesalzenen Fischen auch anderweitig, hauptsächlich in Anstalten mit griechisch-katholischen Insassen, Versuche anzustellen.

Ich will noch der ersten landwirtschaftlichen Anstalt Niederösterreichs *Kierling-Gugging* Erwähnung tun. Diese im Jahre 1885 noch als Filiale der Wiener Anstalt errichtete, im Jahre 1896 selbständig gemachte Anstalt hat einen Umfang von 47 ha; ein Bett kostete 1625 Gulden, am Ende des Jahres 1902 hatte sie 757 Kranke; der Direktor der Anstalt steht ebenfalls in der VI. Rangklasse. Für das Pflegepersonal wurde ein dreimonatiger Kursus abgehalten. Unter den aufgenommenen männlichen Kranken waren 28 % Paralytiker und 18,9 % *Alkoholisten.* Entwichen sind 9 Kranke; es herrschte in der Anstalt *absolute Abstinenz.* Nach einer Photographie beurteilt, kann ihr Zimmer III. Klasse an Nettigkeit und Komfort selbst mit den Zimmern der besten schottischen Anstalten wetteifern.

Lehrreich ist, daß man hier die Yorkshirer Schweine vor Seuchen nicht anders schützen konnte als durch Neubau der Stallungen in Eisen- und Betonkonstruktion. Wie ich bereits erwähnte, sind in Schottland bei solchen Stallungen tatsächlich keine Seuchen vorgekommen, und auch hier erweist sich als einziges Mittel das, womit man sich auch vor Cholera und Typhus schützt: Luft, Sonnenschein und Reinlichkeit. — Auf Wunsch eines Kranken wurde auch mit Bienenzucht begonnen.

Kierling-Gugging besitzt auch eine Idiotenabteilung mit 225 Betten, wo die Kranken systematisch unterrichtet werden und wo man mit Thyreoideabehandlung gute Erfolge erzielte. Bei Status epilepticus wurden mit subkutanter Injection von Amylenhydrat gute Resultate erzielt.

Aus dem erwähnten Berichte will ich noch anführen, daß der niederösterreichische Landtag die Erweiterung dieser Anstalt auf 1000 Betten und die Gründung einer neuen Idiotenanstalt für 500 Betten bereits beschlossen hat [1]).

Ferner wurden nach diesem Berichte im Jahre 1902 in Niederösterreich 2235 Personen als *notorische Trinker* in öffentlichen Listen geführt, wovon 1837 Branntwein, 308 Wein und bloß 44 Bier tranken. Unter diesen hatten 791 Straßenexzesse verursacht und 872 waren mit den Strafgesetzen in Konflikt geraten.

Allem Anscheine nach sind die Anstalten in Niederösterreich nicht besonders überfüllt, denn bei 3694 Plätzen waren durchschnittlich 3864 Kranke verpflegt gewesen.

In allen niederösterreichischen Anstalten zusammen figurieren die aufgenommenen männlichen *Paralytiker* mit 24,2 %, die weiblichen mit 9,1 % und unter sämtlichen Verpflegten waren 17,5 resp. 6,1 % Paralytiker. — Während 10 Jahren vermehrte sich die Zahl aller in Anstalten verpflegten Kranken um 3024. Daß auch qualitativ ein stetiges Vorwärtsschreiten der Irrenfürsorge zu konstatieren ist, habe ich bereits angedeutet, und es steht außer allem Zweifel, daß sich das Irrenwesen in Niederösterreich in der schönsten Weise weiterentwickelt.

* * *

Bezüglich der *Geschichte des Irrenwesens in Österreich* schreibt *Tilkowsky* [2]), daß die älteste, zur Heilung von Kranksinnigen dienende Anstalt in Österreich eine im Jahre 1656 zu diesem Zwecke gegründete Abteilung des *Görzer* Spitals der Barmherzigen zu betrachten ist, die zweite die Irrenabteilung des St. Lazarus-Hospitals zu *Krakau* (1679). *Kirchhoff* erwähnt, daß sich die Irrenfürsorge in Österreich, wie auch in den anderen europäischen Staaten, nur langsam entwickelt habe. Im 18. Jahrhundert, zu Zeiten *Kaiser Josefs II.*, fand man in den Kellern

[1]) Sämtliche mit Trachoma behafteten Geisteskranken werden nach *Langenlois* transportiert.

[2]) Das öffentliche Irrenwesen in Österreich. Wien 1900.

der Wiener Kapuziner mehrere Häftlinge, die wegen klösterlichen Disziplinarvergehens eingesperrt waren. Einer davon hatte dem Guardian eine Ohrfeige gegeben und büßte dies mit 42jährigem Kellerkerker; ein anderer hatte 15 Jahre erhalten, weil er öfters ohne Erlaubnis ausblieb; drei von den eingesperrten wurden irrsinnig. Als Folge dieser Angelegenheit erließ der Kaiser eine Verordnung, nach welcher geistesgestörte Angehörige der Kirche an den Orden der barmherzigen Brüder zu übergeben seien, die sie durch Ärzte, Medikamente und mit „*geistlicher Geduld*" behandeln sollten. — Die Brünner Irrenanstalt wurde auch auf Befehl des Kaisers *Josef II.* errichtet, doch wurden hier die Irren mit Gebärenden, Findlingen und Venerischen zusammengesteckt und in engen Stuben angekettet gehalten, wobei als Frühstück „trockenes Brot" vorgeschrieben war.

Ebenfalls zu Zeiten Kaiser *Josefs* wurde der „*Narrenturm*" zu Wien erbaut (1784), worin in der Höhe von fünf Stockwerken 139 Zellen angebracht waren. Durch die in den Zellen angebrachten Aborte entstand ein unerträglicher Gestank, welchen *Franck* durch Zuschütten der Senkgruben und durch Aufstellen von Kübeln beseitigt hat, die nach dem Gebrauche sofort entleert werden mußten. Im Jahre 1796 erhielten die Kranken Gärten, eine Wohltat, welche die Kranken in manchen Anstalten leider bis zum heutigen Tag entbehren müssen. — Doch war dieser Narrenturm trotz mancher Fortschritte bei weitem noch keine gute Institution[1]). So berichtet *Kirchhoff*, daß, als man aus Ungarn wegen Errichtung einer Irrenanstalt in Wien Nachfrage hielt, der „Narrenturm" „als Muster nicht empfohlen" wurde. Übrigens waren noch im Jahre 1869 Kranke im Narrenturm untergebracht.

Auch in *Linz*, wo die Irren seit dem Jahre 1784 mit den Venerischen zusammengehalten wurden, wurde im Jahre 1788 ein *Tollhaus* errichtet und in *Prag* im Jahre 1790 eine Irrenanstalt erbaut.

Das „no restraint" wurde in Wien durch Dr. Michael *Viszanik* heimisch gemacht, der in Szathmár (Ungarn) im Jahre

[1]) *Viszanik* schreibt: An Sonn- und Feiertagen vergnügten sich die Wiener um den Narrenturm herum und machten sich lustig über die Kranken, welche Säcke an Schnüren herabließen, um zu betteln.

1792 geboren ist und bis 1870 Arzt des Narrenturms war; er hat auch eine große literarische Tätigkeit entfaltet [1]), reiste viel und hielt dabei doch die Verbindung mit seinem Vaterlande aufrecht. Er war Mitglied des Pester Ärztevereins und als Dekan der Wiener Universität Prokurator der dortigen ungarischen Universitätshörer; er war ferner Tafelrichter der Komitate Szabolcs, Csanád, Ungvár, Szathmár und Borsod und besuchte auch die Versammlungen der ungarischen Ärzte und Naturforscher. Nach einer fünfzigjähigen Dienstzeit ging er im Jahre 1871 in Pension. Er gründete in Wien den *Hilfsverein für entlassene Geisteskranke.*

Auch in den Aufzeichnungen von *Tucker* findet man über die österreichischen Anstalten interessante Daten. Mat hat ihm, als er die im Jahre 1818 gebaute Anstalt in *Salzburg* besichtigte, versichert, daß außer Schutzjacken keine Zwangsmittel verwendet würden, doch sah er bei seinem Rundgange eine Frau, die mit Händen, Füßen und Hüften an einen Stuhl angebunden war. Ein rückhaltloses Lob zollt er der damals unter der Leitung von Dr. *Schlager* stehenden *Wiener* Irrenanstalt: „*This Institution is one of the best conducted I have seen*". Überall herrschte die größte Reinlichkeit und Ordnung, und die Beschäftigung der Kranken war so mannigfaltig und umfangreich wie sonst nirgends. Es wurden Metall- und Elfenbeinarbeiten, Schmucksachen und Stiche hergestellt, „Which might have been turned out of a first class manufactury in any country." Einzelne Räume waren zwar etwas eng, dunkel und schmucklos, *doch wurden auch auf der Männerabteilung Wärterinnen verwandt*, und man konnte hiervon eine mildernde und wohltätige Wirkung konstatieren. — Über die Vorkommnisse in der Anstalt wurde *Tagebuch* geführt, die hieraus gefertigten Monatsberichte bildeten die Grundlage zur *Geschichte der Anstalt.* Einzelne Kranke erhielten täglich bis zu sieben Stunden freien Ausgang; auch hatte die Anstalt ihren eigenen *Lehrer.* Aus Segeltuch, welches auf einem Rahmenwerk von Holz und Eisen ausgespannt war, war eine Art Polsterzelle innerhalb eines Raumes gebildet, so daß

[1]) Siehe M. *Viszanik*: „Die Irrenheil- und Pflegeanstalten Deutschlands, Frankreichs samt der Cretinen-Anstalt auf dem Abendberge in der Schweiz, mit einigen Bemerkungen, Wien 1845, 306 S. — Unterrichtsgrundzüge zur Bildung brauchbarer verlässiger Irrenwärter. Wien 1850 usw.

Alt-Scherbitz.

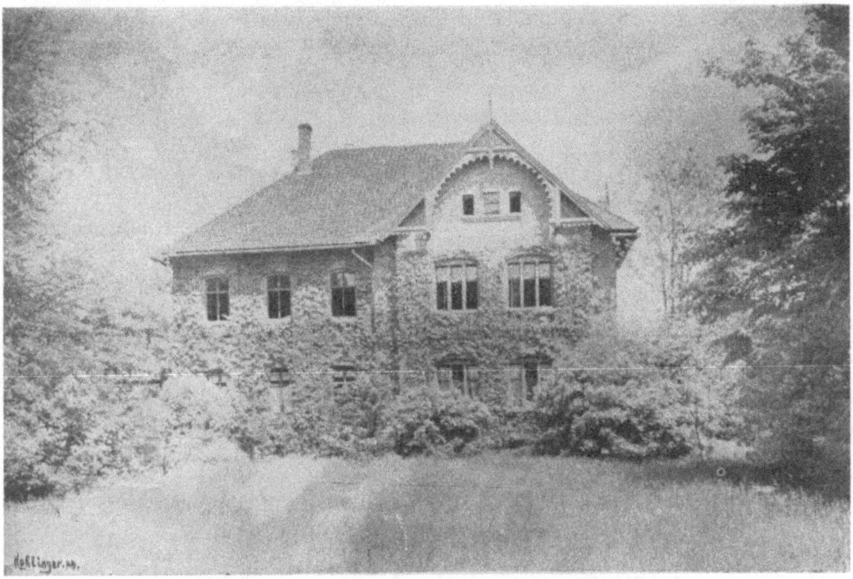

Beobachtungsabteilung.

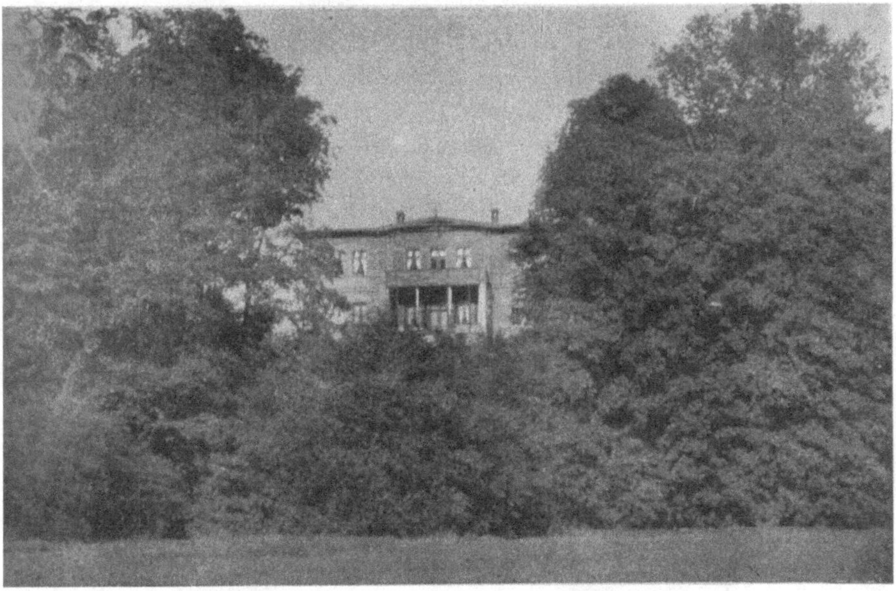

Villenansicht aus der Frauenkolonie vom Elstertale aus.

eine Person noch außen herumgehen konnte. Andere Zwangsmittel waren nicht in Gebrauch. Auch von der Anstalt in *Oberdöbling* hat er eine vorzügliche Meinung, eine *pathologisch-anatomische Sammlung*, wie dort, konnte er in keiner ähnlichen Anstalt finden.

Das Privatinstitut in *Lainz* zeigte man ihm nur teilweise und auch dies nur ungern. Trotz der Versicherung, daß keine Zwangsmittel gebraucht würden, sah er einen Kranken, dessen Hände mit Riemen am Leib festgeschnallt waren [1]).

Ich habe nun noch einige Daten über die *Statistik der österreichischen Geisteskranken* anzuführen und über die äußerst wichtigen und interessanten Studien zu referieren, welche von den hierzu aufgeforderten hervorragenden Fachleuten zum Zwecke einer *Reform des Irrenwesens* gemacht wurden.

Nach *Tilkowsky* waren im Jahre 1848 in ganz Österreich 13 Anstalten zur Unterbringung von Kranksinnigen mit 2729 Kranken, welche 315 000 Gulden Auslagen verursachten.

Nach *Bähr* entfielen im Jahre 1898 auf die deutschen Provinzen Österreichs mit 16 Millionen Einwohnern 23 öffentliche Anstalten mit 10 865 Kranken und 116 Ärzten, weiterhin sechs Privatinstitute mit 458 Kranken und mit 14 Ärzten. Zusammen 11 323 Kranke. — Böhmen besitzt vier Anstalten, Steiermark drei und allein in Niederösterreich entfallen auf drei Millionen Einwohner sieben (!) Anstalten mit etwa 4000 Kranken. Wenn man sämtliche Kronländer in Betracht zieht, so entfällt auf 2000 der Einwohner je ein Anstaltsplatz; dies Verhältnis stellt sich am günstigsten in Steiermark 905 : 1 und am ungünstigsten in den südlichen Grenzländern, wo auf 6658 Seelen nur ein Platz entfällt.

Nach dem Ausweise von *Tilkowski* waren im Jahre 1900 in ganz Österreich 36 Anstalten, darunter die zu Dobřan als größte mit 1146 Kranken. — Unter den Anstalten hatten 10 eigene Landwirtschaft, 10 waren im Pavillonsystem erbaut, in 25 war *no restraint* eingeführt und 25 haben Bettbehandlung

---

[1]) Über die *Troppauer* Anstalt wurde im Jahre 1869 geschrieben: „So müßte wegen Mangel an Aufsichtspersonal seit jeher in der Anstalt zum traurigsten aller Zwangsmittel, zum Anketten derKranken geschritten werden.“

gehabt; die Zahl der beschäftigten Kranken schwankte zwischen 10 bis 80 %.

Die Arbeiten der Kranken wurden in vier Anstalten ausschließlich mit Geld, in fünfen nur mit Kostzulagen und in 17 mit beidem belohnt. Das Pflegepersonal ist zum größten Teile, in Niederösterreich ausschließlich, weltlich, auch in Böhmen entfallen auf 547 weltliche nur 12 Ordenswärter. Die Verköstigung der Kranken wurde im Jahre 1896 in vier Anstalten noch von Pächtern besorgt [1]).

Meines Wissens ist das Irrenwesen in Österreich noch nicht einheitlich geregelt, vielmehr gehen die einzelnen Kronländer darin selbständig vor. Die Aufnahmebedingungen sind im ganzen und großen die üblichen. Privatanstalten müssen mindestens dreimonatlich von behördlichen Ärzten revidiert werden; wenn der Leiter einer Privatanstalt keine genügende Qualifikation besitzt, so kann die Statthalterei die Entlassung der Betreffenden verfügen und sogar, wenn es notwendig ist, das Institut schließen lassen. — Wie ich bereits erwähnte, enthält das französische Gesetz hierüber vorzügliche Vorschriften, doch das beste ist die schottische Methode, wo Privatirrenanstalten sozusagen fehlen.

Ich habe bereits erwähnt, daß zur *einheitlichen Regelung des Irrenwesens* die angesehensten Fachleute von der Regierung aufgefordert wurden, um über verschiedene ihnen vorgelegte Fragen zu referieren. [2]) Einer dieser Referenten Professor *Pick* beschäftigt sich mit der Anzeigepflicht der außerhalb der Irrenanstalten verpflegten Geisteskranken. Er empfiehlt, auch die Anmeldung der außerhalb der Anstalten lebenden Kranksinnigen bei der Behörde zu verlangen und zwar, wenn es sich um eine Beschränkung der persönlichen Freiheit, des selbständigen Verfügungsrechts oder um die Sicherheit der Person handelt. Zur Anmeldung verpflichtet sollen die Anverwandten in auf- und absteigender Linie sein, ferner Geschwister, Onkel, Tanten und die gerichtlich bestimmten Sachwalter in allen Fällen, wo der Kranksinnige länger als für drei Monate unter Sequester

---

[1]) l. c.

[2]) *Berichte* und *Anträge* betreffend die Reform des Irrenwesens. Sptabd: „Das österreichische Sanitätswesen“ Nr. 27. 7. VII. 1904.

gestellt (in seiner Freiheit beschränkt) werden mußte. In Fällen, wo die Kranken der Gemeinde zur Last fallen, ist eine sofortige Anmeldung notwendig. Alle diese Anmeldungen sollten *vertraulicher Natur sein und nicht unbedingt eine behördliche Intervention nach sich ziehen.* — Er hält es nicht für zweckmäßig, daß diese Anmeldungen durch den Arzt geschehen sollten. — Ein jeder nicht zu Hause gepflegter Geisteskranker ist sofort anzumelden. — Die Ärzte haben das Recht, die Kranken anzumelden. — Ich möchte dieses Anmelderecht auch auf Fremde erweitern und etwa folgendermaßen formulieren: „Meldungsberechtigt ist ein jeder, der davon Kenntnis erhält, daß irgendwo mit der Pflege eines Geistesgestörten Mißbrauch getrieben, mit ihm unmenschlich umgegangen oder daß für betreffenden nicht entsprechend gesorgt wird.“. Selbstredend müßten dann auch alle Mißbräuche und Versäumnisse bestraft werden.

Wichtig ist die Bestimmung des Entwurfes, daß auch *Heilanstalten für Nervenkranke* ihre Patienten anmelden müssen, wenn eine Beschränkung der persönlichen Freiheit vorliegt. Ich halte es nicht wünschenswert, aber auch gar nicht für möglich, daß aus solchen Anstalten Geisteskranke ausgeschlossen bleiben, andererseits aber müßten alle solche Nervenheilanstalten, welche Geisteskranke behandeln, unter sorgfältige fachärztliche Kontrolle gestellt und es müßte vom Anstaltsleiter eine dieser Tätigkeit entsprechende Qualifikation nachgewiesen werden.

Zur *Überwachung des Irrenwesens* hält Prof. *Anton* die Organisation einer *zentralen Behörde* für notwendig. „*Die zahllosen ärztlichen, rechtlichen (zivil- und strafrechtlichen), administrativen und sozialen Fragen auf diesem Gebiete und der komplizierte Organismus daselbst lassen stetig den Mangel einer einheitlichen Leitung empfinden. — Die vielfachen Agenden, welche auf dem Gebiete des Irrenwesens erwachsen, können nunmehr nicht nebenbei von anderen Behörden besorgt werden. — Eine ständige Zentralstelle wird auch gewünscht als jene Behörde, welche in allen einschneidenden Fragen, welche in der Psychiatrie zur Tagesordnung gehören, als fachmännisch kompetentes Forum der Regierung jederzeit mit Gutachten und genauen Informationen dienen kann. — Eine ständige fachmännische Zentralstelle bei der Oberbehörde wird auch instand gesetzt, bei Errichtung neuer Irrenanstalten oder bei Einführung neuer Verpflegungssysteme die Pläne und Betriebsvorschriften zu beurteilen und deren richtige Durchführung zu kontrollieren. — Es ist nötig, daß die oft verlangten Revisionen der Irrenanstalten in der Monarchie durch kompetente und in psychiatrischen Dingen wohl bewährte Fachmänner vorgenommen werden, denen auch die entsprechende autorative, amtliche Stellung eingeräumt werde, um gefundene Mißstände im eigenen Wirkungskreise abzustellen, — eventuell direkt der Regierung mitzuteilen. — Eine ständige fachmännisch geleitete Zentralstelle erscheint auch geeignet zu einer gesonderten Evidenzhaltung sämtlicher Geisteskranken der Monarchie, ...*" es soll damit das so dringend nötige *Archiv des österreichischen Irrenwesens* für Geisteskranke innerhalb und außerhalb der Anstalten allmählich geschaffen werden. — Eine ständige und wohlinformierte Zentralstelle erscheint wohl auch für den Verkehr der Behörden untereinander nötig und segensreich. Sie soll gewissermaßen ein *staatliches Auskunftsbureau* in allen wichtigen Angelegenheiten des Faches darstellen. Dies insbesondere bei den zahlreichen Fragen der Strafrechtsreform, in gewerbegerichtlichen Fragen, ebenso in technischen, administrativen, polizeilichen Fragen." Zu den Aufgaben dieser Behörde würde auch „die systematische Vorbeugung der geistigen Erkrankungen und die Verhütung der fortschreitenden Degeneration der Rasse" gehören.

Außer diesem Zentralorgan (als dessen Benennung Prof. *Anton* „*Staatlicher Beirat für das Irrenwesen*" empfiehlt), durch dessen Tätigkeit der bisherige Wirkungskreis des Medizinischen, Sanitäts- und Justizsenats nicht beeinträchtigt würde [1]), möchte man noch Distriktskommissionen organisieren, unter deren Mitglieder auch intelligente Frauen aufgenommen werden könnten. Wie ich bereits erwähnte, entfalten solche Kommissionen in mehreren Staaten Europas eine erfolgreiche Tätigkeit.

Tilkowsky, der Direktor der Wiener Irrenanstalt, beantwortete die Frage, *ob der Staat oder die einzelnen Landesteile für die Irren sorgen sollen*, durch historische Folgerungen aus dem

---

[1]) *Pelman* sagt mit Bezug auf Deutschland: „Andererseits drängt bei uns alles auf die Einstellung einer Zentralbehörde für das Irrenwesen, wie England sie schon lange in seinen Commissioners in Lunacy besitzt." Auf dem Kongresse der deutschen Irrenärzte im Jahre 1895 wurden ähnliche Wünsche laut.

Irrenwesen Österreichs dahin, daß *dies nicht die Aufgabe des Staates sei.*

Vom Jahre 1828 bis 1850 vermehrten sich die Irrenanstalten in Österreich nur um drei, in den Jahren 1865—1898 um 21. Im Jahre 1865, zur Zeit der staatlichen Verwaltung, waren 4524 Kranke in Anstalten und als dann diese Angelegenheit den Provinzen anvertraut wurde, stieg diese Zahl bis zum Jahre 1898 auf 21 438. Im Jahre verausgabte der Staat für die Geistesgestörten 892 000 Gulden, während der Betrag dafür im Jahre 1898 vier Millionen Gulden betrug. Auch die Kosten per Kopf haben sich vergrößert, denn während man im Jahre 1865 bloß 165 Gulden für einen Kranken verausgabt hat, ist diese Summe im Jahre 1898 auf 193 Gulden gestiegen. Die Irrenfürsorge ist in *Böhmen* am weitesten vorgeschritten, auch hat dieses Land mit der provinzialen Organisation am frühesten begonnen.

Tilkowsky führt weiterhin in seinen Studien auch den Nachweis, daß *die Vermehrung der Irrenhäuser durchaus keine Folge der Zunahme der Bevölkerung oder der relativ größeren Zahl der Irren ist, sondern eine natürliche Folge der Entwicklung des sozialen Lebens, welche die Behaltung der Geistesgestörten im Kreise ihrer Familien immer weniger und weniger zuläßt.* Die Bevölkerung der Anstalten nimmt durch das Anwachsen des Vertrauens zu den Anstalten und durch den Glauben an die Heilbarkeit der Geisteskrankheiten zu.

Für die *Unterbringung der kriminellen Kranken* soll nach *Tilkowsky* zwar der Staat Anstalten errichten, doch die Verpflegungsgebühren sollen auch hier durch die Provinzen bestritten werden. Weiter oben habe ich erwähnt, daß für solche Menschen, wenn sie tatsächlich als Kranke zu betrachten sind, in besonderen Pavillons der Irrenhäuser der geeignete Ort ist.[1])

Tilkowsky beantwortet auch die Frage, *nach welchem Maß sollen die Gemeinden zu den diesbezüglichen Auslagen der Provinzen beisteuern?* Er erwähnt hierbei, daß in den deutschsprachigen Provinzen Österreichs sämtliche Kosten von der Provinz bestritten werden, während anderweitig ein Drittel von

---

[1]) Bei einer Diskussion im Jahre 1882 in der Pariser „*Société médico-psychologique*" hat sich auch *Dagonet* zu diesem System bekannt. (Siehe eine systematische, vergleichende Bearbeitung dieser Frage im zit. Werke *Sérieuxs*).

den Gemeinden beigesteuert wird. Er macht hierbei auch darauf aufmerksam, daß eine Belastung der Gemeinden zur Verheimlichung von Irrsinnsfällen führt und die Entwicklung der Angelegenheit erschwert. Tatsächlich scheint es am zweckmäßigsten zu sein, wenn die Erhaltungskosten durch größere Bezirke gedeckt werden, um so mehr, da durch eine richtige Einteilung und ein gutes Steuersystem die Lasten sich gleichmäßiger verteilen. Doch müßte diese Kostenfrage durch das Gesetz reguliert werden.

Professor *Wagner*, der Nachfolger *Meynerts*, behandelt die Frage der Krankenaufnahme in den Anstalten, wobei er es nicht für unerläßlich hält, daß das erforderliche Zeugnis von einem behördlichen Arzte ausgestellt sei, da die Beschaffung eines solchen oft schwierig sei und die Unterbringung verzögere; eine solche Forderung sei auch deshalb nicht begründet, weil nicht dafür gesorgt sei, daß die behördlichen Ärzte eine bessere Ausbildung in der Psychiatrie hätten, während die persönliche Verantwortung beide gleich treffe. Es wäre vielleicht notwendiger gerade die behördlichen Armenärzte zu *verpflichten*, die Zeugnisse auszustellen und *über die Krankheit Auskunft zu geben*. Übrigens wäre, wenn die Anstalten von Irrenärzten geleitet und auch von solchen kontrolliert werden, ein Zeugnis nicht unbedingt notwendig, denn besser keines als ein schlechtes.

In Österreich ist es infolge eines Ministerialerlasses möglich, in dringenden Fällen den Kranken in Privatanstalten auch auf Grund des Zeugnisses des Anstaltsarztes aufzunehmen.

Folgende Worte *Wagners* sind hier zu beherzigen: „*Es muß überhaupt der irrtümlichen Auffassung entgegengetreten werden, als ob die absolute Verhinderung jeder ungerechtfertigten Aufnahme ein unbedingtes Gebot einer geordneten Irrenpflege und die oberste Aufgabe eines Irrengesetzes wäre.*“ Analogerweise führt er an, daß das höchste Streben der Rechtspflege ebenfalls nicht darin besteht, Unschuldige vor einer Freiheitsbeschränkung absolut sicher zu schützen. Wichtig sei es, daß die Behörde von der Aufnahme in die Irrenanstalt Kenntnis erhält. Beim freiwilligen Eintritt wäre das überflüssig, — ausgenommen, wenn ein solcher Kranker etwa gegen seinen Willen zurückgehalten werden müßte. — Eine Meldung allein, ohne daß die Behörde darauf reagiert, ist vollständig wertlos, denn es bedarf, wie bei allen Institutionen, wo es sich um die Suspendierung der persönlichen Freiheit handelt, einer behördlichen fachmännischen Kontrolle. *Wagner* fordert von den Organen der letzteren eine mindestens vierjährige irrenärztliche Praxis.

In gewissen Fällen müßte es ermöglicht sein, Kranke entgegen der Meinung des Anstaltsdirektors auf Grund des Beschlusses der Kommission zu entlassen, doch dürfte diese Kommission einer Entlassung keine Schwierigkeiten entgegenstellen. Selbstredend wäre die Tätigkeit einer solchen Kommission ohne ein irrenärztliches Mitglied illusorisch. *Wagner* hält hierbei einen *gerichtlichen Appellationsweg* für notwendig. Meiner Meinung nach müßte im Interesse des Kranken, deren Angehörigen, der öffentlichen Sicherheit und dem Anstaltsdirektor die Möglichkeit gegeben sein, eine solche Angelegenheit einer Kommission oder dem Gerichte vorzulegen, auch in Fällen, wo der sonst zu entlassende Kranke noch gemeingefährlich erscheint. In Schottland sind all diese Fragen gut geregelt.

Ich kann der Meinung *Tilkowsky's*, daß, wenn die hierzu berufene Kommission eine Entmündigung nicht für notwendig hält, der Kranke zu entlassen sei, nicht beipflichten; wir müssen hierbei zwischen vermögensrechtlicher und vollkommen freier Handlungsfähigkeit unterscheiden, denn es gibt doch gemeingefährliche Paranoische, Hysterische und Imbezille, welche zu entlassen unmöglich ist, bei denen aber trotzdem, da sie ihr Vermögen vorzüglich verwalten, eine Entmündigung überflüssig ist. *Benedict* hegte eine ähnliche Meinung: „*Es ist zweifellos, daß selbst vielen Geisteskranken Dispositionsfähigkeit zugesprochen werden kann.*“

Tilkowsky sumiert die Selbstgefährlichkeit unter den Begriff der Gemeingefährlichkeit und ich glaube, hierin stimmen die meisten Irrenärzte mit ihm überein.

Es scheint, daß die aus der Anstalt entlassenen sogenannten nicht gemeingefährlichen Kranken in Österreich ein ähnliches Schicksal wie die unserigen haben. „Wer kennt nicht das traurige Los der in armen Landgemeinden untergebrachten Geisteskranken, welche oft in den ungünstigsten Verhältnissen bei geringer Kost und elender Behausung als Einleger ihr beklagenswertes Dasein zu fristen gezwungen sind? Alle Fachmänner stimmen darin überein, daß derlei menschenunwürdige Zustände nicht geduldet werden dürfen.“

Die sogenannten Armenhäuser unserer Landgemeinden, von wo aus die Insassen, um zu betteln und trinken ausgehen, sind auch keine entsprechenden Asyle für die nicht gemeingefährlichen Geisteskranken, doch kann dies ohne eine sachgemäße Regelung gar nicht anders sein, da doch diese Gemeinden weder eine entsprechende irrenärztliche Intelligenz besitzen, noch über die zur Lösung solcher Fragen notwendigen Mittel verfügen. Auch diese Frage berührt der Referent: „*Wenn eine Landgemeinde so arm ist, daß sie die Kosten zu einer entsprechenden Verpflegung der zugehörigen Geisteskranken nicht aufzubringen vermag, dann nützt alle behördliche Überwachung nichts. Hier gibt es nur ein Mittel und das besteht darin, — den Gemeinden die Sorge für die Pflege und Überwachung armer Geisteskranker abzunehmen.*“

Um die Möglichkeit der Entlassung auszuprobieren, empfiehlt *Tilkowsky* einen sechsmonatlichen Urlaub. — Wir konnten in Schottland sehen, daß ein solches System nicht nur den Kranken, sondern auch den Anstalten und deren Erhaltern große Vorteile gewährt.

Bezüglich der *Entmündigung der Geisteskranken* empfiehlt *Krafft-Ebing*, daß eine solche nur nach persönlicher Beobachtung geschehen dürfe, und zwar nur dann, wenn der Kranke zur Führung seiner Angelegenheiten vollkommen unfähig sei; anderenfalls empfiehlt er eine provisorische Entmündigung; es sollen mehrere Gerichtshöfe eingesetzt und *die Rechte dem Kranken nur in dem Maße entzogen werden, in welchem er dieses Schutzes bedarf.* Über den in Österreich gegenwärtig herrschenden Modus äußert er sich folgendermaßen: „Die gesetzlichen Bestimmungen zugunsten des Rechtsschutzes geistig Kranker und gebrechlicher Staatsbürger in Österreich sind veraltet und dringend einer Verbesserung bedürftig. — Sie entsprechen weder den heutigen Anforderungen psychiatrischer Wissenschaft, noch denen des sozialen Lebens.“ — Diese Worte können auch auf unsere Verhältnisse angewandt werden.

Betreffs der kriminellen *Geistesgestörten* bin ich ganz einer Meinung mit den Ansichten des zu diesen Beratungen auch herangezogenen Professor *Benedict*, der meint, daß *mit Rücksicht auf die große Zahl der in Gefängnissen internierten geistig Abnormalen dorthin als Anstaltsärzte nur solche ernannt werden dürften, die mindestens eine einjährige irrenanstaltliche Praxis besitzen.*

Zum Schlusse empfiehlt auch *Benedict* die Errichtung eines *zentralen irrenärztlichen Senats*, welcher als Organ des Appellationshofes zu fungieren, dabei aber auch über administrative, hygienische und therapeutische Fragen des Irrenwesens seine Meinung abzugeben hätte. Diesen Senat hält er trotz der vorhandenen diversen Sanitätsbehörden für notwendig, denn: „*das Irrenwesen nimmt in sanitärer Beziehung eine solche Sonderstellung ein, daß seine heutige bureaukratische Einschachtelung eine widernatürliche ist.*"

Ungarn.

Aus einer Zeit, in welcher von einem geordneten Irrenwesen selbstverständlich noch keine Rede sein konnte, findet man schon vereinzelte Angaben über Irrenfürsorge und andere Angelegenheiten der Irren.

Im Jahre 1015 gründete *Stefan der Heilige* ein Kloster für die Benediktiner in *Pécsvárad.* Hier wurde sogar Psychotherapie getrieben, welche darin bestand, daß man Anbetungen, Handauflegen und Exorzismen in Anspruch nahm. Dies letztere beweist, daß man auch Geisteskranke zu heilen versuchte oder vielleicht auch heilte (?). Nicht ohne Interesse ist es, zu erfahren, daß schon das *Ordensgesetz der Benediktiner* vorschreibt: „Infirmorum cura ante omnia et super omnia adbibenda est, ut sicut re vera Christo ita eis serviatur; ergo cura maxima sit abbati, ne aliquam negligentiam patiantur."

Stefan der Heilige soll nach Angabe des Chronisten selbst eine Suggestionstherapie geübt haben, indem er „durch von ihm gesegnetes Brot Kranke heilte."

Eine Verordnung des *Königs Koloman* (der Buchliebende), ist besonders erwähnenswert. Dieser König, der die ehrenvollste Stelle eines Heerführers in den Kreuzzügen nicht angenommen hatte, sondern sogar den Durchzug über Ungarn verbot, hatte sich 500 Jahre früher als sonst in einem anderen Kulturlande geäußert: „*De strigis vero, qui non sunt, nulla mentio fiat.*" (1095.)[1])

Dieser Verordnung hat selbstverständlich weder die Hexen noch die Hexenhelden ausgerottet, doch bleibt sie für immer ein Denkmal seines klaren hohen Geistes.

(Ich hatte schon früher erwähnt, daß es nach *Rothe* in Rußland weder Hexenprozesse, noch eine Inquisition gab, —

---

[1]) Ein ähnliches kirchliches Gesetz gab es schon im Jahre 900. *Canon episcopi. Lehmann.*

andererseits aber schreibt *Scharffenberg*, daß man in Norwegen schon im Jahre 1325 eine angebliche Hexe für geisteskrank erklärt und von der Strafe freigesprochen hatte.)

König *Koloman* verfügt auch über die Zauberer: „Malefici per nuntium archidiaconi et comitis inventi judicentur." Dies ist nicht nur deshalb interessant, weil er diese Fälle vor das Gericht verweist, sondern auch, weil er zwischen Zauberer und Hexen unterscheidet.

Unter dem Herrscher *König Stefan III.* erschien eine Verordnung vom Papste *Gratian*, welche über die Unauflösbarkeit der Ehe verfügt: „Illi, qui matrimonium sani contraxerint et uni et duobus amentia aut furor aut aliqua infirmitas accesserit ob hanc infirmitatem conjugia talium solvi non possunt." Nach dieser Verordnung ist die Geisteskrankheit der Lähmung und Blindheit gleichgestellt, obwohl die Geisteskrankheit ein viel schwereres Übel ist, welche durch die Ehe nur zu einem gemeinsamen Elend wird und deshalb unter sorgfältigen Kautelen, einen triftigen Scheidungsgrund bilden müßte.

Ein anderer Punkt der gratianischen Verordnung bezieht sich ebenfalls auf die Geisteskranken. „Neque furiosus, neque furiosa matrimonium contrahere possunt, sed si contractum fuerit, non separentur." — Demgegenüber erklärt das jetzige ungarische Ehegesetz richtigerweise solche Ehen für ungiltig. — In diesem Sinne entscheidet auch eine andere päpstliche Verordnung, welche in der Zeit des Königs *Adalbert II.* (1205-1235) vom Papste *Gregor IX.* erlassen wurde: „Cum mulier cum ipso viro, qui continuo furore laborat morari non valet et propter alienationem furoris legitimus non potuerit intervenire consensus: mandamus quatenus si rem noveris ita esse praefatas personas noveris ab invicem separari."

In derselben Zeit (1231) lesen wir [1]) über die wunderbare Heilung von Geisteskranken und anderen: Bei dem Grabe der heiligen Elisabeth: „Foemina rabida ita quod densibus et manibus laniavit, quidquid rapere potuerat, in octava St. Agnetis curata est. — Quidam servus de caduco morbo est curatus, quidam mutus et penitus insanus ad ejus invocationem est curatus. Quaedam habens vertiginem capitis ita quod in plurimis

---

[1]) Alle diese Angaben sind aus dem *Codex Linzbauer* geschöpft.

annis raro obdormierit per eam soporis gratiam recepit. Quaedam religiosa de Marburg, quae omnino fuit surda in Dominica Exurge, auditum recepit. In Dominica est curatus quidam puer contractus de Burbach et ipso die vir quidam de Medebach uno crure claudus gressem recepit. In Dominica Reminescere quaedam surda est curata. Sexta ferie sequente quidam, qui X. septimus fuerat rabidus, quod dicitur vulgo: abende — ad ejus invocationem est curatus.“ — Ein Kind, das 15 Tage (!) nach der Geburt blind ward, bekam das Augenlicht zurück.

Nicht weniger interessant als diese Wunder selbst ist, daß der *Papst Gregor*, als er mit Freude davon Kenntnis nimmt, in einem an den *Thüringer Grafen* (Gatten der heiligen Elisabeth) gerichteten Briefe die sorgfältige Prüfung dieser Wunder wünscht. — Er ordnete an, daß man sich überzeugen möge, wielange diese Geheilten wirklich krank waren und ob man sie selbst gesehen habe, all' dies müsse sodann protokolliert werden. — (Einen besseren Weg zur Feststellung der Wunder könnte man selbst heute nicht einschlagen.)

Mehr in den Bereich der Kriminalanthropologie und Soziologie als zur Psychiatrie im engeren Sinne gehört ein in der Zeit von *Adalbert IV.* (1235—1270) in den Statuten der Stadt *Buda* in originaler deutscher Sprache vorkommender Paragraph: „Die freyen tóchter seyn ein armes, petrübtesz vnd vorezagtes gesinde, nach sol man sy pehüten vor gewalt vnd vor vnrecht.“

Der § 296 dieser Statuten spricht „von hirnschadigen vnd vnweisenn.“ — Leider ist mir das Original nicht zugänglich.

Der Paragraph 379 sagt mit einer imponierenden Kürze: „Vber vnsynnige get nicht dasz gerichte.“

„Man schol vber kainen vnsynnigen oder pehaften menschen nicht richten durch keiner Sach willen; wan got yn nichten zu sacht, was sy sonder gethan oder pegangenn habenn.“

König *Robert III.* (1308—1342) richtete eine Verordnung an das mit dem Armenhaus und Bädern (Thermologicon) verbundene Spital in *Pozsony*, welche noch heutzutage in vielen Anstalten der Ordensbrüder bestehen könnte. Er schreibt an den Bruder *Lautelinus* vom Orden des heiligen Antonius, daß er ebenso als „sui successores super fratres et sorores ac alios Domini subjectos in Spiritualibus plenam habeat authoritatem sed in temporalibus, quae ad infirmos spectant — nullam habeat jurisdictionem."

Bemerkenswert ist auch, daß schon *Carl Robert* verordnet: „Si aliquis Regum vel Nobilium ipsis Pauperibus Posonii aliquid legaverit, dictus Frater nihil habeat a eisdem." — 500 Jahre später hat Kaiser *Josef II.* diesen Grundsatz noch schärfer und im ganzen Lande durchgeführt (*Fundus confraternitatum*).

Zur Geschichte der Ursache der Paralyse, — der Lues — ist von Interesse, daß man unter *König Sigmund* im Jahre (1387—1437) eine Krankheit „*Morbus gallicus*" erwähnt: „Eine neue Krankheit in Österreich" und im Jahre 1490 spricht man schon von einer „*Lues inguinaria cruentissima*".

„Anno 1495 entstand eine neue Krankheit in Österreich, wovon man vorher noch nie etwas gehört hatte oder gewußt hatte. Der dritte Teil der Menschen soll durch dieselbe aufgerieben worden sein."

In bürgerrechtlicher Beziehung beschäftigt sich das Gesetzbuch „*Tripartitum*" von *Werböczi* (1514) mit den Geisteskranken: „Filii furiosi amentes et mentecapti, quia nunquam ad annos discretionis et perfectae aetatis pervenisse existimantur, ideo nunquam de patria potestate liberantur .... idem dicendum de filiabus mente captis."

Ferdinand I. erläßt im 16. Jahrhundert eine *Verordnung gegen die Zauberei und Wahrsagerei*: „Khain Zauberey, Wahrsagen oder dergleichen in kainem Weg nicht geduldet oder gelitten, sondern dieselben allenthalben souiel möglich ausgereut", — doch setzt er hinzu, — „solche all und yed straff und priesten sollen aus kainem haß, neid, noch zu aigenem nutz, sondern lauter zu Gottes Ehren und pesserung der Menschen." Dieses Wohlwollen führte, wie bekannt, Tausende und Tausende auf den Scheiterhaufen.

Die im Jahre 1552 ausgegebene *Ordo politiae* verfügt strenge gegen die *Trunkenheit*, Ausschweifung und sogar gegen die Verschwendung mit den Kleidern: „Von unordentlicher Costlichhait der Claidung."

Ein Paragraph dieser Ordnung verfügt über die *Vormundschaft der Geisteskranken*: „Ob sich auch zutrueg, das ainer seiner Synn beraubt und mit schädlicher vnsinnigkhait beladen wurde — soll es hie negst obbeschriebnen massen mit derselben person vnd Guettern gehalten vnd gehandlt werden."

Die *Ordo Pestis* vom Jahre 1562 verordnet das Schließen der Wirtshäuser an Sonn- und Feiertagen zur Zeit der Gottesdienste.

Dieselbe Verordnung beschränkt auch den *Verkauf des Branntweines*: — „Derhalben solle der Branntwein offentlicher fail zue haben vnd zue trincken menigklich verpotten sein."

Im Jahre 1763 gibt *Maria Theresia* eine *lex caesarea regia „ad exstirpandam supertitionem"* aus. — Dieses Gesetz schreibt vor, daß der Schwindler gezüchtigt werden soll. Falls aber das Vergehen und Unternehmen aus fantastischer Einbildung und Narrheit bestehe, „wäre der Irrsinnige in ein Narren- oder Krankenhaus zu überbringen."

Eine im Jahre 1791 ausgegebene Verordnung beschäftigt sich zuerst mit der Errichtung einer *Staatsirrenanstalt* in Ungarn. — „Gravia exinde in regnicolas redundare incommoda sumptusque et indecorum quod in vasto hoc regno nec pro mentecaptis seu placide seu furiose delirantibus nec etiam pro infelici monstrosorum existat, in quod pauperes quidem deliri et monstrosi gratis, mediis autem provisi, erga moderatum defigendum pensum recipi et illic provideri possent; — pium ac necessarium hocce institutum ...."

Diese Anstalt sollte nach Muster der Wiener Anstalt (Narrenturm) aus dem Vermögen der durch *Josef II.* aufgelösten geistlichen Orden erbaut werden, doch blieb die Verordnung ganz erfolglos.

Im Jahre 1805 verordnet Kaiser *Franz I.*, daß die aus Ungarn in die Wiener Irrenanstalt eingelieferten Kranken mit ärztlichem Zeugnis und mit einer: „Genuina circumstantialisque historia morbi" versehen werden sollen.

Die *Geschichte der ungarischen Anstalten* kann ich beinahe wörtlich nach dem offiziellen Bericht: *„Das Irrenwesen Ungarns im Jahre 1899"* im folgenden schildern:

Aus dem Stiftungskapital wurde für Frauen in Eger bereits im 18. Jahrhundert eine zur Aufnahme von 40 Geisteskranken bestimmte Irrenabteilung in Stand gehalten. — Das Irrenwesen wurde besonders vom Pester Komitate gefördert. — Im Jahre 1801 richtete das Komitat eine Eingabe an den Palatin (Ver-

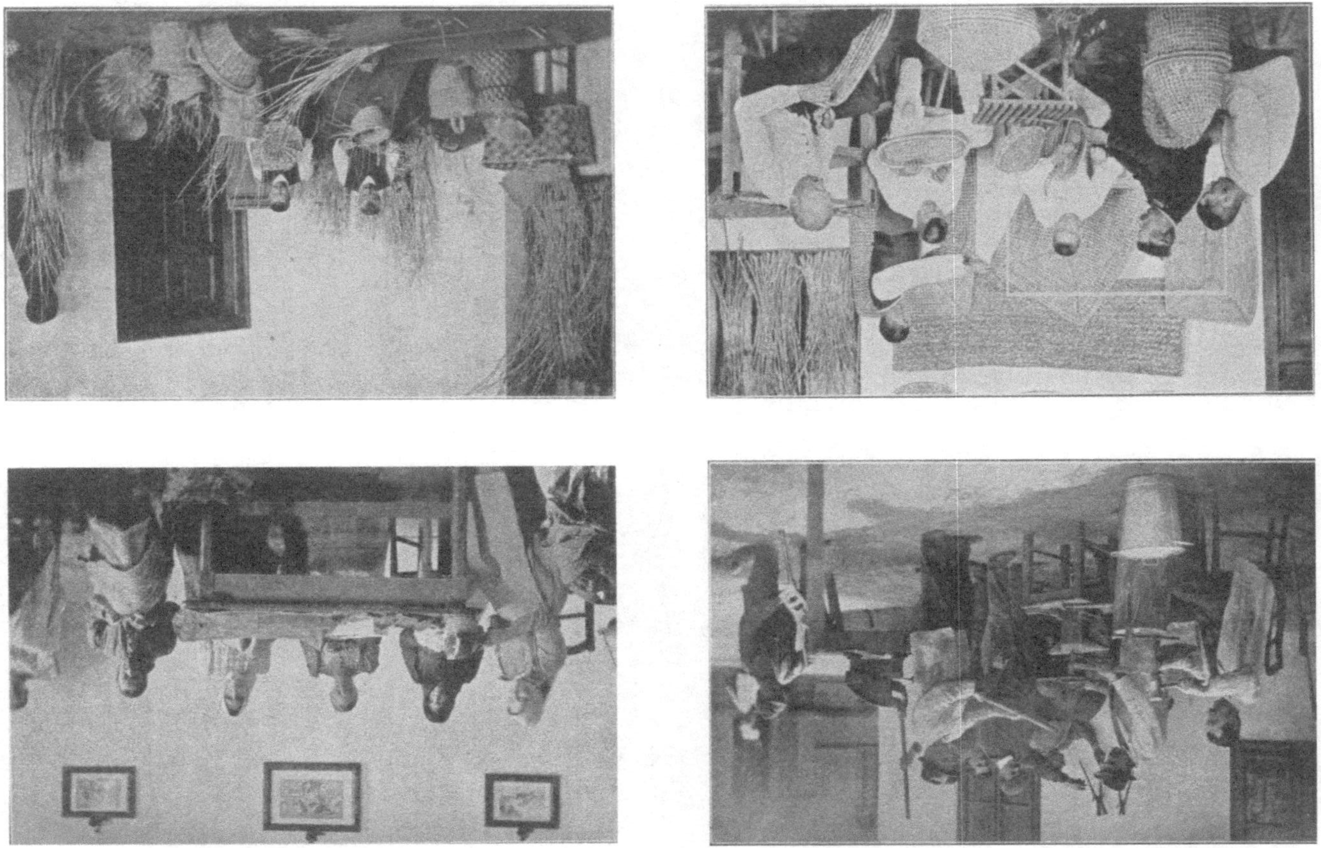

Pándy u. Halmi.

Arbeitende Geisteskranke in der Anstalt zu Gyula.

treter des Königs), in welcher es Beschwerde führt, daß für die Geisteskranken nicht Sorge getragen wird und daß sie entweder eine stete Gefahr der Gesellschaft bilden oder in den Kerkern elend verkümmern. Demzufolge bittet das Komitat, daß einige Räume des in *St. Endre* bestehenden Spitals zur Aufnahme von Geisteskranken adaptiert werden mögen. Zu gleicher Zeit wendet sich die Stadt Pest an das Pester Komitat, daß ein Teil des sogenannten Neugebäudes (einer von Kaiser *Josef II.* errichteten Riesenkaserne), insofern seine Majestät es überlassen würde, zu Zwecken eines Irrenhauses verwendet werden könnte.

Zu der Verwirklichung dieses Planes sollte jedes Komitat (Département) und jede Freistadt 1000 Gulden beitragen, wodurch zumindest 100 000 Gulden einkämen und es noch ein wenig zur notwendigen Verköstigung übrig bliebe (!).

Dieser Plan wurde jedoch nicht verwirklicht. Im Jahre 1806 weist der Kanzler *Graf Pálffy* die Statthalterei an, bezüglich der Errichtung eines Irrenhauses ehestens einen Vorschlag zu unterbreiten. Dieser Anordnung folgend, entwirft der Protomedicus Dr. Andreas *Pfisterer* anfangs 1809 den Plan einer für 70 Kranke zu errichtenden Irrenanstalt.

Die Realisierung des Planes wurde jedoch auf viele Jahre hinausgeschoben. — Zuerst mangelte es an Geld und dann, als dieses Hindernis dank der Landesspenden, besonders einiger größerer Stiftungen, einigermaßen beseitigt war, traten andere ungünstige Umstände ein. Vorerst der französische Krieg und die darauf folgende Devalvation des Geldes, dann die Überschwemmung zu Pest im Jahre 1838 waren ebenso viele Hindernisse, infolge deren diese Angelegenheit auf Jahre hinausgeschoben wurde.

Im Jahre 1848 begann der *Palatin Erzherzog Stefan* sich für diese Angelegenheit zu interessieren und wies den Landesprotomedicus *Stahly* an, nach dem Muster der Wiener und Prager Irrenanstalten Pläne für eine in Pest oder Ofen zu errichtende Irrenanstalt zu entwerfen. Die Zeit des Freiheitskampfes war jedoch nicht geeignet, die so sehr ersehnte Institution ins Leben zu rufen, und so wurden die Verhandlungen, trotzdem bereits 400 000 fl. zur Verfügung standen, abermals unterbrochen.

Ähnlich wie in Ungarn war man auch in dem damals mit Ungarn noch nicht vereinigten *Erdély* (Siebenbürgen) seit dem Anfange dieses Jahrhunderts bemüht, die Geisteskranken entsprechend unterzubringen.

Im Jahre 1816 befaßt sich der Reichstag mit der Frage einer in Siebenbürgen zu errichtenden Irrenanstalt, gelangte jedoch zu keinem Beschlusse. — Im Jahre 1830 fordert Baron Johann *Jósika* die ungarische Gesellschaft zur Schaffung eines „*Fundus mente captorum*" auf. — Nachdem sich aber die eingelaufene Summe als ungenügend erwiesen hatte, gestattete der König im Jahre 1858, daß zu diesem Zwecke eine Lotterie veranstaltet werde. Die aus derselben resultierende Summe von 400 000 Gulden genügte zur Errichtung einer den Anforderungen damaliger Zeit vollkommen entsprechenden Irrenanstalt, welche jedoch nicht, wie geplant war, in *Kolozsvár*, sondern am damaligen Sitze der Statthalterei in *Nagy Szeben* erbaut wurde; somit hat Siebenbürgen das Mutterland um 5 Jahre überholt, da hier die erste staatliche Irrenanstalt, nämlich die in *Lipótmező* (*Budapest*) nach langer Mühe am 6. Dezember 1868 ihrer Bestimmung übergeben wurde.

Bis dahin war in dem eigentlichen Ungarn die *Schwarzerische Privat-Irrenanstalt* in *Buda* (Ofen) die einzige, in welcher Geisteskranke wirklich rationell behandelt wurden.

Die im Jahre 1850 in *Vácz* gegründete Anstalt besteht noch heute. Diese Anstalt spielt in der Geschichte des ungarischen Irrenwesens eine hervorragende Rolle, nicht allein aus dem Grunde, weil sie die erste moderne Irrenanstalt in Ungarn war, sondern vielmehr deshalb, weil aus ihr die erste Generation der Irrenärzte Ungarns hervorging und sie so die Bahn der ungarischen Psychiatrie eröffnete.

Die zu Ende des Jahres 1868 eröffnete Staatsirrenanstalt zu *Budapest* (*Lipótmező*) ist heute noch die größte Irrenanstalt des Landes.

Diese Anstalt wurde nach dem Plan des Direktors der Landesirrenanstalt in Wien, Dr. *Riedel*, im Blocksystem erbaut; sie wurde für 500 Kranke berechnet, zuerst auf 300 eingerichtet, und beherbergt heute ohne wesentliche Zubauten 1100—1200 Kranke. Auf jeder Abteilung gab es 32 „*Guislain*" Zellen, welche auf meinen Vorschlag im Jahre 1906 in helle schöne Einzelzimmer umgebaut wurden.

Im Jahre 1902 hat man die Anstalt um einen Pavillon für 50 bildungsunfähige Idioten bereichert (dieser Bau kostete 120 000 Kronen). Diese Abteilung wurde jedoch nach 5 Jahren leider aufgehoben und zu einer Siechenabteilung umgewandelt. Diese Änderung hatte auch die ungünstige Folge, daß die Kinder in dem Gebäude der erwachsenen Kranken untergebracht werden mußten.

Die Anstalt in *Lipótmező* hat seinerzeit 4 Millionen Kronen gekostet (für 500 Köpfe gerechnet kostete jeder Platz 8000 Kr.), doch spielten bei den Baukosten bauliche Mißstände eine große Rolle.

Die Anstalt ist trotz ihrer andauernden „unhaltbaren" Überfüllung der Bannerträger der modernen Irrenbehandlung in Ungarn.

Der erste Oberarzt der Anstalt Dr. *Karl Bolyó* hatte schon im Jahre 1868 oft gegen die Zellenbehandlung das Wort ergriffen; er hat nach einer zweijährigen Studienreise in den besten Anstalten Deutschlands, Frankreichs und Englands die neue Anstalt eingerichtet und sogar das Pflegepersonal der Anstalt unterrichtet.

Im Jahre 1897 führte Primararzt Dr. *Salgó* die Bettbehandlung ein, und gleichzeitig damit hörte der Gebrauch der Zellen in der Männerabteilung auf.

Im Jahre 1905 wurden unter meiner Leitung auf der Männerabteilung schottische Dauerwache und Duschebäder eingeführt.

Sonstige Daten, die ein Bild über die Anstalt entwerfen können, sind die folgenden:

Krankenzahl am 31. Dezember 1906:

Männer 572, Frauen 573.

Aufnahme: Männer 544, Frauen 335.

Geheilt entlassen: 7,45 %, Gestorben 12,14 %. 34 % der neu aufgenommenen Männer litten an Paralyse, 16 % an Delirium tremens.

Beschäftigt wurden auf der Männerabteilung täglich zirka 120, freien Ausgang in den Anstaltspark genießen zirka 80 Männer und Sonntags dürfen sich 20—30 männliche Kranke außerhalb des Anstaltsterrains frei bewegen.

In Bettbehandlung befinden sich 109 männliche Kranke, davon 41 unter ständiger Überwachung.

Für *Freiluftkur* wurde in diesem Jahre auf meinen Vorschlag ein schönes Zelt gebaut, worin 30 männliche Kranke untergebracht worden sind.

Die Leichenöffnungen werden regelmäßig vorgenommen. — An der Spitze der Anstalt, wie überall in Ungarn, steht ein ärztlicher Direktor, der der sechsten Rangstufe angehört und 6400 Kronen Jahresgehalt — bis 8000 steigend — bezieht. Die zwei Oberärzte sind in der VII. Rangklasse und erhalten 4800—6000 Kronen nebst freier Wohnung, Heizung und Garten. Außerdem gibt es 2 vertretende Oberärzte, zwei Assistenzärzte (Gehalt 1600—2600) Kronen, nebst voller Verpflegung und zwei Praktikanten.

Anderthalb Jahre lang bestand in der Anstalt eine blühende *Good templar loge*, gegründet vom vertretenden Primararzt Dr. *Hollós*. Zirka 30—50 Kranke hatten dieser Loge angehört, welche unter der Leitung der Primarärzte stand und in welcher beinahe 50 % der Wärter vertreten waren. Leider wurde unlängst von der Direktion verboten, Kranke als Mitglieder in die Loge aufzunehmen, mit der Motivierung, daß Geisteskranke in keinem Verein Mitglieder sein können. — Die Abteilung verlor dadurch das beste Hilfsmittel zur Heilung der Alkoholisten. Im übrigen ist die ganze Männerabteilung mit allen ihren Wärtern intra muros abstinent.

Die Loge veranstaltet wöchentlich einen „*Abstinentenabend*“ von 1½—2 Stunden Dauer, welcher mit Musikvorträgen, Deklamationen usw. ausgefüllt wird und an welchem ca. 100 Kranke, ferner Wärter und Ärzte teilnehmen.

Solche „*gute Feste*“ stören weder die Kranken noch die Anstaltsordnung und entsprechen einem verfeinerten Geschmack.

Außer *Lipótmező* gibt es in Ungarn noch drei staatliche Irrenanstalten. Die Anstalt in *Angyalföld* (Budapest) wurde im Jahre 1885, die dritte Anstalt, in *Nagyszeben* gelegen, schon im Jahre 1863 eröffnet. — Beide Anstalten sind im Blocksystem gebaut und mit zirka 400 Kranken belegt. — In beiden Anstalten gibt es einen Pavillon für höhere Zahlungsklassen. (Der Bau in *Nagyszeben* soll besonders gut gelungen sein). — In der *Angyalfölder* Anstalt wird auch Milch- und Landwirtschaft betrieben.

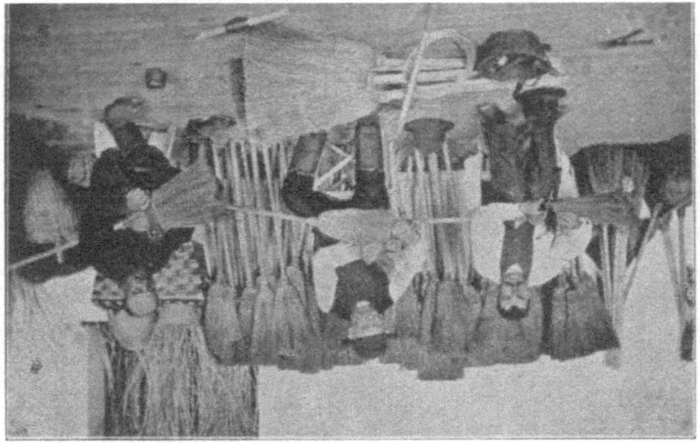

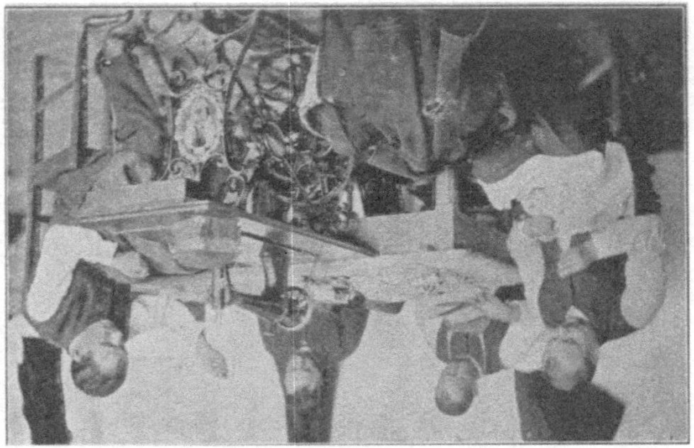

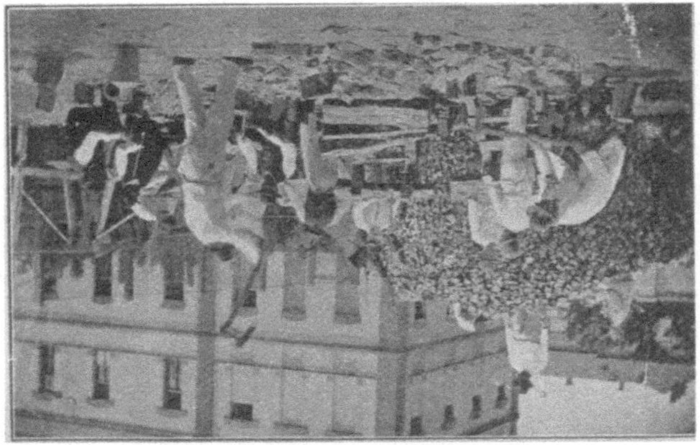

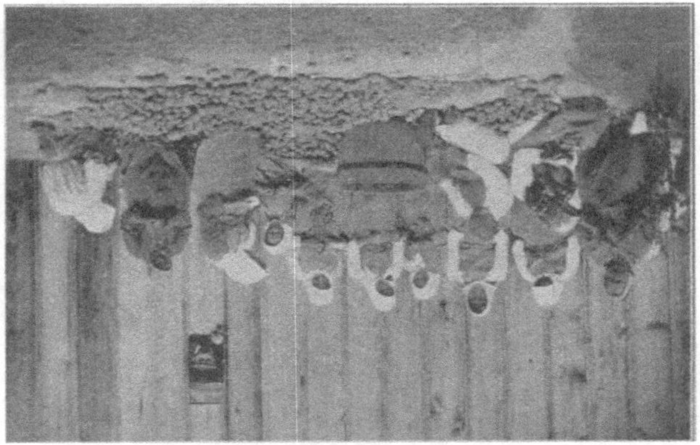

Pándy u. Halmi.

Arbeitende Geisteskranke in der Anstalt zu Gyula.

Im Jahre 1886 hat man wegen der zunehmenden Überfüllung der Budapester Anstalten das alte Komitatshaus in *Nagykálló* in eine Irrenanstalt umgewandelt und darin zirka 350 Kranke untergebracht.

Die letzte Volkszählung im Jahre 1900 ergab unter den 16 700 000 Einwohnern in Ungarn zusammen mit den Idioten 42 000 Geisteskranke, davon waren in staatlichen Irrenanstalten im Jahre 1899 2003 Irre untergebracht. — Es ist kein Wunder, daß mit der gewaltig fortschreitenden Kultur des Landes auch die Fürsorge für die Geisteskranken immer dringender wurde.

Unglücklicherweise griff man zu einer seit hundert Jahren verpönten Abhilfe, und zwar zum Bau der *Adnexirrenanstalten*, die in Verbindung mit den allgemeinen Krankenhäusern des Landes sich rasch vermehrten.

Von fachmännischer Seite hat man zu diesem Plane den Rat gegeben in der Annahme, daß man in diesen Anstalten nur abgelaufene Fälle, aus den staatlichen Irrenanstalten ausgemusterte Kranke unterbringen würde, welche keiner psychiatrischen Behandlung und keiner speziell für Psychotherapie erbauten Anstalt bedürfte.

Die Idee wurde von der Leitung des ungarischen Gesundheitswesens gern aufgenommen, nicht nur da es so möglich erschien, eine große Anzahl von Geisteskranken ohne besondere Belastung des Staatsbudgets unterzubringen, sondern weil dadurch die Provinzialkrankenhäuser im Wege der Vermehrung der Krankenzahl ihr Budget besser stellen und bedeutende Ersparnisse erreichen konnten. (In Ungarn zahlt für die unbemittelten, in Anstalten untergebrachten Geisteskranken immer der Staat.)

Umsonst haben gegen diese Art der Irrenpflege in Ungarn mehrere Irrenärzte, darunter besonders Dr. *Oláh* und Verfasser ihre Stimme erhoben, man hat trotzdem, sozusagen alljährlich, eine neue Adnexanstalt gebaut, — welche sich nicht einmal damit rühmen können, daß sie in baulicher Hinsicht gut gelungen sind.

Erst in den letzten Jahren hat man gefordert, daß, wie es das Gesetz vom Jahre 1883 vorschreibt, Psychiater an die Spitze dieser Abteilungen gestellt werden.

Man dachte eben, diese Adnexanstalten sollten nur abgelaufene Fälle aufnehmen, die keiner psychiatrischen Hilfe mehr bedürften (was selbstverständlich ein schwerer Irrtum ist); in Wirklichkeit nimmt man beinahe in all diesen Anstalten nur Neuerkrankte auf. Wie schon längst im Auslande hat man auch in Ungarn mit den Adnexanstalten traurige Erfahrungen gemacht. Hoffentlich wird man diese Erfahrungen auch bei uns beherzigen und die Übelstände zu beseitigen suchen.

Ich will diese *Adnexanstalten* wenigstens dem Namen nach anführen:

			Kosten	Stand 1907
1. *Szegszárd*:	für 100 Kranke	gebaut im Jahre 1893	(216 000 K.)	— 159
2. *Gyöngyös*:	„ 100 „	„ „ „ 1896	(200 000 K.)	— 192
3. *Kaposvár*:	„ 100 „	„ „ „ 1897	(280 000 K.)	— 160
4. *Nyitra*:	„ 120 „	„ „ „ 1898	(130 000 K.)	— 152
5. *Gyula*:	„ 310 „	„ „ „ 1899	(630 000 K.)	— 378
6. *Pozsony*:	„ 316 „	„ „ „ 1900	(600 000 K.)	— 462
7. *Baja*:	„ 120 „	„ „ „ 1903	(240 000 K.)	— 178
8. *Balassa-Gyarmat*:	„ 250 „	„ „ „ 1903	(500 000 K.)	— 263
9. *Nagyvárad*:	„ 300 „	„ „ „ 1903	(600 000 K.)	— 375
10. *Pécs*:	„ 280 „	„ „ „ 1905	(782 000 K.)	— 347
11. *Sátoraljaujhely*	„ 120 „	„ „ „ 1905	(240 000 K.)	— 155
12. *Mármarossziget*:	„ 300 „	„ „ „ 1907	(600 000 K.)	— 300
	2416		5 018 000 K.	3241

Es sei noch erwähnt, daß von diesen Anstalten 2 und zwar die in *Nagyvárad* und die zuletzt gebaute in *Mármarossziget* im Pavillonsystem errichtet wurden.

Außer den erwähnten gibt es mehrere Spitalsabteilungen, in denen die Krankenzahl unter 100 bleibt, und einige Privatanstalten.

Zwei der letzteren gehören barmherzigen Brüdern bezw. Schwestern mit 80 und 290 Kranken. — Die *Schwarzersche* Privatirrenanstalt beherbergt 180, die *Ringersche* 34 und die unter der Leitung Dr. *Salgó* 29 Kranke; es gibt auch noch einen *Armenhausadnex* in *Budapest* mit 187 Kranken.

Alles in allem befanden sich mit Ende des Jahres 1906 in den 4 staatlichen Anstalten 2295, in den Adnexanstalten und Privatanstalten 5150 Kranke. In Anstalten und Adnexen befanden sich mit Ende des Jahres 1906 insgesamt 7445 Kranke.

Schließlich sei nur noch erwähnt, daß der ungarische Staat auch über eine Beobachtungsabteilung für *kriminelle Geisteskranke* verfügt. Diese ist dem Zentralgefängnis in *Köbánya* (bei *Budapest*) angegliedert. Sie steht unter der Oberaufsicht des Justizministers und wird vom Hofrat Prof. Dr. *Moravcsik* geleitet.

Im Jahre 1905 hat man auch bei uns mit der *Familienpflege* begonnen. Bei *Dicsöszentmárton* hat man nach Anweisungen des Direktor Dr. *Konrád* einige sorgfältig ausgewählte Kranke untergebracht und an die Spitze der Familienpflege den Fachmann Dr. *Fabinyi* gestellt, der nach seinen in *Deutschland*, *Belgien* und *Frankreich* gemachten Studien die Angelegenheit zum schönsten Erfolg geführt hat. Gegenwärtig befinden sich schon mehr als 200 Kranke in Familienpflege. Eine Zentrale ist dem allgemeinen Krankenhause angegliedert, dem leider auch die ganze Familienpflege unterstellt ist.

Nach diesem sonst schön gelungenen Versuche werden jetzt an mehreren Orten Ungarns ähnliche Kolonien gegründet.

Eine neue staatliche koloniale Anstalt für 1000 Kranke ist in *Kecskemét* im Bau begriffen.

Für den psychiatrischen Unterricht ist an beiden Universitäten Ungarns gesorgt, diejenige in *Kolozsvár* unter der Leitung des Prof. Dr. *Lechner* ist musterhaft eingerichtet, reichlich mit Laboratorien und auch mit einer Nervenabteilung versehen.

In *Budapest* wird jetzt eine neue psych. Klinik erbaut, und sie wird hoffentlich unter der Leitung von Prof. Dr. *Moravcsik* vieles zur Förderung des ungarischen Irrenwesens beitragen.

Schweiz.

Im folgenden will ich noch, — obwohl ich diese auf meiner gegenwärtigen Studienreise nicht berührte, — einiges über die übrigen Staaten Europas sagen, denn ich habe vor Jahren mit Ausnahme von Portugal, Griechenland, der Türkei, Rußland und Rumänien überall ein bis zwei Anstalten besichtigt; andererseits weist auch hier die Entwicklung des Irrenwesens soviel des Lehrreichen und Besonderen auf, daß ich es für ein Versäumnis gehalten hätte, hierüber nicht zu berichten [1]).

Über das Irrenwesen der Schweiz berichtet *Tucker* ausführlicher. Nach ihm ist kein einheitliches Irrengesetz vorhanden, sondern die einzelnen Kantone gehen in der Regelung ihres Irrenwesens selbständig vor. Die Vereinigung der Schweizer Irrenärzte hatte aber im Jahre 1895 die Grundzüge eines Gesetzentwurfes ausgearbeitet und dem Bundesrate unterbreitet. Ich erwähne aus diesem durch Dr. *J. Redlich* [2]) publizierten Entwurfe, daß er hauptsächlich die schottischen Gesetze berücksichtigt, wobei betont wurde, was übrigens als selbstverständlich erscheint, daß dieses Gesetz *zum Schutze der Geistesgestörten* entstehen soll. — Nach dem Berichte entfällt in den Kantonen beinahe auf 100 der Einwohner je ein Geisteskranker. In dem Entwurfe wird betont, daß grundsätzlich die Dezentralisation aufrechterhalten werden soll, doch bedürfe die Angelegenheit einer

---

[1]) Mit dem Irrenwesen der Vereinigten Staaten von Nordamerika und der übrigen Länder kann ich mich nicht befassen, wenn es auch zweifellos ist, daß auch von diesen vieles zu lernen wäre. — *Beca* schreibt, daß man in den Vereinigten Staaten innerhalb einiger Jahre 70 Millionen Dollars auf Anstaltsbauten verwendet hätte und daß die Erhaltung ihrer Kranken jährlich etwa 12 Millionen Dollars verschlingt.

[2]) Über die projektierte Reform des schweizerischen Irrenwesens. — Zürich 1896.

zentralen inspizierenden Behörde, da hierzu die einzelnen Kantone zu klein und schwach seien. Unter den Mitgliedern dieser Behörde sollten zwei Irrenärzte sein, welche über eine zehnjährige Praxis verfügen und fünf Jahre als Anstaltsleiter gedient haben.

Als Geisteskranke werden in dem Gesetz betrachtet: „a) Alle Personen, die an angeborener oder erworbener Geistesstörung leiden, b) alle Personen, die auch ohne tiefere Störung der Intelligenz besonders auf Grund abnormaler Anlagen an krankhaften Trieben und Neigungen oder tiefen moralischen Defekten leiden, c) alle Personen, die sich durch den chronischen Genuß von narkotischen Giften, vor allem von Alkohol, Morphium usw. schädigen, sobald sie infolge ihres Zustandes nicht imstande sind, sich selbst zu leiten oder die Rechte der anderen zu wahren, das heißt, zu ihrem Wohle des Schutzes oder der Pflege bedürfen oder den anderen einen erheblichen Schaden oder Gefahr bereiten.“

Ein jedes Haus, wo mehr als ein Geisteskranker untergebracht ist, wird in dem Entwurfe als *Anstalt* betrachtet.

Von den Leitern der staatlichen Anstalten wird eine vierjährige Tätigkeit in staatlicher oder unter der Leitung eines Fachmannes (!) stehender Anstalt gefordert.

Die *Aufsichtskommission* hat eine jede Anstalt jährlich mindestens zweimal, einen jeden der Kranken einmal bei Tage oder zur Nachtzeit unangemeldet zu untersuchen, hat dafür zu sorgen, daß die Kranken ohne Aufsicht nicht entlassen werden und nicht vagabundieren, sie hat auch die Befugnis, die Kranken von einer Anstalt in die andere transferieren zu lassen. Sie läßt auch Jahresberichte erscheinen, wo über die beobachteten Mängel ohne Rücksicht referiert wird. (Anderswo würde man dies kaum gern sehen, trotzdem die Irrenfürsorge Schottlands ihre erste Stelle unter allen Staaten nur durch diese Mittel — Sachkunde und Aufrichtigkeit — erreichen konnte.)

Die Anmeldung der Geistesgestörten bei der Behörde ist Pflicht des Arztes, doch interveniert die Behörde nur im Bedarfsfalle. Die Krankenaufnahme geschieht nach schottischem Muster; der Anstaltsarzt darf kein Zeugnis ausstellen, zur Untersuchung eines ohne Zeugnis aufzunehmenden Kranken muß ein Arzt von auswärts geholt werden, der dann das Zeugnis ausstellt.

Nach *Bährs* Angaben (1898) entfallen auf die drei Millionen Einwohner der Schweiz 42 öffentliche und Privatanstalten mit 6364 männlichen und 1124 weiblichen, zusammen 7488 Kranken und 72 Ärzten. Auf je 100 000 Einwohner kommen 7488 in Anstalten gepflegte Kranke oder je einer auf 361 Einwohner; die Zahl der öffentlich bekannten Geisteskranken ist seit dem Jahre 1852 in stetem Wachsen begriffen. *Im Kanton Graubünden entfiel im Jahre 1852 auf je 6315 Einwohner ein Geisteskranker, im Jahre 1898 jedoch schon auf 354 einer.* In Zürich kam im Jahre 1864 je ein Kranker auf 476 Einwohner, im Jahre 1898 jedoch auf 192. In der ganzen Schweiz entfiel im Jahre 1864 auf 985, im Jahre 1898 dagegen auf je 361 Einwohner ein zur Kenntnis gekommener Geisteskranker. *Tucker* schreibt, daß im Jahre 1878 im Kanton Aargau auf je 157 Einwohner ein Kranker entfiel, welche große Zahl möglicherweise nicht nur ein Beweis des Kretinismus, sondern auch der genauen Statistik ist, worauf auch die stetig wachsenden Relationen hinweisen.

Im Jahre 1878 gab es für die 7750 untergebrachten Kranken 11 selbständige und nur drei Adnexanstalten, deren Erbauung 12 Millionen und deren Ausrüstung 1 050 000 Fr. kostete. Auf je 2,36 aller Kranken entfiel ein Anstaltsplatz.

Die Unterbringung der Geisteskranken in Anstalten schwankte in den einzelnen Kantonen zwischen 12 und 84 %, durchschnittlich betrug sie (1878) 42 %. Die Verpflegungskosten schwankten zwischen 0,54 und 3,52 Fr.; die Anstalten besaßen ein Kapital von 4 Millionen Fr. und erhielten außer diesem Einkommen noch staatliche Subventionen von 12 000 bis 135 000 Fr.

Tucker besichtigte eine ganze Reihe von Anstalten. Sie sind zum größten Teile alte, aus Klöstern umgestaltete Gebäude und durch eine mehr oder minder große Landwirtschaft ergänzt. In einzelnen Anstalten fand er die Kranken zu sehr allein gelassen, anderwärts wieder wurden bedeckte Deckelbäder gebraucht. Etwas Ähnliches konnte ich im Jahre 1897 in *Burghölzli* selbst beobachten. Der Kranke wird in einen sargähnlichen Verschlag gebracht, der vom Wasser durchflossen wird. Der Kopf ragt durch ein eisenbeschlagenes Loch heraus. Der einmal in ein solches Bad gebrachte Kranke bleibt wochenlang, sogar, wie ich hörte, das ganze Jahr hindurch darin. Diesen ins Museum gehörenden Instrumenten bin ich außerhalb der Schweiz nirgends begegnet, sie bilden gewiß ein würdiges Gegenstück der „Cage belgique" und des chinesischen Strafklotzes. Über eine andere Anstalt berichtet *Tucker*, daß die Wohnzimmer der Kranken über dem Kuhstall lagen, doch fand er die einzelnen Räumlichkeiten von *Burghölzli* heimähnlich dekoriert. In einer Anstalt sah er einen im Jahre 1772 verfertigten Tisch.

Chyzer und *Niedermann* geben eine sorgfältige Beschreibung mehrerer Schweizer Anstalten, woraus zu entnehmen ist, daß der Kanton *Bern* die Mittel für den Bau seiner Irrenanstalt zu *Münsingen* aus einem zwanzig Jahre hindurch erhobenen Steuerzuschlag von 1/10 % gewann. Die für 500 Kranke berechnete Anstalt wurde im Jahre 1895 vollendet, sie hat einen Grundbesitz von 217 Morgen und ist gewiß eine erstklassige Anstalt, denn nach den Worten von *Chyzer* und *Niedermann* „ist der Anstalt durch die mangelhaften Gartenzäune und freigelassenen Fenster auch der Anschein eines verschlossenen Instituts genommen, und man gewinnt mehr den Eindruck eines Schlosses." — Dem entgegen dürfen wir aber auch im Interesse der Steuerzahler nicht vergessen, was im Jahre 1865 *Bolyó* gesagt hat: „Da unsere unbemittelten Geisteskranken zum großen Teile der arbeitenden Landbevölkerung angehören und in strohgedeckten Hütten groß gewachsen sind, würden sie sich in einer palastartigen Irrenanstalt (!) zwischen gestrichenen Wänden eingesperrt, zur Untätigkeit verdammt, gewiß grenzenlos elend und unglücklich fühlen." [1])

Erst nach Vollendung meiner Arbeit ersehe ich aus der äußerst wertvollen Studie *Sérieux's* [2]), daß der Tessiner Kanton in *Mendrisio* (Manicomio cantonale Ticinese in Casvegno Mendrisio) im Jahre 1897 eine neue Heilanstalt für Geisteskranke errichtet hat. Nach zwanzigjährigen Vorbereitungen und Studien wurde die Kolonie in Form eines kleinen Dorfes mit prächtiger Aussicht errichtet. Die einzelnen Pavillons sind durch

---

[1]) Wie wäre es möglich, die unbemittelten Geisteskranken unseres Vaterlandes preiswürdig und vom Standpunkte einer zweckmäßigen Heilpflege unterzubringen? (Ungarisch).

[2]) „L' assistance des aliénés en France, en Allemagne, en Italie et en Suisse". Paris 1903, 1007 S.

von Kranken gepflegte Gärten getrennt. — Im Pavillon der Unruhigen sind nur 12 Kranke untergebracht. Die Anstalt ist durch das offene System, durch das no restraint, durch die dorfähnlich zerstreut liegenden Pavillons, durch das Fehlen von Mauern und gedeckten Verbindungsgängen genügend charakterisiert: „qui font de *Mendrisio l'établissement le plus intéressant de la Suisse.*“

Spanien.

Die Geschichte des spanischen Irrenwesens hat schon im Jahre 1871 *Ullersperger* [1]) beschrieben, doch befaßt sich dieses Werk hauptsächlich mit der Geschichte der spanischen psychiatrischen Literatur (berücksichtigt sogar die alten arabischen und jüdisch-spanischen Dokumente), während die Anstalten, über welche schon im Jahre 1859 *Desmaisons* [2]) berichtet hatte, nebensächlich behandelt werden. Außerdem stand mir noch *Tuckers* Werk zur Verfügung. Ich selbst habe etwa vor zehn Jahren in *Barcelona* zwei Anstalten besichtigt. Über den gegenwärtigen Stand der Psychiatrie in Spanien gaben mir die Berichte von Kollegen, die am Ärztekongresse zu Madrid teilnahmen, einige Daten.

Angeblich gehört *Valencia* und somit Spanien der Ruhm, die erste Irrenheilanstalt der Welt erbaut zu haben [3]). Die Kranksinnigen zogen von jeher in *Spanien* als Landstreicher umher, über die sich die Bevölkerung lustig machte, wie es auch heute noch dort und in anderen Ländern vorkommt, bis am 24. Februar 1409 *Pater Juan Gilaberto Jofré* zur Frühmesse gehend sah, wie Straßenjungen einen armen Geisteskranken insultierten; dies ward die Veranlassung, daß er bei seiner

---

[1]) Die Geschichte der Psychologie und Psychiatrie in Spanien. Würzburg 1871.

[2]) Recherches historiques et médicales sur les asyles d'aliénés en Espagne. Paris, Londres, Madrid 1859.

[3]) *Sérieux* schreibt, daß nach den neueren Forschungen die erste Irrenanstalt im Jahre 1305 in *Upsala* durch Ordensbrüder gestiftet wurde; in *Bergamo* wurde im Jahre 1325, in *Florenz* im Jahre 1387 eine solche Anstalt eröffnet, somit sind diese alle früher als die in Valencia entstanden.

Nach *M. Viszanik* war der Wiener „Irrenturm" das erste Institut Europas (1784), welches ausschließlich zu diesem Zwecke errichtet wurde. — Schon im Jahre 1820 wurde es vom allgemeinen Krankenhause separiert. (Leistungen und Statistik der k. k. Irrenheilanstalt zu Wien. 1845).

Predigt die Gläubigen zu milden Gaben aufforderte. Einer der Andächtigen erklärte sich bereit, dem Wunsche Bruder *Jofrés* gemäß ein Krankenhaus erbauen zu lassen. Der König sowie der Papst *Benedict XIII.* gaben ihre Zustimmung, und so entstand die erste Irrenheilanstalt der Welt „de nuestra Donna Santa Maria dels Innocents". — Dieses Haus (Casa de orates, casa de locos, manicomio, casa para los enagenados) wurde später erweitert, brannte im Jahre 1845 ab, wurde aber neu erbaut.

Dieser historische Ruhm Spaniens wird etwas schwankend, wenn man bei *Falk* liest, daß nach *Benjamin Tudela,* der im XII. Jahrhundert lebte, zu *Bagdad* ein großer Palast ist, *Bar el Morestan,* d. i. ein Palast, in welchem man alle Wahnsinnigen bindet und gefangen hält, die sich im Sommer finden. Man bindet jeden einzelnen von ihnen mit eisernen Fesseln, bis sie zur Vernunft zurückkehren, dann werden sie nach Hause entlassen, „denn jeden Monat werden dieselben von Beamten des Königs untersucht. . . . . . Alles dieses tut der König aus Mildtätigkeit gegen alle, welche nach *Bagdad* kommen, seien es Kranke oder Wahnsinnige; denn der König ist ein frommer Mann und seine Absicht ist darin eine gute." Obwohl *Barratier* die Authentizität dieser Zeilen bezweifelt, erscheinen sie durchaus nicht unwahrscheinlich, denn weder die Ketten, noch die Gefängnisartigkeit sprechen gegen eine Heilanstalt, da solches von alters her bis zur jüngsten Vergangenheit in Italien und Spanien gebräuchlich war [1]).

Im Jahre 1425 ließ König *Alfons V.* in *Saragossa* ein Krankenhaus errichten, worin auch Geisteskranke behandelt wurden und zwar, wie *Pinel* schreibt, nicht nur mittels lauwarmer Bäder, sondern hauptsächlich durch *Beschäftigung*: „Im Jahre 1425 bestand in Saragossa für allerlei Kranke, jedoch hauptsächlich für Geisteskranke aller Herren Länder, Nationen und Konfessionen ein Krankenhaus mit der Aufschrift: „Urbis et orbis", worin für die Ansprüche der Kranken auf das vollkommenste gesorgt und diese in ausgedehntem Maße beschäftigt wurden. Die Stifter wollten den Verirrungen des Geistes sozusagen ein Gegengewicht entgegenstellen, und zwar nicht nur

[1]) Auch *Apostel Lukas* schreibt von einem Menschen, in dem die Teufel hausten: „Und er war mit Ketten gebunden und mit Fesseln gefangen . . . ." (Evang. Kap. 8. Vers 29.)

durch mechanische Arbeiten [1]), sondern auch durch den Zauber und Reiz, welchen der Feldbau durch den natürlichen Instinkt einflößt, der den Menschen antreibt, die Erde fruchtbar zu machen und auf diese Art für seine Bedürfnisse durch die Früchte seiner Industrie zu sorgen. Vom Morgen an sieht man Einzelne davon die Dienste im Hause versehen (das Haus reinigen, Holz, Kohlen und Wasser tragen, Hilfeleistungen in der Apotheke und Krankenpflege), andere in ihre verschiedenen Werkstätten sich begeben. Die meisten davon verteilen sich in verschiedene Haufen unter Leitung einiger verständiger und einsichtsvoller Anführer, sie zerstreuen sich mit Fröhlichkeit in den verschiedenen Teilen des zu dem Hospitale gehörigen Feldes und teilen die bei jeder Jahreszeit eigenen Arbeiten mit einer Art von Wettstreit unter sich aus. Sie bauen Weizen, Hülsenfrüchte, Küchenkräuter an, befassen sich wechselweise mit der Ernte, dem Dreschen, der Wein- und Olivenlese und genießen des Abends in ihrem einsamen, aber glücklichen Asyle Ruhe und einen ungestörten Schlaf. Die stete Erfahrung lehrte in diesem Hospitale, daß dies das sicherste und wirksamste Mittel sei, wieder zur Vernunft zu gelangen, und daß Personen von Distinktion, die jeden Gedanken an mechanische Arbeit mit Stolz und Verachtung von sich stoßen, auch den traurigen Vorzug haben, ihre irrsinnigen Verirrungen und ihr Delirium zu verewigen“ [2]).

Im Jahre 1412 wurden in dem Krankenhause *San Severo* zu *Barcelona* auch geisteskranke Priester aufgenommen; in diesem Spitale hatte ich im Jahre 1894 gesehen, wie auf dem Lehmboden der Zimmer hockende Kranke Schiffstaue zupften, am Plafond des Zimmers zwitscherten kleine Vögel im Käfige. Über diese Anstalt schreibt im Jahre 1847 eine Kommission: „Alle Irren waren in einem Saal vereinigt, vier junge Findlinge hatten die Weiber zu bedienen, sieben Tobsüchtige auf etwas Stroh gelagert, in ebenso vielen feuchten Käfigen in einem schmutzigen Saale ohne Ventilation, — ein Tobsüchtiger hatte einen eisernen Ring um den Hals, von dem aus eine Kette an die

[1]) Eine der unglücklichsten Formen hiervon ist das Radtreiben, was übrigens in Frankreich durch die Hausordnung der Anstalten verboten ist. (*Billod.*)

[2]) *Pinel*: Traité méd. philosophique sur l'aliénation mentale. II. Ed. Paris 1809. *Paetz*: „Die Kolonisierung der Geisteskranken.“

Wand ging. — Der Berichterstatter rief aus: „Dies ging 1847 mitten im zivilisierten Barcelona vor sich? Konnte man wohl denken, mit solchen tierischen Mitteln diese unglücklichen Irren zur Vernunft zu bringen?“

Gleichfalls im Jahre 1847 wurde die Errichtung eines neuen Instituts für 400 Kranke in *Barcelona* geplant, und zwar sollte dieses Haus mit den Irrenanstalten aller Völker rivalisieren; nach dem Projekte sollten die Frauen (!) eine Treppe hoch und parterre die Männer untergebracht werden, — doch bemerkt hierzu der Referent: „Gott weiß, wann die armen Kranksinnigen diese Wohltat genießen werden?“ Im Jahre 1894 wurde mit dem Baue noch nicht begonnen.

Auch in *Sevilla* wurde schon im Jahre 1436 eine Irrenanstalt „Casa de los locos“ erbaut. — Zu dieser Zeit hatte Sevilla noch 76 Krankenhäuser, welche später auf 45 zusammenschmolzen und von denen bis zum Jahre 1828 nur 7 übrig blieben.

Eine der berühmtesten Anstalten war die im Jahre 1483 zu *Toledo* gegründete („El hospital de los Inocentes en la Ciudad de Toledo“). Im Jahre 1793 wurde sie neu erbaut, jedoch ohne Zuziehung eines sachverständigen Psychiaters. Infolgedessen mangelt es den Kranken an Gärten zum Spazierengehen und zur Beschäftigung. Als Anstaltsdirektor fungiert jeweils ein med. Professor, während die Verwaltung in den Händen eines Priesters liegt (major domus), der zugleich auch als Hauskaplan tätig ist; der Oberwärter ist zugleich auch Hauswart und bezieht dasselbe Gehalt, wie der major domus[1]). Das Leben der Anstalt wird durch eine im Jahre 1845 veröffentlichte Beschreibung

[1]) Als Resultat dieser Pfaffenorganisation ist anzusehen — wie *Desmaisons* schreibt —, daß die Geisteskranken an den kirchlichen Prozessionen teilnahmen. Bei solchen Gelegenheiten wurden sie mit bunten, gelben und blauen Stoffen bekleidet, um ihre Nacken erhielten sie weibische Tücher, in ihren Händen tragen sie Tischtücher und Stöcke. Bei einer anderen Gelegenheit zogen sie als spezielle Farbe der Narren grünes Zeug an, welches mit braunen Lappen noch bunter gemacht wurde. (Diese zwei Farben bedeuten nach Ansicht der orientalischen Völker Weinen und Lachen.) — Auch hatten sie eine blaue Fahne mit braunem Rande. — Diese auffallende Bekleidung diente jedoch noch zu etwas anderem als zum Symbol: die Kranken gingen in diesen Kleidern nach der Stadt betteln; mit Tabak versorgte sich die Anstalt in dieser Weise. Es kam auch vor, daß die Wärter — um betteln zu können — sich mit dieser Narrenuniform bekleideten.

beleuchtet: „Die Kranken sind nicht ausgeschieden, alle sind durcheinander gelassen, — der mit Monomanie Behaftete, der Narr, der Tobsüchtige sind alle in Schmutz und Elend beisammen, Geheul an Ketten Geschlossener und übler als Verbrecher behandelt vermischt sich mit dem Gelächter der Narren." Merkwürdigerweise berichtet ein anderer Verfasser: „Es herrscht dort eine merkwürdige Ordnung und Reinlichkeit."

In *Valladolid* wurde im Jahre 1489, ebenfalls aus einer wohltätigen Stiftung, die erste Irrenanstalt errichtet, welche im Jahre 1847 mit Berücksichtigung aller im Auslande eingeführten Verbesserungen (!) neuerbaut wurde. An dieser Neugestaltung nahmen auch die Geisteskranken teil.

Das „*hospital de los dementes*" zu *Granada* wurde im Jahre 1507 zur Aufnahme von Geisteskranken und Syphilitischen (!), das Krankenhaus zu *Cadix* wieder zur Hälfte für Unterbringung von Sträflingen errichtet.

Bezüglich dieser unglücklichen *Adnexzustände* schreibt *Don Felipe Monlan*, daß *schon im Jahre 1836 durch ein Gesetz für Wohlfahrtsanstalten in Spanien bestimmt wurde, daß die Irrenanstalten von den Spitälern zu trennen sind.* — Zum großen Teile ist dies selbst in Rußland schon geschehen, und es ist wohl anders nicht möglich, diese jämmerliche kerkerhafte, ohne fachmännische Organisation geleitete Fürsorge der Irren abzuschaffen.

Übrigens konnte man, wie wir weiter oben sahen, allein durch Gesetze weder in Norwegen, noch in Irland, Belgien oder Spanien die Zustände bessern, und noch im Jahre 1833 schrieb ein spanischer Minister: „Gezählt sind die Hospitäler, in welchen Geisteskranke Zuflucht finden, und die Menschheit empört sich bei der Betrachtung der Weise, wie man sich im allgemeinen dieser hohen Verpflichtung entledigt." [1])

Im Jahre 1846 machte *Don Pedro Maria Rubio* neuerlich auf die jämmerlichen Zustände [2]) der Irrenhäuser und Irren-

---

[1]) „Wilden Bestien gleich, ohne die leiseste Spur von Rücksichten des Anstandes und des Schamgefühls sind sie an ihre Käfige gekettet, mehr als Tiere einer Menagerie denn als Menschen betrachtet ......, schlechter behandelt als die grausamsten Verbrecher, tatsächlich schlechter als die Bestien des königlichen Tiergartens."

[2]) *Ford* erwähnt in seiner spanischen Reisebeschreibung, daß im Jahre 1843 die Frau eines hochgestellten Beamten ganz nackt herum-

abteilungen aufmerksam, wodurch er auch erreichte, daß durch einen Ministerialerlaß die Errichtung eines Musterinstitutes verfügt wurde — über die Ausführung wurde jedoch bis zum Jahre 1859 nicht einmal gesprochen, in welchem die Errichtung des *manicomio modelo* neuerlich verordnet (!) wurde.

Ullersperger erwähnt ferner, daß um das Jahr 1817 herum nur in drei Anstalten die Kranken nach Geschlechtern abgesondert waren. In den Jahren 1847—57 wurden die Geisteskranken von *Don Rubio* auf 6851 geschätzt, somit wäre auf je 1667 Einwohner ein Geisteskranker gefallen.

Im Jahre 1859—60 erschien bereits über die Irrenangelegenheit ein Bericht des Ministerio de la Governation, nach welchem in den Anstalten 2217 Kranke waren; die Ruhigen und Unruhigen wurden in der Statistik getrennt geführt. Die Gesamtausgaben der Anstalten betrugen drei Millionen R. V., wovon 330 000 für das Personal und 260 000 für Sächliches verausgabt wurde.

Im Jahre 1860 betrugen die Ausgaben bei einem Bestande von 3380 Kranken 3 500 000 R. V.

Von den Privatheilanstalten erwähnt *Ullersperger* zwei und zwar den *San Bandilio zu Barcelona* als „die größte, ausgedehnteste, zweckmäßigste, gesündeste und dennoch eleganteste Irrenanstalt der Welt.“ (Wenn nicht auch hier eine ethnographische Euphemie vorliegt.) Die Anstalt besitzt eine Druckerei.

Ich selbst sah eine neuere, im Jahre 1873 renovierte Privatheilanstalt: „*Manicomio Nueva Belen*“ *in Barcelona.* Sie liegt auf einem Hügel der Vorstadt, gewährt eine prächtige Aussicht, hat Obst- und Gemüsegärten und vor dem Tore die Statuen *Pinels* und *Esquirols.* Diese für 120 Kranke eingerichtete Anstalt ist äußerst rein, scheinbar ganz neu, doch habe ich sonst nichts Besonderes darüber zu notieren gehabt. In dem Orientierungshefte lese ich, daß der Direktor der Anstalt Dr. *Don Juan Gine y Partagas,* Professor für Chirurgie an der Universität zu *Barcelona* nicht im Institute wohnt, doch mit diesem durch ein verbessertes Mikrotelephon verkehrt. Wie aus dem Ver-

---

liegend zur öffentlichen Schau gestellt wurde. — „Ein 16—18jähriges Mädchen saß in einer Grube, vollig zusammengebeugt, so daß sie sich kaum rühren konnte.“ *Tucker.*

Alt-Scherbitz.

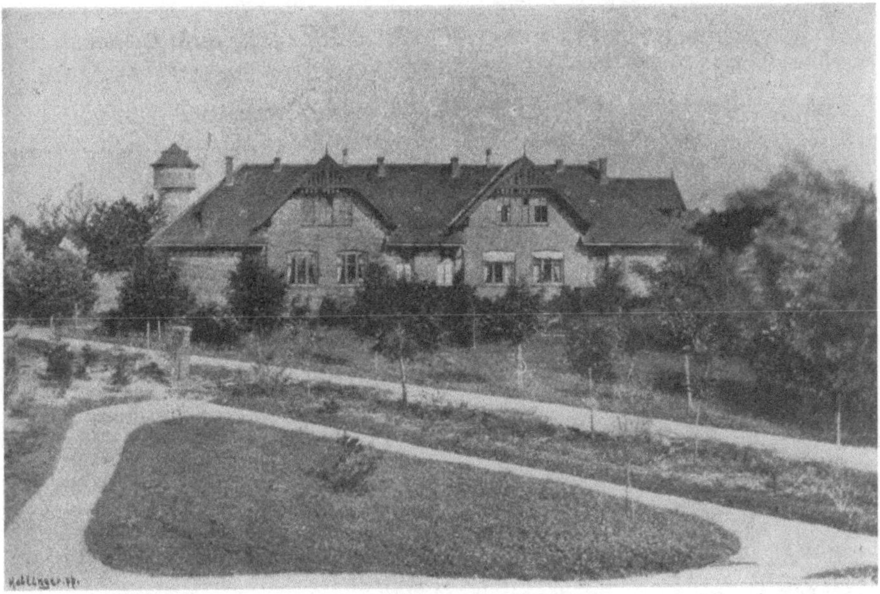

Geschlossene Abteilung.

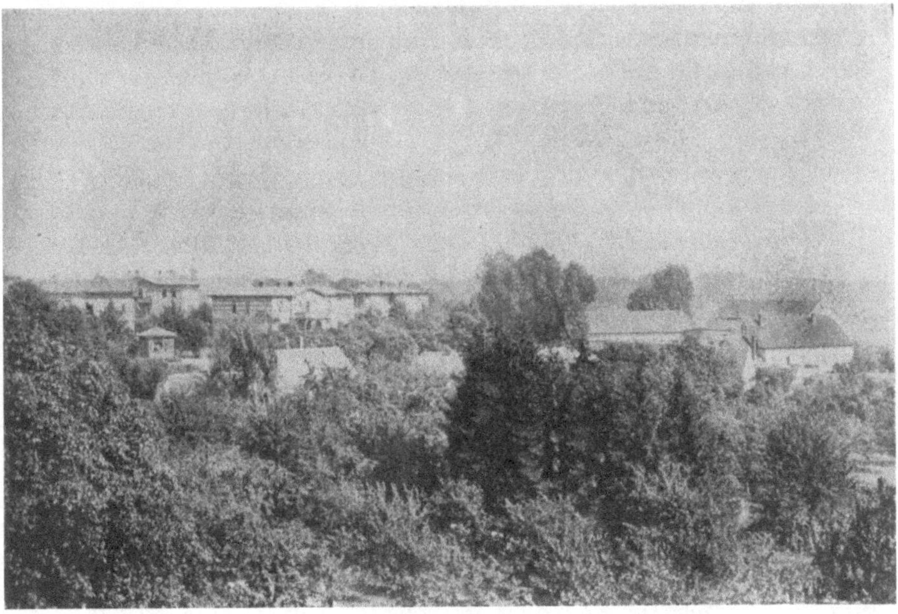

Dorf, unterer Teil.

zeichnis auf dem Rückblatte des Berichtes ersichtlich, entfaltet *Don Juan Gine* eine umfangreiche literarische Tätigkeit; so schrieb er ein Buch über die Hygiene des Dorfes, über die zellulare Pathologie, generelle Anatomie, dermatologische Chirurgie, deskriptive Anatomie, über Einbalsamierung, medizinische Geschichte, chirurgische Anatomie, über die Rettungsgesellschaft und nach all dem sogar über Psychiatrie: „Tratado teorico práctico de Frenologia."

Auf den Anstaltsgeist werfen übrigens folgende Worte des Berichtes ein gutes Licht: „Higiene, tranquilidad, seguridad, órden, suavidad, confianza y consejo: hé ahi los principios esenciales del modo de ser y de funcionar del Manicomio Nueva Belen." Die Wände des großen Salon psiquiátrico waren mit lehrreichen Sprüchen geziert, um auch mit diesen die Verirrungen des Geistes und des Gemütes korrigieren zu helfen. An der Spitze der Krankenpflege stehen die zum Orden des St. Vinzens gehörenden Paulaner „senoras religiosas". Die Anstalt ist auch der Verleger der einzigen spanischen irrenärztlichen Zeitschrift: „*Revista frenopática barcelonesa*", von deren Existenz ich übrigens sonst niemals etwas merkte. — Um die Einflüsse des Klimas auf die Geisteskranken besser verwerten zu können, hat man hier auch eine meteorologische Station errichtet. — Es ist interessant, daß die Angehörigen für Auskünfte über die Kranken eine besondere Gebühr von 80—180 Reales zu entrichten haben [1]).

Schon *Ullersperger* erwähnt, daß *Psychiatrie an den spanischen Universitäten* nicht vorgetragen wird, weshalb auch ihre wissenschaftliche Tätigkeit zurückbleibt. Ungeachtet dessen mangelt es in Spanien nicht an Talenten. Einen der größten unter diesen, *Cristoforo Columbo*, hat man seinerzeit überall und vielleicht am meisten in seinem sonnigen Vaterlande für einen verrückten Visionär gehalten.

Zwanzig Jahre nach *Ullersperger* konnte auch *Tucker* über die spanischen Verhältnisse nichts besonders Gutes sagen: „Das Irrenwesen und die Behandlung der Geisteskranken ist in Spanien noch sehr rückständig", ein Irrengesetz gibt es nicht, und die Geisteskranken werden von der zentralen, wie von den Lokal-

---

[1]) Manicomio Nueva Belen fundado en 1857. Barcelona 1883.

behörden vernachlässigt; nur selten fand er bei den Anstaltsärzten eine Spur von irrenärztlichem Wissen [1]).

Das Gesetz über Wohlfahrtsanstalten vom Jahre 1822 befaßt sich zwar auch mit den Geisteskranken und bestimmt, daß in allen Provinzen oder doch zum mindesten in den Hauptstädten einiger derselben zur Aufnahme von Geisteskranken öffentliche Asyle zu errichten sind, doch wurde dieses Gesetz schon im Jahre 1823 unter der Regierung *Ferdinand VII.* annulliert, sonst wäre Spanien tatsächlich das erste Land gewesen, welches diese Frage richtig gelöst hätte.

Tucker berichtet, daß im Jahre 1887 in Spanien 26 Anstalten waren, und zwar 16 provinziale mit 5—459, zusammen 2315 und acht Privatanstalten mit 10—625 Kranken. Zur Aufnahme wird auch der Taufschein oder der Nachweis einer Registrierung in die Bürgerliste gefordert.

In Spanien gibt es dreierlei *Formen der Beaufsichtigung der Irrenanstalten*: Die einzige staatliche Anstalt steht unter staatlicher Kontrolle (Director general de Beneficiencia), über die Provinzialanstalten führen die bürgerlichen Statthalter und über die Privatanstalten die „Juntas Provinciales de Beneficiencia" die Aufsicht. Doch ist diese Aufsicht nur eine fakultative, denn weder das Wie-oft, noch das Wie oder ob die Beaufsichtigung überhaupt stattfinde, steht irgendwo vorgeschrieben, weshalb die staatlichen Anstalten jährlich drei- bis viermal, die provinzialen Asyle in unbestimmten Zeitabschnitten und die Privatanstalten überhaupt nicht kontrolliert werden. Der *Gouverneur von Valencia* sagte zu *Tucker*, daß er zwar eine der größten Provinzialanstalten, zu deren Verbesserung übrigens die Provinz entweder nichts ausgeben kann oder will, zu besuchen pflegt, jedoch erwecke das Elend dieser Geisteskranken bei ihm so peinliche Gefühle, daß es ihn jedesmal eine starke Selbstüberwindung koste, die Anstalt zu besuchen. Die provinzialen Aufsichtskommissionen üben ihre Rechte niemals

[1]) Darüber schreibt *Ullersperger*: „Die Lage der Ärzte bot keine Zukunft, sie hatten wenig Ansprüche zu machen, ihre Rechte waren beschränkt, die Besoldungen spärlich, meistens waren sie fur ihren und den Unterhalt ihrer Familien auf den Erwerb der Zivilpraxis angewiesen, wie war da vorauszusetzen oder zu verlangen, daß Beobachtungen und Arbeiten über die unglücklichen Irren besondere Rücksicht finden sollten."

aus und so konnte der Besitzer einer Privatanstalt behaupten, daß bei ihm noch niemals eine Aufsichtskommission gewesen sei.

Doch besitzt auch Spanien eine hervorragende Einrichtung, die in vielen Ländern fehlt. Durch ein königliches Reskript vom Jahre 1875 wurde eine Damenkommission „*Junta de Senoras*“ gegründet, welche die Irrenanstalten besucht; solch' ein edles Handeln kann nur von der besten Wirkung sein. Welch einen großen Dienst ähnliche Institutionen in *Schottland* und *Holland* leisten, habe ich bereits oben erwähnt.

Tucker zitiert auch *Seguin*, der auf Grund seiner persönlichen Beobachtungen über das Irrenwesen Spaniens sich sehr ungünstig geäußert hatte. — Auch nach ihm sind unter den Ärzten der Irrenanstalten kaum einige, die auch nur eine Kleinigkeit vom Fache verstünden. — (Eine wirkliche „*Winkelpsychiatrie*“, wie man es in Deutschland nennt.) Die meisten Irrenärzte waren niemals über die Grenzen ihres Vaterlandes hinausgekommen, und da die Spanier fremdsprachige Werke gewöhnlich nicht lesen, so sind sie von den Fortschritten der Wissenschaft sozusagen abgeschnitten. Nicht nur, daß sie niemals Gelegenheit hatten, das no restraint aus unmittelbarer Erfahrung kennen zu lernen und es somit auch niemals einführen konnten, sondern es fehlt ihnen auch eine gegenseitige Aussprache über das spanische Irrenwesen selbst, da sie keine irrenärztliche Vereinigung besitzen.

Gegen die spanischen Anstalten hat *Seguin* folgendes einzuwenden.:

1. Ihr Grundbesitz ist zu klein, und es gibt weder Landwirtschaft noch Gärten, so daß die Kranken nicht beschäftigt oder ins Freie geführt werden können;

2. die wenigen Gärten sind klein und ohne Schmuck, manche davon nicht für menschlichen Gebrauch verwendbar;

3. sie besitzen weder anziehende Gesellschaftsräume noch Zerstreuungen für ihre Kranken.

4. für eine Individualisierung und Sonderung der Kranken besitzen sie keine ausreichenden Gebäude;

5. der Umgang mit den Kranken ist mangelhaft, auch werden diese nur ungenügend beschäftigt. (Es wäre wohl eines Vergleiches wert, wieviel von all dem speziell in den Adnexanstalten anderswo vorhanden ist.)

Seguin empfiehlt eine Statistik über die Geisteskranken und vor dem Bau einer Anstalt die Aussendung jüngerer Irrenärzte zu Studienzwecken nach dem Auslande. (Wie wir sahen, hält man dies in *Schottland, England, Frankreich, Deutschland* und — last not least — in *Japan* für eine unerläßliche Bedingung des Fortschrittes!) Ohne Erlernung fremder Sprachen kein Fortschritt. Für die Kontrolle empfiehlt *Seguin* das englische System.

Unter den Anstalten sah *Tucker* — insoweit ihm diese gezeigt wurden — die *„größte und eleganteste“ aller Anstalten St. Bandilio,* wobei er zwei Kranke an ihre Stühle, vier andere in Zwangsjacken im Hofe an Bäume gebunden fand. In einem Schlafsaale waren die Betten dicht zusammen, die Wände schmutzig und abgebröckelt, in der Küche lag das Brot auf dem schmutzigen Fußboden; das Ganze zeigte ein tristes Bild der Rückständigkeit.

Auch in den staatlichen Irrenanstalten zu *Madrid* ließ die Reinlichkeit manches zu wünschen übrig. Es gereicht der Anstalt zum Verdienste, daß einzelne Kranke in Begleitung von Wärtern an Sonntagen auch im Freien herumgehen dürfen. Die Wärter tragen mit einem L. (Leganés) bezeichneten roten Kragen. Die Behandlung fand er mild und human, jedoch die Anstalt überfüllt, wobei eine größere wissenschaftliche Fürsorge und bessere Bauten not täten. Die Apotheke wird von Nonnen versorgt, was ich etwas zu gewagt finde. Einzelne Kranke tragen um ihren Hals, um sie am Beißen zu verhindern, breite lederne Gürtel.

In der Irrenanstalt zu *Sevilla* sah er eine zweibettige Zelle, wobei ein oben angebrachtes Fenster statt mit Glasscheiben mit Eisentafeln und die Betten mit Ringen versehen waren, um Hände und Füße der Kranken befestigen zu können. Diese liegen auf Maishülsen, welche nach Bedarf getrocknet und wiederholt verwendet werden. Das ganze Institut ist eine „erbärmliche Hölle, aber keine Heilanstalt.“ Er meint, „daß es ein Verhängnis dieser Unglücklichen ist, daß sie zwar mit gutem Willen, sogar mit Rigorosität, jedoch ohne Sachkenntnis behandelt werden, wodurch Heilerfolge beinahe ausgeschlossen und die Todesfälle sehr häufig sind.“ Selbst der Gedanke ist qualvoll, daß *nur die arbeitenden Kranken ausgehen dürfen.* Es gehört zur Eigentümlichkeit der Anstalt, daß die Fenster ohne Glasscheiben sind, somit alles fehlt, wodurch man die Kranken und die Zimmer warm halten könnte.

Seguin schreibt, daß er im Jahre 1882/83 in der Anstalt Manicomio de Jesus zu *Valencia* in einem langen Zimmer etwa dreißig nackte tobende Weiber sah, deren Wärter ein brummiger Mann und eine Frau waren. In *Malaga* sah er eiserne Ringe und in *Cordova* angekettete Kranke.

Der letzte Madrider Kongreß bietet Gelegenheit, all dies durch die neuesten Bemerkungen zu ergänzen.

Laehr sah in *Madrid* und *Barcelona* ziemlich gute Anstalten, die Dunkelheit der Lokalitäten erklärt er aus dem durch die heiße Jahreszeit bedingten Streben nach Kühle. Er bemerkt, daß die Kranken zu wenig beschäftigt werden; und nur in Anstalten der geistlichen Orden konnte er hie und da landwirtschaftliche oder Werkstättenbeschäftigung beobachten. Die Zellen sind Kämmerchen ohne Licht, Luft und Fenster, — doch derartiges kann man auch in spanischen Hotels antreffen. Eine systematische Bettbehandlung konnte er nirgends beobachten. Die Isolierung wird durch das Anbinden der Kranken vermieden. (*Oliven* sah in *Granada* einen fluchtverdächtigen Kranken an den Füßen angebunden, einen Arzt gab es in der Anstalt nicht.) Duschen werden noch angewendet, sogar erwehrt man sich damit etwaiger Angriffe der Kranken; Prolongierte Bäder, resp. Bäder überhaupt, sind unbeliebt (was *Chyzer* und *Niedermann* auch aus den französischen Anstalten erzählten). Es kam ihm vor, als wenn die Kranken im ganzen und großen ruhiger gewesen wären als bei uns. — Eine merkwürdige Ordnung muß dort herrschen, wenn die Kranken innerhalb der Hausordnung nach Belieben schalten und walten können, wenn es vom Willen der Kranken abhängt, ob sie aufstehen oder liegen bleiben, ob sie baden oder ob sie arbeiten wollen. — Jetzt steht Spanien im Begriffe, seine erste psychiatrische Zeitschrift herauszugeben. — Die Alkoholisten versucht man durch eine Kombination von Morphin (!) und Strychnin zu heilen, während eine der dortigen Privatheilanstalten die vorzügliche Gepflogenheit besitzen soll, mit ihren Kranken zu Sommerzeiten an den Meeresstrand überzusiedeln, wobei es mir unverständlich bleibt, warum sie nicht das ganze Jahr hindurch dort bleiben, da doch in Spanien die Temperaturunterschiede der einzelnen Jahreszeiten nicht allzu groß sind. (Ich konnte in *Barcelona* im Monat Februar einen prächtigen Frühling genießen.) Übrigens berichtet hierüber *Macdonald*, der Referent des „American Journal of Insanity", etwas abweichend, denn nach ihm übersiedeln nur diejenigen Kranken, deren Zustand es erlaubt und es als wünschenswert erscheinen läßt. Auch *Macdonald* schreibt über die Kranken: „dangerous to himself or others is not prevailing type in Spain". Es lohnt sich wohl, diese Erscheinung um so mehr einem Studium zu unterziehen, als bei dem lebhaften Temperament der Spanier höchst wahrscheinlich auch dort die Erregungszustände der Mania und Amentia, die der Epileptiker und Paralytiker nicht fehlen. Allenfalls ist es nicht ausgeschlossen, daß bei dem beschriebenen Anstaltsgetriebe die Asylumdementia, der artefiziale ruhige Blödsinn noch mehr überhand gewinnt, als dies in den Adnexanstalten und Armenhäusern der Fall ist; andererseits aber weisen die Benützung des kalten Wassers gegen die Angriffe der Kranken und die des Halsgürtels und Anbindens gegen die Beißenden nicht auf einen gleichmäßig ruhigen Krankenbestand hin.

Portugal.

Über dieses Land ist nicht viel zu berichten. *Tucker* schreibt, daß es für das Irrenwesen keine gesetzlichen Bestimmungen besitzt, und daß nur zwei öffentliche Anstalten, eine namens *Rilhafolles* in *Lissabon*, die andere in *Oporto* vorhanden sind; Privatanstalten lohnen sich nicht. Eine „*Administrations-Kommission*" untersucht die Kranken bei der Aufnahme und besucht dreimonatlich die Anstalten, deren Direktor in der Anstalt wohnen muß, der zweite Anstaltsarzt ist dazu nicht verpflichtet. War der Geisteskranke schon vorher unter Kuratel gestellt, so kann eine Aufnahme nur nach dem Beschlusse des Familienrates erfolgen. Die auf die Aufnahme bezüglichen Umstände müssen durch Zeugen eidlich bestätigt werden [1]).

Wenn jemand einen Geistesgestörten unterbringen will, so muß er seine Unterschrift auf dem Gesuche behördlich beglaubigen lassen. — Die Ärzte der betreffenden Anstalt dürfen kein Zeugnis für die aufzunehmenden Kranken ausstellen.

Die Anstalt zu *Rilhafolles* wurde im Jahre 1848 aus einer Militärschule umgestaltet und ist nach *Tucker* sehr wenig zweckentsprechend; dieser Nachteil wurde noch durch schlechte Leitung und Vernachlässigung vergrößert. So hat man hier „Zellenstühle", welche nur die Köpfe der Kranken sichtbar lassen; einzelne Betten sind zur Bändigung der Kranken mit Stricken versehen, am Ende eines Korridors ist eine schräge Erhöhung vorhanden, wo die unreinen Kranken sich in ihrem eigenen Schmutze herumwälzen, und wenn auch am Ende der schiefenen Ebene eine Rinne zum Abfluß des Schmutzes vor-

---

[1]) Das bezieht sich nur auf die polizeilich eingewiesenen Kranken. Für die übrigen ist die Aufnahmeordre eines Richters notwendig, welche sich auf ein ärztliches Zeugnis stützt. Die ärztliche Untersuchung, die diesem Zeugnis zugrunde liegt, hat in Gegenwart des Richters und vor Zeugen stattzufinden. E.

handen ist, so wirkt doch das ganze durch einen penetranten Geruch schon von weitem abstoßend. *Tucker* bemerkt hierzu, daß die Gefangenen in jeder modernen Strafanstalt besser versorgt werden. — Hier haben die Kranken weder Tages- noch Schlafzimmer, und einzelne Kranke verzehren ihre Speisen aus ihren Händen, wie sie es eben können. — Die Kranken waren lärmend und schmutzig; einzelne schmutzige und unordentliche Abteilungsküchen hatten gemeinsamen Eingang mit dem Abort. — Die Speisen werden auf die Frauenabteilungen von Männern getragen, wie überhaupt die Männer ständig auf den Frauenabteilungen verkehren.

Im Jahre 1887 hatte die Anstalt 550 Kranke; Beschäftigung oder Zerstreuung sah *Tucker* nicht. Er schließt seine Beschreibung damit, daß man über diese Anstalt nicht genug Abfälliges schreiben könne.

Die Anstalt zu *Oporto* wurde aus den Mitteln einer Stiftung von vier Millionen des Fürsten von *Ferreira* auf einem Gebiet von 24 acres erbaut, ganz mit einer hohen Mauer umgeben; sie ist luftig, hell und nett eingerichtet und die Fenster im allgemeinen ohne Gitter. An der Spitze steht ein Direktor mit vier Hilfsärzten, die Administration wird durch barmherzige Brüder besorgt, die, ohne jedwede Kontrolle, selbstredend nach eigenem Gutdünken und, im Interesse ihres Ordens handeln. Die Kranken gegenwärtig 350, werden auf Grund von ärztlichen Zeugnissen aufgenommen, doch wenn die Fälle nach Ansicht des Direktors zweifelhaft sind, so hat eine achttägige Beobachtung stattzufinden. — Überraschend ist, daß die Anstalt ein *Laboratorium* besitzt, wo auch histologische Arbeiten getrieben werden können. — Nach Äußerungen des Direktors sind die Geisteskranken Portugals ruhiger als die der anderen Länder, Zwangsjacken werden kaum gebraucht; freilich bleibt hierbei unerklärlich, warum die Kranken in *Lissabon* anders geartet sind. — Merkwürdig ist auch, daß die Auswanderung nach Brasilien als ätiologischer Faktor angeführt wird, es ist vielleicht mehr das Elend, welches die Bevölkerung zur Auswanderung zwingt. Fälle von Melancholie waren in der Anstalt nicht vertreten; Hydrotherapie wurde ausgiebig geübt.

Italien.

Über die Geschichte des Irrenwesens in diesem Lande standen mir nur mangelhafte Daten zur Verfügung, denn *Ullersperger* [1]) behandelt nur den bis zum Jahre 1867 reichenden Teil des 19. Jahrhunderts. Er erwähnt, daß *Bonacossa* schon im Jahre 1849 dem Parlament das sogenannte *Bertini Projekt* zur Regelung des Irrenwesens vorgelegt hatte. Diese Angelegenheit wurde im Jahre 1862 wieder aufgenommen, als *Giuseppe Girolami* die Zählung der Geisteskranken und die Einsetzung einer Fachkommission verlangte. Er empfahl dabei, daß für die unbemittelten Geisteskranken in allen Landesteilen entsprechend den lokalen Bedürfnissen Anstalten errichtet werden sollten. Er empfahl auch besonders die Kolonisation, die auch *Castiglioni* befürwortete; letzterer fügte hinzu, es sei zur Erreichung dieser Zwecke wünschenswert, mehrere Provinzen zu vereinigen; auf eine landwirtschaftliche Beschäftigung der Kranken legt er großes Gewicht.

Das *Irrengesetz* kam im Jahre 1904 zur Verhandlung und trat auch am 8. März desselben Jahres in Kraft. *Tamburini* erwähnt (La legge sui manicomi. Riv. Sperim. 1904, I, 220), daß dieses Gesetz die Aufnahme und Entlassung der Kranken geregelt, für einen Rechtsschutz der Kranksinnigen gesorgt und die Oberherrschaft des Direktors in der ganzen Anstalt sanktioniert habe; auch schreibt das Gesetz eine Kontrolle der Kranken und der Anstalten sowie einheitliche Bestimmungen für letztere vor.

Tamburini erwähnt [2]), daß in Italien die erste Statistik über Geisteskranke im Jahre 1877 verfertigt wurde, als 15 000

---

[1]) Italiens Irrenwesen aus dem laufenden Jahrzehnt. Würzburg 1867. — Die Anstalten werden von *Billod* in seinem, im Jahre 1884 herausgegebenen Berichte: „*Les aliénés en Italie*“ systematisch beschrieben.

[2]) Rivista Sperimentale di Freniatria, 1904.

Kranke in Anstalten untergebracht waren; für 11 400 derselben standen schon seit dem Jahre 1874 Plätze zur Verfügung. Im Jahre 1899 wurden bei einer Bevölkerung von 31½ Millionen 36 000 Kranke in Anstalten verpflegt; heute sind es 40 000. Die Versorgung der Geisteskranken war im Budget der Provinzen im Jahre 1871 mit 6,39% und im Jahre 1897 mit 11,65% vertreten [1]).

Im Jahre 1898 hatte Italien 43 öffentliche Irrenhäuser, 63 Spitals- und Versorgungshäuser, 19 Privatirrenanstalten und drei „*Manicomio Giudiziario*“, somit zusammen 124 Institute. Die öffentlichen Anstalten beherbergten allein 28 364 Kranke, alle anderen zusammen nur 8567; in einzelnen Anstalten werden 200—600 — zusammen 4850 — Kranke mehr verpflegt als Plätze vorhanden waren, doch könnten 2660 (wahrscheinlich noch viel mehr) Kranke außerhalb der Irrenanstalten verpflegt werden, und wenn die Idioten (3461), Epileptische (2701), Alkoholisten (1164) und die mit Pellagra Behafteten (2094) [2]) in entsprechenden Anstalten untergebracht würden, so würden die Irrenanstalten von 10 000 Kranken — 25% ihrer gesamten Insassen — befreit werden.

Da die Erhaltung der Geisteskranken für die einzelnen Provinzen eine außerordentlich große Belastung bedeutet, so bestimmt das Gesetz, daß in Irrenanstalten nur solche Kranke gehalten werden dürfen, deren Verpflegung und Bewachung außerhalb der Anstalten unmöglich ist. Wir konnten dagegen sehen, daß der Standpunkt des schottischen Gesetzes, nach welchem alle Irren in Heilanstalten untergebracht werden müssen, falls nicht vom Board eine anderweitige Pflege befürwortet wird, der richtige ist, denn der Board gebraucht seine Rechte nach gewissenhafter Prüfung sehr ausgiebig. — Das italienische Gesetz hat Ähnlichkeit mit § 76 des ungarischen Gesetzes für das öffentliche Gesundheitswesen, und daß die Bestimmungen dieses Paragraphen nicht nur nicht durchführbar

[1]) *Billod* schreibt, daß die Irrenfürsorge schon durch das Kommunalgesetz vom Jahre 1865 den Provinzen zur Pflicht gemacht wurde.

[2]) Welch eine Bedeutung für einzelne italienische Anstalten die Pellagra hat, beweist am besten die Angabe *Billods*, nach welchem in der Anstalt zu *Colorno* unter den 65 Verstorbenen des Jahres 1881 43 an *Pellagra* gelitten hatten.

sind, sondern zu manchen Mißdeutungen Anlaß geben, und sogar dem ganzen Irrenwesen schaden, ist hier zu Lande wohl bekannt. — Nur durch eine irrenärztliche Organisation, mit einer hiervon abhängigen Aufnahme- und Entlassungsordnung und *mittels wohlorganisierter Pflege außerhalb der Anstalten ist es möglich, diese für das soziale Leben so außerordentlich wichtige Angelegenheit ohne bedeutende Kostenerhöhung mit gutem Resultate zu erledigen.* Die große Menge der jugendlichen Idioten und Imbezillen gehört nicht in Irrenanstalten, denn diese Kranken müssen unterrichtet werden, um ihre minimalen Arbeitskräfte auszubilden; hierzu sind Schulen und besondere Lehrkräfte notwendig; solche medico-pädagogischen Institute sind unerläßliche Adnexe für Irrenanstalten.

Nach *Tamburini* kann man in Italien auf je 1000 Kranke einen Epileptiker annehmen, welche dem Gesetze nach nur dann zu internieren sind, wenn sie selbst- oder gemeingefährlich sind, doch ist solch eine Gemeingefährlichkeit — wie dies allen Irrenärzten bekannt — kaum definierbar. — Es müßte auch das Leben unter Menschen und die Existenzfrage berücksichtigt werden.

Ein großes Verdienst des italienischen Gesetzes ist, daß es auch die *Familienpflege* berücksichtigt und Bestimmungen über die Kontrolle des Pflegepersonals und über den Zusammenhang derartiger Einrichtungen mit den Irrenanstalten enthält.

Die obligatorische *Anmeldung von Geisteskranken* war zwar im Gesetzentwurfe enthalten, doch wurde sie später fallen gelassen. Daß durch eine solche jedenfalls notwendige Maßregel die persönliche Freiheit nicht beeinträchtigt wird, und keine Unbequemlichkeiten dadurch zu entstehen brauchen. konnten wir bei den schottischen und österreichischen Verhältnissen sehen. Der *Aufsichtskommission* für die Irrenanstalten muß nach einer Bestimmung des italienischen Gesetzes auch ein irrenärztliches Mitglied angehören. Während der Parlamentsverhandlungen versprach *Bianchi* unter den Inspektoren der öffentlichen Wohlfahrt „Ispettori della Publica Beneficenza“ auch einen Irrenarzt mit bewährten Fähigkeiten anstellen zu wollen. Ebenfalls von *Bianchi* wurde der Wunsch ausgesprochen, daß die beamteten Ärzte, welche über Geisteskranke Zeugnisse auszustellen haben, ebenso wie die Polizei-

und Gefängnisärzte, sich über ein erfolgreiches Studium der Psychiatrie ausweisen müßten. (Ich meine, daß der Zweck besser zu erreichen wäre, wenn man bei Besetzung solcher Stellen eine halb- oder ganzjährige irrenärztliche Praxis und hierauf eine Prüfung über das gesamte Irrenwesen fordern würde.)

Während der gleichen Verhandlung ersuchte *Gatti* die Regierung, die Lasten der Irrenfürsorge den Provinzen zu erleichtern. — Wie wir bei Schottland, Holland und der Schweiz sehen konnten, wurde dort diese Frage vorzüglich gelöst, und *zweifellos ist eine umsichtige Hilfe des Staates ein besseres Vorgehen, als wenn alle Lasten vom Staate getragen werden.*

Über die *Geschichte* des italienischen Irrenwesens kann ich noch anführen, daß in *Rom* im Jahre 1548 durch spanische Mönche ein *Asyl*: „*A racchiudere i pazzi che nella città non aveano ricovero*" für Geisteskranke gegründet wurde (*Desmaisons*). — Später wurden die Spitäler der Aussätzigen zu solchen Zwecken umgestaltet. — In *Sizilien* beginnt man ums Jahr 1824 herum, die Spitalspflege der Geistesgestörten zu ordnen; im *Manicomio* zu *Perugia* wurden schon im Jahre 1862 systematische Obduktionen vorgenommen. Im Jahre 1861 beschreibt *Miraglia* die Konstruktion einer Musterheilanstalt: „Della construzione di un manicomio modello italiano"; als man im Jahre 1862 zu *Bologna* eine Irrenanstalt zu errichten beabsichtigte, wurden hervorragende französische Anstalten als Vorbild genommen.

Ganz hervorragende Verdienste erwarb sich auf dem Gebiete der italienischen. Psychiatrie *Serafino Biffi*, dessen gesammelte Werke in vier Bänden erschienen sind. Er reiste viel im Auslande, und hat die Familienpflege und die Regelung des Irrenwesens einem sorgfältigen Studium unterworfen; von seinem großen Vermögen haben die Erben als „*Biffi-Stiftung*" die Organisation einer *psychiatrischen Bibliothek* begonnen.

Schon in den sechziger Jahren bemühte man sich um die Gründung eines *Patronates* zur Unterstützung von geheilten Geisteskranken.

Um das Jahr 1865 herum wurde in *Montebello*, 10 lombardische Meilen von *Mailand*, eine Anstalt von sonderbarem

Alt-Scherbitz.

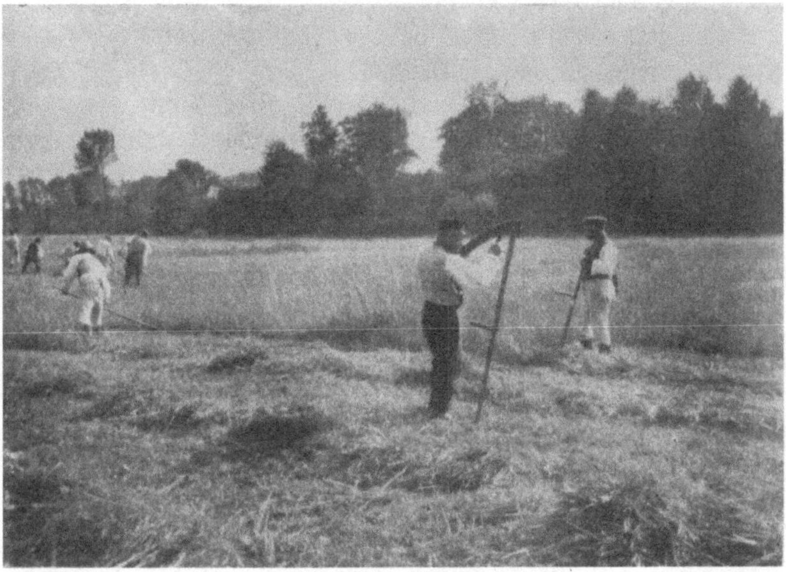

Arbeitende Kranke.

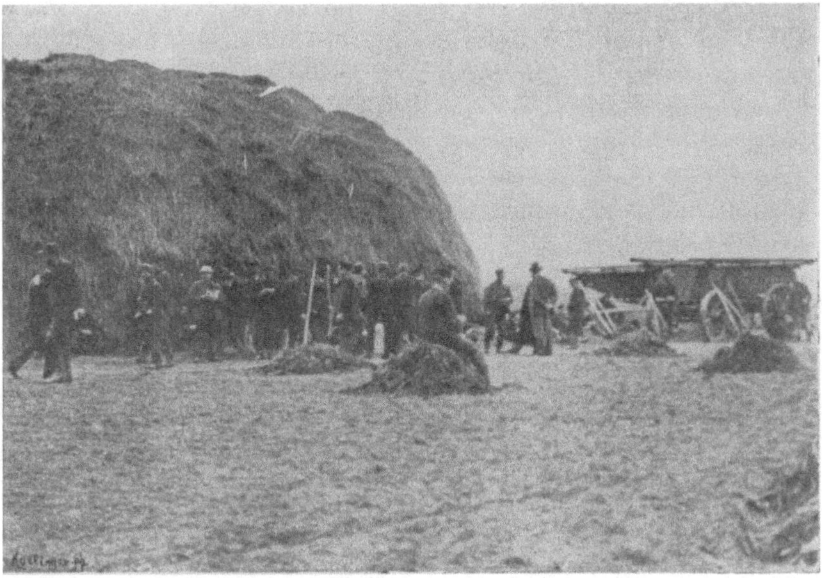

Versammlung der arbeitenden Kranken.

Grundriß erbaut. Es sind zwei große quadratische Bauten, deren Ecken sich berühren, wie die gleichfarbigen Felder eines Schachbrettes. Eisengitter sind nicht vorhanden, doch ist für eine Meierei und für Möglichkeit von Ackerbau gesorgt; sogar mit der Einrichtung einer Schule wurde begonnen.

Seraffino Biffi gründete im Jahre 1861 die Gesellschaft der italienischen Irrenärzte „*Societa frenopatica*" und erklärte sich schon im Jahre 1866 (und noch dazu in Italien!) gegen die Verwendung der geistlichen Orden als Wärter in den Irrenhäusern. Diese beim französischen Irrenwesen bereits erwähnte *Verweltlichung* begann somit auch in Italien recht frühzeitig. — Auf diesem Gebiete ging bei uns *Laufenauer* bahnbrechend vor und ihm folgte mit mehr Erfolg *Jendrássik*, der auf seiner Nervenklinik statt der Nonnen die im Rotenkreuz-Spitale ausgebildeten Wärterinnen anstellte; auf meiner früheren Abteilung in *Gyula* hatte ich zwei Jahre hindurch nur eine einzige Nonne, und doch geht alles besser vonstatten als früher, wo alle Wärterinnen Nonnen waren. (Vom Roten Kreuz erhalten bei uns die Irrenanstalten prinzipiell (?) keine Wärterinnen.) — Ohne die Verdienste eines geistlichen Pflegepersonals über Gebühr herabsetzen zu wollen, muß ich doch bemerken, daß sie schon durch ihre widernatürliche, weltfeindliche Lebensweise, durch ihre spezielle Disziplin für Irrenanstalten untauglich sind; hier wird das Pflegepersonal vor eine so schwierige Aufgabe gestellt, daß entweder die erforderlichen Gebete zu leisten und noch eher eine hingebende Krankenpflege schon aus physischen Gründen ein Ding der Unmöglichkeit wird [1]. — In Belgien werden Mitglieder der Mönchsorden, in Schottland intelligente, gelernte, bürgerliche Wärter angestellt, und diese beiden Länder bilden auf dem Gebiete der Irrenfürsorge und Irrenpflege die entgegengesetzten Pole.

---

[1]) *Ullersperger* berichtet, daß in *Siena* schon im Jahre 1875 *Carlo Livi* von seiner Direktorstelle, sogar von der Professur abdankte, da die auch auf der Männerabteilung diensttuenden Nonnen nicht seine, sondern die Weisungen des Ordenshauptes befolgten und auch ohne seine Zustimmung Zwangsmittel anwendeten. — Bei der Schilderung von *Tournai* habe ich bereits erwähnt, daß heute noch die humane Pflege der Kranksinnigen mit einem geistlichen Pflegepersonale kaum möglich ist.

Tucker besichtigte im Jahre 1887 eine ganze Reihe von italienischen Anstalten, doch will ich von seinen Aufzeichnungen nur das Folgende erwähnen:

In *Bologna* sah er Paralytiker an ihre Stühle gebunden, und auch die Zellen waren mit solchen „Schutzstühlen" versehen, unter welchen Klosettöpfe angebracht waren; ein Kranker war schon seit einem Monat in seiner Zelle. Andere wiederum waren an ihre Betten gebunden; die Anstalt war im übrigen rein und nett. *Alle fünf Tage haben zehn Kranke mit zwei Wärtern Ausgang.* — In der Anstalt zu *Colorno* begegnete er noch einem Vertreter der *Metallotherapie*, der das Silber bei Geisteskranken von guter Wirkung fand. In *Castelpulci* bei Florenz sah er ebenfalls Schutzstühle, auch viele Kranke in schmutzigen Kleidern und mit nackten Füßen. In einer anderen Anstalt zu *Florenz* waren — hauptsächlich für die Epileptiker — Gitterbetten; auf die Köpfe der unruhigen Kranken wurde kaltes Wasser getropft, auch waren Schutzstühle, Betten und Zwangsjacken in Verwendung; zum größten Teile war die Anstalt schmutzig und schlecht gelüftet. — Er sah auch in einer Privatanstalt Bänke mit Vorrichtung zum Anbinden der Füße.

Die Irrenanstalt zu *Genua* ist in sechsstrahliger Sternform erbaut. Auch hier herrschte *exzessives Restraint*, wobei einzelne Kranke an Betten und Stühle gebunden wurden. Einen guten Eindruck machte auf ihn dagegen die Anstalt zu *Mombello* mit 1300 Betten, wo nur selten Zwang angewendet wird, alles einfach, nett und reinlich ist und der Direktor mit den Kranken freundlich verkehrte.

Die Irrenanstalt *Francis de Sales* zu *Neapel* habe auch ich im Jahre 1894 besichtigt und hatte ebenfalls den Eindruck, daß sie zwar in guter Ordnung gehalten wird, doch etwas ärmlich ist, da man keine Spur von Dekoration oder Komfort sieht; alles weiß und grau, wie die Uniformen der Kranken. Doch entfalten die Ärzte in ihrem, für vielseitige Arbeiten vorzüglich eingerichteten Laboratorium eine große wissenschaftliche Tätigkeit. — Zwang wird kaum angewendet. — In einer anderen Irrenanstalt bei *Neapel* sah *Tucker* Schutzstühle aus Eisen und Vorrichtungen zur Befestigung der Kranken an den Wänden; auch war in einem Zimmer die weiter oben bereits geschilderte Vorrichtung für ein *Schreckbad* zu sehen. Die Anstalt besitzt eine Zelle für Phototherapie mit roten Wänden und mit ebensolchen Fensterscheiben und auch eine blau gehaltene. (Vielleicht wären „Zwangsaugengläser" einfacher gewesen.) Die Anstalt war übrigens einfach, jedoch bequem eingerichtet.

In einer Anstalt zu *Palermo* sah er an den Wänden, so daß es auch die Kranken sehen sollten, lange Ketten und Fesseln befestigt [1]) — in einer anderen Anstalt zu *Palermo* lagen die Kranken auf Stroh; die Wärter hatten erschreckend große Schlüsselbunde, die Kranken machten ohrenbetäubenden Lärm, und überall war Unordnung und Mangel jedweder Disziplin zu konstatieren.

In Rom sah auch ich die Anstalt *St. Maria della Pietà*, wobei für die Privatkranken auf einem Hügel, mit prächtiger Aussicht auf die Peterskirche und auf den Vatikan, inmitten eines schönen Gartens eine mit Grün überrankte Villa steht. — Ich sah durch den Hals eines Kranken, um eine Eiterung zu unterhalten, Roßhaare gezogen, was gewiß eine nutzlose Quälerei ist. Nach *Tucker* waren die Kranken in einem schändlich schmutzigen und vernachlässigten Zustande: „neglect, disorder, dirt, and untidiness were everywhere observable." Eine tüchtige wissenschaftliche Tätigkeit wird jedoch trotzdem entfaltet, und ich sah in einem hochgewölbten Kellerraume vier bis fünf Kranke tadellose Gehirnschnitte machen, färben und unter Glas legen.

In *Turin* sah *Tucker* einen eigentümlichen Waschtisch, wo der Kranke, ohne zu sehr gestört zu werden, abgewaschen werden konnte[2]). Diese Anstalt mit 475 Betten hat fünf inner-

---

[1]) Daß dies auch heute noch mit einer christlichen Auffassung vereinbar ist, bestätigt auch *Moll*, der im Jahre 1897 im *Sankt Georgs-Kloster* zu *Bethlehem*, wo die Kranken mittels Gebeten kuriert werden, Geistesgestörte in Fesseln sah; übrigens konnte *Hoppe* von *Mingazzini* selbst hören, daß er in Rom erst vor 7 bis 8 Jahren die für die Kranken bestimmten Fesseln von Betten und Wänden entfernen ließ (1897).

[2]) Nach *Tuckers* Beschreibung handelt es sich um einen auf Rollen laufenden Waschtisch von Betthöhe, dessen obere Platte mit Gummituch belegt und mit Abfluß versehen ist, während sich unten ein Bassin mit warmem Wasser befindet. Der Waschtisch kann offenbar mit seiner

halb der Anstalt wohnende Ärzte, einen Phlebotomisten und zwei Apotheker. Restraint wurde damals noch angewendet; unter anderem ist ein merkwürdiges Bett vorhanden, worin der Kranke nach Belieben des Wärters in seinen Bewegungen gehemmt werden kann, ohne daß er selbst dabei berührt zu werden braucht.

Im *St. Clemente* Frauenasyl zu *Venedig* sah *Tucker* nach französischem Muster Aborte ohne Sitzbretter von sieben Personen zu gleicher Zeit benutzt und bezeichnet diese Orte als ekelerregend. — Die Kranken werden nicht nur bei der Aufnahme, sondern auch später und bei der Entlassung photographiert, doch glaube ich, daß eine gut geführte Krankheitsgeschichte und eine systematische Kontrolle des Körpergewichtes von größerem Werte ist. — *Tucker* sah auf einem Korridor 32 Kranke an ihre Stühle gebunden, darunter mehrere mit nach rückwärts gebundenen Händen. Einem Kranken waren die Füße vor Kälte ganz blau, und auf eine diesbezügliche Frage wurde geantwortet, daß die Kranken, wenn die Witterung erlaubt, daß sie ins Freie gehen, ohnedies Strümpfe und Schuhe erhalten. — In einem Tageszimmer wurde er durch ein „*perfect Pandemonium*" empfangen, wobei 50 Kranke auf verschiedene Art gefesselt waren, in dem Zimmer befanden sich außerdem noch 30 andere Kranke; die Kranken wurden von den Wärtern mittels Holzlöffel gespeist „a most wretched spectacle." In einem Saal mit 80 Betten waren sieben Kranke an ihre Betten gebunden; in den festen Zellen sind je zwei (!) Betten; in einer solchen Zelle befindet sich ein Kranker bereits seit fünf Jahren. — Während der Anwesenheit *Tuckers* waren bei 213 Kranken verschiedenartige Zwangsmittel angewendet; wenn einer nicht arbeiten will, so wird er mittels eines Ledergürtels an dem Waschtrog befestigt. — Solche Zustände fand *Tucker* nirgends auf der Welt. (Die Kranken werden durch barmherzige Schwestern des nach *St. Vincenz* benannten Paulanerordens gepflegt.)

Ein Pendant zu dieser Anstalt ist *San Servolo*, wo 600 Kranke unter der Obhut von 13 Mönchen und entsprechenden

---

oberen Platte unter den etwas gehobenen Kranken geschoben werden, so daß man diesen im Bett waschen kann, ohne ihn „unduly", unverhältnismäßig, zu stören. E.

bürgerlichen Wärtern stehen. *Tucker* sah 81 Kranke gefesselt, und er gewann den Eindruck — trotz einer Versicherung des Inspektors —, daß die Kranken Wein und Eisen erhalten, — daß diese schlecht genährt waren und eher etwa mehr Brot hätten erhalten müssen.

Über diese Anstalt schrieb *Tamburini*[1]), daß die hier eingeführte Methode der Pflege eine Verletzung der modernen Psychiatrie bildet, daß hier in der Zeit der Humanität eine barbarische Methode geübt, eine wahrhaftige Tortur getrieben wird, durch deren Ausübung sie in eine Sünde des zynischen Heuchelns verfallen und das Mitleid mit Lappen des Bösen und der Nachlässigkeit behängen [2]).

Doch werden solche düstere Bilder heute bereits immer seltener, und da auch die skandalösen Zustände in den Irrenanstalten der Ordensbrüder zu *Venedig* aufgedeckt wurden und die Behörden sich ihrer annahmen, wird auch die Kultur Italiens von diesem Schandfleck befreit werden; in den anderen Anstalten Italiens herrscht eine mit der Kultur der Welt schritthaltende, rege und wirklich humane Tätigkeit.

Aus dem, während einer im vorigen Sommer (1904) unternommenen Studienreise gesammelten Berichte meines Hilfsarztes *Dr. Révész*, konnte ich in das innere Getriebe dreier italienischer Anstalten Einblick gewinnen.

---

[1]) Rivista sperimentale, 1904, 237.

[2]) Noch im Jahre 1900 sah *Weygandt* Kranke angekettet, andere durch mächtige Ledergürtel aus Material von hölzerner Härte gebändigt; etwa 10% der Kranken wurden so behandelt (Psych. Wochenschr.).

Nach Äußerungen des Anstaltsleiters *Pater Minoretti* waren im selben Jahre die Zwangsmittel auf ein Minimum reduziert, und die Behörden fanden alles tadellos (Psych. Wochenschr., 1902, 427). Als infolge der in ganz Europa Aufsehen erregenden Skandale *Pater Minoretti* suspendiert wurde, schrieb ein kirchliches Blatt: „Widerrechtlich und gewaltsam wurde der geistliche Direktor des Irrenhauses von seinem Amte entfernt; jahrzehntelang sind gutmütige Mönche von der Provinzialverwaltung aufs empörendste ausgebeutet worden, und jetzt erhalten sie den Tritt der Ungläubigen für ihren Edelsinn (!) und ihren unerschöpflichen Opfermut. Warum? Ihre Methode soll nicht mit der Wissenschaft vereinbar sein! Was ist die Wissenschaft? (!!) Sicherlich ist auch diese Verfolgung von der Liebe Gottes geschickt, um den verfolgten Dienern seiner Kirche neue Verdienste im Himmel zu erwerben.“ (!) (Ebenda.)

Über das „*manicomio provinciale*“ zu *Verona* berichtet aus den Jahren 1902, 1903 und 1904 Direktor *Stefani*. Am 1. Januar 1904 hatten sie 595 Kranke; unter den Aufgenommenen litten die meisten an *Pellagra*; als Ursache der Geisteskrankheit war bei 36 *Alkohol* und bei 21 *Miseria* aufgenommen. Die Krankheiten werden folgendermaßen klassifiziert: Psicosi congenite, ps. semplice acute, ps. croniche primitive e consecutive ps. de nevrosi, ps. tossiche, ps. infettive [1]).

Auch der Bildungsgrad der Kranken wird registriert. Unter 978 waren 282 Analphabeten, 485 konnten lesen und schreiben und 211 besaßen einen gewissen Bildungsgrad (una certa coltura). Die Zahl der weiblichen Analphabeten war etwa dreimal so groß als die der männlichen, und es hat den Anschein, daß auch dort, ebenso wie bei uns, viel weniger Frauen als Männer den Unterricht genießen konnten.

Die Sterblichkeit betrug in dieser Anstalt 9 %; sie nimmt hierdurch unter den italienischen Anstalten etwa die Mitte ein; die besten Verhältnisse sind in *Bergamo* mit 6 % und die schlechtesten in *Bologna* mit 15,4 %; unter 88 Fällen von Tuberkulose endeten nur drei tödlich. Erwähnenswert ist, daß obwohl die Juden in *Verona* nur 1,20 ‰ der Bevölkerung ausmachen, 1 % der Geistesgestörten dieser Konfession angehört. Anscheinend werden auch für das Pflegepersonal Unterrichtskurse abgehalten, doch konnten diese im Berichtsjahre wegen Erkrankung des einen und wegen anderweitiger Beschäftigung der anderen Ärzte nicht stattfinden. Im Berichte sind folgende Krankheitsformen angeführt: Imbecillità, Idiozia, Cretinismo, Pazzia morale, P. circolare, Mania con furore, M. senza furore, Monomania intelletuale, M. impulsiva, Melancolia semplice, Melancolia con stupore, Demenzia primitiva, D. consecutiva, Frenosi sensoria, Fr. ipocondriaca, isterica, puerperale, epileptica, alcoolica, pellagrosa, paralitica, senile. In Obs. — Diese Einteilung ist nach der heutigen Auffassung vollkommen veraltet.

Nach dem Speisezettel der Anstalt erhalten alle Kranken frühmorgens Milchkaffee, wöchentlich einmal gibt es Fasten-

---

[1]) Dati statistici e relazione sull' andamento del manicomio provinciale di Verona durante l'anno 1902, 1903 u. 1904.

speisen; Brot bekommen sie pro Kopf 400 g, auch *zwei dcl Wein, die arbeitenden vier dcl*; das Fleisch kann auch durch zwei Eier, der Kaffee durch „zuppa" ersetzt werden.

Die Kranken leisteten an 38 709 Tagen Arbeit im Werte von 17 418 Lire.

Laut dem vorjährigen Anstaltsberichte *neigen* 102 *Kranke zum Selbstmorde* — eine in guten Anstalten sehr seltene Erscheinung (! *E.*) und wir könnten es kaum gutheißen, daß in solchen Fällen der Zwang „a solo scopo di protezione e di difesa" angewendet wird. Nach Äußerung des Direktors ist ein „no restraint" aus Gründen der charakteristischen Impulsivität der Kranken nicht genügend durchführbar. *Der Bericht erwähnt, daß „in allen Anstalten Italiens Zwang angewendet wird"*, und wenn auch ein Schweizer Institut niemals Einwicklungen oder Zwangsjacken gebrauchte, halten sie doch ihre Methode für das Richtige: „noi siamo indotti a questa maggior fede alla franca dichiarazione del primo." „E una dolorosa (!) necessita." — ? — Zum Glück handeln die Irrenärzte anderswo nach anderer Überzeugung. Eine die Rassenunterschiede bedingte größere Unruhe halte ich durch nichts für bewiesen, denn gerade Italien hat ein Beispiel aufzuweisen, daß in zwei Anstalten einer und derselben Stadt in einer restraint, in der anderen no restraint geübt wird.

Ich muß auch noch der ganz besonders hervorragenden Anstalt „*Frenicomio di Reggio-Emilia*" Erwähnung tun, welche unter der Leitung des, auch im Auslande als ausgezeichnet bekannten Psychiaters *Tamburini* steht.

Gleich am Beginn der Beschreibung [1]) des Institutes ist hervorgehoben, daß die Zentrale der Anstalt einem Menschen gleicht, dessen nichtssagendes Äußere einen um so wertvolleren Kern birgt. — Eine wahrhaft gute Heilanstalt muß wirklich so beschaffen sein. — Die Heilzwecke der Anstalt werden nicht durch Paläste im gothischen Stile und noch weniger durch einen jedem ewig fremd bleibenden Sezessionspavillon befördert, sondern durch einfache freundliche Behausung, durch schöne, ruhige, freie Umgebung von außen, durch die warme freundliche Heimstätte von innen und durch eine hin-

---

[1]) Il frenicomio di Reggio-Emilia, 1900.

gebende, kluge, die Leiden der Kranken überall verstehende Hilfe.

Reggio-Emilia besitzt eine Fläche von 60 ha, wovon 64000 qm bebaut, 79000 qm Hof und Garten; die Baumethode ist „completamente disseminato" — eine vollkommene Zerstreuung, welche in 26 Pavillons zur Geltung kommt. — Wie ich bereits öfters erwähnte, — und es bedarf gewiß keiner weiteren Erklärung, — ist dies die allein richtige Methode [1]).

Die Geschichte dieses Institutes reicht bis zum XII. Jahrhundert zurück, denn schon damals bestand hier ein Krankenhaus für die mit *Lepra* Behafteten. Im XVI. Jahrhundert wurden auch Gebrechliche, Epileptische, Taubstumme, Greise und Krüppel aufgenommen, die ersten Geistesgestörten wurden jedoch im Jahre 1536 verpflegt. Im Jahre 1574 gestaltete sich das Haus ausschließlich zur Pflege von Geisteskranken um. Lehrreich sind die im Jahre 1821 herausgegebenen Statuten der Anstalt, nach welchen selbst die Geistlichen — „servicio religioso" — unter die Oberherrschaft des Direktors gestellt werden. Zu dieser Zeit wurde in der Anstalt unter *Galloni* eine humane Psychotherapie eingeführt. Im Jahre 1871 begründet *Zani* eine Ackerbaukolonie und beginnt unter vernünftigen Normen mit dem System der Freiheit und des Vertrauens (nei giusti limiti il sistema della libertà e della fiducia). Im Jahre 1873 begründete *Livi* den klinischen Unterricht und eine wissenschaftliche Tätigkeit. Seit dem Jahre 1877 steht einer der hervorragendsten italienischen Psychiater *Tamburini* an der Spitze der Anstalt, mit dessen Namen auch die Einführung der modernen *Familienpflege* in Italien verknüpft ist.

Am 1. Januar 1900 waren in der Anstalt 961 Kranke. Von den aufgenommenen Kranken heilten 45 %, die rezidiven Fälle betrugen 10 %, die Sterblichkeit, hauptsächlich durch die Pellagra verstärkt, 12 %.

---

[1]) *Tamburini* sagt: „Questa disseminazione, che e l' ideale di tutte costruzioni ospitaliera moderna, ci permette di attuare tutte quelle separazione e in alcuni casi anche quegli isolamenti, che sono richiesti dalle malattie mentali per sè, o possono esserle talora da malattie occasionali."

Die Anstalt zu besichtigen ist nur gegen ein Eintrittsgeld von 1 Lire für zwei Personen möglich, zum Besten eines Hilfsfonds für Entlassene. Die Gäste haben ihren Namen in ein Buch einzutragen, dann erhalten sie eine Karte, worauf man den Weg vorgezeichnet findet.

Durchschnittlich sind die Wände mit hellem „stucco" versehen und der Fußboden mit bunten Zementplatten „una specialità reggiana", bedeckt.

Die 4000 (!) Bände enthaltende Fachbibliothek ist in dem Hauptgebäude; sie erhält als Tauschexemplare für die von der Anstalt verlegte „Rivista sperimentale" etwa 100 Zeitschriften. Sehr interessant ist die Antiquitätensammlung: „*Museo d'anticaglie*", von veralteten Instrumenten der Irrenheilkunde, — wovon einzelne allenfalls auch heute noch in Belgien, Frankreich, Spanien und vielleicht auch noch in Italien in Gebrauch sind. — In einem Saale befindet sich eine große Schädelsammlung [1]), darunter zwei von *Malphigi* und *Gaddi* beschriebene. Einer von diesen hat einen siebenmal größeren Umfang als ein normaler Schädel und ein Gewicht von 4 kg; ein anderer ist mikrokephal und hat nur einen Umfang von 30 cm —, wie der eines Neugeborenen. — Auch besitzt die Anstalt Laboratorien für Histologie, wo überall eine rege wissenschaftliche Tätigkeit waltet [2]). Die Arbeiten werden von dem durch seine Toxinuntersuchungen bekannten äußerst tätigen Psychiater *Ceni* geleitet. Für die Versuchstiere steht ein besonderer kleiner Bau zur Verfügung.

Bei der Beschreibung des großen Prunksaales erwähnt *Tamburini*, daß Theatervorstellungen für den großen Teil der Kranken nicht zuträglich sind, weshalb auch der Saal hiezu nicht recht verwendet wird.

---

[1]) Ähnliche wissenschaftliche Sammlungen besitzen die meisten italienischen Irrenanstalten.

[2]) *Reggio* ist zwar die beste Schule der italienischen Psychiatrie, doch sorgen außerdem noch acht ordentliche Lehrstühle der Universitäten dafür, daß sich auch die praktischen Ärzte irrenärztliches Wissen aneignen können; auf der Universität zu *Turin* wurden schon im Jahre 1850 psychiatrische Vortrage gehalten (*Billod*). — In neuester Zeit studierte *Sérieux* den italienischen psychiatrischen Unterricht.

Das ganze Pflegepersonal, und alle übrigen Angestellten sind weltlich, was ich schon öfter als vorteilhaft bezeichnet habe.

Die Spitalsabteilung besitzt auch eine große Terrasse zu Sonnenbädern und Luftkuren, für gute Luft ist übrigens auch innerhalb der Anstalt überall gesorgt, es wird besonders darauf geachtet, daß die Kranken jederzeit in unverdorbener Atmosphäre sich aufhalten; die Fenster reichen vom Fußboden bis zum Plafond. Die Schlafsäle für zehn Betten besitzen einen Cubus von $13{,}20 \times 7 \times 4{,}60 = 434$ cbm. Eisengitter sind entweder nur in den Fensterrahmen oder gar nicht vorhanden.

Eine große Rolle spielt bei der Beschäftigung der Männer das Strohflechten und bei den Frauen das Weben, mit solcher Arbeit versucht man zuerst die Kranken zu beschäftigen.

Die Anstalt besitzt auch eine mit großer Sorgfalt eingerichtete hydrotherapeutische Abteilung, wo Massage, Gymnastik, und Bewegungstherapie tüchtig geübt und auch das Pflegepersonal hierin unterrichtet wird. (Solche Einrichtungen sind in allen erstklassigen Anstalten in *Schottland*, *Italien* und *Deutschland* zu finden.)

Bei der Landwirtschaft waltet das Bestreben, dem Kranken alles zu bieten, was ihn an sein Heim erinnert; sogar die Betten sind so, wie es der italienische Ackerbauer gewöhnt ist; diese ganze Ansiedlung ist offen, ohne jede Mauer; die Kranken begegnen vollem Vertrauen; von hier aus, wo sie nur durch die Aufmerksamkeit der Wärter und durch ihr eigenes Wohlbefinden gehalten werden, entweichen die Kranken nur in den allerseltensten Fällen. „*Nichts ist trostreicher — sagt Tamburini — als frühmorgens diese Landwirtschaft treibenden Kranken ihre Gerätschaften geschultert, hinter dem Vieh herschreiten zu sehen, in guter Laune arbeitend und noch fröhlicher heimkehrend beobachten zu können. ..... Erinnerungen zaubern ihnen ihr Heim hervor, alte Gefühle werden lebendig, ihr Geist kommt in Tätigkeit, der Wille erwacht, ihr Selbstbewußtsein kehrt zurück, das Halluzinieren verschwindet und sie beruhigen sich.*“ Es wird auch Seidenzucht getrieben und die schönsten Kokons in der ganzen Umgebung loben die Tätigkeit der Irren.

Die Kranken der höheren Zahlungsklassen sind in kleinen Villen untergebracht, die bald ein pompejanisches Haus, bald eine Schweizervilla nachahmen.

Alt-Scherbitz.

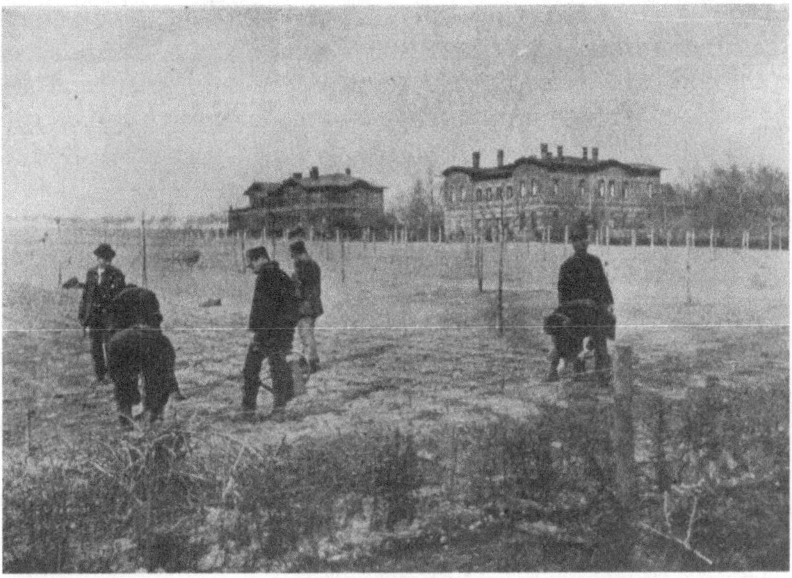

Arbeitende Kranke.

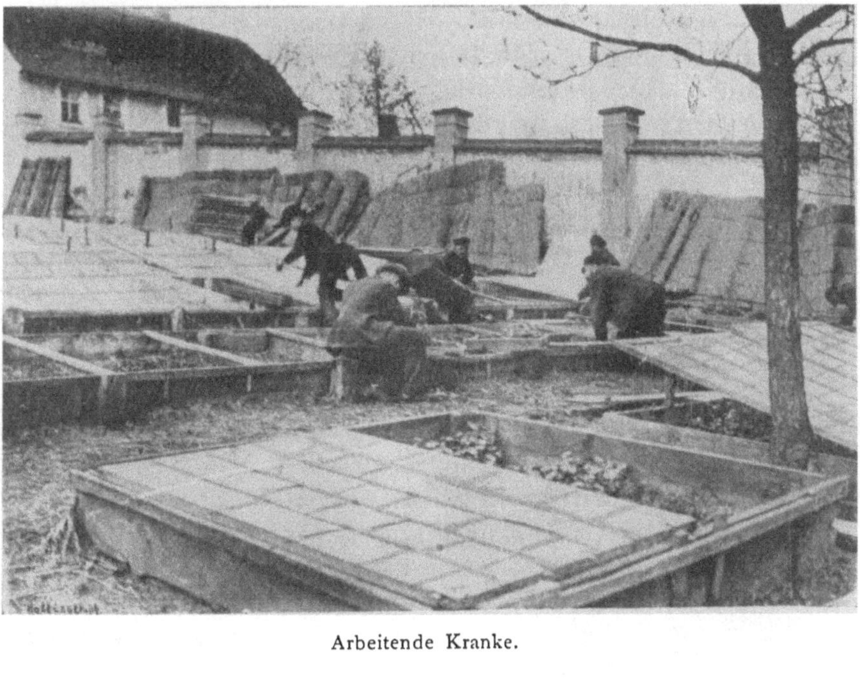

Arbeitende Kranke.

Betreffs der Anstaltseinrichtung will ich noch erwähnen, daß die ganz weiß „con lusso di bianco" gehaltenen Wasserverschlußaborte mit wenigen Sitzen nur einen kleinen Raum einnehmen, um das Verbreiten von üblem Geruch zu vermeiden; der Inhalt der Senkgruben wird in der Landwirtschaft verwertet. Eine Kanalisierung ist wegen der zu tiefen Lage undurchführbar.

Beinahe die Hälfte aller Kranken wird beschäftigt, auch die Liegekur wird sehr ausgiebig gebraucht. Aufregungszustände werden durch Isolierung, Bettruhe, narkotische Mittel, und hauptsächlich durch äußerst prolongierte lauwarme Bäder bekämpft. Die unreinen Kranken werden alle zwei Stunden geweckt.

Einzelne Kranke werden auch versuchsweise „via di esperienza" entlassen; auf die Familienpflege komme ich noch zurück. In einer Dépendence befindet sich eine heilpädagogische Anstalt mit 100 Betten. Zur Unterstützung der Geheilten steht ein Kapital von 31 197 Lire zur Verfügung.

An der Spitze des Institutes steht ein Direktor, dem drei Ober- und drei Hilfsärzte unterstellt sind; für die Obduktionen haben sie einen besonderen Arzt. Eine wertvolle Verfügung bestimmt, daß alle Ärzte, welche sich dem Studium der Psychiatrie widmen wollen, ein halbes Jahr hindurch in der Anstalt Wohnung, Verköstigung und Bedienung erhalten; diejenigen aber, welche nur einen Monat bleiben wollen, erhalten nur freie Wohnung.

Zum Schlusse muß ich noch einiges über das Pflegepersonal anführen. Das Verhältnis ist bei den Männern 1 : 7, bei den Frauen 1 : 10. Ausgediente Soldaten und solche Personen, die lesen und schreiben können, werden bevorzugt. Die Besoldung beträgt auf der Männerabteilung 35, auf der Frauenabteilung 20 Lire, alle drei Jahre um 10 % steigend, — *die Männer verlassen ihre Stellen sozusagen niemals.* Am Schlusse des Jahres erhalten sie Gratifikationen von 5—20 Lire. Urlaub haben sie fast alle vier Tage, wobei die Verheirateten bis früh morgens ausbleiben dürfen (siehe oben S. 358); die Nachtwache ist halbnächtlich geteilt. Ihr Streben ist darauf gerichtet, daß der Wärter kein Wächter, sondern ein Freund des Kranken wird. Die Wärter haben ihren eigenen Hilfsverein.

Die Tagesverpflegungskosten eines Kranken belaufen sich auf 1,38 Lire; das Jahresbudget beträgt 850 000 Lire, wovon auf die Verköstigung 324 000 Lire (für Getreide 70 000 —, für Wein 50 000 — (!), für Fleisch 46 000 —), für Wäsche und Bekleidung etwa 53 000 —, für Gehälter und Löhne 56 000 — Lire entfallen.

Nach allen diesen Details gehört *Reggio d'Emilia* unstreitig zu den besten Anstalten und reiht sich würdig an *Gartloch*, *Alt-Scherbitz* und *Uchtspringe* an, wo die Irrenärzte und Leiter des Irrenwesens nicht nur der Nachbarländer, sondern aller Gegenden viel lernen könnten. Dort, wo diese, um die Worte *Tamburinis* zu gebrauchen, auch die Triebkräfte: „scienza et amore — studio e benevolenza" in Wirksamkeit treten lassen, können die reichen Früchte der Humanität und Kultur nicht ausbleiben.

Griechenland.

Vergleichende statistische Daten gibt es hier noch nicht; nach den Angaben [1]) des Direktors der Irrenanstalt zu Korfu entfällt auf je 1000 der Einwohner ein Geisteskranker (somit auf die Einwohnerzahl von 2½ Millionen 2000—2500), davon werden nur 400 in den zwei Irrenanstalten des Landes verpflegt. Die Behauptung des Autors, daß Griechenland nur wenig Geisteskranke besitzt, möchten wir nicht unterschreiben, denn eine scheinbar kleine Zahl der Irren hat sich bisher noch überall als Folge einer mangelhaften Statistik erwiesen. — Mir sind zwar die Verhältnisse Griechenlands unbekannt, doch ist kaum anzunehmen, daß die Bewohner dort eine viel ruhigere und hygiensich günstigere Lebensweise führen könnten, als anderswo, und deshalb eine kleinere Anzahl von Geisteskranken hätten, als dies durchschnittlich in Italien oder Spanien der Fall ist. Ebenso ist die Behauptung des Verfassers, daß die Zahl der Geisteskranken auch in Griechenland im Wachsen begriffen ist, nicht erwiesen, denn schon *Esquirol* führte den Nachweis, daß dies Wachstum nur eine Vervollkommnung der Statistik bedeutet und es wäre falsch, von einer immer mehr zunehmenden Überfüllung der Anstalten auf eine absolute Zunahme der Kranken zu schließen. Wie ich bereits erwähnte, gestattet ja die heutige Entwicklung des sozialen Lebens nicht mehr, die Geisteskranken ohne Aufsicht zu lassen, woraus die Überfüllung aller Anstalten leicht zu erklären ist. Auch eine mangelhafte Versorgung der Anstalten mit Irrenärzten trägt viel zur Überfüllung bei, sie befördert die Asylumdementia, und durch die unzureichende Versorgung der Geisteskranken außerhalb der Anstalten werden die Entlassungen ebenfalls

[1]) Siehe: *Yanniris*, L'aliénation mentale en Grèce. (Annales méd. psych., XVII, 1904.)

erschwert. Auch die allgemeinen hygienischen Verhältnisse der Irrenanstalten werden immer vollkommener, so daß die Sterbefälle seltener werden und leichter eine Überfüllung eintritt.

Die eine Anstalt Griechenlands *Dromocaitis* wurde im Jahre 1886 aus Wohltätigkeitsgaben gegründet und hat heute 185 Kranke, wovon $^2/_3$ zahlende sind. Die Administration der Anstalt erfolgt nach dem französischen Gesetze vom Jahre 1838. Während der Jahre 1887—1902 wurden 865 Männer und nur 271 Frauen aufgenommen, wozu der Verfasser bemerkt, daß der Grund hiervon die nüchterne, von allen Vorurteilen (?) freie Lebensweise ihrer Frauen ist, die weder einer Überarbeitung, noch Ausschweifungen oder einem Kampf ums Dasein ausgesetzt sind; allerdings klingen diese homerischen Zustände etwas unglaublich, — denn nach dem Anstaltsverkehr zu urteilen, könnten z. B. auch wir bei unseren Frauen ähnliche Zustände voraussetzen, da doch die *Schwarzer*sche Anstalt in Budapest im Jahre 1899 89 Männer und nur 49 Frauen aufgenommen hat. — Es wäre eher möglich, daß eine erkrankte Frau in Griechenland leichter im Familienkreise verbleiben kann als anderswo. — Unter den erkrankten Männern waren 19,8 % Paralytiker, doch in der Irrenanstalt der Unbemittelten in Korfu nur 9,7 %. Unter 1136 Kranken ist Psychosis alcoholica in 34 Fällen akut aufgetreten, wenn auch nach dem Verfasser der Alkoholverbrauch in Griechenland vom Jahre 1885 bis zu den letzten Jahren von einer Million Ocque auf vier Millionen gestiegen ist, — doch sind die Getränke nach *Yanniris* Meinung von vorzüglichster (!) Beschaffenheit.

Während der Jahre 1887—1901 sind unter 1136 Kranken 202 geheilt, 121 gebessert entlassen und 203 verstorben, worunter 108 an Paralyse, 33 an Tuberkulose, 19 an Marasmus. — Beinahe bei der Hälfte aller Kranken waren lokale Gangräne zu konstatieren. (Bei unserem eigenen Material fanden wir unter 380 Kranken nur bei zweien offene Liegewunden.)

Nach *Cirigotti* herrscht in der Anstalt ein vollkommenes no restraint; von einem aus *London* herbeigeholten Fachmanne ließ man auch zwei Kautschukzellen herstellen. (Eine wohl veraltete Einrichtung.)

Auch bemerkt *Cirigotti*, daß das Irrenwesen in Griechenland während der Jahre 1820—1864 im mittelalterlichen Zustande war; auf den jonischen Inseln wurde schon im Jahre 1833 unter englischem Protektorate eine Anstalt gegründet, und seit dem Jahre 1864 haben die Geisteskranken Griechenlands im Irrenhause zu *Korfu* Aufnahme gefunden. Dieses Institut wurde in 24 Stunden (!) aus einer Kaserne zur Heilanstalt umgeändert. Eine Neugestaltung des baufälligen Hauses wurde im Jahre 1876 beschlossen, damit im Jahre 1882 begonnen, doch konnten nur drei Pavillons mit je 60 Betten fertiggestellt werden. — Kranke dürfen nur mit ministerieller Erlaubnis aufgenommen werden. — *Cirigotti* schätzt die Geisteskranken Athens auf etwa 150, worunter 30—40 bei ihren Familien sind und etwa 30 frei herumgehen.

Rumänien.

Hier wurde schon im Jahre 1895 die Errichtung einer kolonialen Anstalt nach ausländischen Angaben vorbereitet, die jetzt mit 250 Betten bereitsfertiggestellt ist.

Über das Irrenwesen des Landes kann ich übrigens nur nach dem Antwerpener Referate *Soutzo*s einiges anführen. Für die Einwohnerzahl von 5½ Millionen stehen 1200 Anstaltsplätze zur Verfügung; die größte Anstalt ist *Marcoutza* vor *Bukarest,* früher ein Kloster, nachher ein Fabrikgebäude gewesen und hieraus zur Heilanstalt umgestaltet. In *Socola* wird eine neue Anstalt errichtet. — In *Marcoutza* sind unter vier Ärzten 600 Kranke — worunter 12 % arbeiten —, auf 12—14 Kranke entfällt ein Wärter. — Nach *Soutzo* sind die Zwangsjacken — wenn auch deren Gebrauch abgenommen — notwendig (?). Die Kinder sind in besonderen Räumlichkeiten untergebracht. Ohne das angelegte Kapital zu amortisieren, verursacht ein Kranker hier, wie auch in den anderen Anstalten, 2—2,50 frs. Kosten pro Tag. Geheilt und gebessert werden 18—20 %, verstorben sind 13—14 %. Als Krankheitsursache liegt bei 11 % Trunksucht vor, 8 % leiden an Paralyse, 8 % an Epilepsie und 34 % sind erblich belastet. Es kommen auch viele Fälle von *Pellagra* und Malaria vor. Merkwürdig ist, daß der ärztliche Direktor der Anstalten zu keinerlei pekuniären Ausgaben berechtigt ist, sondern nur bei der „Epitropie" benannte Spitalskommission, an deren Spitze regelmäßig Mitglieder der uradeligen Familien stehen, Anträge stellen kann. In *Bukarest* werden selbst die unbemittelten Kranken zuerst von einer Privatheilanstalt aufgenommen, woraus sie dann nach kurzer Zeit weiter befördert werden. — Außer in diesen vier Heilanstalten werden in den kleineren und größeren Städten die gefährlichen Geisteskranken zusammen mit Verbrechern im

Gefängnisse gehalten. Eine Voraussetzung *Soutzos*, daß durch einen niederen Bildungsgrad ihrer Landbewohner die *Familienpflege* nicht einführbar sei, erscheint mir unrichtig — denn man konnte sie in einem Teile Rußlands mit Erfolg durchführen; dessen Bevölkerung durchaus nicht auf einer höheren Bildungsstufe steht.

Türkei.

Mongeri berichtet, daß die Türkei nur eine einzige staatliche Anstalt aufzuweisen hat, die in Konstantinopel, respektive in *Skutari*. Hier waren im Jahre 1898 — nach türkischer Zeitrechnung 1315 — 423 Kranke. Eine andere Anstalt wurde jedoch schon von *Mohammed*, dem Eroberer, gegründet, indessen später zu einer theologischen Schule (!) umgestaltet. Auch *Soliman* der Große hatte ein Irrenhaus gegründet, woraus später ebenfalls eine Schule gemacht wurde, die noch im Jahre 1869 bestand. *Mohammed* II. hatte ebenfalls schon im Jahre 1700 eine Heilanstalt errichten lassen, doch wurden hierin im Jahre 1847 die Puellae publicae untergebracht. Das Institut, welches im Jahre 1725 von *Achmed* II. gegründet worden war, hatte im Jahre 1830 nur zwei Insassen, — endlich wurde ein Militärdepot daraus. Mit einem Worte scheint tatsächlich die Türkei das einzige Land zu sein, wo das Irrenwesen auch quantitativ zurückgeht [1]).

---

[1]) Auch in *Bulgarien* können die Verhältnisse nicht allzu glänzend sein. So berichtet *Golowine*, daß es Spitalsabteilungen in *Varna* und *Sophia* gibt: ... „Helfen Gebete nicht, dann kommt die Kette, der Stock und andere Quälereien; hilft auch dieses nicht, dann werden die Kranken einfach vergiftet — probatum est.“ Die Verköstigung geschieht durch den Verwalter und die Kranken werden auch ohne entsprechende Zeugnisse aufgenommen. — In *Serbien* darf jemand in die Anstalt zu Belgrad nur mit ministerieller Erlaubnis aufgenommen werden, wobei vom Minister drei Ärzte beauftragt werden, den Zustand der Kranken zu untersuchen, und er trifft erst nach Anhörung der Meinung derselben Verfügung, was zu geschehen habe. — Es gibt auch Geisteskranke in Klöstern, wo ein Austreiben des bösen Geistes geübt wird, vor den Kranken Gebete gehalten und diese, wenn sie unruhig werden, mit einem großen Buche eins auf den Kopf geschlagen wird. — Auch *Hungerkuren* werden geübt. — In *Montenegro* entfiel im Jahre 1892 — laut *Miljanitsch* — auf je 446 der Einwohner ein Geisteskranker.

Weygandt, der im Jahre 1902 eine Anstalt in Smyrna besichtigte, berichtet, daß der Arzt zwar morgens die Kranken besucht, daß sie jedoch nachher nicht einmal mehr vom Pflegepersonal belästigt werden; an Stelle der Dusche werden die Kranken mit nassen wohlriechenden Laubbesen milde gepeitscht; die es zu arg treiben, werden an zentnerschwere Steinkugeln gekettet; übrigens war „eine gewisse Reinlichkeit nicht zu übersehen" und man habe mit den einfachsten Mitteln erträgliche Zustände geschaffen.

Rußland.

Ich wollte selbst nicht glauben, daß in diesem Lande, dessen Kultur oft gering geschätzt wird, die Irrenfürsorge schon bemerkenswerte, sogar lehrreiche Fortschritte gemacht hat. — Meine Aufmerksamkeit wurde zuerst durch die Meinung eines russischen Autors über die Adnexirrenanstalten geweckt: „*Die Unterbringung Geisteskranker in Irrenabteilungen allgemeiner Krankenhäuser ist eine altertümliche, unzulängliche Einrichtung, nicht reformfähig und im Ableben begriffen.*" — Sonst war mir bekannt, daß auf dem Gebiete der *Fürsorge für verlassene Kinder* und für die *Korrektionshäuser* in *Moskau*, wie überhaupt in ganz Rußland eine so eifrige Tätigkeit entfaltet wird, daß man auch im Auslande darauf aufmerksam wurde und diese Verhältnisse zum Gegenstand von Studien machte. Auch wußte ich von großartigen Anstalten in *St. Petersburg* und *Moskau* zum Zwecke des Studiums der Geistes- und Nervenkrankheiten, auch, daß in *Warschau* eine große wissenschaftliche Tätigkeit entfaltet wird; daß aber Rußland auch auf dem Gebiete der Irrenfürsorge weit vorgeschritten ist, wurde mir erst nach einem eingehenderen Studium klar.

Für eine richtige Beurteilung der Verhältnisse ist die *Geschichte der russischen Irrenfürsorge* sehr lehrreich, und ich will diese nach dem vorzüglichen Werke *Rothe*s [1]) im folgenden schildern.

Im Jahre 1551 verfügte Zar Johann (Stoglaw) IV. die Aufnahme eines Verzeichnisses der Kranken (?), der mit *Lepra* Behafteten und der Greise, um für sie sorgen zu können; diese alte Verfügung ist um so interessanter, als weder Italien, Spanien und Griechenland noch das Deutsche Reich bis zum heutigen Tage eine ähnliche Statistik aufzuweisen haben. (Damit will ich

---

[1]) Geschichte der Psychiatrie in Rußland. — 1895. Wien, Deuticke.

allerdings nicht behaupten, daß die Statistik eine conditio sine qua non für die Fortschritte des Irrenwesens wäre, es ist sogar möglich, daß eine solche Tätigkeit sich schon im Datensammeln erschöpft.) *Stoglaw*, der übrigens auch als *grausamer Johann* bezeichnet wird, verfügte, daß die Armenhäuser um so mehr unter die Leitung von „guten Geistlichen" zu stellen seien, als es dort viele Leute gebe, denen der böse Geist den Verstand geraubt habe.

Durch eine Verordnung wird im Jahre 1649 verfügt, daß vor Gericht die Geisteskranken, Taubstummen und die Minderjährigen einander gleichzustellen sind.

Es gereicht der Geschichte des russischen Irrenwesens zum Ruhme, daß darin keine Spur von Inquisition oder Hexenverfolgung zu finden ist; als Grund hierfür wird von *Rothe* angeführt, daß die Geistlichkeit in Rußland sich von jeher der weltlichen Macht unterordnete.

Ein Gesetz vom Jahre 1687 bestimmt, daß Taube, Blinde oder Stumme ihr Gut und Vermögen selbst verwalten, jedoch Trinker und Dumme dies nicht tun dürfen. Über die Durchführung dieses Gesetzes wurden indessen keine Verfügungen getroffen.

Ein Ukas vom Jahre 1722 verordnet, daß jemand, der nach einem Gutachten des Senates weder für das Lernen, noch für einen Dienst tauglich ist, nicht heiraten darf, und daß solche Geisteskranke zusammen mit den Militärpflichtigen registriert und gemeldet werden müssen.

Peter der Große ließ in der Mitte des XVIII. Jahrhunderts einen Teil vom Einkommen der Klöster sequestrieren; infolge dessen wollten diese aus Mangel an Mitteln die übliche klösterliche Pflege der Irren einstellen. Doch hat der Senat verordnet, daß diese Pflege aus ersparten Mitteln der Klöster weiter zu geschehen habe, mit der Bewachung dieser Kranken wurden die, ebenfalls in Klöstern gehaltenen invaliden Soldaten und Offiziere beauftragt.

Peter III. — dem diese Verfügung allem Anscheine nach uicht paßte — hat im Jahre 1762 eine Verordnung erlassen, laut deren: „Irre und Geistesgestörte nicht in die Klöster gehören; mein Wille sei, daß diese ihr besonderes Haus erhalten sollen, so wie dies bereits im Auslande der Fall ist." Doch war

Peter seinem Volke weit voraus, denn erst nach sieben Tagen erhielt die Akademie der Wissenschaften vom Senate die Anfrage, was das für Einrichtungen seien, welche unter der Bezeichnung „*Tollhaus*“ im Auslande für Irrsinnige errichtet worden sind. Die Akademie konnte auch keine genügende Aufklärung geben, sondern eines ihrer Mitglieder erklärte, daß man etwa in Büchern, wie z. B.: „Les délices de la France, de l'Angleterre et des Pays Bas“ usw. Aufklärung finden könnte.

Im Jahre 1765 richtet *Sergei Gagarin* neuerdings die Anfrage an die Akademie, wie denn eigentlich Irrenhäuser einzurichten wären? Doch da diese wieder keine Auskunft erteilen konnte, wurde der im Auslande befindliche Historiker *Schlötzer* mit einem Bericht hierüber beauftragt. Dieser hat sehr vernünftiger Weise der wissenschaftlichen Korporation geantwortet, man täte besser, statt einer schriftlichen Aufklärung lieber zum Zwecke des Studiums dieser Angelegenheit solche Personen nach dem Auslande zu senden, die die Sache verstehen; doch besichtigte er immerhin einige Irrenanstalten in Deutschland und berichtet, daß er die Kranken in sehr kümmerlichem Zustande fand; so sah er einen in Ketten und an einer Wand eine Öffnung zum Anbinden von Kranken. — Die Kranken erhielten an Sonn- und Feiertagen ein Stück Schinken und wöchentlich einigemal Käse, sonst mußten sie sich mit Erbsen und anderen Gemüsen begnügen. Er berichtet, daß die Kranken große Freiheit genießen und trotzdem keine Entweichungen vorkämen; denn sie empfinden trotz ihrer Krankheit die gute Behandlung (!). Die Bemerkung, daß die Angestellten „par honneur et par charité“ dienen, weist auf ein wenig empfehlenswertes System hin, man sollte sich davor eher fürchten; seine andere Bemerkung: „quod fieri potest per pauca ..... wird streng erfüllt“, kann wohl an manchen Orten als Beruhigung dienen, denn auf ideale Verhältnisse kann man doch nicht hoffen.

Im Jahre 1768 wurde vom Senate beschlossen, daß in denjenigen Klöstern Sibiriens, wo die Mönche nicht vollzählig sind, statt dieser arme Geistesgestörte aufgenommen und von den Mönchen aus christlicher Pflicht und Nächstenliebe gepflegt werden sollen. — Sogar die Macht der Kaiserin *Katharina II.* konnte das Irrenwesen nicht vorwärts bringen, und nur so viel

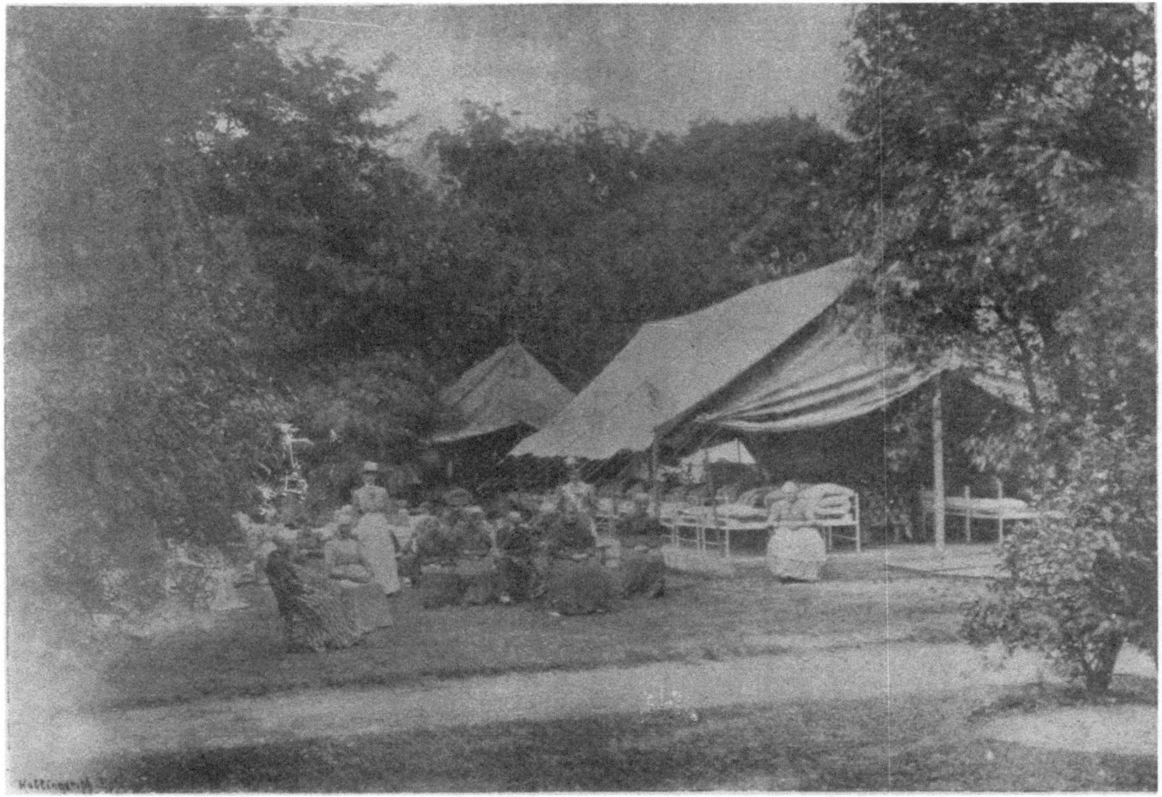

Freiluftkur der Geisteskranken. (Tentcare of Insane. — Long-Island.)

wurde beschlossen, daß in allen Regierungsbezirken je ein Kloster für Männer und eines für Frauen zur Aufnahme von Geisteskranken bestimmt wird.

Im Jahre 1766 erschien eine Verordnung in *St. Petersburg*, nach welcher alle Irren und besonders die rasenden und tobenden, polizeilich angemeldet werden müssen, worauf so viele Anmeldungen erfolgten, daß die Polizei damit nichts anzufangen wußte. Hierauf wurde dann beschlossen, für diese ein besonderes Haus zu errichten, und nach 12 Jahren wurde man tatsächlich fertig mit den — „Statuten."

Nach einer Verordnung vom Jahre 1775 wurde nicht nur die persönliche Wohltätigkeit, sondern auch die öffentlichen Wohlfahrtseinrichtungen der Gouvernements unter den Wirkungskreis der Provinzialkommissionen gestellt. Hierbei wurde ganz besonders die Notwendigkeit der Irrenfürsorge betont, auch wurden Direktiven zum Bau von festen Häusern erteilt, woraus ein Entkommen nicht leicht sei (ähnlich den Prinzipien von Adnexanstalten), wobei der Inspektor ernst, konsequent und unbeugsam, jedoch gerecht und gewissenhaft sein sollte. Diese Kommissionen (Prikas) hatten je 15 000 Rubel zur Verfügung, welchen Betrag sie auch in Geschäften oder gewerblichen Unternehmungen anlegen durften; auch von privater Seite erhielten sie milde Gaben, so daß die Summe, welche die Prikas in Händen hatten (nach einem ministeriellen Berichte) vom Jahre 1803 bis 1854 von fünf Millionen über 100 Millionen stieg.

Das erste Irrenhaus wurde unter *Katharina II.* im Jahre 1776 errichtet, und im Jahre 1860 waren bereits 43 Anstalten vorhanden, worunter 34 selbständige und nur 9 Spitalsadnexe (!) mit ingsesamt 2038 Kranken, die mit einem Kostenaufwande von 101 Rubel per Kopf, somit zusammen für 134 000 Rubel verpflegt wurden.

Selbstredend standen diese Anstalten auf keiner besonders hohen Stufe, und bei manchen könnte der Bau allein schon als Kuriosum gelten. So wurde in einer Anstalt der Korridor durch eine Bretterwand geteilt, wobei an einer Seite die Räumlichkeiten für die Männer, an der anderen die der Frauen zu liegen kamen. Im *Obuchow*-Krankenhause zu *St. Petersburg* waren im Jahre 1805 Sträflinge und Geisteskranke zusammen.

Vom Jahre 1779 bis 1855 wurden in *St. Petersburg* Plätze für 352 Geisteskranke, somit durchschnittlich jährlich vier geschaffen, welche vom Jahre 1855 sich jährlich um 40, vom Jahre 1866 an um 63 vermehrten. Im Jahre 1884 hatte die Hauptstadt allein für 2035 Geisteskranke Plätze.

Die Versorgung der Geisteskranken ging im Jahre 1885 gänzlich in den Wirkungskreis der städischen Behörden über, die Zahl der Plätze vermehrte sich ständig, so daß im Jahre 1892 bereits auf 696 der städtischen — und 1175 der Provinzbewohner je ein Platz gerechnet werden konnte.

Die Angelegenheit entwickelte sich in den Provinzen langsamer, und die immer erneuten Klagen veranlaßten im Jahre 1842 den Minister des Innern möglichst in allen Gouvernements zum Studium des Irrenwesens Beamte auszusenden. Die Berichte sind voll von Klagen über die trostlosen Zustände; in den überfüllten Anstalten werden — wie auch in anderen Ländern — ganz ungefährliche und ruhige Kranke zurückgehalten, die gewiß überall besser untergebracht werden könnten und die hier ganz überflüssiger Weise die Plätze einnehmen und die Steuerzahler belasten.

Auf Grund der Berichte wurde ins Ministerium eine aus Beamten und einigen Ärzten bestehende Kommission zusammenberufen und beschlossen, da sie weder über genügende Mittel noch über genügende Irrenärzte verfügten, für je 6—7 Gouvernements je eine allen Ansprüchen genügende (!) Zentralanstalt für 100—250 Kranke zu errichten, wobei die Anstalt aus je zehn Gebäuden bestehen sollte und zwar sechs für die Kranken, vier für die Ärzte und die Administration. Für das Ganze wurden 60 000 Rubel in Voranschlag gebracht. — Die Mittel sollten durch ein Amortisationsdarlehen beschafft werden und zur Tilgung dieses, wie auch zur Deckung der Regiekosten die Beträge verwendet werden, welche auch bisher diesen Zwecken dienten (?). — Dieser Entwurf wurde tatsächlich allen Gouverneuren zugesandt, man hat auch begonnen, denselben auszuführen, und dann hat sich herausgestellt, daß eine solche Anstalt nicht 60 000, sondern 280 000 bis 400 000 Rubel kostet. — Bis zum Jahre 1856 wurden die Beratungen fortgesetzt, dann fand man es notwendig, eine neue Kommission zu berufen, und als man nach sechs Jahren endlich mit dem Bau beginnen wollte, stellte sich heraus, daß die Pläne bereits veraltet waren. Hierauf wurde im Ministerium des Innern eine Kommission für den Irrenhausbau organisiert, zu deren Mitglieder sechs Psychiater und mehrere Ingenieure gehörten. — Im Jahre 1876 übernahm ein Irrenarzt und ein Ingenieur die Geschäfte dieser Kommission; wobei der erstere 1800 —, der andere 1200 — Rubel Gehalt bezog, während der Zeichner aus einem anderen Fonds bezahlt wurde. — Diese Ordnung bestand vom Jahre 1879 an, doch wurden die Honorare nach zwei Jahren eingestellt. — *Die Kommission hatte Pläne ausgearbeitet, welche vervielfältigt und in alle Gouvernements zum Zwecke der Benützung bei Errichtung von Irrenheilanstalten versandt wurden.* So wurden dann die auch in Rußland in Errichtung von Irrenheilanstalten ganz unerfahrenen Provinzbehörden orientiert.

Bevor man im Jahre 1862 zur Errichtung des Musterinstitutes zu *Kasan* geschritten war, wurde mit weiser Vor- und Einsicht zuerst der Direktor ernannt, und als dieser die begonnenen Bauten besichtigte, stellte sich heraus, daß die Anstalt für 150 Betten viel zu klein war; auch mußten wegen der Dampfheizung Fundamente und Wände umgebaut werden, und als dann endlich nach einer Verspätung von vielen Jahren die Eröffnung erfolgen konnte, war die „Musteranstalt" überhaupt unpraktisch. Sie lag vom Orte der Erkrankungen sehr entfernt, so daß, da Eisenbahnlinien damals kaum existierten, die Einlieferung, noch mehr aber die Rückgabe der Kranken an die Angehörigen beinahe zur Unmöglichkeit wurde. Auch kostete die Anstalt nicht 60 000 — sondern 540 000 Rubel. Acht derartige Institute hätten etwa vier Millionen gekostet, und so war aller Grund vorhanden, eine andere Lösung des Problems zu suchen.

Im Jahre 1864 bietet sich hierzu mit der Begründung der „*Semstwos*", wodurch ein Teil der Gouvernements gewisse Selbständigkeit erreichte, eine gute Gelegenheit; denn zu den selbständigen Rechten dieser Körperschaften gehörten auch selbständige Lasten.

Es ist zu bewundern, daß in einem Lande unentwickelter politischer und kultureller Verhältnisse selbst ein Minister sich nicht verdrießen ließ, die Irrenfürsorge zu studieren.

Minister *Timaschew* fand trostlose Zustände vor [1]). In der einzigen guten Anstalt zu *Kasan* fand er unbesetzte Plätze, da man wegen des umständlichen und kostspieligen Transports die Kranken nicht bis dorthin bringen konnte; auch war es bei einer Aufnahme schwierig, zu entscheiden, ob der Betreffende heilbar war oder nicht.

Durch einen Ministerrat wurde beschlossen, aus einem im Ministerium geschaffenen Fonds die Semstwos hauptsächlich dort, wo das Irrenwesen am meisten zurückgeblieben war, zu unterstützen, wobei jedoch die Bedingung gestellt wurde, daß Bauten nur nach Genehmigung von seiten des Ministeriums aufgeführt und die Unterstützungen erst nach Besichtigung und Billigung der Anlagen gewährt werden dürften. Zu diesem Zwecke hatte das Ministerium zwei und die Semstwos ebenfalls zwei Millionen Rubel zur Verfügung, wofür man 8000 bis 9000 Kranke unterzubringen hoffte. Die Zahl der heilbaren Kranken wurde auf etwa 12 000 geschätzt, welche Zahl wahrscheinlich weit hinter der Wirklichkeit zurückbleibt.

Die erzielten Resultate werden von *Rothe* auch tabellarisch verglichen. Während der Jahre 1775 bis 1864, als die Irrenfürsorge darin bestand, daß man die Kranken einfach unschädlich und „dingfest" zu machen trachtete, waren in 48 Anstalten 1590 Kranke, was für je ein Gouvernement 33 Plätze bedeutet, wobei jedoch einzelne nur fünf unterzubringen vermochten. Diese Zahl wuchs im Jahre 1886 auf 4580, wobei in 14 Semstwos für ein Bett im Durchschnitte 1200 Rubel gerechnet, für Anstalten 2 200 000 Rubel ausgegeben wurden.

Es wuchs aber nicht nur die Zahl der untergebrachten Kranken, sondern auch die Art der ganzen Irrenfürsorge hatte sich sehr gebessert.

Rothe schreibt, daß auf seiner Abteilung in *Kamenetz* mit 30 Betten im Jahre 1862 doppelt so viel Kranke als Plätze vorhanden waren, die Unruhigen waren in der einen, die Ruhigen in der anderen Hälfte des Zimmers, ersteren waren die Füße mittelst langer Riemen an Eisenhaken festgebunden, die im Fußboden eingelassen waren; bei sehr Unruhigen wurden starke

[1]) Bei einer Kontrolle der Geisteskranken im Regierungsbezirk *St. Petersburg* im Jahre 1895 fand man 18 Kranke in Ketten, 130 gefesselt, eingesperrt und mit Spuren von Mißhandlungen.

lederne Zwangsjacken verwendet, durch welche sogar die Haut der Kranken abgerieben wurde. Die Kranken verrichteten ihre Notdurft in hölzerne Eimer, welche auch den Angebundenen — wenn gerade ein günstiges Schicksal über ihnen waltete — zur Verfügung gestellt wurden, sonst aber kam alles einfach auf den Fußboden. Badewannen oder Waschgeschirre waren nicht vorhanden [1]). Aus Bequemlichkeitsrücksichten wurde das Bad des allgemeinen Krankenhauses nicht verwendet. So oder doch ähnlich waren die Zustände in den sechziger Jahren im ganzen Lande, doch schon im Jahre 1867 gelang es *Rothe*, seine Abteilung vom Krankenhause zu trennen und auch die Kranken von ihren Fesseln zu befreien.

Voran schritten in dieser Richtung ganz besonders die Gouvernements von *Nowgorod* und *Twer*, welche die Angelegenheit glücklich begonnen, indem sie die Irrenabteilungen von den Spitälern trennten und nach außerhalb der Städte liegenden Meiereien verlegten. — Solches Vorgehen wurde übrigens von *Reil* schon vor hundert Jahren empfohlen. — Andere *Semstwo*s wähnten die Übelstände dadurch abstellen zu können, daß sie bloß Heilbare aufnehmen wollten, doch die Anstalten füllten sich bald mit Unheilbaren. — Auch bei uns spukte diese Sache lange Zeit, und man experimentierte herum, indem das sogenannte erledigte Material bald in staatlichen Anstalten, bald in den bei Spitälern gegründeten Adnexen untergebracht wurde, bis dann schließlich alle diese Häuser mit Unheilbaren gefüllt waren.

Lehrreich ist, daß eine Separation der Adnexanstalten in Rußland hauptsächlich dadurch herbeigeführt wurde, daß man an ihre Spitze Irrenärzte stellte, die auch eine administrative Selbständigkeit erhielten. — *Marie* und *Vallon* [2]) schreiben: „*Les médecins russes et en particulier M. Arkangélski se sont toujours élevés avec raison contre cette organisation bâtarde,*

[1]) Über eine moderne französische Anstalt berichtet *Sérieux*, daß, als dort die barmherzige Schwester befragt wurde, wo sich denn die Kranken eigentlich waschen, diese zur Antwort gab: „Elles font comme elles peuvent; les unes se lavent à la fontaine, les autres à des baquets posés par terre; les plus propres (sic) nettoient soigneusement leur vase de nuit qui leur sert alors de cuvette."

[2]) Les aliénés en Russie. Montévrain 1899.

dont le moindre inconvénient est de laisser la direction du service spécial entre les mains d'un médecin non spécialiste. Cette situation est la source d'une foule de difficultés pour tout le monde"[1]).

Die erste Versammlung der russischen Irrenärzte zu *Moskau* (1888) stellt als unerläßliche Notwendigkeit hin, daß die Irrenheilanstalten in den Spitälern und Armenhäusern unabhängig gemacht und ausgebildeten Irrenärzten unterstellt werden müßten, denen auch das ganze Personal untergeordnet sein müsse. — Auch sollten für die Anstalten Statuten ausgearbeitet werden.

Weiterhin wünschen sie einen *zentralen irrenärztlichen Senat*, und daß eine jede staatliche oder sonst achtungswerte Person die Anstalten kontrollieren dürfe.

Auch wurde hier von *Konstantinovics* beantragt, daß Adnexanstalten nur so lange geduldet werden dürften, bis man in den staatlichen oder Kommunalanstalten genügend Platz geschafft habe.

Doch sind die Spuren des alten Systems auch heute noch nicht ganz verschwunden. So berichtet *Ewgrawof* (1897) über die Irrenabteilung des Spitales zu Pensa, daß dort weder genügend Kleider noch Schuhe vorhanden waren, so daß die Kranken gezwungen waren, barfuß umherzugehen. Hier und in manchen anderen Ländern meint man, — daß für die Irren „alles gut genug sei". (Der Referent bemerkt: „Es ist auffallend, daß die Pensaer Landstände nicht dafür Sorge tragen, diese ihre Irrenabteilung in eine selbständige Anstalt umzuwandeln.")

Die Semstwos wurden, — da sie natürlich für das Irrenwesen nicht genügend Verständnis haben konnten, — wenn auch nicht durch die Fachliteratur, so doch durch ihren eigenen Schaden klug, und deshalb ist man heute bereits überall in Rußland bestrebt — allem Anscheine nach dient hierfür *Alt-Scherbitz* als Vorbild —, Irrenheil- und Pflegeanstalten in Ver-

---

[1]) *Rothe* schreibt: „Nicht böser Wille war es, der hier wirkte, sondern die Inkompetenz der lokalen Kräfte, die ohne entsprechende Sachkenntnis an der Spitze standen, dem ärztlichen Leiter aber nicht genügende Selbständigkeit gestatteten. — So ging es weiter, bis die Lust und Liebe zur Sache gebrochen wurde, die Hände sanken und der Psychiater es vorzog, den Kampf aufzugeben und die Stelle zu verlassen."

bindung mit Landwirtschaft zu gründen, was um so aussichtsreicher ist, als sowieso der größte Teil der Bevölkerung Ackerbau treibt. Unter den *Semstwos* wird das Irrenwesen durch eine drei- bis viergliedrige Kommission geleitet.

Alle diese Daten führen den Nachweis, daß, wenn auch das Irrenwesen in Rußland etwas langsam, schwerfällig und mit beschränkten Mitteln arbeitet, doch der Weg ein richtiger ist.

Diese Entwicklung wird hier auch durch einen besseren Universitätsunterricht gefördert. Die erste psychiatrische Klinik wurde im Jahre 1859 zu *St. Petersburg* von *Balinsky* eröffnet, zu welcher Zeit auch *die Psychiatrie eine obligatorische Disziplin wurde*. In seiner Eröffnungsrede sagte *Balinsky*: „*Die gewissenhafte Erkennung der eigenen Mängel ist das sicherste Pfand zu den Bestrebungen nach dem Besseren.*"

Dem Beispiele von *St. Petersburg* folgte *Kasan*, bald auch *Moskau*, wo durch eine Spende von 450 000 Rubeln die Errichtung einer luxuriösen psychiatrischen und Nervenklinik ermöglicht wurde. — Seitdem haben auch *Charkow*, *Kiew* und *Dorpat* ähnliche Kliniken errichtet. Schon im Jahre 1882 wurde unter der Redaktion *Kowalewskys* die erste *irrenärztliche Zeitschrift* herausgegeben, wozu sich im folgenden Jahre eine zweite gesellte. Im Jahre 1883 und 1891 wurden zwei *psychiatrische Vereinigungen* gegründet.

Wenn auch all diese Daten in *Rothes* Buche sehr geschickt zusammengestellt sind, so bieten sie doch keinen genügenden Überblick über den heutigen Stand des Irrenwesens in Rußland. — Hierfür fand ich eine vorzügliche Quelle in dem bereits erwähnten Werke von *Marie* und *Vallon*, die zur Zeit der Moskauer Ausstellung im Jahre 1899 zum Studium des Irrenwesens vom *Seine-Departement* ausgesendet wurden.

Sie schreiben, daß die neueren russischen Anstalten durchweg im Pavillonsysteme erbaut sind, wobei anstatt Mauern und Wolfsgräben zur Umzäunung nur Holzstakete verwendet wurden, um die freie Aussicht nicht zu beeinträchtigen. — Die Schlafsäle sind klein, für zwei bis vier und zehn Kranke (die Vorzüge dieser Einrichtung habe ich bereits oben auseinandergesetzt). — Die Bettbehandlung breitet sich überall aus, und der Gebrauch von Zellen nimmt im gleichen Maße ab.

Es überraschte mich, lesen zu können, daß in manchen ihrer Anstalten sogar eine *Zeltbehandlung* üblich ist, die ich in *Gyula* und in *Lipótmező* nach amerikanischem Muster zwar ebenfalls einführte, die aber meines Wissens in Europa sonst nirgends in Gebrauch ist. — Die meisten Anstalten sind auch für wissenschaftliche Arbeiten eingerichtet, — wovon in manchen Ländern sonst keine Spur zu finden ist. — Bei der Aufnahme herrscht hier in ganz Europa die liberalste Auffassung, denn es genügt eine Konstatierung der Geisteskrankheit von seiten der Anstaltsleitung; die Gemeingefährlichen werden regelmäßig durch die Polizei eingeliefert.

Betreffs der russischen Provinzverhältnisse [1]) ist zu beachten, daß die einzelnen Semstwos drei bis zehn Kreisärzte zur Verfügung haben, die in 20 bis 25 Bezirken die Kranken unentgeltlich behandeln und auch über kleine Spitäler mit fünf bis zehn Betten verfügen. — Geisteskranke werden bei dem Kreisarzt angemeldet, der dann auf Grund der Aufnahmedaten an die Anstalt eine schriftliche Anfrage richtet. Die Anstaltsleitung entscheidet dann hiernach, ob eine Aufnahme stattzufinden hat oder nicht. Dieses System würde auch anderswo viel dazu beitragen, daß die betreffenden Ärzte ihre Zeugnisse und Krankheitsgeschichten gewissenhafter und sorgfältiger ausführen und nicht nur die sogenannten Fragebögen mit „ja" oder „nein" ausfüllen. Durch solches Vorgehen würden auch die Aufnahmen nicht verzögert, denn eine Anfrage betreffend des Platzes ist ohnehin unerläßlich. — Über eine Aufnahme muß innerhalb 24 Stunden an den irrenärztlichen Inspektor des Distriktes Meldung erstattet werden; ein Fehler ist indessen, daß dieser Inspektor nur selten in der Anstalt erscheint. —

---

[1]) *Rothe* schreibt, daß im Kaukasus eine besondere Methode zur Heilung von Geisteskranken angewendet wird. Es werden Gäste geladen, die sich eine Zeitlang ruhig verhalten, bis sie dann zu weinen und schluchzen beginnen. Wenn sich dies zum Paroxysmus gesteigert hat, beginnen die Musikanten auf ein gegebenes Zeichen eine tolle Musik, und das Publikum beginnt, wie von Taranteln gestochen, einen tollen Wirbeltanz, sie packen den Kranken und werfen ihn so lange in die Luft, bis er zusammenbricht. — Diese Zeremonie wird drei Tage lang täglich mehrmals wiederholt, ausgesetzt wird die Behandlung nur behufs Aufnahme von Speisen und Getränken.

Die Kranken können ohne besondere Formalitäten entlassen werden, was auf ungeregelte Zustände hinweist.

Laut *Marie* und *Vallon* gibt es nach der letzten Statistik in Rußland 40 000 Geisteskranke, worunter 30 000 (75 %) Gemeingefährliche; in Anstalten sind 18 000 untergebracht. (Nach *Tamburini* — Riv. sper. 1904, I, 223 — ist die Zahl der Geisteskranken 200 000, wovon 50 000 in Anstalten.)

Für die Bekleidung der Kranken wird in *Kasan* und *Saratow* auch ihre frühere Tracht berücksichtigt. — (Die große psychische Wirkung der Bekleidung bedarf keiner weiteren Beweisführung; erst kürzlich betonte *Oláh* deren psycho-therapeutischen Wert, er hat sich in seiner Anstalt auch hiernach gerichtet.) — Bei Einrichtung der Anstalt in *Nowgorod* wurden für die Wäsche und Fußbekleidung eines Kranken 500 und für deren Ersatz jährlich 18 Rubel gerechnet.

Viel Sorgfalt wird auch auf die *Zerstreuung der Kranken* verwendet; es werden Ausflüge arrangiert, Vorträge mit Laterna magica abgehalten usw.

Von den Ärzten haben auch die jüngeren ihre besonderen Abteilungen mit 100, seltener 150 Betten, und der Direktor besucht bald die eine, bald die andere Abteilung beinahe täglich. Ärztinnen können — abgesehen von einigen äußerst seltenen Fällen — keine Direktorstelle bekleiden. — Bei größeren Anstalten gibt es auch eine Obermechanikerstelle — (in England Asylum engineer). Eine besondere ärztliche Spezialität bildet der *Feldscher*; diese haben kleinere ärztliche Schulen durchgemacht und sind Ärztegehilfen und -gehilfinnen, die für gewöhnlich eine Ober- oder Abteilungswärterstelle einnehmen und mit der Zeit auch ärztliche Praxis ausüben dürfen — (sonst wäre es nicht möglich, das große Reich mit Ärzten zu versehen). Dies ist übrigens auch in Amerika — wo viele von den geprüften Wärtern auch ein Diplom erwerben und so zu praktischen Ärzten werden können — nichts Neues. — Wie ich bereits erwähnte, ist die Personalfrage in Holland, England, Schottland und in Schweden vorzüglich gelöst worden; in Rußland ist das Problem der Wärter noch ein offenes, die Wärter kehren im Sommer, wenn es nur irgendwie möglich, zur Landwirtschaft zurück, wodurch sie ihre vom Gehalte monatlich zurückbehaltenen Kassenbeiträge zugunsten ihrer zurückgebliebenen Kollegen verlieren. Allenfalls könnte man diese Frage lösen wenn man den Wärtern ihren Beruf wertvoller und lohnender gestalten würde, als sie es bei der Landwirtschaft haben, was man durch gute Löhne, geregelten Dienst, durch Familienhäuser und gute Behandlung zu erreichen trachten müßte.

Allerdings ist dies in Rußland durch eine mindere Kultur erschwert, denn unter dem Pflegepersonal mancher Anstalten können nur 17 bis 18% schreiben. Dies will indessen nicht bedeuten, daß sie die ebenfalls analphabeten Kranken nicht pflegen könnten, es ist sogar nicht ausgeschlossen, daß sie deren Sprache besser verstehen, als gebildetere; andererseits ist es auch nicht so schwierig, jemand im Lesen und Schreiben zu unterrichten. *Professor Laufenauer* hatte sogar eine Oberwärterin, die er im Schreiben und Lesen unterrichten ließ. Ich konnte selbst solche Wärterinnen erziehen, was gewiß leichter ist, als jemand Ehrlichkeit, Güte und Milde beizubringen.

Ein bedeutenderes Übel bildet in Rußland die schlechte Bezahlung der Wärter; die Löhne beginnen mit drei bis vier Rubeln und betragen im Durchschnitte sechs bis sieben Rubel monatlich. Auch die Verpflegung ist eine miserable, und in manchen Anstalten müssen drei Wärter in einem Bette schlafen.

Der Wärterunterricht ist nicht geregelt, wenn das auch durch eine Verordnung — wie in Österreich — leicht zu bewerkstelligen wäre.

Welch ein Bedarf an Anstalten in Rußland ist, wird am besten dadurch bewiesen, daß im Jahre 1885 von einer Moskauer Anstalt 353 Kranke abgewiesen werden mußten. — Hier ließ *man im Sommer des Jahres 1893 auf dem ganzen Gebiete des Semstwo durch acht Irrenärzte die Geisteskranken zählen*, wobei unter je 1000 Einwohnern 2,3 Geisteskranke gefunden wurden und von 1000 Kranken 585 unbedingt in Anstalten gebracht werden mußten. — Die aus einer Weberei umgestaltete *Preóbragenskoi* muß eine ganz merkwürdige Anstalt sein, denn man hat für die 80 Kranken des Hauses 80 Zellen errichtet [1]) und zu einem somnambulen Wahrsager die Besucher nur gegen Ent-

[1]) Eine ähnliche Anstalt wurde vor einigen Jahren auch in der Schweiz errichtet.

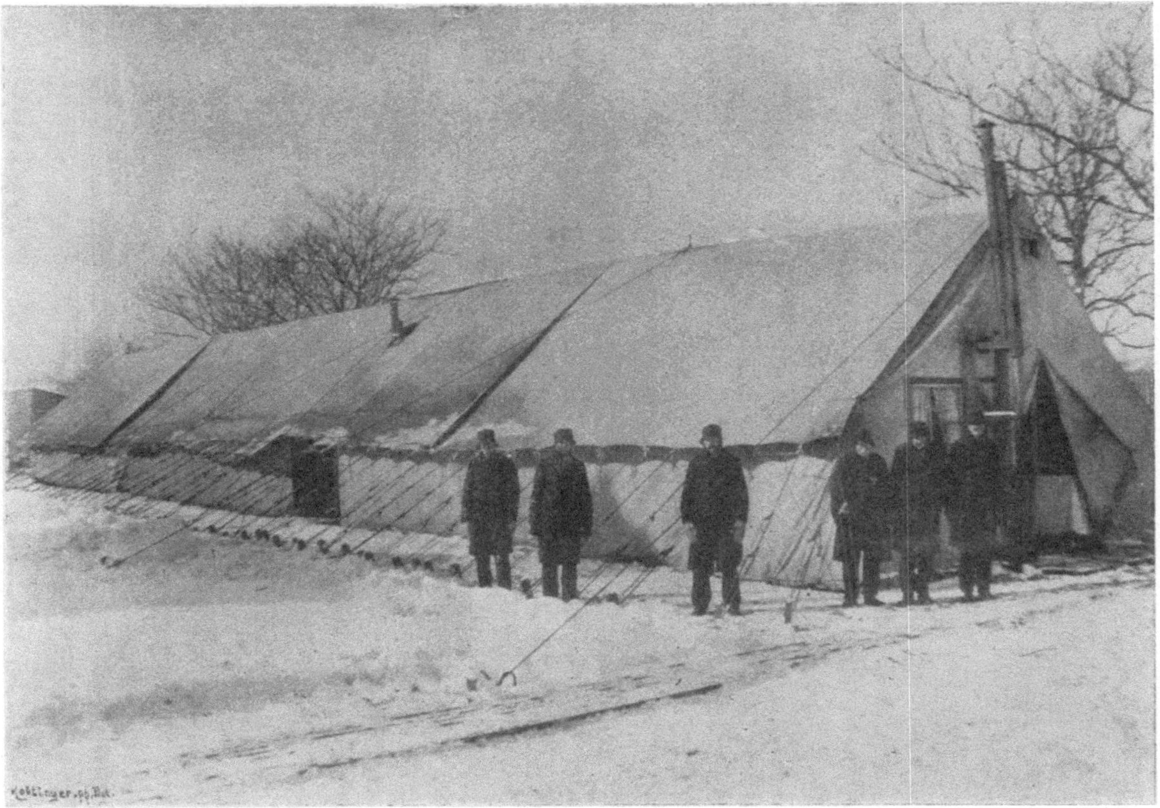

Zelttherapie. (Long Island.)

gelt zugelassen, wodurch die Anstalt in einem Monate 5—700 Rubel eingenommen hatte. In einer anderen Moskauer Anstalt müssen die Abteilungsärzte — damit sie alle Kranken kennen lernen — zeitweise ihre Posten vertauschen. In derselben Anstalt gibt es auch Betten mit leinenen Seitenwänden, die gewiß einen einfachen, billigen und mitunter praktischen Schutz bieten können.

In der *Pokrowsker* Anstalt haben Ärzte wie auch Wärter und Kranke ihre besondere Bibliothek. Das ist heute wohl eine unerläßliche Bedingung für das Gedeihen des Irrenwesens, denn es ist klar, daß man aus Büchern auch über Organisation des Irrenwesens, gute und billige Bauweise, zweckmäßige Verköstigung und Verminderung der Regiekosten und vieles Ähnliche lernen kann. Selbst für die Bauern werden heute allerhand Bücher geschrieben, und man könnte es ja bereits wissen, daß die Literatur die sicherste Vermittlerin des Fortschrittes ist (! E). Bei Errichtung von Anstalten müßte die Einrichtung und Erhaltung von ärztlichen Bibliotheken als Norm aufgestellt werden. — In der *Pokrowsker* Anstalt werden für praktische Ärzte zehnwöchentliche Kurse abgehalten, deren Teilnehmer in der Anstalt wohnen.

In einzelnen Anstalten Rußlands werden für *ambulante Geistesgestörte Gratisordinationen abgehalten*, eine Einrichtung, die sich in *Paris* am meisten entwickelte und die auch in *Uchtspringe* schöne Fortschritte macht.

Die Einwohner von *Petersburg* bezahlen jährlich einen Rubel, wogegen sie das Recht erlangen, sich in den Spitälern gratis behandeln zu lassen, — eine Einrichtung, welche man auch anderswo versuchen sollte.

Nach der finnischen Grenze zu liegt die von *Alexander III.* gegründete Anstalt *Oudelnaia*, wo fünf Zellen zu sehen sind, welche zu therapeutischen Zwecken rot, blau, veilchenblau, gelb und grün gestrichen wurden; heute ist bereits auch hier die Bettbehandlung eingeführt. In der Anstalt lebt ein Kranker, der jährlich 3000 Rubel bezahlt und für sich eine eigene Villa aufführen ließ.

In der Anstalt zu *Ekaterinoslaw* liegen die unreinen und gebrechlichen Kranken den Sommer hindurch in Zelten, und sogar Douchebäder sind im Freien eingerichtet. Auch wurde hier mit der *Familienpflege* begonnen. Als *Marie* und *Vallon* die Kranken befrugen, wo sie sich besser fühlen, außerhalb oder innerhalb der Anstalten, erhielten sie keine Antwort, sondern wurden bloß ausgelacht. — Ein Psychiater war gegen diese Einrichtung, er meinte, in einer großen Kaserne könnte man die Kranken mit weniger Mühe besuchen, — doch er schien hierbei zu vergessen, daß die Anstalten vor allem die Vorteile der Kranken — und nicht die Bequemlichkeit der Ärzte — zu berücksichtigen haben. Auch die Anstalt zu *Odessa* hat Zelte eingerichtet; hier kostet ein Kranker pro Tag nur 43—45 Kopeken.

In der Anstalt zu *Twer-Bourachew* werden die Kranken regelmäßig gewogen, sie besitzt anthropologische und psychiatrische Instrumente, auch chemische und mikroskopische Einrichtungen, und die Organisation der Arbeit der Kranken[1]) bildet die spezielle Aufgabe eines Arztes. Von den Kranken haben 200 an den Spaziergängen in die Umgebung teilgenommen; auch hier werden Vorträge mit Lichtbildern gehalten. In der Anstalt zu *Kasan* sind in den Klosetts — in manchen Kulturstaaten selbst in eleganten Restaurants schmerzlich vermißte — Waschbecken angebracht, gewiß eine nicht genug zu lobende Einrichtung. — In dieser Anstalt versammeln sich die Ärzte wöchentlich zweimal, wobei die Abteilungsärzte gegenseitig ihre Kranken vorführen. Ein nachahmenswertes Beispiel bildet die Einrichtung, — die ich auch bei *Woodilee* erwähnte, — daß die Höhrer der Psychatrie mittelst Wagen zu den Vorlesungen befördert werden; die hierdurch verursachten minimalen Kosten tragen dem öffentlichen Gesundheitswesen reiche Zinsen.

Bevor man die irrenärztliche Klinik der Petersburger Militärakademie errichtete, wurden ein Professor und ein Ingenieur zu Studien nach dem Auslande gesandt. Durch derartig zweckmäßiges Vorgehen sind nicht nur bei der Investierung, sondern auch bei der Verzinsung Zehntausende zu ersparen.

Überraschend ist die reichliche Blumendekoration der Räumlichkeiten auf der Klinik zu Moskau. Außer in *Tournai* und *Gheel* konnte ich diese liebliche Wohltat für die Seele kaum noch vorfinden. — In Schottland jedoch hat man bereits den

[1]) Bei *Beca* lese ich über eine andere hervorragende Spezialisierung der ärztlichen Tätigkeit, nach welchem in einzelnen amerikanischen Anstalten besondere „Nachtärzte" angestellt sind.

psychotherapeutischen Wert solcher Einrichtungen erkannt und verwertet, und auch über einen hervorragenden amerikanischen Psychiater lese ich, daß er seine Kranken bei jeder Gelegenheit mit Blumen beschenkt hat. — Zellen werden in der Moskauer Anstalt seit zwei Jahren nicht mehr verwendet; die Nachttöpfe sind — (ein meiner Meinung nach ganz überflüssiger Einrichtungsgegenstand) — aus dem wenig zweckentsprechenden Papiermaché.

Marie und *Vallon* bemerken, daß Privatheilanstalten in Rußland kaum vorhanden sind, da sich diese nicht lohnen, einerseits, weil die bemittelten Kranken teilweise die französischen, noch mehr die rheinländischen Anstalten aufsuchen, andrerseits aber, weil die Taxen in Rußland zu niedrig sind. Wie ich schon öfter erwähnte, machen weder das Privatinteresse der Kranken, noch das der Öffentlichkeit solche Anstalten notwendig, und *Kräpelin* meint mit Recht, daß man alle diejenigen Anstalten, welche sich in die persönliche Freiheit einmengen, verstaatlichen sollte.

Finnland.

In der „Finska Läkaresellkapets Handlingar“ Nr. 9 vom Jahre 1905 befassen sich zwei Autoren mit dieser Frage. Der finnische Ärzteverein erbat sich hierüber die Meinung *Saelans*, des Nestors der finnischen Psychatrie, und die des hervorragenden Direktors im Institute Fagernäs *Björkman*, der zum Studium dieser Angelegenheit im Jahre 1899 eine größere Reise im Auslande unternommen hatte [1]).

Auf Grund dieser Berichte und der von mir im Sommer 1906 unternommenen Besichtigung einiger finnländischer Anstalten will ich das Irrenwesen Finnlands schildern.

Saelan schreibt, daß auf Befehl des Provinzialchefs *Grasse* in *Kronoby* schon im Jahre 1767 für 15 Geisteskranke eine Spitalsabteilung errichtet wurde, — vom Jahre 1771 an wurde auch das *Leprosorium* in *Sjählö* zur Beherbergung von Geisteskranken verwandt.

Finnland ging bekanntlich im Jahre 1809 aus der schwedischen Herrschaft in den Verband Rußlands über. Diese politische Umwälzung (mit der Personalunion, aber eigener Münze, separatem Zollgebiete und eigener Gesetzgebung) hatte ein bewunderungswürdig rasches Aufblühen des Landes zur Folge.

(Zur Illustrierung sei nur gesagt, daß in Finnland die Sterblichkeitsziffer bei den Kindern eine Höhe von nur 15 % erreicht und die Sterblichkeit im allgemeinen 19 % ist; es gibt keine Analphabeten, hingegen eine Volksvertretung und ein allgemeines Wahlrecht, welches nicht nur dem Manne, sondern auch der Frau zusteht.)

[1]) *Björkman*: Berättelse öfver en med statsstipendium 1898—99 företagen resa för Studien i psychiatrie.

Das Irrenwesen entwickelte sich auch in Finnland langsam. Im Jahre 1840 wurde die *Lappviker* Anstalt in der Nähe von *Helsingfors* mit 90 Betten erbaut; diese und das *Hospital* in *Sjählö* mit 50 Betten waren die einzigen Stätten, an welchen die Geisteskranken eine entsprechende Fürsorge erhielten.

Zu dieser Zeit waren merkwürdige Veranstaltungen üblich. Es ward beschlossen, daß, falls der Internierte innerhalb zweier Monate nicht gesundet, man ihn zeitlebens in der Anstalt halten dürfe (profcur, darcur). Nur der bemittelte Kranke durfte sich einer weiteren Versuchskur unterziehen (försökelsecur), wenn aber auch diese nicht den gewünschten Erfolg brachte, so konnte der Kranke nur gegen Entrichtung der zweifachen Gebühren zeitlebens dort gehalten werden. Diese Einlösungssumme variierte zwischen 275—571 f. M. (för verkligen förmögne), aber es ging auch das Vermögen und die Erbschaft der Internierten laut § 22 der Bestimmungen in den Besitz des Instituts über. Der Kranke konnte gegen Entrichtung von 1,72 f. M. für einen jeden darin verbrachten Tag ausgelöst werden, aber trotz alledem fiel $^1/_3$ Teil seiner Erbschaft dem Institute zu.

Saelan bemerkt, daß man sich an dem Naiven dieser Verfügungen gar nicht genug ergötzen kann. Man befleißigte sich demnach, all jene Kranken, die in Kürze nicht gesundeten, auszulösen, und wenn die Erbschaft angetreten werden sollte, fand man genügend Auswege, so daß das Institut nichts bekam. Die für Lebenszeit dem Institute angehörenden Kranken konnten nur mit Mühe daraus befreit werden. Man holte sie nicht ab, nahm sie auch nicht in die Gemeinde auf; aus den Listen der Gemeindemitglieder wurden sie gestrichen, während andererseits die Anstalt eben, weil sie Ansprüche auf die Erbschaft erhob, die Entlassung erschwerte. Zur Abschaffung dieser Unzukömmlichkeiten wandte sich im Jahre 1859 die seit 19 Jahren bestehende *Irrenwesen-Direktion* an den Senat (Ministerium) und bat um Änderung dieser Verfügungen. Eine Kommission, unter deren Mitgliedern sich auch der sehr verdienstvolle finnländische Arzt *O. E. August Hjelt* befand, wurde ausgesandt.

Diese Kommission protestierte gegen die Trennung der Heil- von den Pflegeanstalten, weil es die Erfahrung lehrt, daß dies jeder wissenschaftlichen Basis entbehre und undurchführbar sei. Auch die Internierung auf zeitlebens wurde verworfen, — hingegen empfahl man das Errichten neuer Anstalten an verschiedenen Orten des Landes und die Aufstellung von fünf Betten in jedem Spitale für Neuerkrankte. Ferner sprach sich diese Kommission dahin aus, daß man bei sorgsamer Überwachung die Kranken auch in häuslicher Pflege belassen dürfe. Besonders interessant ist diese letzte Verfügung, aber auch die anderen Vorschläge gelten heute noch für gut, wenn vorderhand auch nur das System der Tages-Verpflegungskosten eingeführt wurde. Im Jahre 1878 wurde die Direktion des Irrenwesens aufgehoben und ist mit dem Sanitätswesen verschmolzen. Ich erwähnte schon, daß dies eine verfehlte Einrichtung sei, und berufe mich auf *Benedicts* Äußerung (S. 425), — als auch auf die in ganz Europa gesammelten Erfahrungen.

Der erste Reichstag *Finnlands* trat im Jahre 1863/64 zusammen und beriet unter anderem auch über das Irrenwesen. Die klerikalen Orden erbaten sich *für die Mitte des Landes* (!) eine 100 Betten fassende Anstalt.

Vom Jahre 1872 an kam in jedem Reichstage das Irrenwesen zur Sprache, und im Jahre 1872—74 wurde in dieser Angelegenheit neuerlich eine Kommission ausgesandt. Die Kommission befürwortete die Trennung der Neuerkrankten von den Alten, — dies ist aber heute schon ein längst überwundener und nicht bewährter Standpunkt. Gegen eine Überfüllung kann man nicht in solcher Weise, sondern nur durch eine gute Organisation des Irrenwesens im ganzen Lande, eine genügende Zahl guter Psychiater und durch eine stetige Kontrolle der nicht in Anstalten untergebrachten Irren — mit Erfolg ankämpfen; in dieser Weise werden viele Anstalten entbehrlich.

Die im Jahre 1874 ausgesandte Kommission empfahl den Bau von fünf kleineren Anstalten für die Aufnahme Neuerkrankter (eine gerade entgegengesetzte und treffliche Verfügung an Stelle der Adnexen für chronische Kranke), zwei größere Institute mit Landwirtschaft und Familienpflege. Auch wurde schon damals ein *Wärterdörfchen* geplant, welches sogar in Deutschland erst in letzter Zeit zur Verwirklichung gelangte (*Uchtspringe*). Der gute Plan blieb aber nur Plan, und der Bericht dieser Kommission hatte nur eine Verordnung zur Folge (1889).

Im Jahre 1885 wurde endlich die nahe bei *Kuopio* liegende neue *Fagerneser* Anstalt ihrer Bestimmung übergeben. Zu gleicher Zeit aber drängt schon im Reichstage Adel und Bauernstand (riddenskapen, adeln ock bondeständet) auf Erweiterung dieser Anstalt. Die Umgestaltung des Kexholmer Gefängnisses in eine Irrenanstalt wurde vorgeschlagen und die Errichtung einer Abteilung mit 20, speziell für kriminelle Kranke reservierten Betten besprochen. Bei der Verhandlung dieses Ansuchens erwähnt *Schultén*, daß nach der Volkszählung im Jahre 1880 die Zahl der Geisteskranken in Finnland auf 4380 zu beziffern ist, demnach fällt also auf jeden 470. Einwohner ein Geisteskranker. *Schultén* klagt, daß das Los der frei umhergehenden Kranken ein trauriges sei und daß diese wegen angeblicher Gefährdung der Umgebung oft Jahre hindurch gefesselt ihr Dasein in einer unmenschlichen Behausung oder aber in einem käfigartigem Raume zu fristen genötigt seien.

Im Jahre 1888 und 1891 beantragte man neuerdings die Sanierung des Irrenwesens, im Jahre 1897 überreichte der Bauernstand in gleicher Angelegenheit zwei Gesuche und bat darin, daß für die unheilbaren Irren nicht wie bisher die Gemeinde, sondern der Staat sorgen möge. (Diese Bitte ist meiner Ansicht nach in dieser Form schon deswegen nicht gerechtfertigt, weil die Möglichkeit nicht ausgeschlossen ist, daß Internierte oft erst nach Ablauf von 10—15 Jahren gesunden und es viele Gemeinden gibt, welche selbst ihre heilbaren Kranken nicht erhalten können. Der Staat müßte mit einer gebührenden Unterstützung ohne Rücksicht auf prognostische Definitionen den Gemeinden zu Hilfe kommen. Andererseits ist die Bitte der Gesuchsteller wohl begründet, denn tatsächlich kann die Erhaltung eines Kranken in einer Anstalt im Verlaufe der Jahre auch einen Wohlbegüterten zugrunde richten.)

In der letzten Sitzung des Reichsrates wurden abermals drei Gesuche in gleicher Angelegenheit mit der Beschwerde eingereicht, daß die für die Aufnahme bestimmten und in der *Exspektantenliste* geführten Kranken mitunter Jahre hindurch auf Aufnahme warten müssen, während welcher Zeit sich ihr Leiden verschlimmert, eventuell unheilbar wird. Auch die Klage wurde laut, daß die große Entfernung der bestehenden Anstalten sowohl den Hin- als auch den Wegtransport bedeutend erschwere.

Im zweiten Gesuch erstrebt man die Erbauung von Bezirksheilanstalten auf gemeinsame Kosten, im dritten Gesuch aber erbat man für die ohnehin überlasteten Gemeinden zur Erhaltung der Geisteskranken eine Staatsunterstützung.

Der große Eifer, den man in Finnland dem Irrenwesen weihte, hatte bisher folgende Resultate: Zwei große Anstalten: *Niuvanniemi* bei *Fagernäs* mit 310 Betten und *Pitkäniemi* bei *Tammerfors*, welches im Jahre 1900 mit 355 Plätzen eröffnet wurde, ferner 120 Plätze im adaptierten *Kexholmer* Institut, ebenda noch Platz für 32 kriminelle Kranke; im alten *Lappviker* Institut 130, in *Sjählö* 53 Betten und endlich in den Aufnahmeanstalten (kleine Spitalsadnexe mit 8—15 Betten) zusammen 92 Betten. Somit sind in den öffentlichen Anstalten insgesamt 1092 Plätze verfügbar.

Nach den Daten der Volkszählung im Jahre 1903 (welche nach *Saelans* Ansicht bedeutend unter der Wirklichkeit stehen), erreicht die *Zahl der Irren in Finnland* inklusive der schon von Kindheit an Erkrankten eine Gesamthöhe von 4885, von welchen 22—35 % in öffentlichen Anstalten untergebracht sind. In öffentlichen Anstalten fanden inklusive der Idioten 1008, in Privatanstalten 173 und in Armenhäusern 889 Kranke Aufnahme, dagegen blieben 5531 in häuslicher Pflege. Es ist somit für 29 % der Idioten und Irren gesorgt.

Bezüglich der Sammlung von statistischen Daten ist es sehr interessant, daß in einigen ausgewählten Bezirken Finnlands im Jahre 1906 *Irrenärzte das Zählen der Irren vorgenommen hatten.* Aus der eine Sprache sprechenden und aus einer Rasse und derselben sozialen Klasse sich ergänzenden und annähernd in gleichen Verhältnissen lebenden Bewohnerschaft kann man Schlußfolgerungen über das ganze Land ziehen.

Diese mit Bedacht gepflogenen Erhebungen führten zu dem traurigen Ergebnis, daß in manchem Bezirk 100 % Geisteskranke mehr sind, als bisher gerechnet wurden und offiziell bekannt waren. — Selbstverständlich bleibt in *Finnland* auch nach der möglichst genauen Feststellung der Zahl der Geisteskranken noch viel zu tun übrig. Besonders mangelhaft ist die Verpflegung in den *Armenhäusern.* Hier müßte nach Vorschrift für 2 männliche und 2 weibliche Irren Platz geschaffen sein, aber in vielen Gemeinden waren auch Kranke anderer Gemeinden untergebracht. Diese Abteilungen sind im Zellensystem erbaut, wo, wie ich mich überzeugte, mitunter vollständig Ruhige und Arbeitsfähige untergebracht sind, andererseits aber solche, für die die vollkommensten Anstalten notwendig gewesen wären.

Diese Bezirks- oder Gemeindearmenhäuser werden 1—2 mal im Monat durch den Gemeindearzt besucht. Mit den Kranken versteht man nicht umzugehen, und es geschah mehr als einmal, daß man zum Baden eines Kranken den Gemeindeschutzmann requiriert hatte. *Saelan* schreibt, daß ihm aus diesen Armenhäusern von Ungeziefer und Krätze bedeckte Kranke zugeführt wurden. Diese Armenhäuser wurden trotzdem von der allerhöchsten Stelle aus unterstützt. Laut einem Manifest des Zaren erhielten die wenigstens für 20 Kranke sorgenden Gemeinden pro Bett 600 f. M. Bau- und 150 f. M. Einrichtungskosten vergütet. Sie werden auch in ihrem Haushalte vom Staate unterstützt.

So entstand die *Harjavalter* Anstalt für 16 männliche und 16 weibliche Kranke. Pro Bett beziffern sich die Kosten auf 3120 f. M. Sie wird von einer Oberwärterin geleitet, die ein Gehalt von 800 f. M. bezieht. Der Leiterin sind 2 Wärter und 3 Wärterinnen unterstellt. Der die Anstalt besuchende Gemeindearzt wird mit 450 und für die außergewöhnlichen Ordinationen mit 10 f. M. besoldet. Die finnischen Psychiater selbst halten diese Institutionen für nicht zweckmäßig.

Nach *Saelans* Meinung könne man in Armenhäusern nur vollständig ruhige, reine und nicht gefährliche Kranke unterbringen, von deren entsprechendem Verhalten man sich durch eine längere Beobachtung überzeugt hätte. Ich meine aber, daß für solche Kranke durch die Familienpflege am besten gesorgt ist.

Die *Familienpflege* wurde auch in Finnland eingeführt; im Jahre 1888 hatte man aus der Anstalt *Sjählö* bei 10 Familien der Gemeinde *Nagu* 13 Kranke untergebracht. Die Kontrolle wurde vom Anstaltsprimararzt, ferner vom Verwalter und Bezirksarzt geübt. Für jeden Kranken müssen 300—500 f. M. bezahlt werden, und außerdem erhält der Arzt noch für jeden Kranken ein Separathonorar von 30 f. M.

Seit dem Jahre 1901 wurden aus der Helsingforser Gemeindeirrenanstalt 45 Kranke in der Gemeinde *Sibbo* untergebracht. Jeder Familie wurden höchstens zwei Kranke zur Pflege überlassen. Zwei geprüfte Wärter wohnen ebendort, die sich vom Wohlergehen ihrer Pflegebefohlenen zeitweise überzeugen müssen. In der Wohnung dieser Wärter befindet sich auch ein Zimmer, welches zur Aufnahme für die von plötzlicher Erregung Befallenen dient. Die Wärter können auf telephonischem Wege mit der Mutteranstalt in Verbindung treten. Den ärztlichen Beistand leistet den Kranken der dortige Gemeindearzt.

Hier war man mit der Familienpflege zufrieden, in einer anderen Gemeinde im Dorfe *Wihtis* hingegen scheiterte dieser Versuch infolge mangelhafter Kontrolle.

Dies ist die Gegenwart und Vergangenheit des Irrenwesens Finnlands. Für die Zukunft empfiehlt *Saelan* eine unverzügliche Errichtung von Irren-Heil und Pflegeanstalten und betont, daß man bei diesen für einen genügenden Grundbesitz sorgen müsse, damit man darauf für Unterbringung von Kranken und Wärtern geeignete Gebäude errichten könne. Antragsteller erachtet es für wichtig, daß diese Bauten an verschiedenen Punkten des Landes errichtet werden.

Überraschend ist, daß in Finnland bei dem *Transporte der Geisteskranken* völlig ungeordnete Zustände herrschen. Auf mancher Station verweigert man den Transport der Kranken, an anderer Stelle wieder fordert man das Mieten eines separaten Waggons. Um diesen Übeln vorzubeugen, empfiehlt *Saelan* die Anschaffung besonderer Waggons; da man diese Wagen aber immer an einem anderen Ort gebrauchen würde, wäre das doch zu umständlich und kostspielig.

Vorstehendes ist dem Referate *Saelans* entnommen. Das zweite Referat bietet ebenfalls viel Bemerkenswertes. *Björkman* klagt, daß das ohnehin Wenige, welches in Finnland auf diesem Gebiete geschah, an das Motto „festina lente“ erinnert und weder den Anforderungen der Kultur, noch jener der Humanität entspricht.

Referent erwähnt, daß in *Fagernäs* die akut Erkrankten 3, die chronischen aber 14—20 Monate hindurch auf die Aufnahme warten müssen; ferner erwähnt er, daß man einen Kranken im Gebäude des unbenützten alten Bades eingesperrt hielt, einen zweiten in einer Art Käfig in der Ecke eines Schlafzimmers unterbrachte und einen dritten an die Wand kettete. Auch er bezeugt die große Unreinlichkeit in den Armenhäusern, das Vorkommen von Ungeziefer usw. und betont, daß ein nicht wiederzugebendes Elend diese Armen umgibt.

Björkman berichtet weiter, daß *Adnexe im Zellensystem* (für 4—107 Kranke) bis zu Hundert im Lande vorhanden sind; diese besucht der Arzt nur einmal im Monat. Er machte fernerhin die traurige Wahrnehmung, daß man Kranke ohne jede besondere Formalität in diese Adnexe aufnimmt und daß weder die „Aufnahme", noch das „Dorthalten" kontrolliert wird; die Pflege sei eine höchst ungenügende und werde fast ausschließlich von Invaliden besorgt. Auch die Verpflegung sei eine schlechte. Er verwirft die Zellen, von denen die Anschauung Platz griff, — daß, je größer deren Zahl, — um so besser. Seiner Ansicht nach ist die permanenete Isolierung einer Autointoxikation gleich und ihre Folge stets ein Rückgang und gänzliches Verkommen. Nicht nur gegen die Zellen wendet sich *Björkman*, sondern er wünscht auch eine *Trennung von Irren- und Armenwesen.*

Für ruhige Kranke empfiehlt *Björkman* kleine Zentralen und um diese herum eine geordnete Familienpflege.

Diese Zentralen, welche als Adnexe nie zweckentsprechend sein dürften, müssen Landwirtschaft, sowie halb- und ganz offene Abteilungen besitzen. Mit Recht bemerkt er, daß eine solche Kolonie groß genug sein müßte, um eines eigenen Arztes zu bedürfen. Er empfiehlt ferner, daß diese Zentrale pro Bett mit 500 f. M. Unterstützung von den Gemeinden erbaut werden mögen. Der Staat aber müsse sie auch in der Unterhaltung unterstützen.

Ein vorzüglicher Vorschlag, das Beste, was sich in dieser Richtung tun ließe. Wohl dann dem Finnlande, wenn es diese Worte berherzigt und zu verwirklichen bestrebt ist.

Bevor ich die von mir besichtigten Anstalten schildere, will ich noch die Verfügungen über das Irrenwesen Finnlands zitieren, welche von *Saelan* im Jahre 1885 publiziert worden sind.[1]).

Der Leiter der Anstalt muß ein Fachmann sein, der in der Behandlung der Irren erfahren ist und sich auf diesem Gebiete umfassende Kenntnisse erworben hat. Er muß in der Anstalt

---

[1]) Finska Lakaresellskapets Handlingar.

wohnen und hat jedes Jahr auf einen sechswöchigen Urlaub Anspruch. Seine Stelle darf unter keinen Umständen länger als 2 Wochen unbesetzt bleiben.

Eine sehr interessante Verfügung ist auch, daß die Direktion der Anstalt die zur Entlassung kommenden Kranken mit Kleidern und Geld beschenken darf, der Wert dieser Geschenke aber darf die Höhe des für die billigste Klasse zu entrichtenden monatlichen Verpflegungssatzes nicht überschreiten.

Jedermann, bei dem Geisteskranke untergebracht sind, ist verpflichtet, das Pfarr- und das Medizinalamt hiervon unverzüglich zu benachrichtigen.

Eine besonders beherzigenswerte Bestimmung ordnet an, daß in eine Anstalt nur so viele Kranke aufgenommen werden dürfen, wie in Wirklichkeit Plätze vorhanden sind. Eine ähnliche Verfügung wäre auch anderwärts dringend nötig.

Wirklich nützlich ist ferner die Verordnung, daß jeder Geisteskranke in Begleitung eines mit seinen Verhältnissen vertrauten Begleiters der Anstalt zugeführt werden soll. Ferner ist streng verboten, den Kranken gleich einem Verbrecher oder mit solchen zusammen zu transportieren. Dieses Vergehen kann mit 2—200 Mark bestraft werden.

Kriminelle Kranke werden auf Vorschlag des Anstaltsdirektors vom „medicinal-styrelsen“ — Sanitätschef — entlassen. Dies ist nicht zweckmäßig, besser ist das bei uns in Ungarn übliche „Vorstellen vor einer Kommission,“ — am allerbesten aber das schottische System.

Wenn ein zu entlassender Kranker außerstande ist, sich aus der Anstalt zu entfernen, so hat der zur Zahlung der Verpflegungskosten Verpflichtete auch für den Transport zu sorgen; wenn dieser sich nicht einstellt, so darf man den zu Entlassenden auf Kosten des Betreffenden nach Hause führen.

Durch die Vorschriften angeordnet, aber sehr selten durchgeführt ist die *Kontrolle der außerhalb der Anstalt befindlichen Geisteskranken.* Sie stehen unter dem Schutze des Gemeindevorstandes, und der jeweilige Gemeindearzt ist verpflichtet, diese Kranken mindestens einmal im Monate aufzusuchen und, falls er sich von Mißbräuchen oder einer Vernachlässigung der Kranken überzeugt, hierüber sofort Meldung dem Gouverneur zu erstatten.

* * *

Im Nachstehenden will ich die persönlich besuchten Anstalten beschreiben.

Finnlands älteste Heilanstalt ist *Lappviken* in der Nähe von *Helsingfors*, welche auf einer von felsigen Ufern umgebenen und weit in das Meer hineinragenden Landzunge liegt. Im Parke sind Fichten und Birken und zahlreiche freundliche Ruheplätze. Bei jeder Wendung wird das Meer und ein Stück des leicht bewölkten Himmels sichtbar. Wasser, Himmel und Wälder umgeben auch sonst das finnländische Volk, auch ihre Heilanstalt ist nicht weniger gesegnet an Schönheiten der Natur.

Die Anstalt bietet das Bild einer völligen Umgestaltung. An Stelle der alten Zellenfenster findet man große neue, von normaler Größe — und auch die fast überall übliche hohe Steinmauer ist hier durch eine freundliche Einfriedigung ersetzt. Die früher braunen Wände und Türverkleidungen sind weiß gestrichen, Licht und gesunde Luft finden überall Eingang. Besonders schön und wohnlich ist die Abteilung der Frauen mit ihren schönen Vorhängen, weißen Türen und blinkenden Türklinken. Blumen und Ziergegenstände erhöhen beträchtlich den ohnehin freundlichen Eindruck.

Die Betten sind schmal; die ganze Einrichtung erinnert an die Anstalten Schwedens. Die Abteilung für Männer ist weniger hübsch.

Der moderne Zug dieser Anstalt läßt sich auch in der häufigen Verordnung prolongierter Bäder erkennen. Das über der Badewanne angebrachte großmaschige Netz ist gänzlich überflüssig. Ich bemerkte, daß es schwierig abzunehmen ist, und daß der Kranke sich darunter nur mühsam aufrichten kann. Er kann so bei einem eventuellen Anfall ertrinken, ehe das Netz entfernt werden kann.

Eine bedeutend bessere Form dieser Netze sah ich in *Pitkäniemi*. Hier ist das untere Netzende an der Wanne, das obere hingegen mittels einer Drahtspirale am Plafond des Zimmers befestigt. Wenn der Kranke daher nach dem Netze greift, um es herunterzuziehen, so springt es von selbst zurück. Das Ganze macht einen ungünstigen Eindruck, der Kranke fühlt sich in einem Käfig, sträubt sich dagegen und fängt sich im Netz. Bedeutend vernünftiger ist es, den Kranken mit einem gewöhnlichen Leintuche in der Weise zu überdecken, daß der

Kopf frei bleibt und das Tuch mit einem Zug entfernt werden kann. Sollte der Kranke auch dann nicht im Wasser bleiben wollen, so ist das prolongierte Bad nicht am Platze. Das Netz sit schon deshalb gefährlich, weil das Wartepersonal immer eine große Neigung hat, den unter dem Netz sich Badenden sich selbst zu überlassen [1]).

Die Wärterfrage harrt auch in Finnland, wie ich sah, noch der Lösung.

Die lappviker Anstalt ist auch zugleich Klinik. Der Leiter Dr. *Sibelius* ist ein noch junger Mann, ein Schüler *Kraepelins*, seine mit außerordentlichem Fleiße geschaffenen Werke genießen auch in der ausländischen Literatur einen guten Ruf. Allem Anscheine nach verjüngt sich die Anstalt unter seiner Leitung. Sowohl von der Anstalt als auch vom Leiter derselben dürfen die Kranken das Allerbeste hoffen, es wäre nur noch wünschenswert, diese Anstalt durch eine Nerven- und psychopathologische Ambulanz zu erweitern und noch durch eine für die höheren Zahlungsklassen bestimmte Abteilung von zirka 50 Betten zu ergänzen. Dies erheischt das Interesse des psychopathologischen Unterrichts und des gesamten Irrenwesens.

Das zweite von mir besichtigte Institut ist *Pitkâniemi* bei der großen Fabriksstadt *Tammerfors* gelegen, zu Schiff und mit der Bahn erreichbar.

Die Anstalt selbst besitzt einen schönen Dampfer. Die Kommunikation wird auch im Winter über das Eis hin aufrechterhalten. — Der Direktor der Anstalt in *Pitkäniemi* ist Dr. *Hougberg*, durch seine schöne Abhandlung über den Zusammenhang von Syphilis und Paralyse vielen bekannt.

Die Wohnung des Direktors besteht aus einer schönen, etwas abseits von der Anstalt gelegenen Villa, eine Anordnung, wie sie in jeder modernen Anstalt, sogar auch schon in Japan befolgt wird.

---

[1]) Es bedarf eigentlich keines besonderen Hinweises, daß alle mechanischen Mittel, einen Kranken *im Bade zu halten*, seien es nun Netze, Decken oder Leintücher, sobald letztere nicht nur lose auf der Wanne liegen, *sondern irgendwie* befestigt sind, zu den bedenklichtsen und *gefährlichsten* Formen des Restraint gehoren und deshalb absolut zu verwerfen sind. E.

Am Eingange der Anstalt erhebt sich ein mächtiges Administrationsgebäude und ziemlich weit dahinter die Küche. An beiden Seiten des Hofes liegen die Pavillons der Männer- und Frauenabteilung. Eine weniger symmetrische, mehr zerstreute Gruppierung der Gebäude wäre zweckmäßiger gewesen. Auch eine schmalspurige Bahn durchkreuzt die Kolonie.

Überrascht hatten mich zwei, für je 20 Betten erbaute, aber vollständig leerstehende Pavillons. Diese, nur für Neuerkrankte der höheren Zahlungsklassen bestimmte Gebäude blieben zu nicht geringem Nachteile für das Land trotz der Eingaben des Direktors, ihre Benutzung auch für chronische Kranke zu gestatten, unbenutzt. — *Saelan* und andere sprachen sich gegen diese Anomalie aus, und wenn ich nicht irre, bewirkte die Intervention des neuen Sanitätschefs ein Aufhören dieses Mißstandes.

Die Pavillons sind nett. Nach skandinavischem System richtete man kleine, 6—8 Betten fassende Schlafzimmer ein. Besonders rein, freundlich und nett ist die Frauenabteilung. Es ist dort alles weiß gestrichen, glänzend und lieblich. Auf den Abteilungen der bettlägerigen Kranken stand auf jedem Tischchen eine niedliche kleine Vase mit frischen Blumen. Neben den Betten standen Stühle, und die Wände zieren liebliche und geschmackvolle Bilder. Die Möbel sind aus Fichtenholz und in verschiedenen Farben und Mustern gehalten. Tadellos rein war sowohl die Kleidung der Kranken als auch deren Bettwäsche. Sogar in der Mitte eines nur für unruhige Kranke bestimmten Gartens sah ich ein schönes Blumenbeet; es ist Vorsorge getroffen, daß sich die Kranken auch bei ungünstigem Wetter im Freien bewegen können. Die Lattenzäune sollen in Bälde durch Hecken ersetzt werden.

In nicht geringer Zahl sind unmöblierte Einzelzimmer vorhanden, beinahe 50 %. Dies ist jedoch unnötig, unpraktisch und kostspielig. Die Fenster darin sind nicht genügend groß, das Ganze unfreundlich und ruft unwillkürlich die Erinnerung an Zellen wach.

Die Küche ist peinlichst rein gehalten, ebenfalls weiß gestrichen. Prolongierte Bäder werden vielfach angewandt. Die Badewannen sind aus Weißblech verfertigt, entsprechen jedoch ihrem Zweck wegen der großen Inanspruchnahme durch längere Zeit nicht.

Häufig wurden von den Anstaltsärzten die zur Verbindung der Pavillons erbauten Korridore beanstandet, denen zu Liebe die Pavillons zu nahe beieinander liegen. Sie können nicht genügend geheizt werden, und dadurch ist der Aufenthalt in ihnen ungesund. — Auch die Treppen der Korridore erschweren bedeutend jeden Verkehr. — Dies war eine völlig unnütze Ausgabe von beiläufig 70000 Kronen.

Zur Zeit meines Dortseins waren 298 Kranke in der Anstalt untergebracht. Auf jeden fünften der Kranken entfiel eine Pflegeperson. An der Spitze der Abteilung der Frauen stehen intelligente „sköterska" aus guter Familie. Hier wird der Dienst der Nachtwachen nach schottischem, auf der Abteilung der Männer jedoch nach altem Ablösungssystem versehen.

Der Gehalt des Direktors beträgt 9000 f. M. nebst Heizung und Beleuchtung und kann ein Maximum von 10 500 f. M. erreichen. Die Pension ist nach 30 Dienstjahren auf 7000 f. M. bemessen. Der Direktorstellvertreter bezieht 7500, der Sekundararzt 5500, der letzte resp. Unterarzt 3000 f. M. Die zwei letzteren erhalten auch vollständige Verpflegung. Die Unterärzte werden auf drei Jahre ernannt, — es sichert sich der Staat auf diese Weise genügend gute Irrenärzte.

Die Verpflegungskosten betragen in der Anstalt *Pitkäniemi* pro Tag 2 f. M. 50 Pf., dies erklärt zum Teil der Umstand, daß die für 800 Betten geplante Anstalt nur für 300 Kranke erbaut, jedoch mit Handwerkern und einem entsprechend großen Personal für die ganze Anstalt versehen werden müßte.

Auch die Ärzte der Anstalt *Pitkäniemi* halten das Erbauen allzugroßer Anstalten nicht für zweckmäßig Sie bemerken, daß der Hin- und Rücktransport der Kranken wegen der großen Entfernungen ebenso wie der Verkehr mit den Angehörigen derselben sehr erschwert sei, ferner, *daß die Entlassung der Kranken aus der Anstalt ebenso erschwert sei, wie die Aufnahme in dieselbe.* Das unnötige Zurückhalten vieler Kranker verursacht dem Staate große Ausgaben.

Zwei Armenhausabteilungen unterzog ich auch einer Besichtigung. Die eine ist in *Helsingfors,* die andere in Linnemäki bei *Tuusula* gelegen. Erstere liegt außerhalb der Stadt, ist aber mittelst elektrischer Bahn bequem erreichbar und wurde im Jahre 1893 für 69 Kranke mit einem Kostenaufwand von 200 000 f. M. erbaut, — der erste Primararzt war *Hougberg.*

Die Wände der aus Holz erbauten Pavillons der Anstalt wurden einige Jahre hindurch unverputzt dem Trocknen überlassen, und es wird auf die unumgänglich nötige Ventilation unter dem Fußboden ein besonderes Gewicht gelegt.

Im alten Gebäude sind viele Zellen vorhanden, — das Ganze ist einfach, etwas armselig, unfreundlich, und den ungünstigen Eindruck des Gesehenen vermag sogar die große Reinlichkeit nicht zu verwischen. Solche armselige Stätten fördern die Entwicklung der artifiziellen Demenz. Ein noch viel größeres Übel ist es, daß die Anstalt keinen dortselbst wohnenden Arzt hat und die Kranken bei eventuell nötigen Operationen die städtische Klinik aufsuchen müssen. Es kam mehr als einmal vor, daß sie auf dem Wege zur Klinik unterwegs bettelten oder sich berauschten. Eine solche mangelhafte irrenärztliche Versorgung sollte in einem auf so hoher Kulturstufe stehenden Lande um so weniger geduldet werden, als die Zahl der Kranken in der Abteilung mit Ende des Jahres 1905 schon eine Höhe von 165 erreichte.

Schön und groß sind die Werkstätten, in welchen gerade emsig gearbeitet wurde.

Das Armenhaus in *Tuusula* ist ebenfalls nach Landessitte aus Holz erbaut. Ein wohlbearbeiteter Gemüsegarten liegt vor dem Gebäude, dahinter erstreckt sich ein schöner sorgfältig gepflegter Blumengarten. Die Armen von 25 Gemeinden mit 6000—7000 Einwohnern finden hier Aufnahme: es waren damals 26 Arme und 10 Geistesgestörte untergebracht; eine Aufseherin sorgte für sie, und auch der Gemeindearzt besuchte sie einmal im Monate. Zur Besoldung dieses Arztes trägt auch der Staat bei. Sehr reinlich und ordentlich fand ich dieses Haus vor, und nur die Zellen für Geisteskranke waren für mich ein trauriger Anblick. Solche Häuser werden heutzutage mit ebenso geringem Kostenaufwande besser, praktischer und menschenwürdiger erbaut.

Ich erlaube mir hierbei nur noch die Bemerkung, daß das Armenwesen in Finnland auf das sorgfältigste geregelt ist; ein Aufseher kontrolliert und leitet diese Armenhäuser, dessen Rat und Hilfe bei Errichtung von Armenhäusern stets in Anspruch genommen wird.

Die Familienpflege der Geisteskranken.

Meines Wissens besitzt *Dänemark* bis zur Zeit keine geordnete Familienpflege; nur in dem Jahresbericht von 1904 ist erwähnt, daß aus der Anstalt Vordingborg 5 Kranke sich in Familienpflege befanden. Was *Norwegen* anbelangt, so erwähnte *Vogt* auf dem Kongresse zu Antwerpen, daß im Anschlusse an die Anstalten zu *Rothwold* und *Zillehammer* auch bei Familien Kranke verpflegt werden, andererseits aber sind auch bei einzelnen Familien zerstreut Kranke untergebracht, wobei jedoch die Kontrolle, obwohl auf je zwanzig der akuten Fälle ein Amtsarzt entfällt, eine sehr mangelhafte ist; nach Vogt gibt es auch kleine Irrenkolonien in Norwegen, Anstalten für Bauern, ohne ärztliche Leitung. — Noch im Jahre 1900 bestanden 69 solcher Kolonien mit 644 Kranken.

Betreffs der Verhältnisse in *Schweden* ersehe ich aus dem Jahresberichte (Sinessjukvarden i riket) vom Jahre 1901, daß auf einen Antrag des hervorragenden Inspektors für das Irrenwesen *Gadelius* schon im selben Jahre die Direktion der *Vexiö*-Anstalt die Weisung erhielt, 100 Geisteskranke in einer geeigneten Familienpflege unterzubringen. (Siehe Nachtrag zu Schweden.)

Die Besichtigung der großartigen Anstalten *Schottlands* nahm meine Zeit so sehr in Anspruch, daß ich auf ein Studium der Familienpflege, welche ohnedies im ganzen Lande zerstreut und nicht mit den Anstalten verbunden ist, unmöglich eingehen konnte. Doch da dieses System soviel des Lehrreichen enthält, will ich auch hierüber referieren und zwar nach Berichten des zur Beurteilung der dortigen Verhältnisse unmittelbar berufenen Fachmannes *Spence*, der als Sekretär des Komitees für das schottische Irrenwesen auf dem Kongresse zu Antwerpen einen äußerst wertvollen Vortrag hielt. (*The present position of the Insane Poor under Privat Cure in Scotland.* 1902).

Nach dem schottischen Irrengesetz müssen alle der Öffentlichkeit zur Last fallenden und von zwei praktischen Ärzten für geisteskrank erklärten Personen im Irrenhaus des zugehörenden Lunacy-Distriktes untergebracht werden, ausgenommen, wenn von dem Board eine anderweitige Versorgung gestattet wurde. Dies ist eine ähnliche imperative Verfügung, wie bei uns der § 71 des XIV. Gesetzartikels vom Jahre 1876, nur daß in *Schottland* auch für eine Möglichkeit der Durchführung und für eine über das ganze Land verbreitete Kontrolle gesorgt wurde. So werden über die Geisteskranken erstens öffentliche Listen geführt, wodurch ermöglicht wird, die Größe der hieraus entstehenden Aufgaben des Staates zu übersehen, zweitens können diejenigen, welche der Board dazu für geeignet hält, bei geeigneten Familien untergebracht werden, über welche der Board ebenfalls Listen führt; wenn andrerseits das Parish Concil einen Kranken aus einer Anstalt in Familienpflege geben will, so kann dies ebenfalls nur mit Genehmigung und unter Kontrolle des Board geschehen. Gegen eine entsprechende Aufforderung der Gemeinden kann der Anstaltsdirektor an den Board appellieren, doch sind das seltene Fälle, da die Gemeinden nur die vom Direktor hierzu empfohlenen Kranken in Familienpflege geben. So ist die Unterbringung der Kranken in Schottland geregelt, wogegen bei uns die Gemeinden die Kranken einerseits kaum unterbringen können, während es andererseits kaum möglich ist, die einmal aufgenommenen Kranken, selbst wenn ihr Zustand dies erlaubt, wieder an die Gemeinden zurückzugeben, Die Lösung der Frage wäre nicht allzu schwer.

Als eine natürliche Folge der Organisation des Board ist es zu betrachten, daß, während früher die Zahl solcher Familienpfleglinge, die noch in keiner Anstalt waren, eine größere war, dieses Verhältnis sich in den letzten 20 Jahren geändert hat, so daß heute die meisten Kranken aus den Anstalten in die Familienpflege gelangen. So blieben während der Jahre 1860 bis 1879 jährlich etwa 80 registrierte Kranke bei ihren Familien und 40 kamen aus den Anstalten in die Familienpflege, wogegen während der Jahre 1880—1899 in ihrem Heim 99 verblieben und 152 von den Anstalten untergebracht wurden. Somit konnten während der ersten 20 Jahre 80% mehr die Anstalten umgehen, während der zweiten Periode aber wurde die Zahl der aus den Anstalten in die Familienpflege Gegebenen um 53 % größer.

Daß die schottische Familienpflege gute Fortschritte macht, wird auch dadurch bewiesen, daß vor der Wirksamkeit des Board der vierte Teil der Kranken bei Fremden und $^3/_4$ bei den Angehörigen untergebracht waren, während heute bereits die Zahl der bei Fremden untergebrachten Kranken diejenige der anderen Kategorie bei weitem überflügelt. Zuerst waren die angeboren Geisteskranken in größerer Zahl in der Familienpflege, heute sind bereits mehr solche mit erworbener Krankheit. Dies ist auch die allein richtige Ordnung der Familienpflege.

Es ist jedoch selbstverständlich, daß das Gesetz und System vom Jahre 1857 auch in Schottland um so weniger eine sofortige Änderung zum Besseren hervorrufen konnte, als doch zu dieser Zeit selbst die geschlossenen Anstalten noch vieles zu wünschen übrig ließen. Als die ersten Inspektoren des schottischen Irrenwesens über die Mängel aufrichtig berichteten, haben sie doch hinzufügen können, daß ein großer Teil der Geisteskranken in Privathäusern gut gepflegt wurde und daß sie viele Beispiele der aufopfernden Hingabe und Liebe, einer freundlichen und gerechten Behandlung, der Reinlichkeit und Bequemlichkeit, der guten Laune und Zufriedenheit sehen konnten.

Es ist von Bedeutung, zu erfahren, daß der Board von 2078 Fällen nur bei 167 eine Internierung für unbedingt notwendig bezeichnete, aber auch hiervon wurden nur 56 tatsächlich in die Anstalten gebracht, die übrigen konnten unter Einhaltung der vorgeschriebenen Bedingungen zu Hause gepflegt werden. „In vielen Fällen führte“ sagt *Sir Arthur Mitchell* „das Streben, die Heimstätte des Kranken zu verbessern, zu vollem Resultate, und *so konnten wir so oft erfahren, in welchem Umfange es möglich ist, auch in Privathäusern für die Geisteskranken zu sorgen.*“ Tatsächlich gehört hierzu nichts anderes als sachverständige Irrenärzte, sowie Schulung der Krankenwärter und Aufsichtsorgane, wodurch dann möglich wird, den größten Teil der kolossalen Kosten der Anstaltsbauten zu ersparen.

In welchem Grade die Familienpflege sich in Schottland entwickelte, wird durch den Umstand gezeigt, daß, während im Jahre 1881 in Privathäusern 1516 Kranke (darunter 906 bei Angehörigen und 610 bei Fremden) waren, im Jahre 1902 diese Zahl bereits auf 2631 (bei den Angehörigen 954, bei Fremden 1677) gestiegen ist. Daraus ist ersichtlich, daß sich die Familienpflege nach 47 Jahren ihres Bestehens als eine durchführbare, entwicklungsfähige und gute Institution erwiesen hat. Seit dem Jahre 1897 ist eine kleine Abnahme (von 2700 auf 2631) zu konstatieren, doch darf man daraus um so weniger auf einen Rückschritt der Angelegenheit schließen, als nach der Natur des schottischen Systems eine größere Zunahme der Zahlen ausgeschlossen ist.

Im einzelnen waren bei 623 Familien je einer, bei 338 je zwei, bei 97 je drei und bei 42 Familien je vier Kranke in Pflege, doch bekommen mehr als zwei Kranke nur die erfahrenen Familien, zur Aufnahme von vier Kranken ist schon eine besondere Bewilligung der Kommission notwendig. Hierbei werden das Haus, seine Bewohner und ihre Lebensweise, ganz besonders aber die Frage, ob der Kranke tatsächlich im Kreise der Familie lebt, mit ihr speist und sich beschäftigt, einer Kontrolle unterworfen. In Schottland existieren keine Gemeinden, die sich speziell mit der Irrenpflege befassen, wie dies in Belgien, Frankreich und Deutschland der Fall ist, sondern diese werden zerstreut im ganzen Lande zu 6—60 Kranken in Ortschaften mit 100—1500 Einwohnern untergebracht. Gewöhnlich befassen sich mit Irrenpflege nur solche Leute, die eine kleine Familie haben, jedoch über eine größere Wohnung und über genügende Zeit verfügen, sich mit den Kranken abzugeben. Die kontrollierenden Behörden sind zwar bestrebt, die Kranken in der Nähe der Pfarrgemeinde unterzubringen, doch kommt es vor, daß man sie erst nach einigen Stunden Reise erreichen kann.

Es gilt als Vorschrift, daß ein jeder Kranke sein eigenes Bett hat, doch dürfen die weiblichen Kranken, wenn sie es selbst wünschen, auch zusammen liegen. Die Bevölkerung nimmt lieber die weiblichen Kranken in Pflege, weil diese bei den häuslichen Arbeiten besser helfen können, doch es werden auch solche in die Pflege gegeben, die nichts tun, denn auch für solche ist eine Familienpflege von Vorteil, „im Kreise einer ruhigen Familie ist ihr Los ein gewiß heitereres, als in einem Asyl, dessen Getriebe ihnen fremd bleibt und wo sie unter ganz unnatürlichen Verhältnissen nur vegetieren.“

Was die Unkosten anbelangt, so wird für je einen Kranken pro Tag *1 Shilling* bezahlt, und inkl. der administrativen Auslagen kann die Verpflegung eines Kranken nicht mehr als wöchentlich 8 sh 5 d betragen. Diese Summe ist an und für sich schon kleiner als die durchschnittlichen Kosten, die ein Anstaltskranker in Schottland verursacht, wozu aber noch das investierte Kapital der Anstalten und dessen Verzinsung zu rechnen ist, was bei den luxuriösen und auf Riesenterrains erbauten schottischen Anstalten gewiß sehr bedeutend ist. Übrigens werden die Kosten der Familienpflege zur Hälfte vom Staate und zur Hälfte von der Gemeinde gedeckt.

Was die Unterbringung, Bekleidung und Verköstigung anbelangt, so sucht man all dies mit der früheren Umgebung des Kranken in Einklang zu bringen. Ob hierüber noch besondere Bestimmungen existieren — wie dies in Frankreich und Deutschland der Fall ist — konnte ich nicht erfahren. Jedenfalls ist das Ziel, daß vor allem die Kranken prosperieren und erst durch ihren Verdienst die Pfleger.

Was die Krankheitserscheinungen anbelangt, so werden Epileptische, Unbeholfene und Unreine vom Board prinzipiell für Familienpflege als ungeeignet bezeichnet; sollte man aber die Überzeugung gewinnen, daß solch ein Kranker auch in Familienpflege so gut versorgt werden kann, wie etwa in einer Anstalt, so wird auch dies bewilligt.

Die Sterblichkeit der Pfleglinge beträgt im Durchschnitte 4,9 %; wenn man dies mit den paralysefreien (einzelne dänische und schwedische) Anstalten oder mit einer Mortalitäts-Statistik nach Abzug der Paralytiker vergleicht, so findet man, daß dies Verhältnis ein recht gutes ist. Auch Besserungen, sogar Heilungen sind nicht selten.

Naturgemäß wurde auch hier erörtert, ob nicht eine so massenhafte — durchschnittlich 2000, während 35 Jahren 12 018, — familiale Unterbringung von Geisteskranken für die öffentliche Sicherheit nicht eine Gefahr bilde. Doch wurde auch hier durch die Erfahrung bewiesen, daß durch Geisteskranke verursachte Unglücksfälle in geschlossenen Anstalten viel häufiger vorkommen, als bei einer freien Pflege. Während 38 Jahren waren in Schottland überhaupt keine derartigen Fälle zu registrieren, bis dann in 2 Fällen durch je einen Pflegling ein

Mitglied der Pflegefamilie ermordet wurde. Doch ist jedem bekannt, daß solche Fälle in Anstalten selbst bei der größten Vorsicht sich viel öfter ereignen und noch häufiger unter der normalen Bevölkerung vorkommen. In äußerst seltenen Fällen (1—2 mal) kamen Schwängerungen vor, doch auch dies ist selbst in Anstalten kaum zu verhüten und bildet weder für die Person noch für die menschliche Gesellschaft eine so große Gefahr, daß es bei der Beurteilung einer für Tausende von Geisteskranken und für das Irrenwesen des ganzen Staates unersetzlichen Institution in Betracht gezogen werden dürfte. Wir dürfen bei der Beurteilung der schottischen Familienpflege jedoch nicht übersehen, daß die Kontrolle hier bei weitem nicht so genau ist, wie etwa in *Belgien*, *Frankreich* oder auch bei anderweitigen Kolonien, denn sie werden vom Vertreter des Lunacy Board jährlich bloß einmal, vom Inspizienten der Armen („*Inspector of Poor*") halbjährlich und vom Amtsarzte der Pfarrgemeinde vierteljährlich besucht. *Spence* bemerkt hierzu, daß, wenn die Beaufsichtigung der Geisteskranken auch nicht allzu genau sei, vorhanden sei sie doch, und gerade dies hätten die wenigsten Staaten.

Wie ich bereits erwähnte, hat Schottland eine besondere Kolonie, wie etwa Gheel, vorläufig nicht, und die Familienpflege ist dort von den Anstalten vollständig unabhängig. Das wird damit motiviert, daß ein Anstaltsdirektor für auswärtige Angelegenheiten keine Zeit übrig habe; dann will man nicht, daß die bei Familien untergebrachten vom Anstaltsgeiste auch nur das Mindeste verspüren sollen, und schließlich fehlt es gerade um die schottischen Anstalten herum an einer geeigneten Bevölkerung zur Gründung solcher Kolonien [1]).

Ich verließ Schottland mit wertvollen Erinnerungen, um über *Belfast* nach *Dublin* zu fahren, wo ich die Lalorsche psychotherapeutische Methode kennen lernen wollte. Hierüber, wie über die irischen Anstaltsverhältnisse im allgemeinen habe ich bereits weiter oben berichtet. Nachträglich wurde mir bekannt, daß *Conolly Normann*, der Direktor des *Richmonder* Asylum, behufs Einführung der Familienpflege in *Irland* Schritte unternahm.

---

[1]) Siehe ferner den Nachtrag zu *Schottland*.

England besitzt meines Wissens keine geordnete Familienpflege[1]).

Holland hat in Verbindung mit der Anstalt zu *Meerenberg* eine Familienpflege in kleinerem Umfange, von wo aus die Kranken nach Belieben auf dem Gebiete der Anstalt zur Arbeit gehen dürfen. *Deventer* gab seiner guten Meinung über die Familienpflege auf dem Antwerpener Kongresse mit folgenden Worten Ausdruck: „Les faits prouvent, que l'assistance familiale n'est pas une question de peu d'importance, mais une arme de grande valeur et indispensable entre les mains du médecin psychiatre. .... Je constate que ce mode de traitement ne perd pas mais gagne de plus, en plus en crédit auprès des philanthropes et des aliénistes en Hollande ..... *entre les mains d'un médecin aliéniste habile c'est donc un médicament absolument nécessaire dans l'arsenal thérapeutique.*"

Aus den Arbeiten dieses Kongresses ersehe ich, daß die zur Pflege von Geistes- und Nervenkranken gegründete holländische christliche (kalvinische) Gesellschaft schon bei ihrer Gründung im Jahre 1885 die Notwendigkeit der Einführung von Familienflege in Verbindung mit der Anstalt *Ermelo* einsah, welches Bestreben zur Folge hatte, daß diese Anstalt im Jahre 1902 bereits 63 Kranke in Familienpflege geben konnte. Von Interesse ist, daß der von *Oláh* gewünschte Übergang zwischen Außenleben und Anstalten (so wie dies durch *Marie* und seine Frau in Paris geschah) in Holland durch die Familienpflege verwirklicht wurde, indem man die Kranken vor ihrer endgiltigen Entlassung entweder bei fremden Familien unterbrachte oder aber dadurch, daß die Angehörigen der — selbstredend wohlhabenden — Kranken für einige Zeit in der Nähe der Anstalt ihre Wohnung nahmen [2]). Außer in *Ermelo* wurde die Familienpflege auch noch in *Bloemendaal* und *Dennevord* eingeführt und zwar mit so günstigem Erfolge, daß heute bereits die öffentlichen Anstalten mit Unterstützung des Ministers des Innern diese Pflege organi-

---

[1]) Vergleiche: Du traitement familial des aliénés en Angleterre. L'assistance 1907 Nr. 12.

[2]) In der Zeitschrift „Gyógyászat" 1874 finde ich die Spuren eines solchen Vorgehens auch in Ungarn, in der Schwartzerschen Anstalt zu Budapest waren Wohnungen eingerichtet, wo der betreffende Kranke nebst seiner Familie wohnen konnte.

sieren. Die ersten Versuche wurden in *Meerenberg*, *Grave* und *Heerenloo* unternommen.

Im Jahrgange 1903/04 der „Psychiatrische Wochenschrift" führt *Walter Berger* interessante Daten an über die *Familienpflege in Holland.* So erwähnt er, daß man eine ganze Reihe von Kranken, die in Anstalten schwer zu beeinflussen und gefährlich waren, deren Zustand als hoffnungslos galt, in einer gut gewählten Umgebung in Familienpflege halten konnte (*van Deventer*). Ich selbst konnte öfters die Erfahrung machen, daß einzelne Individuen, zufällig in der Anstalt interniert, eben dadurch so renitent werden, daß man mit ihnen buchstäblich nichts zu beginnen weiß, während sie in der Freiheit ruhig weiter leben, ihr Brot verdienen und für niemanden eine Gefahlr bilden. Viele solche Artefakte gibt es in den Anstalten, wogegen die beste Abhilfe die Kolonial- und Familienpflege und die Erleichterung des Entlassungsmodus wäre.

Bei *W. Berger* ist ein holländischer Ministerialerlaß vom Jahre 1901 erwähnt, nach dem in Familienpflege befindliche Kranke so zu betrachten sind, als wenn sie in Anstaltspflege wären. Wie wir sehen werden, besitzt auch *Frankreich* eine ähnliche Verfügung. Tatsächlich handelt es sich in beiden Fällen um eine an den Ort gebundene Freiheitsbeschränkung unter irrenärztlicher Aufsicht; ob dies hinter Eisengittern oder in kleinen Bauernhöfen durchgeführt wird, ändert wohl nichts am Wesen der Sache, wenn auch zum Zwecke der Heilung letzteres vorzuziehen ist. *W. Berger* führt weiterhin noch an, daß die Kranken auf Staatskosten mindestens drei Monate, auf Gemeindekosten jedoch mindestens ein halbes Jahr in einer staatlichen Anstalt verbringen müssen, bevor sie mit staatlicher Unterstützung in Familienpflege gegeben werden. Bei irrenärztlicher Kontrolle finde ich solche kleinlichen Bestimmungen überflüssig und für die Familienpflege schädlich, da man doch einen Teil der Kranken in Familienpflege geben kann und soll auch ohne Anstaltsbehandlung, wenn nur ein tüchtiger Arzt die Behandlung leitet wie in der Anstalt. Es besteht auch eine Verfügung, nach welcher bloß 10% der Kranken einer Anstalt bei Familien unterzubringen sind und daß eine bestimmte Zahl von Plätzen in der Anstalt frei bleiben muß. Da jedoch 40—50% der Kranken sich für die Familienpflege eignen, so ist auch diese Verfügung nicht zu billigen, und man kann all diese Bestimmungen nur aus der Neuheit der Angelegenheit erklären. — Was die Unkosten anbelangt, so hat sich die Familienpflege auch in Holland billiger gezeigt als die Anstaltspflege. Durch besondere Ereignisse wurde das neue System nicht gestört, und für Familienpflege Ungeeignete wurden ohne Schwierigkeiten in die Mutteranstalt zurückversetzt.

Alles in allem steht die Familienpflege in *Holland* heute noch im Kindesalter. (Die Zahl der Familienpfleglinge beträgt kaum hundert), weshalb ich mich mit mehr Interesse den großen französischen und belgischen Kolonien zuwandte.

Bevor ich aber weitergehe, will ich noch erwähnen, daß *die Familienpflege der nicht Geistesgestörten* in *Holland* schon eine außerordentlich hohe Stufe erreichte. Schon in *Meerenberg* machten mich hierauf *van Deventer* und seine Frau aufmerksam, und besonders viel sprach ich hierüber mit meinem *Gheeler* Kollegen Oberarzt Dr. *Meeus*. Diese Krankenpflege ist so organisiert, daß die einzelnen Gemeinden eine Kranßenpflegerin gegen jährliches Gehalt anstellen, welche von den Unbemittelten gerade so in Anspruch genommen werden kann, wie bei uns die Hebammen oder die Gemeindeärzte. Diese Wärterinnen führen die Verordnungen des Arztes durch, sie sind den Angehörigen der Kranken behilflich, indem sie diese kontrollieren und sie in der Krankenpflege unterweisen, selbstredend immer auf Grund der Anordnungen des Arztes. Sie leisten Hilfe bei den Operationen, sie wechseln die Verbände usw. Hierdurch wird dann ermöglicht, daß der Kranke nicht das Spital aufzusuchen gezwungen ist. Dieses System ist billiger und auch vom hygienischen Standpunkte aus vorteilhafter für die Gemeinde wie für den Kranken und dessen Familie. Durch eine solche systematische Organisation könnten die Erhalter der Spitäler große Ersparnisse erzielen. In Frankreich gibt es hierfür eine besondere Zeitschrift „*L'assistance familiale*", welche heute bereits im XIII. Jahrgange erscheint[1]), die Arbeiten des vor drei Jahren in dieser Angelegenheit abgehaltenen Pariser Kongresses haben sich mit einer langen Reihe auch vom national-

[1]) Derzeit unter dem Titel „L'assistance".

ökonomischen Standpunkte aus hochwichtiger diesbezüglichen Fragen befaßt. Aus diesen Quellen ist mir bekannt, daß eine häusliche *Pflege der Lungenschwindsüchtigen* in *Paris* heute bereits im großen Maßstabe betrieben wird. In den Bezirksordinationen kann vom Arzte den Unbemittelten Milch, Fleisch, Brot und pekuniäre Hilfe angewiesen werden, und dieses alles verursacht weniger Auslagen als eine Spitalsverpflegung, wo gewöhnlich in einer zur Verbreitung der Tuberkulose äußerst geeigneten Atmosphäre die Kranken mit Ipecacuanha usw. traktiert werden, was eine tägliche unnütze Ausgabe von wenigstens 120—130 Pfg. bedeutet. Von diesem Betrage könnte zu Hause der Kranke beinahe samt seiner ganzen Familie leben und hie und da leichter genesen, wie in der Spitalsluft.

Auf dem Pariser Kongresse erwähnte Dr. *Bernheim*, daß die Lungenkranken das Spital zum ersten Male in verschlechtertem Zustande verlassen, und wenn sie es zum zweiten Male aufsuchen, so verlassen sie es nicht mehr lebend, und trotzdem das Land auf dem Wege der Tuberkulose durch Arbeitverlust und Verpflegungskosten jährlich eine halbe Milliarde verliert, findet das reiche Frankreich keine Mittel, um *Sanatorien* zu errichten [1]).

Bernheim empfiehlt, um den Kampf in größerem Stile und unmittelbar in den Familien führen zu können, sowie wegen der Billigkeit nicht die Sanatorien, sondern die häusliche Pflege: „Le sanatorum ne soigne que le malade. Il ignore l'entourage, le foyer qui lui fournit sans cesse les malades .... C'est, en un mot, une œuvre d'*assistance à domicile*, qu'il faut organiser .... car ce mode d'assistance du phthisique à domicile est relativement peu coûtant et peut être réalisé partout et immédiatement."

Und was für die Lungenkranken zuträglich und vorteilhaft ist, kann auch bei den meisten inneren Krankheiten und in der Mehrzahl der chirurgischen Fälle angewandt werden. Vor dreizehn Jahren konnte ich selbst sehen, wie *Horsley* die schwierigsten Schädeloperationen in einem einfachen Wohnzimmer ausführte, und es ist sicher, daß die Asepsis auch dort ebensogut, manchmal sogar noch besser durchführbar ist, als in den Spitälern.

---

[1]) „La construction et l'entretien de ces établissements sont coûtans que de longtemps encore la France ne pourra les offrir à ces malheureux.

So wären die Spitäler nur für einige infektiöse Krankheiten und für außerordentliche chirurgische Fälle notwendig.

Nach meiner persönlichen Auffassung sind die großen Spitäler, so wie die Klöster vollständig zwecklose, den Erfordernissen durchaus nicht entsprechende Überbleibsel des Mittelalters, und ich teile vollinhaltlich die auf dem obenerwähnten Kongresse ausgesprochene Meinung *Dufourniers*: „L'assistance familiale [1]) des malades chroniques est plus morale que l'hospitalisation, elle est plus conforme aux données de l'hygiène, elle est plus économique que l'hospitalisation et peut amener dans le milieu assistant un certain bienêtre, qui est tout bénéfice pour la société". Ich meine, daß dies auch auf akute Fälle anwendbar ist.

---

[1]) Diese Institution konnte auch bereits in *Deutschland* Wurzel fassen. So konstituierte sich in *Frankfurt a. M.* eine Vereinigung, die aus einem Arzte, den im Hause Dienst tuenden Wärterinnen und aus den die Kranken besuchenden Damen bestand.

Eine ähnliche Gesellschaft in *Berlin* hatte während eines Jahres bei 1660 Familien und zwar bei 839 Geburten und 760 anderen Krankheitsfällen Hilfe geleistet. Aber eine ganz besondere Ausbreitung hat diese Methode in England gefunden, wo während der Zeit von 1898—1899 in einem Jahre 9152 Kranke mit 217 762 Visiten im Kreise ihrer Familien gepflegt wurden. In *Dublin* hätte — nach all dem, was ich in den geschlosenen Anstalten gesehen habe, — die Wirkung einer Gesellschaft besonders segensreich gewesen sein können. Hier wurden während eines Jahres 1847 Kranke mit 6167 Besuchen verpflegt, worüber sich *Dr. Braid* folgendermaßen äußert: „..... ces nurses étaient des anges déguisés, car dans ces taudis misérables les nurses opèrent des transformations, nettoyant, arrangeant, mettant leurs malades dans les meilleurs conditions de guérison ...."

In *Paris* werden die Spitalskranken, wenn es ihr Zustand erlaubt nach Hause geschickt, wo sie noch zwei Monate hindurch ärztliche Hilfe und täglich 1 Fr. Unterstützung erhalten können. So konnte man der Überfüllung der Spitäler abhelfen und an den Verpflegungskosten 75 % ersparen. Im Jahre 1902 standen für diese Zwecke 72 000 Fr. zur Verfügung.

Dorison hatte berechnet, daß wenn alle Erwachsenen zu Hause gepflegt werden könnten, dies für die Stadt *Paris* eine jährliche Ersparnis von 4 Millionen Fr. bedeuten würde.

Eine Ergänzung der häuslichen Pflege wäre die Beschäftigung der Arbeitsfähigen, diesbezüglich hätten die sozialen Bestrebungen der intelligenten Klasse ein würdiges Arbeitsfeld. (Siehe all dieses ausführlicher im Jahrgange 1904 der „L'assistance familiale".)

Um nun zum eigentlichen Thema zurückzukehren, will ich noch die spezielle holländische Einrichtung der „*Hofje*“ erwähnen, unter welcher Benennung dort Häuser errichtet wurden, wo ganze Familien bei Erhaltung ihrer Freiheit Wohnung und Hilfe finden können. Ähnliche etwa durch Verbände oder durch die Gesetzgebung ins Leben gerufene Kolonien würden gerade beim Kampfe gegen die Tuberkulose äußerst wirksame Hilfsmittel abgeben. (Über die *Hofje* siehe den Artikel *Van Andels* unter den Arbeiten des Antwerpener Kongresses.)

Von Amsterdam fuhr ich über Antwerpen nach *Gheel*, welches von letzterem auf der Linie *M.-Gladbach—Düsseldorf* 26 Meilen entfernt liegt. Ich kam noch frühzeitig genug, um den Direktor der Kolonie Dr. *Peeters*, der, selbst ein gebürtiger-Gheeler, schon seit dem Jahre 1876 mit außerordentlichem Erfolge die Kolonie entwickeln hilft, aufsuchen zu können, der mich dann auch freundlichst empfing und trotz der durchaus nicht amtlichen Besuchszeit in der zentralen Anstalt und in einem Teil der Kolonie selbst begleitete.

Zuerst besichtigten wir die im Jahre 1856 für 70 Kranke errichtete Zentrale, deren Errichtung von *Esquirol* dem Minister des Innern schon im Jahre 1822 empfohlen wurde. Dieses Gebäude wie auch die Wohnung des Direktors liegen vor einer schönen Allee an der Grenze der Gemeinde. Ringsherum liegen schöne Gärten, und auch die tadellos reinen Krankenzimmer und Gänge sind mit prächtig blühenden Pflanzen reich ausgestattet; eine Veranda mit Taubenhaus konnte ich sehen, und auf Schritt und Tritt sind Spuren der äußersten Sorgfalt zu bemerken, mit welcher man die Leiden der Kranken zu lindern sucht, und doch konnte ich mich eines peinigenden Gefühls nicht erwehren, — unter dem Eindrucke von *Meerenberg* und hauptsächlich der so vollkommenen schottischen Anstalten stehend, — so oft ich die hohen Mauern der Höfe, die Eisengitter und die ständig geschlossenen Türen erblickte. Solcher bedürfen doch selbst die bevölkertsten Anstalten nicht, um so weniger ist deren Gebrauch in einer familiären Kolonie motiviert, wo doch das Krankenmaterial ein viel ruhigeres ist.

Einen ebenso ungünstigen Eindruck machte auf mich die Reihe von historisch interessanten *Guislainschen Zellen*, in deren Mitte ein befestigtes Holzbett steht und zu deren beiden

Seiten entlang je ein Korridor läuft, um die Zellen von jeder Seite aus betreten zu können. Bei uns ist der Gebrauch der Zellen wohl schon ein überwundener Standpunkt, in mancher Anstalt sind überhaupt keine vorhanden, in *Belgien* und größtenteils in *Frankreich* werden sie noch immer als unentbehrlich betrachtet, obwohl *Pinel* schon vor 100 Jahren schrieb: „*Le secret d'un hospice bien ordonné est de réduire ad minimum le nombre des aliénées qui ont besoin d'une étroite reclusion dans un local déterminé.*"

Die Zentrale besitzt auch ein schönes wissenschaftliches Laboratorium, an dessen Spitze ein hervorragender, von den besten Meistern unterrichteter Oberarzt steht. Dieser rühmt auch die Verdienste *Peeters*'.

Nach der Besichtigung der Zentrale wanderten wir mit Direktor *Peeters* nach den der Reife entgegensehenden Ährenfeldern, um auch diesen Teil der Kolonie kennen zu lernen. Unterwegs kam die Rede auch auf die Frage der Dementia praecox und auf die erworbene Imbezillität, wobei ich die Überzeugung gewann, was ich übrigens schon im Laboratorium konstatieren konnte, daß die Familienpflege der Irren eine wissenschaftliche Tätigkeit durchaus nicht ausschließt, es muß nur der richtige Mann auf den richtigen Platz gestellt werden.

Wir besichtigten eine ganze Straße der Reihe nach; es war Sonnabend nachmittag, und es wurden für den Feiertag Vorkehrungen getroffen; überall konnte ich die größte Reinlichkeit beobachten. Die Wohnhäuser sind zum größten Teile ebenerdig oder ein Stockwerk hoch mit Mansardenstuben, wohin schmale hölzerne, in den neueren Häusern Zementtreppen führen. Von der Straße aus gelangt man meistens entweder in die Küche oder in das Speisezimmer, wo eine schöne Hängelampe, nette Bilder, feine Möbel an die Verhältnisse unserer wohlhabenden und intelligenten Handwerker erinnern; der Fußboden ist meistens mit Keramitplatten oder mit Linoleum bedeckt, die Wände mit Ölfarbe gestrichen oder tapeziert. In je einer Stube wohnt ein Kranker, die Wände der Stube sind nicht selten blau gestrichen. In den neueren Gebäuden sind in den Krankenzimmern große Fenster mit horizontal zu öffnenden Oberteilen angebracht. Die Wohnräume werden immer mehr vervollkommnet und verschönert; so konnte ich auch schon Häuser sehen, wo man von der Straße aus zuerst einen kleinen netten Korridor betritt, an dem rechts und links die Wohnräume liegen.

Die Kranken gehen frei umher, flanieren durch die Straßen, besuchen ohne Aufsicht die Kirche oder verweilen im Kreise der Familie beschäftigt; in ihren Stuben sah ich nur wenige. Alle Kranken, die ich sehen konnte, hatten offene heitere Gesichter ohne eine Spur von Trübsal, Angst oder Sehnsucht in die Ferne, Erscheinungen, welche im Antlitz unserer Anstaltspfleglinge nicht zu verkennen sind und deren Endresultat mit Recht als „asylum-dementia" bezeichnet wird. Hier sehen sie in ihrer Umgebung das, woran sie seit ihrer Kindheit gewöhnt sind und was ihnen auch mit mangelhaftem Verstande klar ist, während den meisten Anstaltsinsassen ihre Umgebung ein ewiges Rätsel bleibt; auch belästigen sich hier die Kranken gegenseitig kaum.

Durchschnittlich werden bei einer Familie zwei Kranke in einer besonderen Stube untergebracht. Ich konnte einen immerfort schreienden Kranken inmitten einer Küche auf einem Stuhl sitzend beobachten, wozu selbst *Peeters* bemerkte, daß ein solcher nicht mehr in die Familienpflege paßt." Doch die Bevölkerung befaßt sich selbst mit solchen gern, da sie in dieser Beschäftigung eine sichere Unterstützung ihrer Existenz erblickt, welche ihnen durch keinerlei Unglücksfälle, vorausgesetzt, daß sie gegenüber den Pfleglingen ihre Pflicht tun, genommen werden kann. Dieses sichere Einkommen und die Oberherrschaft des Arztes der Kolonie ist nicht nur in der Gemeinde, sondern auch in der Umgebung bemerkbar. — *Alt* erwähnt daß die Felder der Umgebung Gheels viel besser bebaut sind, als die der Nachbargemeinden, und auch die Häuser der Gemeinde, die Einrichtung der Wohnungen sich immer weiter vervollkommnen, wovon sowohl die Pfleger, als auch die Kranken nur Vorteil haben. Der Direktor hegt die Überzeugung, daß alles, wodurch die Ärzte das Los der Pfleger erleichtern, auch dem Wohlbefinden der Kranken zugute kommt, aus welchem Grunde man die Ärzte auch bei nicht rein ärztlicher Tätigkeit überall beteiligt findet. — So wurde eine Sparkasse gegründet mit obligatorischen Einlagen, man kämpft gegen die Trunksucht, es wurde ein Verband gegründet zur Versicherung der Haustiere, für die Mädchen eine Haushaltungs- und Milchwirtschaftsschule eröffnet, eine bezahlte „*menagère volante*" unterweist die Familienmütter in der Wirtschaftsführung, auch gibt es eine Zeichenschule für die Meister, Vorträge werden abgehalten, nicht nur über Krankenpflege, sondern auch über Ackerbau, Viehzucht, Milchwirtschaft usw. So werden die Leute, deren Existenz allein schon durch die Krankenpflege gesichert ist, immer verständnisvoller und wohlhabender und dadurch auch zufriedener. Daß in solcher Umgebung die Kranken besser gepflegt werden und daß sich diese dann auch wohler fühlen als in Familien, die allein schon eine Brutstätte der *dementia ex miseria* bilden, ist wohl einleuchtend.

Am folgenden Tage besichtigte ich die Kirche der *St. Dymphna*, deren beschmutzter Fußboden mit den reinen Privatwohnungen stark kontrastierte. Ich sah auch die „Ziekenkamer", wo die Kranken einst in dunkeln stark vergitterten Räumlichkeiten an die in der Wand befestigten Eisenringe gefesselt waren (unter Pflege von alten Weibern), wenn, wie *Tucker* sagt, „the saint was not occupied with them."

In Begleitung eines Oberwärters hatte ich Gelegenheit, eine ganze Reihe von Pflegefamilien zu besuchen: Intelligente Familien, Gewerbetreibende, Kaufleute, auch einfache Bürgerfamilien. Überall sprach ich mit den Kranken, die mir sehr freundlich begegneten, sangen und musizierten und sich ohne Ausnahme äußerst wohl fühlten ohne eine Spur des Gefühls der geschlossenen Anstalten. Ich sah eine junge Dame mit Hysteromanie behaftet im großen Garten des Hauses unruhig umhergehen, doch gesellte sie sich auf eine Einladung der Familie bereitwillig zu uns. Kranke in diesem Zustande würde man bei uns gewiß auf der Abteilung für Unruhige halten, und hier wird sie durch die Mitglieder einer intelligenten Familie gepflegt. Daß dies nicht allein in Gheel möglich ist, beweisen die Beispiele von *Ermelo*, wo die Anstaltsbeamten einzelne Rekonvaleszenten in häusliche Pflege nahmen, ohne daß sie die Fähigkeiten hiezu von den Voreltern geerbt hätten. Für Privatkranke sind auch salonartige Wohnräume vorhanden, und es wird ihnen gegen eine entsprechende Miete, welche aber billiger als die unserer Privatheilanstalten ist, auch ein zweites Zimmer zur Verfügung gestellt. Daß sich hier vor den Kranken niemand fürchtet, und daß man sie als eine sichere Einnahmequelle der Familie sorgsam pflegt, ist nur selbstverständlich; wie dankbar aber die Kranken für solch eine Behandlung sein können, das wissen wir Ärzte der geschlossenen Anstalten.

Besonders lehrreich war der Nachmittag, wo Oberarzt Dr. *Meeus* die Liebenswürdigkeit hatte, mich auf die in unmittelbarer Nähe der Ortschaft liegende Farm zu begleiten. Als Einleitung erzählte er mir, daß vor einigen Jahren ein hervorragender deutscher Irrenarzt die Kolonie besuchte und seine volle Anerkennung über die Pflege der Kranken bei bürgerlichen Familien aussprach, während er bezweifelte, daß auch wohlhabende Bauerleute geneigt wären, sich mit den Kranken abzugeben und gut umzugehen. Doch als er die blühende Gheeler Pächterhöfe mit ihren Kranken sah, konnte er sich vom Gegenteil überzeugen.

Wir besichtigten 8—10 Bauernhöfe. Auch hier betraten wir zuerst die Küche, wo, da es eben Sonntag war, die ganze Familie: ehrwürdige alte Hausväter, junge blühende flamändische Mädchen und unter ihnen — ruhig, wie alle anderen — die Kranken beisammensaßen. Neben der Küche liegen die Wohnstuben und gewöhnlich ein kleines blau gestrichenes Zimmer nach dem Hofe zu für die Kranken, überall Reinlichkeit, alles wohlhabend und zufrieden. Neben der Küche ist auch der große Stall mit 8—10 prächtig gewachsenen holländischen Kühen, 7—8 Yorkshirer Schweinen in fußhoher reiner Streu herumtretend. In der Küche konnte ich auch die von *Peeters* nach dänischem Muster eingeführte Buttermaschine sehen, von welcher hier bereits 200 im Betriebe sind. Seit der Einführung dieser Maschine können sie ihre Butter pro Kilogramm um 25 Pf. besser verwerten, wodurch das Einkommen der Umgebung wöchentlich um 500 Mark gestiegen ist, und auch die Molke kann bei der Wirtschaft besser verwertet werden als früher[1]).

Daß eine so reiche Ansiedelung sich noch mit Pflege der Irren befaßt, dafür findet man die Erklärung darin, daß erstens die Beschäftigung mit einem sicheren Einkommen verbunden ist, welches gewisse Investierungen und die Entwickelung der

---

[1]) *Alt.* Das heutige Gheel. Psych. Wochschr. 1899/1900.

Wirtschaft erleichtert, zweitens, daß die Pflege an und für sich eine leichte, ungefährliche Sache ist, welche man sich ohne besondere Schwierigkeiten aneignen kann. Man soll sich nur nicht einbilden, daß alle Geisteskranken tobende Schreckgestalten, den erbarmungswürdigen gebrochenen Zelleneinwohnern ähnlich sind. — Die Geisteskranken sind gewöhnlich gutmütig, wie Kinder; mit ihnen ist öfters sogar leichter umzugehen als mit diesen.

Ich will nur noch einige Daten über das innere Getriebe der Kolonie anführen.

Die Gheeler Kolonie steht unter der unmittelbaren Aufsicht des *Justizministers*. Die Kranken werden von einem Direktor (Gehalt: 10 000 Fr.) und vier Oberärzten (2500—7000 Fr.) behandelt. Für die Arbeiten des Laboratoriums ist ein besonderer Oberarzt angestellt. Außerdem bekommen alle Wohnung und Garten. Die Kolonie selbst mit ihren durchschnittlich 2000 Kranken (die Gemeinde Gheel hat außerdem 12 000 Einwohner) ist in vier Distrikte, mit je einem besonderen Oberarzt und eigener Organisation geteilt; jeder hat ein eigenes Badehaus. Jährlich werden im Durchschnitte 270 neue Kranke aufgenommen, wovon etwa 17 % sich als für Familienpflege ungeeignet erweisen. Bei Verteilung der Kranken an die einzelnen Familien wirkt noch eine Kommission von alters her mit, deren Tätigkeit jedoch weder von den Fachleuten, noch von dem Gheeler Psychiater gebilligt wird, da doch die Auswahl der zu den Kranken passenden Pflegerfamilien eine schwierige, nur durch irrenärztliches Wissen lösbare Aufgabe ist, wobei eine jede Einmischung der Laien nur schädlich wirken kann.

Bei einzelnen Familien sind die Kranken zu zweien untergebracht, wofür eine tägliche Bezahlung von 60—70—105 Cent geleistet wird; außerdem haben die zahlungspflichtigen Gemeinden noch 20 Cent zugunsten der Anstaltskasse zu entrichten. Wohlhabende Kranke zahlen jährlich 500—3000 Fr. und außerdem 10 % an die Anstalt.

Die Größe der Wohnräume, sowie auch deren Einrichtung usw. ist vorgeschrieben; Wäsche, Bekleidung und Schuhe gibt die Anstalt. Einzelne jugendliche Kranke dürfen zusammen mit dem Pfleger wohnen, die übrigen Kranken müssen jedoch ihre besonderen Stuben haben.

Was die Krankheitsformen anbelangt, so sind 35 % der Kranken Idioten, 20 % Paranoiker, 10 % Akut-Verwirrte, 10 % Epileptiker, 7 % leiden an senilem oder organischem Blödsinn. *Peeters* beklagte sich einerseits, daß er auch viele ungeeignete Kranke in Familienpflege halten muß, andererseits aber bezeugt *Alt*, ein hervorragender Kenner der Familienpflege, bis zu welch weiten Grenzen die Familienpflege in Anspruch genommen werden kann.

Alt, der Gheel viel besuchte und hierbei Gelegenheit hatte, eine unruhige Kranke öfters zu beobachten, schreibt hierüber: „Und ich hatte mich jedesmal von neuem überzeugt, daß sie trotz ihrer ungeheuren Reizbarkeit und Ausgelassenheit in einem einsam gelegenen Heidehause den Segen der vollsten Freiheit genoß und daß sie in der Familienpflege ebensoviel Liebe fand und gab, wie ihre harmlosen Leidensgenossen, deren Anwesenheit im Hause kaum gemerkt wird. . . . . . *Hier wird auch wie irgendwo anders durch die Gewalt der Tatsachen klar vor Augen geführt, daß manche Kranke, die in der Anstalt eine stete Qual für ihre Mitkranken, für das Pflegepersonal und nicht zuletzt für die Ärzte bilden, in geeigneter Familie die Wohltat der vollsten Freiheit und des Familienlebens genießen können.*" Wie ich bereits erwähnte, konnte auch ich Ähnliches beobachten.

Wie viele Insassen geschlossener Anstalten sich für Familienpflege eignen, wird am besten dadurch illustriert, daß, als man in Belgien eine Anstalt mit 500 Kranken auflösen wollte, unter den 155 nach Gheel gebrachten Kranken nur drei für Familienpflege nicht geeignet waren. Es ist sogar wahrscheinlich, daß 30 % der Kranken von geschlossenen Anstalten in Familienpflege besser zu verpflegen wären, als in der Anstalt.

Die nach *Gheel* in Pflege gegebenen Kranken werden im Anfange zwei-, nachher vierwöchentlich, im Bedarfsfalle jedoch auch täglich besucht, vom Direktor jedoch jährlich bloß zweimal; alle diese Besuche werden gebucht. (*Letchworth* sah ein im Jahre 1825 begonnenes Buch.) Besonders gute Pflegefamilien erhalten Auszeichnungen und auch Geldgeschenke, zu welchem Zwecke dem Direktor 4000 Fr. zur Verfügung stehen.

Was die Erhaltungskosten der Kolonie anbelangt, so ist zu berücksichtigen, daß hierzu die Zuständigkeitsgemeinden mit $^2/_4$, die Provinzen mit $\frac{1}{4}$ der Pflegegebühren beisteuern.

Da jedoch für alle Kranken zu den administrativen Kosten noch 25 Cents gezahlt werden müssen, so verursachten die 2000 Kranken der Staatskasse nicht nur keine Ausgaben, sondern sie brachten außer den während 35 Jahren investierten 400 000 Fr. noch 587 000 Fr. reinen Gewinn, was einer jährlichen Summe von ca. 28 000 Fr. entspricht. Selbstredend kommt noch der kulturelle und ökonomische Aufschwung der Gemeinde und eine erhöhte Steuerfähigkeit hinzu.

Ich will nicht verschweigen, daß auch über die Kehrseite der Medaille manches gesprochen und geschrieben wurde; besonders *Tucker* entwarf von den Gheeler Verhältnissen ein düsteres Bild, und auch *Hack Tuke* und *Letchworth* äußerten sich darüber ungünstig. Doch all diese Einwendungen kann ich heute nicht mehr gelten lassen, denn wir wissen ja, daß *Gheel* gerade während der letzten 20 Jahre sich entwickelte, wie denn auch die geschlossenen Anstalten auf dem Kontinente sich während dieser Zeit in Heilanstalten ohne Zellen und Zwangsjacken umgestalteten. Und noch immer sind uns die schottischen Anstalten in dieser Beziehung weit voraus; das Familienleben, sowie die Ansprüche der Bürger sind in Schottland und Amerika ganz anders als bei uns, und gerade vom Jahre 1887, aus welchem die Schilderung dieser Autoren stammt, waren die Gheeler Verhältnisse mit diesen Zuständen schwerlich in Einklang zu bringen. Ich selbst halte, abgesehen von einzelnen Mängeln, *Gheel* für die vorzüglichste Stätte der Familienpflege, eine solche Pflege wäre für mindestens die Hälfte unserer Anstaltspfleglinge besser als sie sie in unseren geschlossenen Anstalten genießen. Daß übrigens die Familienpflege eine gute und notwendige Institution ist, davon konnte man sich in Schottland, sogar auch in Amerika, überzeugen. Meiner Meinung nach kann man eine psychiatrische Institution nur nach der Wirkung auf die kranke Psyche beurteilen, und daß diese Wirkung sich in *Gheel* am vorteilhaftesten äußert, das konnten schon Irrenärzte wie *Esquirol* und *Griesinger* selbst konstatieren.

Zur Vervollständigung der Kenntnisse über die belgische Familienpflege muß ich noch erwähnen, daß sich mit der Zeit die Notwendigkeit ergab, auch für die französischsprechenden Kranken eine Kolonie zu gründen. Zu diesem Zwecke wurde die abseits aller größeren Eisenbahnlinien gelegene kleine Gemeinde

Lierneux gewählt. Natürlich wollten hier im Anfange die reicheren Bürger nichts von einer Kolonie wissen, und der Bürgermeister erklärte, „daß nichts ansteckender sei [1]) als Geisteskrankheiten, und so lange er Bürgermeister sei, kein Narr nach Lierneux kommen dürfe". Zum Glücke aber wurde dies nicht beachtet. Direktor *Peeters* begann selbst die Arbeiten; es wurde eine nette kleine Zentrale errichtet, und nach 15 Jahren hatte die neue Kolonie bereits 430 Kranke; die Entwicklung der Sache wurde durch nichts gestört.

Der Direktor in *Lierneux* bezieht 8750 Fr. Gehalt, sein Hilfsarzt 4000 Fr., jährlich werden etwa 60—130 neue Kranke aufgenommen, 5 % des ganzen Materials wird jährlich in geschlossene Anstalten übergeführt. Die Organisation ist hier insofern vollkommner als in Gheel, als der Direktor bei der Verteilung der Kranken ganz selbständig vorgeht. Für einen Kranken muß täglich 1,40 Fr. bezahlt werden, wovon $^3/_6$ vom Staate, $^1/_6$ von der Provinz und $^2/_6$ von der Zuständigkeitsgemeinde gedeckt werden. Diese Ansiedlung arbeitet vorläufig etwas zu kostspielig, teils wegen der größeren Verpflegungsgebühren, teils wegen der kleinen Zahl der Pfleglinge und der zahlungsfähigen Kranken. Bei uns könnte man allenfalls für 1,40 Kronen die unbemittelten Kranken leicht versorgen, was ohne Kapitalsanlage eine billige und bequeme Sache sein würde.

34 % der Kranken in Lierneux sind Idioten oder Imbezille, 15 % Melancholiker und 15 % leiden an chronischem Wahnsinn.

Auch hier konnte man ebenso wie in *Gheel* beobachten, daß infolge der Kolonisation die Kultur der Bevölkerung im Steigen begriffen ist, somit die Dementia eigentlich Intelligenz produziert, und daß die Bevölkerung auch materiell gedeiht, was selbstverständlich der natürlichste Beweggrund aller kulturellen Fortschritte ist.

Lierneux ist auch deshalb lehrreich, weil man hier zuerst (1884) begonnen hat, Gheel nachzuahmen, — hier wurde der alte Irrtum umgestoßen, daß eine Familienpflege nur auf Grund

[1]) Daß die Pflege von Kranksinnigen die Zahl der psychischen Erkrankungen nicht vergrößert, hat bereits *Esquirol* bei seinem Gheeler Besuche betont, — auch ist einem jeden Irrenarzte bekannt und in letzter Zeit sogar durch die Statistik bewiesen, daß von den Einwohnern Gheels weniger geisteskrank werden als aus den Nachbargemeinden.

einer Jahrhunderte langen Gewöhnung und Schulung der Bevölkerung möglich ist. — Als gefährlich oder für die öffentliche Sicherheit schädlich hat sich die Kolonie hier ebensowenig erwiesen wie *Gheel.*

In *Paris* wollte ich, nachdem ich mehrere Anstalten besichtigte, *A. Marie*, den Begründer der französischen Familienpflege, treffen. Ich suchte ihn in seinem Familienkreise auf; an demselben Tage hatte er für die Begründung der Familienpflege — außer der Reihe — das Band der Ehrenlegion erhalten. (Es ist das ebenfalls ein Beweis dafür, daß man die Familienpflege in Frankreich für eine gute und gelungene Sache hält.) *Marie* mußte sich zur Audienz beeilen und hatte kaum Zeit übrig, mich auf seine Abteilung — welche jetzt, da er sich ausschließlich mit der Organisiation der Familienpflege befaßt, das ganze Jahr hindurch von seinem Vertreter geleitet wird — zu begleiten, mich mit einer Menge von Drucksachen und Studien betreffs der Familienpflege zu beschenken und zu Tische einzuladen. Hier hatte ich die Ehre, *Madame Marie* vorgestellt zu werden, die auch selbst für die Pflege der Geisteskranken ein hervorragendes Interesse hegt und ihrem Gemahl auch auf diesem Gebiete eine treue Mitarbeiterin ist. Sie hielt sogar auf dem Kongresse zu Antwerpen über diese Angelegenheit einen netten Vortrag. Nach Tisch begleitete mich *Madame Marie* mit liebenswürdiger Zuvorkommenheit nach ihrem kleinen, in der Nähe der *Porte d' Italie* gelegenen, auf die Basteien blickenden Asylum, wo sich die aus den Irrenanstalten entlassenen Kranken eine gewisse Zeit (durchschnittlich zwei Wochen lang) aufhalten, um sich einen Broterwerb suchen zu können. Außerdem besitzt *Paris* noch eine religiöse Stiftung für ähnliche Zwecke, doch müssen die Kranken dort den ganzen Tag hindurch arbeiten, wodurch ihnen die Gelegenheit, sich einen Erwerb zu suchen, genommen erscheint. Die Institution *Madame Maries* wird durch die Wohltätigkeit aufrecht gehalten, aber auch vom *Seine-Departement* unterstützt. Das kleine Haus, ehemals als Werkstätte benutzt, hat ganz dünne Wände, jedoch gute Luft und ruhige Umgebung; in einem großen Saale bilden 14, aus den größeren Pariser Anstalten ausgemusterte, jedoch tadellos reine Betten für die Kranken das Nachtlager, während die Frau eines früheren Wärters für sie kocht. Eine alte Frau saß, Strümpfe stopfend, in der Küche, und ein männlicher Kranker reparierte fleißig das Hausdach. Die weißen Wände des Speisesaales waren mit bunten Plakaten geschickt geziert. Das Ganze sah wie ein äußerst gut gehaltenes, sauberes Handwerkerhaus aus.

Mit Freude und Hochachtung bewunderte ich dieses kleine Unternehmen, welches vollkommen dem entspricht, was *Oláh* als Brücke zwischen dem Irrenhause und der Freiheit dringend befürwortet hat und welches hier so billig und gut verwirklicht wurde [1]). Nach solchen Prinzipien müßten alle Geistesheilanstalten errichtet werden; alles einfach und natürlich, so daß selbst das kranke Gehirn seine Umgebung verstehen könnte.

Marie versah mich mit guten Ratschlägen, wie ich die französischen Ansiedlungen der Familienpflege am besten kennen lernen könnte, und tatsächlich konnte ich meine Zeit danach vorzüglich verwerten.

Frühmorgens am 19. Juli fuhr ich vom Bahnhofe des *chemin de fer d'Orleans* ab und gelangte gegen Mittag in *Bourges* an, von wo aus ich mit einer Sekundärbahn, chemin de fer économique, nach *Laguere*, der Bahnstation der Kolonie *Ainay le Chateau*, weiterfuhr. Die ganze Reise, die Mitreisenden und die einzelnen Stationen mit ihren weiblichen Stationschefs, wo alle Welt sich als alte Bekannte begrüßte, vermittelte mir den typischen Eindruck des französischen Provinzlebens. Das Bild wurde jedoch erst in *Laguere* vollständig, wo ich ein Restaurant vergebens suchte. In dem kleinen Wirtshause am Bahnhof hatte ich erfahren, daß ich nur etwas Kaltes zu essen bekommen könne. All dies erwähne ich nur, um zu zeigen, daß für die Familienpflege ein hochentwickeltes soziales Leben

[1]) In dem auf dem Antwerpener Kongresse gehaltenen Vortrage *Maries* (Patronage familiale des aliénés convalescents) lese ich, daß diese Angelegenheit in Frankreich schon seit dem Jahre 1840 propagiert wird und zwar zuerst von *Cazauvielh*, bald nachher von *Richard*, dem Direktor der damals noch französischen Stefansfelder Anstalt und von *Ristelhueber* betrieben. Nach ihrem Vorgange gründete dann *Falret* mit Hilfe des *Abbé Cristoph* eine besondere Gesellschaft. Im Jahre 1843 haben *Baillarger* und *Mitivie* die Sache weiter gefördert. Über die ganze Angelegenheit erstattete der unermüdliche Vorkämpfer und Helfer gegen alle Leiden der Geisteskranken *Bourneville* an den Conseil supérieur de l'asssitance publique einen Bericht.

nicht gerade eine unerläßliche Vorbedingung ist. — (Umgekehrt ist es auch kein Hindernis, wie die Stadt *Berlin* zeigt.)

Eine gut gehaltene Landstraße führte mich nach der zweiten Kolonie der Familienpflege, *Ainay le Chateau*, hinüber, welche zu besichtigen *Marie* mir sehr empfohlen hatte. Seinem Benehmen nach war es ein Geisteskranker, der mich von dem Hauptplatz der Gemeinde zur Zentrale begleitete, wo ich indessen zu meinem größten Bedauern weder einen Arzt, noch einen Beamten antraf. Von dem anwesenden Wärter und Hausdiener erfuhr ich, daß Direktor *Lwoff* krankheitshalber einen Badeort aufgesucht habe und daß sein Vertreter in *Dun* wohne, so daß mir nichts übrig blieb, als in Begleitung des Dieners die Zentrale und die Pflegerfamilien zu besichtigen.

Das *Zentralgebäude* wurde aus einer Zuckerfabrik im Jahre 1901 sehr geschickt und geschmackvoll für den gegenwärtigen Zweck umgestaltet. In einem tadellos reingehaltenen Saale sind 10—12 Betten in mindestens 1 Meter Entfernung von einander nebst bequemen Stühlen untergebracht; Eisengitter sind im Hause nirgends zu sehen. Im Speisesaale sind massive dunkle Möbel; für vier Personen wird je ein Tisch gedeckt. Ich sah auch eine kleinere Stube mit vier und eine mit einem Bette etwas kostspieliger eingerichtet. Das Isolierzimmer, mit normalgroßen Fenstern und 30×40 cm großen durchsichtigen Scheiben aus unzerbrechlichem Glase ist äußerst gelungen, nur in der Privatheilanstalt *Dedichens* bei Christiania konnte ich Ähnliches sehen.

Im Zentralgebäude befindet sich auch das Zimmer des Oberarztes, ein kleiner Administrationsraum, die Apotheke und ein photographisches Laboratorium.

Im Souterrain liegt die glänzend reine Küche, wo die Frau des Dieners für 23 Sous täglich den Kranken ihre Speisen kocht; in einer großen Dachstube ist eine Werkstätte für Näherinnen, wo 6—8 ausnahmsweise hier behaltene kranke Frauen arbeiten.

In einem anderen halbfertigen Hause sah ich ein äußerst nettes und bequemes Gastzimmer für offizielle Gäste und einen großen Saal, wo die Kranken mit ihren Gästen jeden Donnerstag sich zerstreuen und Tee bekommen können. Dadurch wird das freundschaftliche Verhältnis zwischen den Kranken und ihren

Pflegefamilien mit der Zentrale befestigt. Dies kann als eine äußerst gelungene Einrichtung bezeichnet werden.

Übrigens gehört diese kleine Zentrale zu dem Besten, was ich während meiner langen Reise sah: billig erbaut, weder innen noch außen eine Spur von Kasernenstil, durchaus kein Gefängnis, kein Luxus, äußerst nett, heimähnlich und geschmackvoll, entspricht es der allgemeinen wie psychischen Hygiene vollkommen.

Als ein Mangel muß es jedoch bezeichnet werden, daß die Anstalt inklusive des Terrains viel zu klein und mit Wasser nur schwierig zu versorgen ist, so daß das gegenwärtige primitive Bad der Kolonie, von der Zentrale weit entfernt, mit einem Privatbade in Verbindung eingerichtet werden mußte. Es ist schwer zu verstehen, daß bei einem Bestande von 360 Kranken diese Aufgabe noch nicht besser gelöst werden konnte. (Die Ansiedelung besteht erst seit vier Jahren, und Mangel an Wasser steht auch im Wege.)

Nach Besichtigung der Zentrale besuchte ich etwa fünfzehn Familien, wo ich mit den Pflegern sowie mit den Kranken Gespräche anzuknüpfen versuchte; es war mir angenehm zu hören, daß beide Teile zufrieden sind, allerdings besonders die Kranken, — die Pfleger wünschen sich ein noch besseres Einkommen, denn, wenn auch die Verpflegungsgebühren hier höher gestellt sind als in *Gheel*, so gehört jedoch selbstredend Zeit dazu, bis die einzelnen Familien das rechte Wirtschaften erlernen; auch mangelt es hier noch an so manchen indirekten Vorteilen, auch fehlen Privatkranke, und schließlich wissen die Leute ein kleines aber sicheres Einkommen noch nicht zur Genüge zu würdigen.

Ein von *Villejuif* hierher versetzter Kranker erwähnte, daß er zwar dort mehr verdiente, hier jedoch freier sei und eine schöne Stube habe; ein anderer bemerkte, daß die Verköstigung hier eine bessere sei als in der Anstalt, und alle schienen indigniert, als ich anzudeuten wagte, daß sie es in den luxuriösen Pariser Anstalten vielleicht doch besser gehabt hätten.

Über meine Frage, ob sie sich vor den Kranken nicht fürchten, ob diese niemand etwas zuleide tun, waren die Pfleger ganz verblüfft und verstanden nicht, wie mir so etwas einfallen konnte, — doch statt der 1,15 Fr. möchten sie lieber 1,50 bekommen.

Die Kranken dürfen, genau wie in *Gheel*, in der Gemeinde gänzlich frei umhergehen, auch scheinen ihre Stuben hier größer und teilweise auch netter zu sein, doch ist augenfällig, daß die Pflegerfamilien nicht so zufrieden und etwas ärmer sind als die in *Gheel*, wo man überall lächelnd empfangen wird. Auch kann man ebenso an den Häusern wie an ihrer Lebensweise konstatieren, daß so manches Gute, was in *Gheel* als indirekte Folge der Krankenpflege entstand, hier noch fehlt. Gärten sind kaum vorhanden, und in manchem Hause kann man sehr umständlich zur Wohnstube der Kranken gelangen.

Doch trotz alledem habe ich den Eindruck gewonnen, daß die Familienpflege auch hier sehr gut gelungen ist.

Nach einer Dissertation *Espinasses* [1]) kann ich noch anführen, daß die 1890 Seelen zählende kleine Gemeinde *Ainay le Chateau* für Familienpflege zuerst im Jahre 1900 von *Dun* aus in Anspruch genommen wurde. Für die Verköstigung gibt es keine genauen Vorschriften, doch haben die Kranken Recht auf wöchentlich einen Liter *Wein*; dies ist schon deshalb nicht zu billigen, weil es eine unkontrollierbare Sache ist. Die Kranken werden wöchentlich gewogen, und die guten Pflegerfamilien erhalten besondere Bonifikationen. Heute ist bereits von einer ehemaligen Ängstlichkeit der Bewohner in betreff der Irrenpflege nichts mehr zu merken. Ein Kranker, gewesener Pastor, erteilt englischen Unterricht, ein anderer gibt Musikstunden, andere arbeiten wieder in Bureaus, und die Bevölkerung vertraut ganz ruhig die Kranken die Sorge für das Haus an. Auch bei mir wurde vor Jahren, als der Wärter der kleinen 40 Betten zählenden Anstalt Ausgang hatte, dieses Amt von einem Imbezillen tadellos versehen.

Spät abends gelangte ich nach *Dun*, um die erste französische Familienkolonie zu besuchen. Der einzige Gasthof der Gemeinde ist äußerst primitiv, doch die Besichtigung der Kolonie bot so viel des Wertvollen, daß ich all die Unbequemlichkeiten leicht vergaß.

Als ich am folgenden Tage die Zentrale aufsuchen wollte, traf ich unterwegs den Direktor der Gemeindeschule, der mir

[1]) L'assistance familiale des aliénés. Paris 1901.

erzählte, daß die Bewohner der Gemeinde durch die Erschöpfung der Gruben und anderer Unternehmungen in große Not geraten seien, doch jetzt durch die Familienpflege sich zu erholen beginnen. Die Irren verursachen keinerlei Gefahr, und kein Mensch hat Angst vor ihnen.

In der Zentrale traf ich Direktor *Truelle* und seinen Hilfsarzt bei ihrer Bureautätigkeit. Es trat gerade ein altes Mütterchen ein, um zu bitten, daß man ihr ein anderes Heim anweise. Wie ich hörte, tut sie dies monatlich mindestens einmal, so daß bei der sonst äußerst ruhigen und demütigen Kranken sich eine wahre Übersiedlungsmanie ausbildete. Ähnliches konnte ich in einer geschlossenen Anstalt beobachten.

Die Zentrale entstand durch die Umgestaltung eines alten, ziemlich baufälligen Gebäudes. Hier wohnt der Direktor, auch sind hier die kleinen Amtsräume, Apotheke und Laboratorium untergebracht. In dem sehr ärmlich, mit alten, abgenützten Möbeln eingerichteten Seitenflügel werden zum großen Teile die aus der Familienpflege zurückgezogenen unreinen Kranken gepflegt. Unten, am Ende des Grundstückes, befindet sich ein an ähnliche Pariser Bauten erinnerndes und mit nicht gerade gelungenem Luxus erbautes neues Gebäude. — Es sind zwei große Säle für 14—16 Kranke, doch nicht so bequem wie in *Ainay le Chateau*, sondern mehr kasernenmäßig. Das Haus zeigt besonders düstere, leblose, mit Ölfarbe gestrichene Wände ohne eine Spur von Wohnlichkeit, und es hat keine genügende Wasserversorgung, deren Fehlen in der ganzen Umgebung überhaupt einen schwer fühlbaren Mangel bildet.

Auch hier gehen die Kranken frei umher, eine alte Frau — hier sind gegenwärtig bloß weibliche Kranke — hielt mich an auf der Straße und war eifrig bestrebt, mich davon zu überzeugen, wie viele Feinde sie in Paris habe; ich konnte mich von ihr anders nicht befreien, als daß ich ihren Namen aufnotierte, um sie nicht zu vergessen. *Truelle* und sein Hilfsarzt begleiteten mich überall hin (denn, wie der Direktor äußerte, „man hat nichts zu verheimlichen"), wobei ich sah, daß ein Teil der Wohnungen zwar ziemlich ärmlich, doch frei und gemütlich war, ähnlich dem, was diese Kranken zeitlebens um sich sahen, im Gegensatz zu dem überfüllten, düsteren und gefängnisartigen *Villejuif* oder der glänzenden „*Maison-blanche*". Eben deshalb fühlen sich die Kranken hier wohler, ihr Antlitz spiegelt Zufriedenheit wider, und von einer Asylum Dementia ist keine Spur vorhanden. Der französische Psychiater *Bonnet* bemerkt auch nach seinem Besuche: „J'ai été frappé dans la visite, que j'ai faite a Dun sur Auron, du bon aspect des malades, de leur air de soulagement, de cette tranquillité dont ils étaient enveloppées. Je ne leur trouvais plus ces gestes inconscients d'automat habituels aux chroniques de nos asyles, non plus que ce caractère particulier de hébétude empreint sur leurs traits et si attristant."

Leider scheinen die Ärzte unzufrieden zu sein, denn im Verhältnis zu den vielen Kranken sind die Ärzte zu wenig zahlreich und können daher ihre Arbeiten nur unvollkommen verrichten. Während meiner Anwesenheit hatten die 1000 Kranken nur zwei Ärzte, wovon der eine auch noch in dem einige Bahnstunden entfernten *Ainay le Chateau* zu vertreten hatte. Die Gehälter beginnen nebst Naturalien mit 2500 Fr., steigen bis 8000 Fr. mit 4000 Fr. Ruhegehalt nach 30 jähriger Dienstzeit und sind im Verhältnis zu der großen und verantwortungsvollen Tätigkeit zu niedrig.

Der Dienst gestaltet sich ungemein schwierig dadurch, daß viele ungeeignete Kranke geschickt werden; denn, wenn es auch prinzipiell festgesetzt ist, daß nur die in Paris früher beobachteten und als geeignet befundenen Kranken hinausgeschickt werden sollen, so sind unter den im Vorjahre überwiesenen doch 22 für Familienpflege ungeeignet gewesen. Ein Fehler ist weiterhin, daß die Verteilung der Kranken nicht nach längerem Verweilen in der Zentrale geschieht. Die Kranken bleiben den Ärzten so ziemlich fremd, und die aus den Pariser Anstalten hier zusammenkommenden Kranken kennen einander nicht, so daß eine gemeinsame Unterbringung von zwei Kranken in einem Hause sehr schwierig und von dreien beinahe unmöglich wird. Auch das Hin- und Herverlegen gestaltet sich immer sehr schwierig. Endlich sind die Kranken eigentlich schon zu zahlreich, denn allein in *Dun* entfallen auf 3000 Einwohner 600 Pfleglinge.

Die Bevölkerung von *Dun* ist ruhig, solid und arm, übrigens eine typische Landbevölkerung. Die Zimmer der Kranken sind entsprechend; die Pfleger wohnen nicht so gut wie sie und viel schlechter als in *Gheel*. Viele Fenster der Kranken öffnen sich nach der Straße; Gitter sind nirgends angebracht.

Die Wohnungen im äußeren Teile der Gemeinde haben eine bessere Luft. Etwa in 15 Häusern wohnen die Kranken zusammen in einer Stube mit ihrer Pflegerin. Ich selbst halte das obligate Extrazimmer, wie es auch in Gheel verlangt wird, weder für notwendig, noch in allen Fällen für besser, als die hier übliche Methode, denn viele der Kranken fühlen sich so wohler und leben ständig im Kreise der Wärter — more patrio.

Überhaupt sind, wie *Truelle* ganz richtig bemerkte, nicht nur die Wohnungen in Betracht zu ziehen, denn selbst bei einer mangelhaften Behausung ist eine vorzügliche Pflege sehr wohl denkbar, und man kann dabei vielleicht dem Kranken eine bessere Beköstigung und größere Zufriedenheit bieten, als wenn man ihn in eine bessere Stube zu einer ungeeigneten Pflegefamilie bringt.

Alles in allem hatte ich den Eindruck, daß die Familienpflege auch in *Dun* als sehr gut gelungen bezeichnet werden muß und daß sie nicht nur auf die Kranken von bester Wirkung ist, sondern auch die Bevölkerung vor gänzlichem Verkommen und vor Auswanderung zu retten vermochte. Weder die Organisation noch die Entwicklung auf 1000 Köpfe in 12 Jahren verursachte nennenswerte Unannehmlichkeiten und zugleich wurde auch die hochwichtige Frage, ob *Gheel* ohne eine 100jährige Tradition der Bevölkerung nachzuahmen sei, glänzend gelöst. Die ganze Kolonie — vor allem die Zentrale — ist zwar etwas armselig, auch *die Versorgung mit Ärzten* sehr mangelhaft, doch können die Gründe hierfür vielleicht nur in dem geringen Alter der Kolonie und darin gesucht werden, daß man einen zweifelhaften Versuch möglich billig durchführen wollte. *Ainay le Chateau* gelang schon mustergiltig und was die Ärzte anbelangt, so war es hiermit selbst in dem so reichlichen Gewinn bietenden Gheel noch vor 15—20 Jahren sehr schlecht bestellt. Direktor *Peeters* selbst begann seine Tätigkeit, durch welche die ganze Kolonie reformiert wurde, mit einem Fixum von 600 Fr. Als Versuch ist *Dun* noch wertvoller als *Lierneux*, denn dieses wurde nur als eine Gheeler Filiale für Frauen gegründet, ist somit nicht von Grund aus neu, wie *Dun*. — Die ganze wertvolle Institution ist ein Verdienst *Maries*, der nach eingehenden Studien in *Schottland* und *Belgien* mit der Anstellung dieses Versuches betraut wurde.

Sogar im Vergleiche zu *Gheel* bildet *Dun* insoweit einen Fortschritt, als der Arzt die Unterbringung der Kranken bestimmt, ohne daß irgendjemand dreinzureden hätte; der Verwaltungsdirektor — die schwache Seite der Pariser Anstalten — fehlt hier gänzlich. Ganz zweckmäßig ist die Hausapotheke, welche von einem Arzte besorgt wird, der auch das pharmazeutische Diplom besitzt.

Den Nachteil, daß die Kolonie außerhalb des Seine-Departements liegt, sucht man dadurch abzuschwächen, daß man den legitimierten Angehörigen der Kranken Fahrtbegünstigungen gewährt. Interessant ist vielleicht noch, daß Großindustrielle, in der Meinung, daß durch ein Verdienst der Bevölkerung die Arbeitslöhne sich erhöhen würden, die Gründung der Kolonie verhindern wollten [1]).

Die Vorschriften der Speiseordnung (wöchentlich mindestens 3½ kg Brot, 1 Liter Wein und viermal mindestens 250 gr Fleisch) halte ich für überflüssig, denn das Wohlbefinden und gute Aussehen der Kranken ist manchmal auf einem anderen Wege sicherer zu erreichen, und kontrollieren kann man doch nur den Zustand der Kranken; wie ihr Gedeihen erreicht wird, ist für den Arzt gleichgiltig.

So ist es auch nicht notwendig, vorzuschreiben, daß die Stuben der Kranken jährlich zweimal getüncht werden müssen nur sollen die Zimmer immer tadellos rein sein. Dagegen ist es eine richtige Verfügung, daß ein Kranker im Falle seiner Entweichung auf Kosten der Pfleger gesucht wird.

Nach dem *Bericht der Kolonie vom Jahre 1901* betrug der Krankenbestand am 31. Dezember 1901 701, darunter drei Männer. Während des Jahres wurden sechs als gebessert endgiltig entlassen und 19 (2,7 %) zurückbefördert; gestorben sind 70 (10 %) Kranke, entwichen zwei, und einer beging Selbstmord. Aus sieben Pariser Anstalten erhielt die Kolonie während des

---

[1]) Unter anderem konstatiert *Paetz*, von welch guter Wirkung die Einführung der Irrenpflege auf die Gemeinde war: „Durch die Familienpflege hat sich der Wohlstand gehoben, die kleinen Haushaltungen vergrößert, es ist größere Regsamkeit und Lebensfähigkeit in die kleineren Orte gekommen, die Lebensmittel und der Wert der Arbeit sind im Preise gestiegen zum Vorteil der kleinen Leute wie der Eigentümer, welche nun besseren Absatz für ihre Produkte haben.“

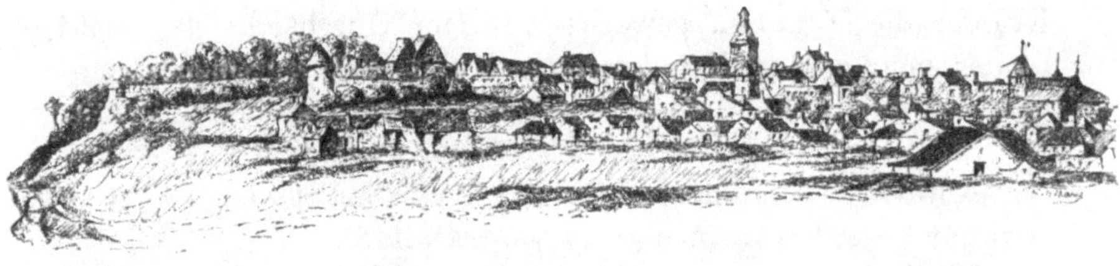

Jahres 130 neue Kranke. Als Todesursache wurde in 27 Fällen Gehirnblutung oder lokale Gehirnerweichung und *nur in drei Fällen Tuberkulose* festgestellt [1]).

Nach dem gleichen Berichte sind die Kranken heute bereits, abgesehen von *Ainay le Chateau* in fünf Gemeinden (*Dun*, *Levet*, *Nizerolles*, *Cilly*, *Les Chemeaux*) untergebracht, die Zahl der Pflegefamilien vermehrte sich in einem Jahre um 40.

Bezüglich der Unterbringung der Kranken erwies es sich als unzweckmäßig drei oder noch mehr Kranke zusammen bei einer Familie unterzubringen, man ging deshalb allmählich zum Zweikrankensystem zurück, und die Zahl der Familien mit mehr Kranken sank bereits jetzt von 70 auf 60. Fast unmöglich ist es, drei weibliche Kranke zusammen zu geben, denn schon zwei verhalten sich selten ruhig. Ausnahmsweise jedoch kann man unbeholfene, bettlägerige (unreine) Kranke auch zu 4—5 bei einer Familie unterbringen, wenn die Wohnungsverhältnisse es erlauben und die Familie sich ausschließlich mit der Krankenpflege beschäftigt.

Einen Mangel der Ansiedlung zu *Dun* bildet die Zentrale, wo zwar zwei rivalisierende Pflegerfamilien die Kranken versorgen, jedoch eine reguläre Pflege und Beobachtung nicht vorhanden ist; auch darüber beschwert sich der Direktor, daß die Kranken, — oftmals zwanzig an der Zahl, — welche erschöpft mit dem Pariser Nachmittagszuge anlangen, in aller Eile noch bis zum Abend bei Familien untergebracht werden müssen. Es ist hierbei zu bewundern, daß keine ernsten Unannehmlichkeiten entstehen, doch müssen selbstverständlich die Kranken später oft wieder ausgetauscht werden. (Im Jahre 1901 haben 196

---

[1]) Siehe Dr. *Peeters* Vortrag auf dem Antwerpener Kongresse: La tuberculose dans les asyles des aliénés.

Kranke die Familien gewechselt.) Die Durchsicht der nicht immer genügenden Krankheitsgeschichte, das Aussuchen entsprechender Familien, das Beruhigen einzelner unruhiger Kranker erschwert die so wie so schon schwierige Tätigkeit des Arztes.

Ähnliche Zusammenkünfte, wie ich sie bei *Ainay le Chateau* erwähnte, werden auch in *Dun* veranstaltet.

Die Kolonie war im Anfange ausschließlich für alte, gänzlich harmlose Kranke bestimmt, doch wurde diese Beschränkung im Jahre 1900 aufgehoben, und seitdem hat sie bis heute den Charakter einer Irrenanstalt. Nur $^1/_5$ der Kranken leidet an dementia simplex und $^4/_5$ sind „malades délirantes" — nicht die Krankheitsformen kontraindizieren die Familienpflege, sondern die Persönlichkeit der Kranken.

Truelle hält unbeholfene und unreine Kranke zur Familienpflege untauglich, doch kann ich diese Meinung nicht teilen, denn bei einer richtigen Unterweisung der Pfleger ist Unreinlichkeit gut zu bekämpfen, und es gibt kaum einen Kranken, der nicht merken würde, daß er nicht in einer Irrenanstalt, sondern in einer Privatwohnung lebt. Auch ist die nach amerikanischen Erfahrungen (siehe den Bericht der Long-Islander Irrenanstalten im Am. Journ. of Insan.) so aussichtsreiche Behandlung der Psychosen in freier Luft in einer Familie noch besser durchführbar, als in einer Anstalt; sie bildet zugleich eine Schule für den Pfleger und ein Kampfmittel gegen die Tuberkulose. Trunksüchtige, einzelne Imbezille und erotische Kranke können selbstredend schwerlich in Familienpflege leben. Doch können, wenn eine gute Zentrale vorhanden ist, die periodischen und epileptischen ganz vorzüglich in Familienpflege gehalten werden.

Eine große Aufgabe liegt für den Arzt — wie dies *Truelle* so schön auseinandersetzt — in der Beurteilung der Pfleger, die schon in einer geschlossenen Anstalt schwierig ist. Man darf ja nicht glauben, daß die Familien aus reiner Nächstenliebe die Kranken zu sich nehmen, sie wollen natürlich vor allem materielle Vorteile davon haben.

So kompliziert sich die Tätigkeit des die Familienpflege leitenden Irrenarztes und wird zu einer eigenen Spezialität. Zuerst muß er den Kranken, nachher die Pflegefamilie kennen lernen und endlich beide zusammenpassen. Es muß berücksichtigt werden, welche Umgebung und Küche dem Kranken bekommt. Ob er Kinder gern hat oder nicht? Ob er sich für Hof, Wirtschaft und Garten interessiert?[1]) Und wenn all diese schwierige Arbeit erledigt ist, dann muß die Pflege kontrolliert werden und der Pfleger lernen, sich in seine Kranken zu schicken und umgekehrt, was in geschlossenen Anstalten viel bequemer und leichter ist.

Auch die rein physische Tätigkeit ist in einzelnen Kolonien eine schwierige; so liegen die Kranken in *Dun* auf einem Wege von 16 Kilometern bei 284 Familien zerstreut. Täglich müssen drei Stunden zu Besuchen der Kranken verwendet werden, während welcher der Arzt in die einzelnen Häuser hineinblickt, die Büchlein unterschreibt und weitereilt. Durch eine notwendige Untersuchung oder eine Klage des Kranken oder durch den Versuch, einzelne Kranke zu beruhigen, kann die Arbeitseinteilung des Tages gestört werden.

Die Zahl der Ärzte ist selbst dann zu gering, wenn alle anscheinend nicht besonders begehrten Stellen besetzt sind. (In *Dun* 1 Direktor mit einem Gehilfen und zwei Sekundärärzten, wovon der eine seinen Sitz ständig in *Levet* hat.) Denn selbst in bequem zu durchwandernden geschlossenen Anstalten wären drei Ärzte für 617 Kranke zu wenig. Dies ist um so mehr der Fall dort, wo *zu der schwierigen, komplizierten, fachärztlichen Tätigkeit geschickte, gehörig ausgebildete Psychiater notwendig sind, nicht aber Eleven, die aus Mangel an etwas Besserem als Hilfsärzte der Kolonien angestellt werden.* „Et c'est un médecin seul, accoutumé aux aliénés, qui peut être utile dans ce cas; il saura mieux que tout autre discerner ce qui est fondé dans les plaintes des malades, ce qui est du domaine de la maladie ou de l'exagération pathologique."

Nach ähnlichen, wahren und aufrichtigen Bemerkungen spricht *Truelle* seine Überzeugung dahin aus, daß *Kolonien*

---

[1]) „Tous ces détails, qui à première vue peuvent paraître secondaires sont en réalité de première importance dans le choix d'un placement et cela d'autant plus que nous avons affaire ici à des femmes aliénées. Or les femmes, même aliénées sont particulièrement délicates sur le choix de leur intérieur, et il n'est pas toujours commode, même en dehors de toute intervention du délire, de faire qu'elles s'accordent entre elles et avec leur nourricière."

niemals zu groß, sondern höchstens für 300 Kranke errichtet werden sollten. Dies möchte ich gerade bei der kolonialen Familienpflege nicht unterschreiben, denn gerade eine solche könnte, wenn sie mit gut honorierten und genügend qualifizierten Ärzten entsprechend versehen wäre, in größerem Maßstabe eingerichtet werden. Aus ethnographischen und aus psychiatrischen Gründen sollen die geschlossenen Anstalten, wie auch die freien Kolonien dort errichtet werden, wohin die Kranken zuständig sind; man soll diese nicht von einem Ende des Landes nach dem anderen schleppen, wo sie fern von den Ihrigen und ihrer gewohnten Umgebung sich nicht verständigen können und in der Fremde leben müssen. Die Errichtung von kleineren, eigentlichen Irrenanstalten für höchstens 500—600

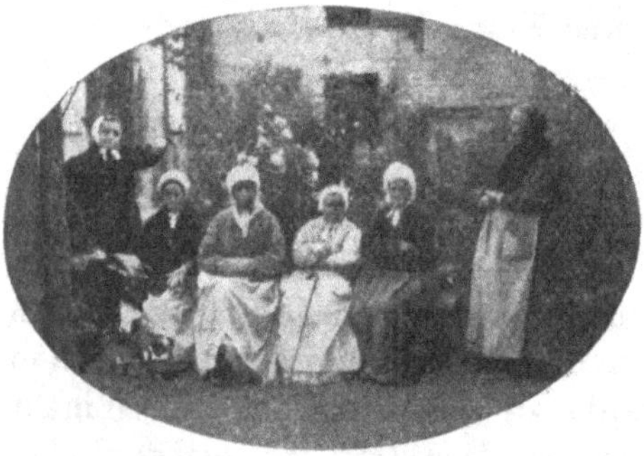

Kranke ist aus all' diesen Gründen notwendig, und es wäre ein Irrtum, aus Sparsamkeitsrücksichten oder aus *Liebe für sogenannte große Anstalten* die Errichtung solcher zu begünstigen. *Holland* baut tatsächlich kleine Irrenanstalten mit 400 Betten. (Selbstredend werden *London*, *Paris*, *Berlin*, *Budapest* usw. wegen der großen Zahl ihrer Geisteskranken anders beurteilt.)

Ein unleugbarer Fehler *Duns* ist es wohl, daß seine Kranken *Pariser* sind und diese, selbst Taglöhner und Wäscherinnen, sich in *Dun* niemals ganz wohl fühlen, sondern unter einer quälenden Sehnsucht, wenn auch nicht nach der *Maison blanche*, welche sie als Gefängnis bezeichnen, sondern nach den Boulevards leiden. Auch leiden sie sehr darunter, daß sie von ihren Lieben entfernt sind. Man sollte sie bei Pariser Familien oder in der nächsten Umgebung unterzubringen versuchen, wie dies tatsächlich in Berlin geschieht. Wie ich von *Marie* hören konnte, soll etwas Derartiges auch in Paris eingerichtet werden.

Man beschäftigt sich gegenwärtig auch mit der Unterbringung der in Anstalten erzogenen Idioten und imbezillen Kinder bei Familien in der Umgebung von *Paris* und *Marie* arbeitet augenblicklich besonders an einer Familienpflege für nicht geistesgestörte alte Leute [1]).

Das Prinzip von *Marie* jedoch, daß die administrativen Spesen der Familienpflege nicht höher sein sollen als 20 % der Tagesverpflegungskosten, halte ich nicht so ohne weiteres für annehmbar, in *Gheel* genügen 10 %, dagegen in *Dun* nicht einmal 20 %. Hierzu trägt die Bevölkerungszahl der Kolonie viel bei, und wenn man auch darnach streben soll, daß die Kranken in der Familienpflege nicht mehr Kosten verursachen als in den Anstalten, so bleibt doch die Hauptsache die Beschaffung guter Irrenärzte und vorzügliche Administration, dann gedeihen auch die Kranken gut. Wenn die Kosten in zwei Institutionen die gleichen sind, so muß als besser unbedingt diejenige gelten, wo mehr Kranke arbeiten, wo mehr genesen und sich wohl fühlen. Gerade Familienkolonien in Verbindung mit geschlossenen Anstalten bedürfen keiner Kapitalien, und auch ihre große Wirkung auf die Kultur und den Wohlstand der Bevölkerung muß berücksichtigt werden.

Von *Dun* fuhr ich über *Paris—Straßburg* nach *Berlin*, wo mich nicht so sehr die Familienpflege als vielmehr die großen Anstalten interessierten. Einige Daten über die Familienpflege habe ich in *Dalldorf* vom Leiter der Idiotenanstalt erfahren, und in *Uchtspringe* konnte ich manches beobachten. Über die Familienpflege in Deutschland halte ich folgendes nach *Alt* anzuführen für notwendig.

Mit der Unterbringung von Geisteskranken in Familien hatte im Jahre 1764 der Irrenarzt *Engelken* in *Rockwinckel* (bei Bremen) begonnen, indem er die in seiner kleinen Heilanstalt nicht mehr Platz findenden Kranken bei einzelnen Familien in Pflege gab. Hieraus hat sich allmählich eine familiale Kolonie entwickelt, die, mit Kranken aus der Bremer Irrenanstalt belegt, heute noch unter der Leitung eines Enkels des Gründers besteht; sie umfaßt durchschnittlich etwa hundert Kranke [2]).

---

[1]) Siehe: *A. Marie* et M. *Felix Roussel*: De l'extension aux vieillards de l'assistance familiale. II. Congrès national d'assistance publique et de bienfaisance privée. Bordeaux 1903.

[2]) Vor einigen Jahren ist die Leitung der Familienpflege aus den Händen meines Vaters an die neu errichtete staatlich bremische Irrenanstalt zu *Ellen*, welche inmitten jenes Gebietes liegt, übergegangen. E.

Ein besonderer Vorkämpfer für die Familienpflege in Deutschland war der jetzt mehr wegen seiner Tätigkeit für das Rettungswesen bekannte Wiener Arzt *Baron Mundy*, der mit seinen Vorträgen wirksame Propaganda gemacht hat, aber leider gerade in Österreich mit wenig Erfolg. — Ewig unvergeßlich bleiben die über *Gheel* in unmittelbarer Überzeugung gesprochenen Worte *Griesingers*: „...... *Die Familienpflege gewährt den Kranken, was die prachtvollste und bestgeleitete Anstalt der Welt niemals gewähren kann, die volle Existenz unter Gesunden, die Rückkehr aus einem künstlichen und monotonen in ein natürliches soziales Medium, die Wohltat des Familienlebens.*"

Trotz der Bemühungen solcher Persönlichkeiten entwickelte sich die Angelegenheit nur langsam. In *Ilten* machte *Wahrendorf* einen Versuch mit vier Kranken (1880), hier hat sich seitdem die Sache so weit entwickelt, daß heute bereits 140 Kranke untergebracht sind. Allem Anscheine nach gelang dieser Versuch ganz vorzüglich; ein hervorragender Fachmann, Direktor *Paetz*, charakterisierte die Kolonie folgendermaßen: „Aus eigener Anschauung kann ich bestätigen, daß der Eindruck, den die Iltener Familienpflege macht, der denkbar günstigste ist und alle meine Erwartungen übertroffen hat; ich hatte eine große Reihe von Quartieren besucht und nicht eines gefunden, das mir auch nur zu der geringsten Ausstellung Anlaß gegeben hätte."

In *Berlin* selbst, wo der Dalldorfer Direktor *Sander* im Jahre 1883 sechzehn sorgfältig ausgewählte Kranke bei Familien unterbrachte und nach diesem Erfolge auch *Herzberge* mit Familienpflege begann, entwickelte die Sache sich so, daß die Berliner Familienkolonie heute die größte in Deutschland ist. Im Jahre 1902 waren 382 Kranke[1]) derartig untergebracht, und diese Art der Familienpflege in einer großen Stadt verwirklicht steht einzig auf der Welt da. Auch hier sah man nicht nur in der Abnahme der Anstalts-Überfüllung, sondern auch vom Standpunkte der Psychotherapie aus sehr gute Resultate. *Alt*, dem ich diese Daten verdanke, bemerkt: „Die Herzberger Familienpflege bildet einen segensreichen und unentbehrlichen Schlußfaktor der Behandlung."

Die schon halbwegs erzogenen Knaben der Idiotenabteilung von Dalldorf werden an Familien der Umgebung abgegeben,

[1]) Im Jahre 1906/07 schon 583 (!) Kranke.

wobei die Kontrolle von seiten der Anstalt weitergeführt wird. Einen Mangel der Berliner Familienpflege bildet jedoch der Umstand, daß die untergebrachten Kranken nach einer gewissen Zeit nicht mehr zum Spitals-, sondern zum Armenwesen gehören, wo dann das Ganze keine entsprechende psychiatrische Organisation hat. Doch wird, wie *Alt* behauptet, dieser Mangel baldigst behoben [1]).

Die Familienpflege Ostpreußens (*Allenberg*) kann nicht als so gelungen bezeichnet werden, was auch nicht zu verwundern ist, da man für einen Kranken nur 10 Pfennige pro Tag bezahlt.

Etwas abweichend von den bisher beschriebenen Formen ist die von *Alt* begonnene Familienpflege in *Uchtspringe*. Hier wurde, um die Wärterfrage zu lösen und ständige gute Pfleger zu erhalten, in der Nähe der Anstalt ein Wärterdörfchen errichtet, wohin den Wärtern Kranke in Familienpflege gegeben werden. Die einzelnen Familien besitzen 2—3 Zimmer für sich und zwei besondere Stuben zur Verfügung der 2—3 Kranken; Hof, Garten und Stall gehört zu jedem Hause. Die Wärter haben für diese Häuser 50 Mark Jahresmiete zu entrichten, erhalten jedoch dagegen für jeden der Kranken 60 Pfennige täglich. Ein solches Zweifamilienhaus kostete 7200 Mark. Das Wäschewaschen haben ebenfalls die Wärter zu besorgen. *Als ein vorzügliches System muß ich es bezeichnen, daß die älteren Wärter mittags und abends ihre Familien aufsuchen dürfen.* — Ich selbst habe bei uns eingeführt, daß Wärter, die verheiratet sind, wöchentlich mehrere Nächte in ihrer Familie zubringen können, und habe dadurch unter den Wärtern eine besondere Zufriedenheit geschaffen. Für die Anstalt ist es nicht von Bedeutung, ob der Wärter zu Hause oder unter den Kranken schläft. — In Uchtspringe wurde auch das Interesse der Nachbargemeinden für diese bei den Wärtern begonnene Familienpflege geweckt und auf Verlangen einzelner Familien konnte man damit im Jahre 1898 in dem Städchen *Gardelegen* beginnen, wo heute

[1]) „Eine weitere Ausdehnung der Berliner Familienpflege steht insofern bevor, als künftighin die ärztliche Aufsicht auch auf Kranke ausgedehnt wird, welche der Armendirektion überwiesen werden. Auf diese Weise können unbedenklich weit mehr als bisher Kranke aus den Anstalten in Familien gegeben werden.“ (*Alt*, Antwerpen 1904.)

bereits 71 Kranke untergebracht sind [1]). Im Jahre 1900 wurde unter der selbständigen Leitung eines in Uchtspringe ausgebildeten Oberarztes in *Jerichow* eine weitere Ansiedlung mit einer kleinen Zentrale eröffnet, welche sich ebenfalls vorzüglich entwickelte. Nach eingehenden Vorstudien hatte man sich in der Provinz Sachsen entschlossen, zwei familiale Kolonien für 600 Kranke mit je einer Zentrale für 150 Betten zu gründen, deren eine eben *Jerichow* bildet. Meiner Ansicht nach müßte man auch bei uns und überall, wo große Anstalten noch nicht in genügender Zahl vorhanden sind, dieses System verwirklichen, nicht nur weil es mit den geringsten Kosten am leichtesten durchführbar ist, sondern weil es auch vorzügliche therapeutische Erfolge ermöglicht. Die kulturelle Wirkung solcher Kolonien kann durch keinerlei Irrenanstalten ersetzt werden, und dies ist nirgends zu unterschätzen.

Welch eine Bedeutung man in Deutschland der Familienpflege beimißt, beweist der Umstand, daß man in 19 Anstalten Preußens damit Versuche angestellt hat und überall gute Resultate erzielte; auch wurde hier der Sache durch die gesetzliche Bestimmung Vorschub geleistet, daß die Gemeinden [2]) auch für ihre nicht gemeingefährlichen Geisteskranken zu sorgen haben. — Wir besitzen eine ähnliche Verfügung, jedoch nur auf dem Papiere.

Eine vollkommene *Organisation des Irrenwesens ist ohne Familienpflege heute kaum denkbar*, wie dies am nachdrücklichsten durch das Beispiel Schottlands gezeigt wird. Daß aber hierzu eine spezielle Tradition, erhebliche Mittel oder eine besondere Kultur notwendig seien, wurde durch Erfahrungen unbestreitbar widerlegt; eines ist jedoch unerläßlich, *ein Irrenarzt, welcher den Anforderungen der Familienpflege gewachsen ist, und der hier selbstverständlich auch seine sichere Existenz findet.* Der beste Kenner dieser Sache, *Alt*, sagte: „*Wo am*

---

[1]) Die Zahl der Kranken in *Gardelegen* und Umgebung, welche einem besonderen Arzt unterstellt sind, ist inzwischen auf 280 gestiegen. Die belegten Ortschaften liegen in einem Kreise von 10 km Radius, dessen Mittelpunkt Gardelegen ist. E.

[2]) Das ist nicht ganz richtig; die Provinzialverbände sind verpflichtet, für alle Geisteskranken Unterkunft zu schaffen, und ziehen die Kosten *zum Teil* von den Kreisen wieder ein, welche gegebenenfalls auf die Heimatsgemeinde der Kranken zurückgreifen. E.

rechten Platz der rechte Mann einen praktischen Versuch angestellt und die anderswo gesammelten Erfahrungen verwertet hat, da hat sich diese Einrichtung überall als segensreich erwiesen."

Auch *Mauer-Oehling* hat Familienpflege. An der rechten Seite des zur Anstalt führenden Weges liegen Pflegehäuser, wo 24 sogenannte nicht gemeingefährliche Geisteskranke bei Familien untergebracht sind [1]). Die Anstalt versorgt sie mit Kleidern und Wäsche und bezahlt 80 Heller täglich für die Pflege, während sie hierfür 1,60 Kronen erhält. Zu diesem Betrage steuern die Behörden dem Armenwesen 70 Heller bei, das Übrige muß von der Provinz gedeckt werden. Interessant und wichtig ist, daß der Anstaltsdirektor berechtigt ist, auch „*Selbstzahler*" *in Familienpflege* zu geben.

In Österreich hat sich der besonders berufene Förderer der Familienpflege, *Gerényi*, folgendermaßen geäußert: „*Es unterliegt keinem Zweifel, daß nach den jetzt geschaffenen Voraussetzungen die Familienpflege in Niederösterreich einen glänzenden Aufschwung nehmen und auch hierzulande den Ruf rechtfertigen wird, welcher ihr auf ihrem Siegeslaufe durch die Welt vorangeht. Dann wird der Moment gekommen sein, auch in Niederösterreich mit der Errichtung neuer großer Irrenanstalten zu brechen und die Zukunft des Irrenwesens ausschließlich auf die Familienpflege zu begründen.*" (Schriften des Antwerpener Kongresses) [2]).

Gerényi hat vollkommen recht, wenn er behauptet, daß die Familienpflege in unserer Monarchie zuerst in Österreich eingeführt wurde, denn bei uns wollten sie nur einige Irrenärzte und haben sie der Aufmerksamkeit der Regierung empfohlen, doch man gelangte anstatt zu einer Familienpflege meistenteils nur zu Adnexirrenanstalten ohne Fachärzte, deren Kostspieligkeit heute schon selbst höheren Orts anerkannt wird.

In anderen Teilen Europas hatten dagegen die Behörden mehr Sinn für diese Angelegenheit, welche sich außer in den

---

[1]) Diese Zahl ist heute bereits auf 200 gestiegen, — und — mit Rücksicht auf die guten Resultate — wird auch in *Ybbs* Familienpflege eingeführt. (Ps. Wochenschrift 1905, Nr. 5.)

[2]) Hierzu stimmt die kürzlich eröffnete, geradezu riesige Wiener Irrenanstalt recht wenig! E.

bereits genannten Ländern auch noch in Italien und Rußland einbürgern konnte. Die Entwicklung der Familienpflege in beiden Staaten bietet viel Lehrreiches.

Über die italienischen Verhältnisse referierte in Antwerpen *Tamburini.* (Siehe die Arbeiten des Kongresses.)

Die Zahl der in 124 italienischen Anstalten gepflegten Irren stieg in 20 Jahren von 12 000 auf 36 000. Als diese Anstalten nicht mehr ausreichten und die Überfüllung sowie die hieraus entstehenden Lasten der Gemeinden immer unerträglicher wurden, dachte man auch daran, mit der billigeren und größere Kapitalien nicht erfordernden Familienpflege Versuche anzustellen

Übrigens war eine besondere Art Familienpflege in *Toscana* schon von alters her gebräuchlich, wo die Gemeinde an die Angehörigen, wenn diese über ihre Kranken das Zeugnis eines Irrenanstaltsdirektors vorlegten, eine monatliche Unterstützung von 5—30 Lire gewährte. Doch wenn diese Summe einmal flüssig gemacht war, kümmerte sich keine Seele mehr um den Kranken, und die Beträge wurden oft auch dann noch erhoben, wenn der Kranke längst tot war. Bei diesem Verfahren ist es dann kein Wunder, wenn die Zahl der homofamiliären Pfleglinge sich in *Florenz* in vier Jahren von 450 Köpfen auf 800 und in *Lucca* von 92 auf 400 vermehrte Die Mängel dieses Systems werden von *Tamburini* selbst hervorgehoben.

Ein heterofamiliäres System wurde in *Reggio* eingeführt. Geeignete Kranke wurden aus der Anstalt für 40—70 Cent. an Familien abgegeben. Ein Fehler dieser Methode ist es wohl, daß die Pflegefamilien nicht vom Direktor ausgewählt wurden, was sonst eine sehr heikle psychiatrische Aufgabe ist, wie wir schon früher andeuteten. Andererseits sind die Kranken auch nicht gruppiert, sondern über die ganze Provinz zerstreut; auch fehlt eine organisierte Kontrolle. Selbst die Kranken beschwerten sich über diese Art der Familienpflege, und da man auch Mißbräuche entdeckte, strebt man heute bereits danach, das Ganze einzustellen.

Um die richtige Methode einer heterofamiliären Pflege einführen zu können, studierte im Jahre 1897 *Tamburini* die Einrichtungen *Gheels* und *Lierneux's*, und nach den hier beobachteten vorzüglichen Resultaten stellte er auch in der

Heimat Versuche an. In Verbindung mit der Anstalt *Reggio d'Emilia* hat er vorläufig ruhige chronische demente oder ruhige periodische Frauen, sogar 1—2 ruhige halluzinierende Querulanten zu gutgewählten Familien in Pflege gegeben. Regelmäßig wurden 2, ausnahmsweise 3 Kranke in die Familien der Anstaltswärter oder gewesenen Wärter gegeben. Da man prinzipiell nur an die in der Nähe wohnende Familien Kranke abgab, siedelten sich viele in der Umgebung der Anstalt an. Die Beköstigung der Kranken sollte nicht schlechter sein, als in der Anstalt, was, w e ich bereits erwähnte, eine ganz überflüssige Bestimmung ist, denn das Hauptbestreben muß bleiben, daß die Kranken sich wohl fühlen und gedeihen. Es ist gar nicht sicher, daß eine Anstaltsküche Besseres bietet als die eines kleineren Hausstandes. Manchem Kranken schmeckt ein Stück Speck oder Zwiebel mit Brot besser als eine kalorisch festgestellte Mahlzeit. Die für die Kranken bezahlten täglichen 1 Lire 25 C. halte ich für etwas zu hoch und *Tamburini* stellt auch eine Herabsetzung dieser Taxe in Aussicht, doch ist, wenn man verständige Familien gerade demonstrandi causa für die Familienpflege gewinnen will, wenigstens im Anfang auch ein höheres Entgelt gerechtfertigt.

Die Kolonie *Tamburinis* zeitigt seit vier Jahren vollkommen zufriedenstellende Resultate. (Bisher waren 33 Kranke in Familienpflege.) Alle Kranken waren zufrieden mit ihrem relativ freien Leben; der Zustand der meisten hat sich gebessert, und sie arbeiten williger. Auch *Tamburini* kann seinerseits die Erfahrung bestätigen, daß sich manche Kranke, welche eine Qual der Anstalten bilden, auswärts nicht nur mustergiltig benehmen, sondern sogar brauchbare Arbeiter werden. Eine systematische Verbreitung der Familienpflege wurde dadurch erleichtert, daß die Bewohner der Umgebung durch den Wärterdienst mit der Anstalt und deren Insassen bekannt sind. Daß man aber auch ohne dies eine Familienpflege gründen kann, beweisen die großen französischen Kolonien zur Genüge. In vier Jahren kamen auf der Kolonie *Tamburinis* keinerlei Unannehmlichkeiten vor.

Nach dem Beispiele *Tamburinis* begann *Christian in Lucca* eine geordnete Familienpflege. Er gab 31 Geisteskranke beiderlei Geschlechts in Pflege, wobei er nicht nur keinerlei Ungehörigkeiten, sondern die besten hygienischen und moralischen Resultate und bedeutende Vorteile für die Gemeinde konstatieren konnte.

Nach diesen unmittelbar gewonnenen Erfahrungen erachtet *Tamburini* die schottischen wie belgischen Systeme der Familienpflege für notwendig, doch bemerkt er, — und dies ist auch offenkundig, — daß es am leichtesten ist, sie in Verbindung mit geschlossenen Anstalten einzurichten.

Bei den fremdartigen Sitten und der ganz anders veranlagten Bevölkerung *Rußlands* ist die Familienpflege unter ganz anderen kulturellen und wirtschaftlichen Verhältnissen entstanden. Hierüber wissen wir aus dem Berichte *Kachenkos,* daß der erste Versuch ebenfalls im Anschluß an eine geschlossene Anstalt „*aux portes de l'asyl*“, vom Risaner Irrenarzte *Bajenoff* im Jahre 1887 gemacht wurde. Doch gelang dieser Versuch nicht; nicht so sehr wegen der Bevölkerung und der Ärzte, sondern mehr wegen der Ratsherren, die sich mit der Idee nicht befreunden konnten. Im Jahre 1982 machte *Bajenoff* als Direktor einer Moskauer Irrenanstalt einen neuen Versuch, indem er in einer kleinen Gemeinde etwa 15 Kranke unterbrachte, deren Zahl in zehn Jahren auf 76, — 10% der Mutteranstalt, — gestiegen ist. Eine spezielle interessante Bestimmung bildet, daß man hier nicht nur die Pflegerfamilien, sondern auch die Gemeinde honoriert. (Monatlich erhalten 7½ Rubel die Pfleger und 5 Rubel die Gemeinde.) Die Anstalt, welche telephonisch mit den zwei kleinen Gemeinden verbunden ist, liefert auch die Wäsche und Bekleidung. Mit dem erzielten Resultate sind alle maßgebenden Faktoren zufrieden.

Auch in *Ekaterinoslav* entstand (1893) eine Kolonie und im Jahre 1898 in *Balakno* bei *Nijny Novgorod.* Diese kleine, 5000 Seelen zählende Stadt hatte vor 15 Jahren eine große Krise zu bestehen; sie hat weder Industrie noch Gewerbe, also Verhältnisse wie in *Dun* und Umgebung. Den Kern der Kolonie bildet eine kleine für 10—12 Betten eingerichtete Zentrale, welche auch mit Magazinen und anderem Notwendigen versehen wurde. Im Jahre 1902 hatte die Kolonie bereits 78 Kranke; für einen Kranken werden monatlich 6—7 Rubel bezahlt. Alles in allem gerechnet stellen sich die Gesamtkosten jährlich für einen Kranken auf 164 Rubel, wogegen die Unkosten in einer Anstalt sich auf 251 Rubel stellen würden. Neben dieser familialen Kolonie besteht auch eine wirtschaftliche Niederlassung, wo 110 für die Familienpflege ungeeignete Kranke beschäftigt werden. Auch dient letztere als *Übergangsstation*, denn die Kranken werden hier ruhiger, aufgeweckter und folgsamer, wodurch ein Teil dann doch noch für Familienpflege geeignet wird. In vier Jahren war auf der Kolonie kein unangenehmer Vorfall zu konstatieren.

Auch in *Devitzo* gründete *Bajenoff* im Jahre 1898 in Verbindung mit einer Anstalt eine Kolonie, in der er 25 Kranke unterbrachte.

Nach alledem können heute bereits aus vier geschlossenen Anstalten Rußlands im Durchschnitte 10% der Insassen gut in Familienpflege untergebracht werden; wie wir sahen, kann diese Zahl bis 40—50%, sogar über die der Insassen von geschlossenen Anstalten hinaus gesteigert werden. Diese Versuche sind insofern sehr lehrreich, als sie unter einer Bevölkerung von tieferer Kulturstufe, bei ungeregelten administrativen Verhältnissen gelingen konnte. Auch darin sind die dortigen Verhältnisse lehrreich, daß nur wenige Kranke in Anstalten untergebracht werden können; so sind von den 3000 Geisteskranken des Regierungsbezirks *Nijny-Novgorod* nur 500 in Irrenanstalten untergebracht. Trotzdem so die Insassen der russischen Anstalten als besonders gemeingefährliche Kranke betrachtet werden können, sind sie doch zur Familienpflege geeignet.

Außer Europa hat nur noch ein amerikanischer Staat — *Massachusetts* — für seine Geisteskranken eine *Familienpflege*. Hier war das Irrenwesen im Anfange sehr vernachlässigt; es waren nur sehr mangelhaft eingerichtete Anstalten vorhanden. Die Irren wurden an manchen Orten unter erbärmlichen Verhältnissen in Armenhäusern gehalten. *Miß Dorothee Dix* und andere haben diese widerlichen Zustände veröffentlicht, und *Howe*, einer der Ärzte *Lord Byrons*, der Europa bereiste und auch die Gheeler Zustände studierte, empfahl zur Abschaffung der Übel die Familienpflege. Doch konnte eine solche erst im Jahre 1885 ins Leben treten, wobei bis heute, also in 17 Jahren, bei einem durchschnittlichen Krankenbestand von 100, insgesamt 537 Personen in Familien gepflegt wurden.

Die hier erzielten Resultate waren vorzüglich; verstorben sind 5% und durchschnittlich konnte jährlich ein Kranker infolge wiedererlangter Arbeitsfähigkeit aus der Armenliste gestrichen werden. (Diese Kranken hatten schon früher 1—15, durchschnittlich 3 Jahre in Irrenanstalten zugebracht.) *Alte, hoffnungslose, in geschlossenen Anstalten zu allem unbrauchbare Kranke wurden in der Familienpflege wieder verständig und konnten zu ihren Familien zurückkehren.*

Sanborn, dem ich diese Daten entlehne, erwähnt, daß bei ihnen die Anstaltsverpflegung von 100 Geisteskranken einschließlich der Instandhaltung der Anstalt jährlich mindestens 50000 Dollar kostet, deren Zinsen zu 5% genügen würden 15 Kranke in Familienpflege zu halten. Nach dieser Berechnung wird durch die schottische Familienpflege ein Kapital von einer Million Dollar erspart. Aus eigener Erfahrung mißbilligt *Sanborn* die, auch in Amerika üblichen *Monstre-Anstalten*, wobei er sich auf eine ähnliche Meinung der New Yorker Kommission für das Irrenwesen beruft, welche für die heilbaren kleine Spitäler, für die chronischen Kranken jedoch die Familienpflege verlangt. Wahrscheinlich ist dies auch die Meinung der meisten Fachleute, doch brauchen die dreierlei Methoden: Heilstätte, Kolonie und Familienpflege hierbei. nicht streng voneinander geschieden zu werden, denn die besten Erfolge werden gewiß durch das Zusammenwirken und die gegenseitige Ergänzung aller drei Formen erreicht.

Nach dieser Schilderung des heutigen Standes der Familienpflege will ich nicht unerwähnt lassen, daß für die Einführung dieser Institution in Ungarn schon in den sechziger Jahren *Bene*, *Bolyó*, *Franz Schwarzer*, später auch *Laufenauer* [1]) wirkten. Im Jahre 1897 überzeugten sich *Chyzer* und *Niedermann* auf ihrer Studienreise im Auslande von dem Werte dieser Methode persönlich und empfahlen sie dem Ministerium mit folgenden Worten: „.... heute steht bereits fest, daß man Gheel nachahmen kann. Das Wesen der Sache besteht darin, daß man zum Versuche ein abseits gelegenes Städtchen wählt, dessen Ein-

---

[1]) Im Jahre 1876 sagte er: „Ein jeder Geisteskranke kann ohne irgendwelche Nachteile auch außerhalb von Irrenanstalten gepflegt werden, wenn er nur unter der Aufsicht von Fachärzten bleibt.“

wohner etwas Bildung und Verständnis haben und die auch durch ihre Armut darauf angewiesen sind, sich nach einem, wenn auch schwierigen Erwerb umzusehen. Es ist mit einer bescheidenen Kapitalsanlage eine mäßig große Zentralanstalt zu errichten oder ein schon vorhandenes Gebäude hierzu umzugestalten. Hier wird sich der eifrige, psychiatrisch gebildete Arzt niederlassen, mäßig und sehr vorsichtig mit einigen ruhigen zuverlässigen Kranken die Kolonisation beginnen, wie es auch in *Lierneux* und *Dun sur Auron* geschah..."

„Die außerordentlichen Vorteile Gheels sind so augenfällig, daß die Strahlen ihres Lichtes auch dort die dunkeln Tage der unglückseligen Irrsinnigen beleuchteten, wo man es noch nicht nachahmen konnte."

„Man kann sich vor der Gheeler Idee um so weniger verschließen, als auch alle Ackerbaukolonien nach dem Vorgange Gheels errichtet worden sind. Das große Glücksgefühl der Kranken in der Familienpflege, die besseren Heilerfolge und ihr Wohlbefinden, die geringe Höhe des Anlagekapitals sowie die bescheidenen Mittel, welche zur Unterhaltung nötig sind, und nicht zuletzt die beglückende Hilfe, welche man den Einwohnern eines kleinen Städtchens zuteil werden läßt, machen eine Verwirklichung dieser Pläne höchst wünschenswert."

Ich selbst habe über einen Versuch der Familienpflege in Verbindung mit meiner Abteilung im Jahre 1901 an das Ministerium von Amtswegen eine Eingabe gerichtet. Als Antwort wurde mir eine sehr vornehme Kommission gesandt, welche vor einer Entscheidung die Verhältnisse in Augenschein nehmen sollte; der Erfolg war, daß man die ganze Angelegenheit ohne weitere Motivierung — infolge auswärtiger Einflüsse — einfach fallen ließ und ich erfuhr nur durch Hörensagen, daß in der Landesirrenanstalt zu *Angyalföld* Kranke ausgesucht wurden, um mit ihnen in der Nähe der Anstalt eine Familienpflege zu versuchen, — doch wurde damit bis heute noch nicht begonnen.

Erst im Jahre 1905 hat man in Ungarn mit der Familienpflege begonnen. Direktor *Konrád* hat Kranke ausgewählt, die im Komitate *Kis-Küküllö* bei *Dicsö-Szt Márton* in mehreren Dörfern untergebracht worden sind — Infolge einer entschiedenen Äußerung gelang es einen Facharzt (Dr. *Fabiny*) an die Spitze der Unternehmung zu bringen, und so gelang die Sache ausgezeichnet, — zu beanstanden ist jedoch, daß die Zentrale und die ganze Familienpflege von dem allgemeinen Krankenhause abhängig ist und daß die Kranken aus allen Teilen Ungarns dorthin befördert werden. Statt dessen wäre es noch besser gewesen bei den schon bestehenden Anstalten die Familienpflege einzuführen und, wie ich es zuerst empfohlen habe, das ganze Land in Bezirke einzuteilen und die Kranken dort zu lassen, wohin sie ihrer Sprache, ihren Gewohnheiten, ihrem ganzen Leben nach gehören, in der ihnen bekannten von Kindheit an geliebten Umgebung. Ohne Erfüllung dieser Bedingung bleibt sogar die Familienpflege unvollkommen.

* * *

Wenn man alle die Fragen, welche ich berührte, zusammenfaßt, ist es gewiß, und ich konnte mich persönlich davon überzeugen, daß die Familienpflege eine vorzügliche und vielseitige Behandlungsmethode bildet, welche unter der Leitung von berufenen Fachleuten überall gelingt. Die veraltete Ansicht, daß man die Familienpflege nur mit einer Bevölkerung beginnen kann, welcher die Behandlung der Geisteskranken seit Jahrzehnten vertraut und zur zweiten Natur geworden ist, beruht auf einem Irrtum und wurde durch die in Frankreich bereits und anderswo seit 10—15 Jahren tadellos wirkenden Kolonien glänzend widerlegt.

Die Behauptung, daß man die Familienpflege nur dort errichten kann, wo die meisten und nicht nur ausgesucht gemeingefährliche Kranke in die Anstalten kommen, kann ebenfalls nicht aufrechterhalten werden, denn ich konnte in vielen von mir besuchten Anstalten konstatieren, daß die Insassen sich, was Unruhe und Gefährlichkeit betrifft, ziemlich gleich verhalten. Tatsächlich ist z. B. das Material in Ungarn genau so, wie das der anderen Länder, denn wenn auch die Kranken, während man um ihre Internierung das Ministerium bestürmt, aufgeregt sind, beruhigen sie sich meistens nach der Aufnahme in die Anstalt. Hier bleiben sie dann, da die Direktion, wenn sie ihr Brot nicht selbst verdienen können, die meisten von ihnen nicht los werden kann. In der Anstalt vegetieren sie dann oft in ruhiger Anstaltsdemenz weiter, — obwohl sie meistens für eine Familienpflege tauglich sind[1]).

Es gibt viele, sogar unbeholfene und ganz harmlose Kranke, deren Entlassung aus der Anstalt nicht gelingt; Kranke, wie ich sie in *Gheel*, *Dun sur Auron* oder in *Uchtspringe* auf Schritt und Tritt sehen konnte, okkupieren in unseren Anstalten zu Hunderten die Plätze und entziehen sie den tatsächlich auch unter sorgfältiger ärztlicher Überwachung gemeingefährlichen Kranken. Deshalb kann man die Behauptung aufstellen, daß in der Familienpflege die Kranken weniger gefährlich sind, als wenn sie in den überfüllten geschlossenen Anstalten keine Aufnahme finden können und frei herumlaufen müssen. Andererseits sah ich auch Kranke in *Gheel* und *Dun* bei Familien in Pflege, welche man anderswo in Beobachtungszimmern, in Zellen, wenn nicht gar in den unliebsamen Schutzjacken halten würde. *Perth* gibt sogar von seinen kriminellen Kranken die dazu geeigneten in Familienpflege.

Die Erfahrung hat bewiesen, daß die Geisteskranken jeden Alters und jeder Krankheitsform sich zur Familienpflege eignen, und zwar nicht nur die unheilbaren, sondern auch die heilbaren Kranken.

„Il ne faut pas croire en effet, que l'assistance familiale soit une mesure purement auxiliaire, uniquement destinée à l'évacuation dans le cas d'encombrement. C'est, dit le Dr. *Bajénow*, un moyen d'assistance ayant, qu'il soit annexe à l'asile, on qu' il soit autonome, ses indications propres au point de vue médical.“ (Keraval auf dem Antwerpner Kongresse). Auch *Salgó* äußerte sich dort ähnlich „..... c'est aussi une forme de traitement systématique ....“

Bei einem sehr großen Teil der akuten Fälle, sowie bei vielen Paralytikern, bei Melancholie und akuter Verwirrtheit ist die Anstaltspflege oft kontraindiziert, — sie sind für die Familienpflege geeignet, nur muß die Ansiedlung einen guten Irrenarzt besitzen und wenigstens ebenso gut organisiert sein, wie eine gute Anstalt.

---

[1]) *Alt* machte dieselben Erfahrungen: „Sie bleiben, obwohl jedermann und am besten der Anstaltsdirektor selber weiß und fühlt, daß sie der Anstalt nicht mehr benötigen, Jahre und Jahrzehnte da, „weil man — wie *Griesinger* treffend sagte — nirgends mit ihnen hin weiß.“

Daß unter der Familienpflege von Geisteskranken die öffentliche Sicherheit nicht leidet, zeigt die Geschichte der Familienpflege in Schottland und anderen Ländern [1]). Gerade in Schottland sind alle Geisteskranken unter Aufsicht in der Familienpflege; in anderen Ländern jedoch gibt es außerhalb der Anstalten keine Fürsorge der Irren.

Die Einwendung, daß Familienpflege nur in versteckten kleinen Ortschaften durchführbar wäre, ist nicht stichhaltig, denn in *Berlin* gibt es heute schon beinahe 600 Kranke in Familienpflege.

Die Einführung der Familienpflege erfordert keinen besonderen Volkscharakter, denn sie gelang nicht minder in Schottland und Toskana, als im Herzen Frankreichs und an der asiatischen Grenze Rußlands. Auch wurde durch die Erfahrungen bewiesen, daß die Familienpflege der Geisteskranken eine wertvolle, kaum ersetzbare Hilfe zur Kultur der Bevölkerung bietet, was vielerorts besonders zu berücksichtigen wäre.

Was die materielle Seite anbelangt, so zeigte sich die Familienpflege im allgemeinen billiger als die Pflege in geschlossenen Anstalten. Billiger allein schon dadurch, weil die Pflege der Kranken an und für sich weniger kostet, aber vor allem darum, *weil sie ohne die Anlage von Millionen für Bauten und Einrichtungen durchführbar ist*, wodurch schon an Zinsen vieles erspart wird. Man darf jedoch hierbei nicht meinen, daß die Familienpflege eine ausschließliche Angelegenheit des Armenwesens sei, denn *Gheel* und *Ermelo* beweisen genügend, daß sie auch für Bemittelte eine um so hervorragendere Heilmethode bildet, als diese auch einen ständigen Pfleger bei sich haben

---

[1]) Es gibt hierfür wohl kaum einen berufeneren Richter als *Peeters*: „Il est certain, que la colonie de *Gheel* n'existerait plus depuis longtemps si la sécurité publique aurait été réellement et sérieusement compromise.“ (In *Gheel* waren während zehn Jahren 20 000 Kranke in Pflege!)

Ebenfalls über *Gheel* schreibt der berühmte französische Irrenarzt *Falret*: „On est stupefait et effrayé tout à la fois, quand on vois dans toutes les chaumières les paysans laisser circuler librément les aliénés au milieu de leurs femmes, de leurs filles et de leurs enfants, leur confier les armes et les outils les plus dangereux, les employer à des travaux que personne n'oserait laisser faire à des aliénés, et même en arriver au point de leur confier ce qu'ils ont de plus chère, c'est à dire le soin de leurs enfants.“

könnten, wodurch in vielen Fällen die *peinliche „Einlieferung in die Irrenanstalt“ unnötig wird.*

Keraval hatte in seinem lehrreichen Vortrage auf dem Antwerpener Kongreß eine ganze Reihe von Methoden der Familienpflege aufgezählt. Hierüber will ich erwähnen, daß sich *homofamiliäre* Pflege der Kranken bei der eigenen Familie selbst unter ärztlicher Aufsicht und sogar bei Senilen und Idioten nicht als gut erwiesen hatte. Dagegen bewährte sich die *heterofamiliäre* Pflege, — Unterbringung bei Fremden, — in allen ihren Formen gut; ohne Zentrale, im ganzen Lande zerstreut, wie in *Schottland*; in den großen Kolonien mit kleiner Zentrale wie in *Gheel*, *Lierneux* und in *Frankreich* und endlich auch in den *kleinen Familienkolonien* im Anschluß an große Anstalten, wie dies in *Holland*, *Italien*, *Rußland* und *Deutschland* der Fall ist

Mit welcher Methode man beginnen soll, hängt vor allem von lokalen Verhältnissen ab. In Staaten, wo das Irrenwesen noch unentwickelt ist, halte ich das System von *Jerichow* für das beste und am leichtesten durchführbare. Eine selbständige, *auch als Heilanstalt ausreichende Zentrale* mit 100—150 Betten und mit 300—350 bei Familien untergebrachten Kranken.

Gerade in solchen Ländern wäre es möglich, das Irrenwesen gründlich und für Jahrzehnte hinaus dadurch zu regeln, daß das Land unter der Oberaufsicht eines Senats für das Irrenwesen oder, was weniger gut wäre, eines Oberinspektors in *Distrikte* eingeteilt würde. An die Spitze der einzelnen Bezirke müßten hierzu geeignete Irrenärzte gestellt werden, die dann jährlich mindestens einmal ihren Distrikt bereisend die Geisteskranken desselben besuchen müßten. Sie könnten dabei auch diejenigen Familien registrieren, die gegen Entgelt und unter Kontrolle geneigt wären, Geisteskranke in Pflege zu nehmen. Gewiß gibt es in allen Gemeinden solche nicht sehr außer dem Hause beschäftigte Ehepaare mit wenig Kindern im Hause, die über eine genügend große Wohnung verfügen und sich in Anbetracht eines sicheren Einkommens dazu bereit finden ließen. Alle diejenigen Kranken — und wie das Beispiel *Schottlands* zeigt, sind die meisten solche —, deren Zustand keine unbedingte Anstaltspflege erfordert, wären bei diesen Familien unterzubringen.

Selbstredend müßte der *Bezirksirrenarzt* nicht nur die Pflegefamilien, sondern auch die den Kranken unmittelbar beaufsichtigenden Gemeinde-, resp. Kreisärzte, sowie den Gemeindevorstand mit praktischen Ratschlägen betreffs der Irrenpflege versehen. Eine hierzu gebildete Kommission könnte sogar das Armenwesen auf diese Art regeln. Wenn ein Kranker in einer Familie nicht zu halten wäre, müßte er in die nach *Alt* schem Muster errichtete Zentrale des betreffenden Distrikts oder nach der zentralen familialen Kolonie verlegt werden, von wo aus er dann, wenn er sich nach längerer unmittelbarer Beobachtung wieder beruhigt hätte, eventuell mit speziellen Weisungen versehen, wieder in seine frühere Gemeinde gegeben werden könnte. Diese Organisation wäre *ein sicheres Mittel gegen Überfüllung der Anstalten.*

Dieser Lösung gegenüber halte ich die großen Anstalten für keine guten Einrichtungen. Sie können trotz ihrer großen Kosten gerade ihren Hauptzweck, die Heilung der Geisteskranken, nur mangelhaft erfüllen. Große Städte wie *London, Paris, Berlin, Wien* und *Budapest* usw. sind gezwungen, für ihre in Geisteskrankheit verfallenen Bürger große Anstalten zu errichten; doch die Kranken aus entfernt liegenden kleineren Ortschaften ebenfalls nach der im Mittelpunkt des Landes befindlichen Anstalt mit 1000 und mehr Betten zu transportieren, ist völlig verfehlt. Der Kranke wird dadurch in eine fremde Umgebung versetzt, wo man kaum seine Sprache versteht und wo ihm alles fremd ist; er wird aus seinen Familienverhältnissen herausgerissen, die der Anstaltsarzt niemals gründlich kennen kann, und dadurch wird dann die Entlassung sehr erschwert. Und so häufen sich die aus dem Lande zusammengedrängten unheilbar gewordenen Kranken bald so sehr an, daß die Anstalt ihre Mission selbst für die allernächste Umgebung nicht mehr zu erfüllen vermag.

Register.

FSC
www.fsc.org
MIX
Papier | Fördert
gute Waldnutzung
FSC® C083411

Kolibri 360 GmbH
Ferdinand-Jühlke-Straße 7
99095 Erfurt, Deutschland
produktsicherheit@kolibri360.de